脊柱外科护理学

主编 冯 岚 张雪梅 杨晓燕

科学出版社
北 京

内 容 简 介

本书共分九篇79章。从介绍中国脊柱外科发展史开始，先介绍脊柱解剖生理学特点、脊柱结构的力学性能，再围绕脊柱外科常用诊疗技术与方法、手术技术、护理评估技术、围手术期护理、常见疾病与护理要点进行了详细介绍，其中围手术期护理按颈椎和胸腰椎两大板块，以术前、术中、术后、延续性护理为线索作为脊柱外科护理的总纲进行阐述，后续对每一种常见疾病的护理要点进行个性化的介绍。另外还介绍了与脊柱外科相关的交叉或边缘学科知识，如快速康复理论、伤口愈合理论、护理文书书写、评判性思维、护理人际沟通、科研论文概述与撰写、护理创新性思维与技巧等内容。此外，本书第九篇专门介绍了在脊柱外科临床实践过程中常用的护理技术操作流程与评分标准，旨在为专科护理人员提供实操参考。

本书涵盖了理论与实操，既可用于刚从事脊柱外科的年轻护士的规范化培训，也可作为骨科专科护士的临床工作参考工具书。

图书在版编目（CIP）数据

脊柱外科护理学 / 冯岚，张雪梅，杨晓燕主编. —北京：科学出版社，2021.4
　ISBN　978-7-03-067276-6

Ⅰ. ①脊⋯　Ⅱ. ①冯⋯　②张⋯　③杨⋯　Ⅲ. ①脊柱病-外科学-护理学　Ⅳ. ① R473.6

中国版本图书馆 CIP 数据核字（2020）第 263528 号

责任编辑：戚东桂 / 责任校对：杨　赛
责任印制：赵　博 / 封面设计：吴朝洪

科学出版社 出版
北京东黄城根北街16号
邮政编码：100717
http://www.sciencep.com

中煤（北京）印务有限公司印刷
科学出版社发行　各地新华书店经销
*
2021年4月第　一　版　开本：787×1092　1/16
2025年2月第四次印刷　印张：30 1/2
字数：692 000
定价：138.00元
（如有印装质量问题，我社负责调换）

《脊柱外科护理学》编写人员

主　编　冯　岚　张雪梅　杨晓燕

副主编　张玉娴　吴晓亮　张军花

编　者（按姓氏汉语拼音排序）

陈　晏　陈茹芳　程勇泉　冯　岚　季　伟

江　娴　李耀威　缪景霞　莫晓红　申　星

陶惠琴　吴金艳　吴晓亮　杨晓燕　易鸿玲

张　弘　张军花　张雪梅　张玉娴　郑明辉

郑玉荣　钟金峻　钟可琪　钟赛琼　钟招明

朱永健　邹　琳　左海梅

前　言

随着科学技术的进步，现代医学的发展日新月异，骨科学逐渐分化出了脊柱外科、创伤外科、关节外科、手外科、骨肿瘤科、运动医学科等亚专科，而亚专科也进一步细分为各亚专业，如脊柱外科分为颈椎外科、胸腰椎外科、脊柱感染、脊柱畸形、脊柱肿瘤等亚专业，学科分得越细，医疗技术要求就越精准，护理内涵要求也越丰富，护理的专业化程度要求也越来越高。综观涉及脊柱外科的相关护理知识的介绍，大多是在骨外科学护理方面的书籍中提及，且内容偏少，目前关于脊柱外科临床护理实践相关的书籍较少，因此笔者萌生了撰写一部以脊柱外科临床护理实践为主要内容的专业书籍，为从事脊柱外科护理工作的专科护士提供一本工具书的想法。为使本书具有较好的实用性，我们结合编者几十年的工作经验，查阅了大量国内外相关的文献资料，也邀请了经验丰富的临床医师参与本书的编写。

本书分九篇共 79 章。首先，从介绍脊柱外科发展史及脊柱解剖生理学特点开始，分别就脊柱外科常用诊疗技术与方法、常用手术技术、护理评估技术、围手术期护理、常见疾病与护理要点进行了详细介绍，其中围手术期护理围绕颈椎和胸腰椎两大板块，以术前、术中、术后、延续性护理为线索作为脊柱外科护理的总纲进行阐述，后续对每一种常见疾病的护理要点进行了专门介绍，这种章节设置结构可以让读者对脊柱外科护理先有一个总体的印象，掌握一个总的原则，从而快速地掌握护理要点。其次在本书中还介绍了与临床专科相关的交叉或边缘学科知识，如快速康复理论、伤口愈合理论、护理文书书写、评判性思维、护理人际沟通、科研论文概述与撰写、护理创新性思维与技巧等内容，以点带面，为读者在相关内容上提供了一定方向的指引，起到抛砖引玉的作用。此外，本书第九篇还介绍了在脊柱外科临床实践过程中常用的护理技术操作流程与评分标准，旨在为专科护理人员提供参考。本书涵盖了脊柱外科护理理论与实操，既适用于刚从事脊柱外科护理工作的年轻护士的规范化培训，也可作为骨科专科护士的临床参考工具书。

本书在编写过程中得到了同事的大力支持和帮助，特别是医疗专家们的支持与帮助，让我们能从另一个视角了解脊柱外科医生的工作内容及他们关注的护理重点。医护人员互相渗透、互相补充、互相完善，这也符合现代医护康技一体化工作模式的理念，达到保障病人安全、促进病人快速康复、维护人民健康的目的。对他们的辛勤付出，在此表示衷心的感谢！

由于编者的学识和水平有限，书中难免有不足之处，恳请专家、同仁给予批评指正。

编者
2020 年 9 月

目　　录

第一篇　脊柱外科概论

第一章 中国脊柱外科发展史 3
第二章 脊柱的解剖与生理特点 5
　第一节　脊柱的解剖 5
　第二节　椎骨的连接 11
　第三节　脊髓的生理特点 12
第三章 脊柱结构的力学性能 15

第二篇　脊柱外科常用的诊疗技术与方法

第四章 常用诊断技术 21
　第一节　X 线检查 21
　第二节　CT 检查 22
　第三节　磁共振成像检查 23
　第四节　全脊柱拼接片检查 24
　第五节　Bending 位摄片 24
　第六节　CT 引导下穿刺活检 26
　第七节　脊髓造影 26
　第八节　骨扫描 27
　第九节　PET/CT 检查 29
第五章 常用检查项目 31
　第一节　血液检查项目 31
　第二节　骨密度检测 33
　第三节　胸部 X 线摄片 34
　第四节　肌电图检查 34
　第五节　脑脊液检查 35
　第六节　心电图检查 36
　第七节　心脏彩超 37
　第八节　双下肢静脉彩超 37
　第九节　结核菌γ干扰素释放试验 38
　第十节　虎红平板凝集实验与试管凝集反应试验 39
第六章 脊柱外科神经系统评估与查体 40
第七章 肌力的判断 47

第三篇　脊柱外科常用手术技术及护理要点

第八章　总论 ... 55
第九章　颈椎前路和后路手术 ... 57
　第一节　颈椎前路手术 ... 57
　第二节　颈椎后路手术 ... 58
　第三节　颈椎手术围手术期的护理要点 ... 59
第十章　胸腰椎手术 ... 62
　第一节　胸腰椎前路手术 ... 62
　第二节　胸腰椎后路手术 ... 63
　第三节　胸腰椎手术围手术期的护理要点 ... 64
第十一章　特殊类型脊柱手术 ... 68
　第一节　椎体成形术 ... 68
　第二节　脊柱感染（结核）手术 ... 69
　第三节　脊柱侧凸矫形手术 ... 71
第十二章　脊柱微创手术 ... 74

第四篇　脊柱外科常用的护理评估技术

第十三章　疼痛评估技术 ... 81
第十四章　跌倒评估技术 ... 84
第十五章　皮肤压力性损伤评估技术 ... 88
第十六章　日常生活能力评估技术 ... 92
第十七章　深静脉血栓风险评估技术 ... 94
第十八章　焦虑/抑郁评估技术 ... 97
第十九章　营养风险筛查技术 ... 100
第二十章　吞咽功能评估技术 ... 104

第五篇　脊柱外科常用专科技术

第二十一章　牵引术 ... 111
　第一节　枕颌带牵引术 ... 111
　第二节　颅骨牵引术 ... 112
　第三节　头环牵引术 ... 114
　第四节　胫骨结节牵引术 ... 115
第二十二章　Halo-Vest 外固定架固定技术 ... 118
第二十三章　外固定支具固定技术 ... 120
　第一节　颈托的使用 ... 120
　第二节　腰围的使用 ... 121
　第三节　胸腰椎外固定器的使用 ... 122
　第四节　头颈胸外固定器的使用 ... 123

第二十四章	常用引流技术	125
第一节	外科引流术	125
第二节	负压封闭引流术	126
第三节	腰大池引流术	129
第二十五章	过床器具的使用	131
第一节	铲式担架	131
第二节	过床易	133

第六篇 脊柱外科围手术期护理

第二十六章	颈椎手术术前准备	137
第一节	心理护理	137
第二节	术前常规准备	138
第三节	术区皮肤准备	143
第四节	手术当日准备及护理	143
第五节	术前功能锻炼	146
第二十七章	胸腰椎手术术前准备	149
第一节	心理护理	149
第二节	术前常规准备	149
第三节	术区皮肤准备	149
第四节	术前肠道准备	150
第五节	手术当日准备与护理	151
第六节	术前功能锻炼	151
第二十八章	术中护理	154
第一节	心理护理	154
第二节	术中体位摆放	155
第三节	术中皮肤的保护	156
第四节	术中管道的建立与维护	157
第五节	术中查对	158
第六节	术中监护及注意事项	160
第七节	麻醉恢复室护理工作	161
第二十九章	颈椎手术术后护理	164
第一节	术后体位护理	164
第二节	术后生命体征监测	165
第三节	术后专科病情观察	168
第四节	术后饮食指导	169
第五节	颈椎疾病病人康复功能锻炼	170
第三十章	胸腰椎手术术后护理	173
第一节	术后体位护理	173
第二节	术后生命体征监测	174

第三节	术后引流管的管理	175
第四节	术后留置尿管的管理	178
第五节	术后管道的标识与管理	180
第六节	术后饮食指导	181
第七节	切口和术后疼痛管理	183
第八节	胸腰椎手术术后神经功能观察与功能锻炼	185

第三十一章 脊柱外科手术后病人出院指导及延续性护理 189

第一节	脊柱手术后病人出院指导	189
第二节	延续性护理	191

第七篇 脊柱外科常见疾病介绍及护理要点

第三十二章 颈椎退变性疾病 199

第一节	颈椎病	199
第二节	颈椎间盘突出症	202
第三节	颈椎管狭窄症	203
第四节	治疗原则	204
第五节	护理要点	205

第三十三章 颈椎骨折与脱位 206

第一节	寰枕关节脱位	206
第二节	寰椎骨折	206
第三节	枢椎椎体骨折	209
第四节	寰枢椎脱位	213
第五节	下颈椎骨折与脱位	214
第六节	护理要点	220

第三十四章 胸腰椎损伤 226

第三十五章 胸椎退变性疾病 239

第一节	胸椎间盘突出症	239
第二节	胸椎管狭窄症	240
第三节	胸椎后纵韧带骨化症	241
第四节	胸椎黄韧带骨化	242
第五节	护理要点	244

第三十六章 腰椎退变性疾病 246

第一节	腰椎间盘突出症	246
第二节	腰椎管狭窄症	249
第三节	腰椎滑脱	252
第四节	退变性腰椎侧凸	255
第五节	护理要点	257

第三十七章 脊柱畸形 258

| 第一节 | 先天性脊柱侧凸 | 258 |

第二节	特发性脊柱侧凸	260
第三节	青少年脊柱后凸	263
第四节	护理要点	264

第三十八章　强直性脊柱炎 268

第三十九章　脊柱感染性疾病 275
　　第一节　脊柱结核 275
　　第二节　化脓性脊柱炎 281
　　第三节　感染性椎间盘炎 285

第四十章　脊柱肿瘤 287
　　第一节　概述 287
　　第二节　脊柱原发性肿瘤 288
　　第三节　脊柱转移瘤 293
　　第四节　脊髓肿瘤 295
　　第五节　护理要点 296

第四十一章　骨质疏松症 300

第四十二章　脊髓损伤 307
　　第一节　概述 307
　　第二节　脊髓损伤的分类与分级 307
　　第三节　临床表现 309
　　第四节　脊髓损伤急救与治疗 309
　　第五节　护理要点 312

第八篇　脊柱外科护理相关知识

第四十三章　快速康复理论 321

第四十四章　伤口类型概述 324

第四十五章　伤口愈合的基础理论 327

第四十六章　压力性损伤 331
　　第一节　压力性损伤的定义及分期 331
　　第二节　压力性损伤的病因与好发部位 333
　　第三节　压力性损伤的预防 336

第四十七章　深静脉血栓的预防与护理 339
　　第一节　深静脉血栓概述 339
　　第二节　深静脉血栓的预防 340
　　第三节　深静脉血栓的护理 341

第四十八章　评判性思维在护理工作中的应用 344
　　第一节　评判性思维 344
　　第二节　评判性思维的培养 348
　　第三节　评判性思维在护理工作中的应用 351

第四十九章　护理人际沟通 355

第一节　人际沟通的基本概念……………………………………………………………355
　　第二节　护士与病人的关系………………………………………………………………360
　　第三节　护士与病人家属的关系…………………………………………………………365
　　第四节　护士与医院其他工作人员的关系………………………………………………368
第五十章　脊柱外科常用护理文书书写规范………………………………………………375
　　第一节　护理文书概述……………………………………………………………………375
　　第二节　体温单填写规范…………………………………………………………………376
　　第三节　医嘱单的书写规范………………………………………………………………379
　　第四节　护理记录单书写规范……………………………………………………………382
第五十一章　医学科研论文概述与撰写……………………………………………………386
　　第一节　医学科研论文撰写的基本要求…………………………………………………386
　　第二节　医学科研论文撰写的步骤和体会………………………………………………395
第五十二章　护理创新性思维与技巧………………………………………………………399

第九篇　常用护理技术操作流程及评分标准

第五十三章　无菌技术…………………………………………………………………………405
第五十四章　体温、脉搏、呼吸、血压的测量………………………………………………407
第五十五章　口腔护理…………………………………………………………………………411
第五十六章　经鼻导管氧气吸入法……………………………………………………………414
第五十七章　雾化吸入法………………………………………………………………………416
第五十八章　吸痰法……………………………………………………………………………418
第五十九章　胃肠减压术………………………………………………………………………422
第六十章　鼻饲法………………………………………………………………………………424
第六十一章　导尿术……………………………………………………………………………426
第六十二章　会阴擦洗术………………………………………………………………………430
第六十三章　灌肠术……………………………………………………………………………432
第六十四章　微量血糖监测技术………………………………………………………………434
第六十五章　皮内注射法………………………………………………………………………436
第六十六章　皮下注射法………………………………………………………………………438
第六十七章　肌内注射法………………………………………………………………………440
第六十八章　静脉注射法………………………………………………………………………442
第六十九章　静脉血标本采集法………………………………………………………………444
第七十章　动脉血标本采集法…………………………………………………………………446
第七十一章　密闭式周围静脉输液技术………………………………………………………448
第七十二章　密闭式静脉输血技术……………………………………………………………450
第七十三章　静脉留置针技术…………………………………………………………………452
第七十四章　留置针透明敷料更换技术………………………………………………………454
第七十五章　床旁便携式监护仪的使用技术…………………………………………………456
第七十六章　除颤仪的使用技术………………………………………………………………458

第七十七章	注射泵/输液泵的使用技术	460
第七十八章	简易呼吸气囊的使用技术	462
第七十九章	成人心肺复苏技术	464

参考文献 466

第一篇

脊柱外科概论

第一章

食品添加物

第一章　中国脊柱外科发展史

脊柱外科是一门古老的科学，最早文献可追溯到古埃及和古印度时期。按照著名骨科专家冯传汉的观点，中国骨科起源于医学的两大支，即中国传统医学和西方医学。因此可以认为，脊柱外科作为骨科学的一个专业分支，中国脊柱外科的发展同样也应包括这两个领域。

中国古代对于脊柱的认识，从《黄帝内经》以来，以朴素的唯物观为基础，在长期的医疗实践中，积累了丰富的经验，并以此指导着数千年脊柱正骨的发展，这种朴素的唯物观虽然限制了中医脊柱伤科切开复位疗法的发展，但是极大地促进了脊柱闭合整复疗法的发展，使脊柱正骨治疗在中医学整体观念和辨证诊治的思想指导下成为中医外治法的一个重要组成部分。

在中世纪时，印度、波斯等与中国均有医学交流。一般认为，西医东渐，始于明代，经天主教传教士及欧洲商人传入我国。随着传教医生来华者增多，教会医疗在中国发展壮大。在传教士们开办的医院中，外科手术诊治方法的使用率最高。许多中医无法治愈或疗效较差的疾病通过外科手术得到治疗。传教士在中国开办医院，建立医学院校，推广西医术和西医药，对中国新医学的发展起着举足轻重的作用。

20世纪初，一些中国青年远渡重洋，留学欧美等国，接受西方医学教育，学成回国后从事骨科医疗，成为中国骨科医疗的开拓者。1944年创立天津骨科医院的方先之先生，由于其在脊柱结核病灶清除术方面的杰出成就，而成为中国现代脊柱外科的奠基人。20世纪50~70年代，我国在脊柱骨折、脊柱骨折脱位合并脊髓神经损伤、脊柱结核、脊柱化脓性骨髓炎及腰腿痛等疾病的治疗方面做了大量工作，取得了许多经验。自实行改革开放政策以后，学术氛围空前活跃，国内外交流日益增多，我国脊柱外科不断吸取世界的先进技术，脊柱外科水平迅速提高，脊柱外科事业蓬勃发展。1982年，中华医学会在贵阳召开了全国脊柱疾病专题学术会议。1985年，经中华医学会批准，成立了中华医学会骨科学会脊柱外科学组，标志着我国脊柱外科进入了一个新的发展阶段。1990年，张光铂与周天健等筹建了中国康复医学会脊柱脊髓损伤专业委员会，并创办了《中国脊柱脊髓杂志》，成为国内首份专注于脊柱、脊髓损伤的学术交流杂志。

我国脊柱外科起源于中国传统医学和现代西方医学。腰椎间盘突出症是我国最常见的腰椎退变性疾病，20世纪50年代国内许多地方已经开展了单纯后路髓核摘除手术。在1960年前后，已开展经后路切除颈椎间盘手术。脊柱畸形的治疗在我国起步于20世纪80年代，由于我国存在大量的严重畸形病人，因此积累了许多复杂脊柱畸形的矫治经验。2001年北京协和医院邱贵兴等在分析1000余例病例治疗的基础上，总结出我国特发性脊柱侧凸手术分型系统——PUMC分型，目前已在全国得到推广，并在国际上获得认可，表明我国在特发性脊柱侧凸的治疗方面已处于国际领先水平。脊柱肿瘤的诊断治疗多年来一直是脊柱外科领域的难点。近十年来，随着影像学技术的发展，对脊柱肿瘤生物学特性的认识及外科手术操作和内固定技术的进步，人们对脊柱肿瘤的治疗由原来的基本放弃逐渐被较积极的外科治疗所取代。近年来，微创脊柱外科技术和非融合技术逐渐发展成为脊柱外科的两大发展趋势。在未来的再生医学的发展中，改善骨融合的干细胞疗法和椎间盘组织转换之类的多样化生物治疗手段可能会成为脊柱外科的下一个发展趋势。

半个世纪以来，几代学者、临床工作者一直紧跟世界脊柱外科的发展，从未停止探索的脚步，先后进行了大量的基础和临床研究工作，引进并独立开发了多种新技术、新方法。这对推动我国脊柱外科的进步，与世界同步前进起着积极的作用。展望未来，我国脊柱外科的发展任重道远，我们要积极引进和吸收国外的先进技术，同时也要从国情出发，多方合作，不断提高我国脊柱外科整体实力和水平，为人民的生命健康提供更优质的服务。

（冯　岚　张雪梅　杨晓燕）

第二章 脊柱的解剖与生理特点

脊柱为人体的中轴，由 33 节椎骨组成。其中颈椎 7 节、胸椎 12 节、腰椎 5 节、骶椎 5 节和尾椎 4 节，由于后两者多呈融合状，故实际参与活动的仅 26 个椎骨。脊柱的主要功能是保护脊髓、维持人体活动及将头颈与躯干的负荷力传导至骨盆（再向下传达至双足部）。

第一节 脊柱的解剖

不同部位的椎骨其解剖结构差异较大。颈椎、胸椎、腰椎及骶尾椎等各段都有各自的特点。

一、颈椎

颈椎是整个脊柱中活动最为灵活的椎节，7 节椎骨，有 4 种不同形态的结构。

（一）寰椎

寰椎即第 1 颈椎，呈不规则环形。它由一对侧块、一对横突和前后两弓组成，上与枕骨相连，下与枢椎构成关节（图 1-2-1）。

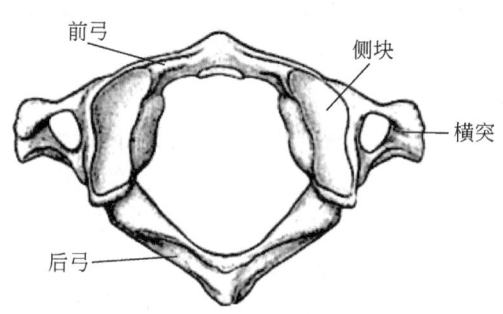

图 1-2-1 寰椎解剖结构示意图（上面观）

1. **侧块** 位于寰椎的两侧，相当于一般颈椎的椎弓根与上下关节突，是一对肥厚而坚硬的骨块。从上面观有两个肾形凹陷的关节面，朝向内、上、后方向，称为上关节凹，与枕骨髁构成寰枕关节。

2. **横突** 侧块的两端是一个三角形的横突，尖端向外，表面粗糙，稍厚，无分叉，有肌肉与韧带附着，对头颈部的旋转活动起平衡作用。横突孔位于横突基底部偏外，较大，有椎动脉和椎静脉从中穿行。

3. **前弓** 短而稍平，呈板状，与侧块前方相连。前方正中的隆突为前结节，有颈前肌与前纵韧带附着。后方正中有圆形的齿突关节面，与枢椎的齿突构成寰齿前关节。

4. 后弓　长且曲度较大，呈不规则的圆棍状，与侧块后方相连。后面正中部为粗糙的后结节，有项韧带和头后小肌附着，限制头部过度后伸。后弓上方偏前各有一个斜形深沟通向横突孔，因为椎动脉出第 1 颈椎横突孔后沿此沟走行，因此又称为椎动脉沟，枕下神经也从此沟中通过。

前、后弓均较细，尤其与侧块连接处，容易遭受暴力而引起此处骨折与脱位。

（二）枢椎

枢椎即第 2 颈椎。椎体上方有柱状突直，称为"齿突"，具有"枢"之作用，故称为枢椎（图 1-2-2）。

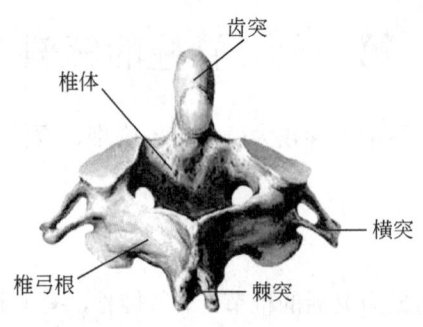

图 1-2-2　枢椎解剖结构示意图（后面观）

1. 齿突　长 1.5cm 左右，呈乳头状，顶部稍粗而根部较细。前后分别有前关节面和后关节面，前关节面与寰椎前弓后面的齿突关节面构成寰齿前关节，后关节面与寰椎横韧带构成寰齿后关节。齿突的顶端称为齿突尖，上有齿突韧带，两侧有翼状韧带附着。因齿突根部较细，外伤时易骨折造成高位截瘫，甚至危及生命。

2. 椎体　椎体较小，于齿突两旁各有一个朝上的圆形上关节面，与寰椎的下关节面构成寰枢外侧关节。椎体前方中部的两侧微凹，为颈长肌附着部。

3. 椎弓根　短而粗，其上方有一浅沟，与寰椎下面的浅沟形成椎间孔。下方有面向前下方的下关节突，与第 3 颈椎的上关节突构成关节。在关节的前方为枢椎下切迹，与第 3 颈椎上切迹构成椎间孔，有第 3 颈脊神经由此穿过。

4. 横突　较短小，前结节缺如。横突孔由内下斜向外上方走行。椎弓板呈棱柱状，较厚，其小切迹深，故椎间孔较大。

5. 棘突　粗而大，呈分杈状，下方有纵行深沟。临床上，尤其在术中，多以此作为椎节定位标志。

（三）普通颈椎

普通颈椎是指第 3、4、5、6 颈椎，每节椎骨由椎体、椎弓和突起三部分组成。

1. 椎体　横径大于矢状径，在干燥骨上矢状径平均为 16mm 左右，横径为 23mm。下位椎的椎骨较上位椎的椎骨大。从正面观，椎体上面中部微凹，两侧偏后呈隆起状，似元宝形，称为钩突。钩突起自椎体前外侧交界处，沿椎体侧方向后陡然突起，并延伸至椎体后缘中外 1/3 交界处变平，因其似钩状，故名钩突。其与相对应的上一椎体下面的斜坡处相咬合而构成钩椎关节。

钩椎关节的内侧为致密的椎间盘纤维环及隆起的钩突，从而阻止与减少了髓核自椎体侧后方突出或脱出的机会。其前方偏内为较坚韧的前纵韧带，偏外为血管丰富的颈长肌，后内缘与坚厚的后纵韧带相延续，后外侧有冠状韧带（或称为钩椎韧带）附着，以增强关节的稳定性。

椎体的下面，其前缘呈唇状突向前下方，因此椎体的前后径，下方大于上方，且使椎间盘的平面前方略低。此与颈椎前路手术关系密切。

2. 椎弓　从椎体侧后方发出，呈弓状，因此称为椎弓。由两侧一对椎弓根和一对椎板组成。

椎弓根短而粗，与椎体的外后缘呈 45°相连接，上下缘各有一较狭窄的凹陷，分别称为颈椎椎骨上切迹和颈椎椎骨下切迹。在相邻两个颈椎上、下切迹之间形成椎间孔，有脊神经和伴行血管通过。由于椎弓根短而使椎间孔较为狭窄，因此容易因为各种因素遭受挤压。

椎板是椎弓根向后延伸部分，呈板状。其在椎体后缘与两侧椎弓根合拢构成椎管。

3. 突起　有横突、上下关节突和棘突。

（1）横突：起自椎体侧后方与椎弓根处，短而宽。中央部有圆形横突孔，通过椎动脉与椎静脉。横突孔的横径较前后径对椎动脉受压更为重要，因此在减压时，应以扩大横径为主。横突的根部与钩突紧密相连，因此当该处因退行性变性或外伤而出现增生、肥大或钩椎关节松动与肿胀时，则可直接刺激与压迫椎动脉和（或）脊神经根。

（2）关节突：分为上关节突和下关节突，左右各一个，呈短柱状，发自椎弓根与椎板交界处。此关节属滑膜囊关节，呈卵圆形，表面平滑、有软骨面，周围为松弛的关节囊，前方直接与脊神经根相贴，因此当此处增生、肿胀或松动时，易压迫脊神经根。关节面与椎体纵轴呈 45°，容易受外力作用而引起脱位。

（3）棘突：位于椎弓的正中，呈矢状位。颈 3 至颈 5 横突多呈分杈状，突向侧、下、后方，这种结构增加了与项韧带和肌肉的附着面积，对颈部的仰伸和旋转运动起杠杆作用。

（四）隆椎

隆椎即第 7 颈椎。其大小与外形均介于普通颈椎与胸椎之间，但其棘突长而粗大，无分杈。因棘突明显隆起于颈项部皮下，因此称为隆椎。临床上常以此作为辨认椎骨顺序的标志。横突较粗大，但前结节较小或缺如，如果横突过长，或有肋骨出现即颈肋，则可引起胸腔出口狭窄综合征。横突孔较小，且畸形较多，其中仅有椎静脉通过（图 1-2-3）。

二、胸椎

胸椎的体积介于颈椎与腰椎之间，外形与颈椎的隆椎相似。其特点是每节各有一对肋骨相连，胸椎椎体两侧各有一个与肋骨头构成的胸肋关节凹。棘突较长。椎管矢状径较颈椎小（图 1-2-4）。

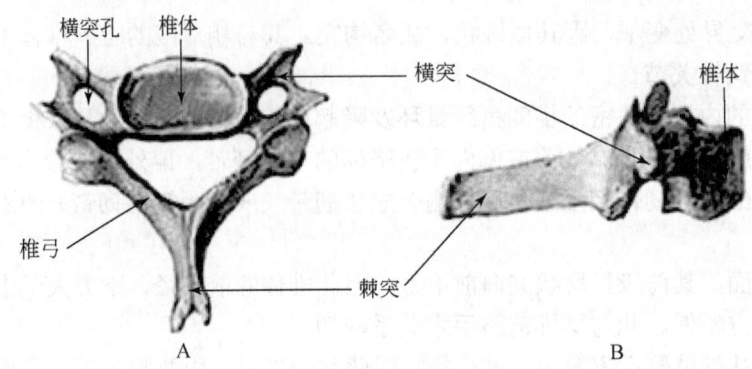

图 1-2-3 隆椎解剖结构示意图
A.隆椎上面观；B.隆椎侧面观

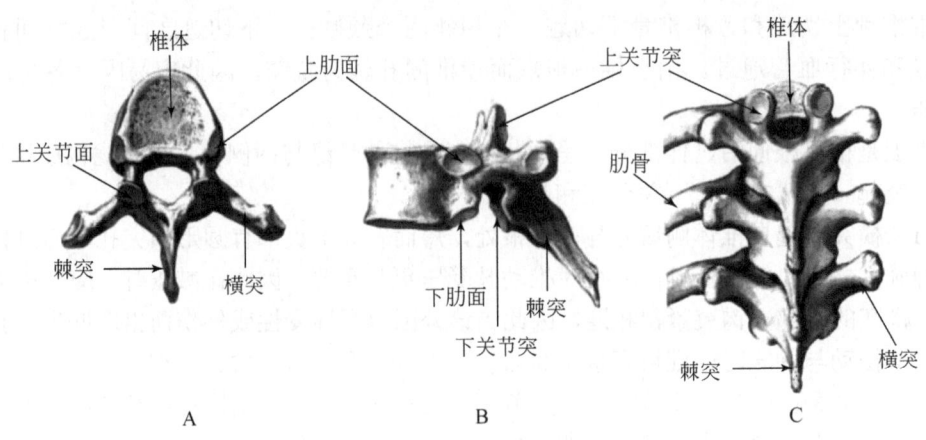

图 1-2-4 胸椎解剖结构示意图
A.胸椎上面观；B.胸椎侧面观；C.胸椎后面观

（一）椎体

胸椎椎体的前缘高度略小于后缘，两者之间比值为 0.88～0.97cm，从而形成了胸段脊柱的生理后凹。椎体矢状径大于横径，在其后部左右各有一肋凹和相对应的肋骨构成肋椎关节。

（二）关节突

关节突呈冠状位，上关节突朝向后外，下关节突朝向前内。其关节面与冠状面呈 20°，与横断面呈 60°，因此其稳定性较颈椎好。

（三）横突

胸椎两侧各有一横突肋凹，与肋骨结节构成关节，从而加强了胸段的稳定性。

（四）棘突

棘突较长，呈细条状伸向后下方。

（五）椎弓根、椎板及椎孔

椎弓根及椎板均较短且较腰椎扁薄。椎孔呈圆形，较狭小，外伤时易引起脊髓损伤，且在此处实施手术时，尤其是内固定术，易引起误伤。

三、腰椎

腰椎的特点是体积大，小关节面多呈矢状，因此腰椎的伸屈活动好，而其他的活动则受限。椎间孔在上段呈卵圆形或三角形，在下段则呈三叶草形或草帽形，因此在下段易引起马尾或神经根受压。椎间孔越向下越小，而脊神经却相反，越向下越粗，因此容易受累（图1-2-5）。

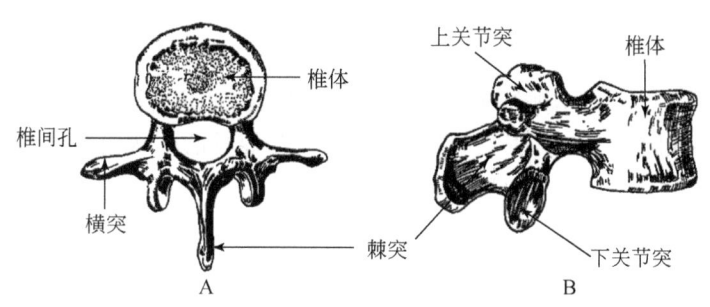

图1-2-5 腰椎解剖结构示意图
A.腰椎上面观；B.腰椎侧面观

（一）椎体

腰椎椎体是脊柱上最大的椎体，尤其以第3及第4腰椎最大，下方的矢径及横径均大于上方的矢径与横径。整个椎体是横径大于矢径，形成肾形。椎体前缘高度由上而下递增，而后缘则递减，如此形成腰椎的生理前凸。

（二）椎弓根

椎弓根与胸椎相比明显较粗，上下方均有腰脊神经通过的切迹。从腰1开始，由上下切迹所组成的椎间孔逐渐减小，而神经根却逐渐变粗，因此形成了神经根容易嵌压的解剖学基础。

（三）关节突

关节突呈矢状位，上关节突关节面朝后内，下关节突关节面则朝前外。与腰椎横断面呈90°，与冠状面约呈45°，因此这个关节伸屈活动自如，侧屈活动次之，而其他活动则明显受限。关节突发育畸形及内聚易引起椎管和（或）根管狭窄。

（四）椎板

腰椎椎板比胸椎椎板明显厚，一般为6～7mm，超过8mm的则视为增厚，是构成椎管狭窄的原因之一。双侧椎板所构成的夹角如果小于90°，也可引起椎管狭窄。

（五）横突

横突厚薄不一，一般以腰3横突为大。横突根部后下方为上下关节突之间的峡部，此处易因应力作用而引起断裂。

（六）棘突

棘突呈水平位，略向下斜突向后方，侧方看呈长方形，尾部有一向下之钩状突起。

四、骶尾椎

（一）骶椎

骶椎共有5节，成年后融合成一个三角形块状结构。远端与尾椎相连，近端与第5腰椎下方相连，形成腰骶关节。左右呈耳状（面），与髂骨的耳状面及周围的韧带构成骶髂关节（图1-2-6）。

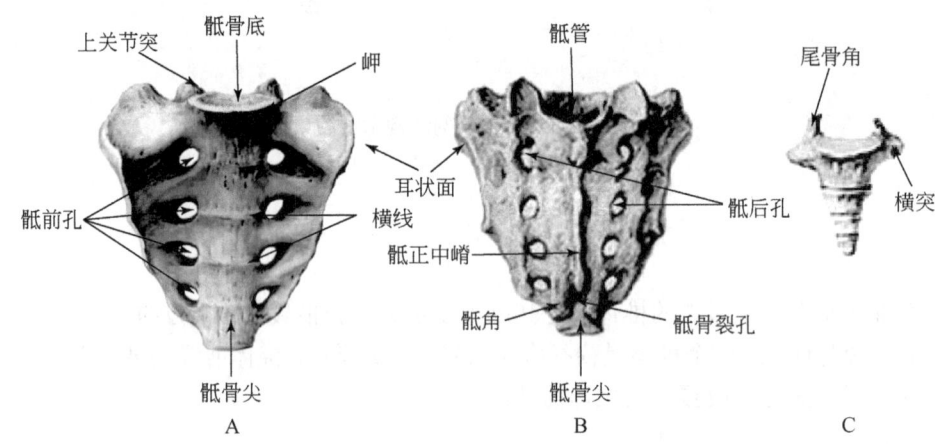

图1-2-6　骶尾骨解剖结构示意图
A.骶椎前面观；B.骶椎后面观；C.尾骨后面观

骶骨的前方是较为平滑的凹状面，后方呈嵴状。中央部由棘突相连构成骶正中嵴，两侧为关节突相互融合构成的骶中间嵴。骶中间嵴的外侧各有4个骶后孔，通过骶神经后支，骶后孔的外侧为骶外侧嵴。

骶骨的上下各有一孔状间隙，与腰椎椎管相延续，上方称为腰骶间隙，下方称为骶尾间隙。

（二）尾椎

尾椎由4~5节组成，呈上宽下尖的三角形块状。尾骨变异较多，其前弯的曲度差别也较大，以致外伤后的诊断意见不一。

第二节 椎骨的连接

椎骨之间的连接，主要通过以下结构。

一、椎间盘

椎间盘是由纤维软骨组成，连接于上下两个椎体之间的主要结构。其主要组成为纤维环和髓核。

（一）纤维环

纤维环为椎间盘周边部的纤维软骨组织，质地坚韧而富有弹性，将上下两个椎体紧密连接。在横切面及中部冠状切面上，呈同心圆形排列，于切线位观察，则呈正反交错的斜形（约30°）走行。此种结构对增加椎间关节的弹性、扭曲和旋转等有利。

（二）髓核

髓核为富有水分、类似黏蛋白的物质，呈白色，内含有软骨细胞与成纤维细胞。幼年时含水量达80%以上，随着年龄的增长而水分递减，这种水分使髓核好像一个水囊，可调节椎间盘内压力。

椎间盘的生理功能除连接椎体外，因其富有弹性，还可减轻和缓冲外力对脊柱与颅脑的震荡，并参与了颈椎的活动及增强运动的幅度。

二、韧带

脊柱除各节段的椎骨所特有的韧带（如枕颈间、骶尾部等）外，整个脊柱上的韧带包括以下两大部分

（一）椎体间相连续的韧带

1. 前纵韧带 这是人体中最长而又坚韧的韧带。起于枕骨的咽结节，经各椎体前面止于第1或第2骶椎前面。共分为3层：①深层纤维，将上下椎体边缘和椎间盘紧密地连接在一起；②中层纤维，跨越2~3个椎体；③浅层纤维，可跨越3~5个椎体。主要作用是限制脊柱过度后伸。

2. 后纵韧带 起自第2颈椎，沿各椎体后面止于骶管。后纵韧带颈部较宽，尤其在颈椎间盘处稍厚且坚韧。向下逐渐呈窄而细长状。其深层纤维连接于两个椎体之间，而浅层纤维可跨越3~4个椎体。后纵韧带在椎体处连接较松，其中部常有裂隙并有椎体的静脉穿过。

（二）椎弓间相连接的韧带

椎弓间的连接除包括由各椎体上、下关节突所构成的关节突关节外，还包括以下韧带：

1. 黄韧带 也称为弓间韧带。由黄色弹性纤维组织构成，位于上下椎板之间。上方起自上位脊椎椎弓板下缘的前面，下缘止于下位椎弓板上缘和其后面，十分坚韧。黄韧带的作用主要是限制脊椎过度前屈及参与维持椎骨的正常对位。

2. 棘间韧带　因连在两个棘突之间，故称为棘间韧带。前方与黄韧带融合，后方移行于棘上韧带或项韧带。

3. 项韧带　项韧带是颈项部强而有力的韧带，主要维持头颈部的直立位。

4. 棘上韧带和横突间韧带　这两种韧带在颈部不发达，主要见于下段脊柱。其作用是限制脊柱过度前屈。

第三节　脊髓的生理特点

一、脊髓的概况与椎骨节段的关系

脊髓外观呈扁圆形柱状，全长40～50cm，重26～90g。上方在枕骨大孔处与延髓延续，下方呈圆锥形，尖端伸出一细长的索状物，称为终丝。在颈髓与腰髓处各有一膨大区，上方颈膨大位于颈4～胸1节段，腰膨大位于胸10～腰1处。在胎儿时脊髓与椎骨长度相差较小，胎生后脊髓末端相当于第1腰椎下缘或第2腰椎上缘。

二、脊髓的生理

脊髓主要包括以下5种功能：

（一）感觉的传导

1. 浅感觉　指轻触觉、痛觉和温度觉。
2. 深感觉　又称为本体觉，包括运动觉、位置觉、压觉和震动觉。
3. 内脏觉　指胃肠、膀胱等器官的痛、胀感觉。
4. 复合感觉　又称为立体感觉或辨形感觉，即闭目后能察知物体的大小、形态、质量等，由深浅感觉复合而成。

（二）运动的传导

人体肌肉均由脊髓前角大运动细胞所支配，每个细胞的轴突与其所支配的肌肉纤维合成一个运动单位。此细胞一旦破坏则引起瘫痪。

（三）躯体的营养作用

前角细胞对所支配的肌肉及骨关节具有营养作用。如该细胞破坏则可出现肌萎缩及骨质疏松等病变。

（四）支配内脏活动

主要通过胸1～腰1的脊髓交感神经与副交感神经对血管的舒缩、腺体的分泌和立毛肌的收缩发挥作用。

（五）反射活动

主要为伸反射和屈反射，与脊髓的定位关系密切。

1. 伸反射　又称为牵张反射。其反射弧位于脊髓内，并受皮质脊髓束影响。前者破坏反射消失，后者受阻则肌张力增高而反射亢进。有助于诊断。

2. 屈反射　属于防御反射性质，即当肢体或内脏受到刺激后迅速出现收缩。

三、脊神经

脊神经位于脊髓两侧，左右成对，颈髓段8对（颈1后根可缺如或发育不良），胸段12对，腰段5对及骶尾段等。

（一）脊神经根

脊神经根由前根和后根构成。在椎管内向椎间孔走行，当其穿过各层脊膜时，各层脊膜分别包绕在外面，并于软脊膜与蛛网膜之间保留与蛛网膜下腔相通的间隙，在脊神经节外（在椎间孔内）形成脊神经。

（二）脊神经根的生理解剖特点

1. 对脊髓的固定作用　因脊神经根短，且呈接近水平状走行，因此可牵制脊髓不会过分活动而起到固定作用。

2. 易受累　脊神经根内前方为椎体间关节，颈段主要是钩椎关节，后方有小关节。在此骨性管道中易因三者的松动、移位及骨增生而遭受刺激或压迫。尤其是颈段钩椎关节及腰椎椎体间关节处的退变及骨刺形成较早，易先受累。

3. 易形成粘连　由于该处易受到刺激或压迫，同时也会最早出现创伤性炎性反应，导致纤维蛋白渗出而形成粘连。

四、脊髓的血供

脊髓的血液循环主要来源于以下血管：

（一）动脉系统

1. 脊髓前动脉　位于脊髓前正中裂迂曲下行，上方与双侧椎动脉形成的基底动脉环相连，供应脊髓全长。在颈段该血管较粗，其分支有沟动脉和软脊膜动脉。主要向脊髓的前2/3部分供血。

2. 脊髓后动脉　自椎动脉内侧壁或小脑后动脉发出，绕延髓下行。该动脉左右各一支沿脊神经后根内侧下行，并在各节段和后根动脉相吻合。该血管主要供应脊髓的后1/3部分。

3. 动脉冠　又称为冠状动脉环，是脊髓前、后动脉和根软膜动脉的分支在脊髓表面相互吻合的软脊膜丛。其在颈膨大、腰骶膨大处较为密集，而胸段则稀疏。由动脉冠发出分支沿脊膜隔呈放射状进入脊髓实质，其与脊髓表面呈垂直状。主要供应脊髓前束和侧索的周边部分。

4. 椎动脉　椎动脉直接来自椎管外的动脉干。

（二）静脉系统

脊髓后方有数支后根静脉，在后正中沟处形成纵形的脊髓后正中静脉延续脊髓全长。

两侧各有一较小的脊髓外后静脉与之伴行。此组静脉主要收集后索和后角的静脉血。脊髓前静脉通过沟静脉收集沟缘白质和前角内侧部的血液构成一条脊髓前正中静脉，也有一对脊髓外前静脉伴行。各纵行静脉干由静脉冠连接形成软脊膜静脉丛，其本身收集来自前角外侧部、侧角、前索和侧索的静脉血。对于静脉系统的深入了解，有助于防止及减少椎管手术中的失血量。

（冯　岚　张雪梅　杨晓燕）

第三章 脊柱结构的力学性能

脊柱是个复杂的力学结构体系。椎体、关节突、椎间盘、韧带及周围的肌肉组织结构各异，功能不一，其共同的作用，协调一致，发挥脊柱的独特功能：承载、运动、保护脊髓。

一、椎体

椎体是由软骨板、松质骨和密质骨组成的复合结构。椎体的宽度、厚度及高度自上而下逐渐增大，此与人体直立负重有关。椎体主要是承受压缩载荷。随着椎体负重由上而下地增加，椎体也自上而下地变大，如腰椎椎体的形态比胸椎和颈椎的又厚又宽，承受较大的负荷。不同椎体承受负荷占体重的百分比均有所不同，总的趋势是自上而下逐渐增大。椎体的强度随年龄增长而减弱，尤其是 40 岁以后表现得更加明显，当椎体骨量减少 25% 时，其抗压强度可降低 50%，这一变化与椎体松质骨抗压强度的变化基本平行。在骨质疏松病人中，由于骨量的减少，容易出现微骨折，是导致疼痛的原因之一。椎体骨结构强度的减弱不仅是显性骨密度下降的结果，也是骨结构和骨重建和（或）修复速度长期变化的结果，导致持续循环载荷下不断快速累积损伤。

二、终板

椎体终板是椎间盘与椎体中心松质骨之间的一层结构。终板由一层约 0.5mm 薄的半空隙软骨下骨层与相似厚度的软骨层组成，其主要功能是防止椎间盘突入多孔椎体松质骨内，均匀分布载荷至椎体。由于软骨层的紧密，其也具有半透膜的作用，允许水分及营养物质通过，但阻止椎间盘内大分子如蛋白多糖等丢失。最后终板的软骨下骨可以为椎间盘的胶原网状结构提供安全的附丽结构。

终板厚度不一，纤维环部位较厚，而邻近髓核部位较薄，上终板会较下终板薄。终板是维持椎体完整性中最薄弱环节。在压缩载荷下，首先破坏的结构是终板，由于髓核静水压传递可导致终板骨折，髓核组织可从终板骨折部位突入椎体，形成 Schmorl 结节，因骨内压增高而造成疼痛。终板骨折形式可分为中央型骨折、边缘型骨折及全终板骨折三种类型。

三、椎间盘

椎间盘承受着压缩、弯曲及扭转等复合载荷。由强大的具有方向性排列的纤维束组成的纤维环主要抵抗弯曲及扭转载荷。椎间盘的功能与其独特的结构有关，无形状、胶冻样的髓核组织被整齐排列的纤维环所包绕。在健康人体内，髓核产生的静水压，被纤维环的强大板层结构所限制，因此载荷可以均衡分布于下方的椎体。椎间盘主要由髓核、纤维环和软骨终板三部分构成。

髓核是一种液态团块，由含有大量亲水性氨基葡萄糖聚糖的胶样凝胶组成，位于椎间盘的中央，在下腰椎则较偏向后方。髓核含有70%~90%的水分，但随着人的衰老，水分含量逐渐降低。当水分含量变化时，椎间盘的黏弹性就会改变。这些变化是椎间盘退变的基础。

纤维环由纤维软骨组成，纤维软骨内有多层相互交叉的胶原纤维束。纤维环纤维的独特方向使椎间盘具有一定程度的抗扭转能力。

椎间盘可承受并分散负荷，同时能制约过多的活动，这是其重要的生物力学性能。压缩载荷通过终板作用于椎间盘的髓核和纤维环，髓核内部产生的液压使纤维环有向外膨胀的趋势。在严重退变的椎间盘中，由于髓核脱水，压缩载荷在椎间盘内的分布发生较大的变化，表面为终板中心的压力减小，周围的压力增高，相应纤维环外层的张应力减小，压应力增加，但纤维环纤维承受了更大的应力。有研究表明，即使压缩载荷过大，会造成椎间盘的永久变形，也不会造成髓核突出，甚至在椎间盘后外侧有纵行切口时椎间盘突出也不会发生。这说明椎间盘突出，即使临床上常见的后外侧椎间盘突出也是由某些特定的载荷类型造成的，而非单纯压缩载荷造成的。

节段运动可以使椎间盘部分承受拉伸载荷。例如当脊柱弯曲时，脊柱的一侧承受拉伸，另一侧承受压缩。弯曲载荷在椎间盘产生拉伸和压缩应力，各作用于椎间盘的一半。研究表明，弯曲载荷和扭转载荷，而不是纯压缩载荷，可以造成椎间盘损伤。

扭转是引起椎间盘损伤的诸负荷中的最主要类型，是扭转载荷在椎间盘的水平面和竖直面上产生的剪切力。纤维环对抗扭转负荷的能力较弱。当力沿水平方向作用于脊柱功能单位时，脊柱节段承受剪切力，椎间盘内剪切应力也为水平方向。研究表明，临床上纤维环的破坏不是纯剪切力造成的，而可能是弯曲、扭转和拉伸复合作用的结果。

椎间盘还具有黏弹特性，主要表现为蠕变和松弛。蠕变是指在一段时间内在负荷持续作用下所导致的持续变形，也就是变形程度因时间而变化。椎间盘的黏弹性使其自身能够有效地缓冲和传递负荷。负荷量越大，所产生的变形就越大，蠕变率也就越高。

椎间盘的退行性改变对其自身的黏弹性亦有明显的影响。当椎间盘发生退变后，蠕变率与初始松弛率均增加，达到平衡所需时间相应缩短，达到平衡时的负荷也将降低，说明椎间盘发生退行性改变后缓冲和传递负荷的功能相应减弱。

衰老后椎间盘会发生退变，大体观察可见椎间盘内出现水平分裂及髓核与终板之间出现裂隙，并可向后方及后侧方延伸，导致纤维环缝隙改变。椎间盘内水含量对其生物力学性能有重要作用，其有赖于蛋白多糖的含量及外部载荷与椎间盘内膨胀压力之间的平衡。年龄、脊柱节段、成分及退变等对椎间盘内膨胀压力均有影响。衰老与退变致使纤维环和终板的结构改变，引起载荷传导重新分布，使载荷从髓核转移到后部纤维环，可引起下腰痛及纤维环破裂。

四、椎弓根和关节突

目前关于椎弓根生物力学特性的研究不多。一些力学试验表明，椎弓根破坏多发生于椎弓根和椎弓根峡部。采用三维有限元方法分析也证实这两个部位均为应力集中区域。但椎弓根的损伤临床上非常少见，多数椎弓根峡部裂病人亦无明显外伤，故目前多数意见认为腰椎椎弓根峡部裂实际上是由局部应力异常增加所导致的疲劳骨折。

脊柱节段的活动类型取决于椎间小关节面的取向，而小关节面取向在整个脊柱上有一定的变化。下颈椎的小关节面与冠状面平行，与水平面成45°，允许颈椎发生前屈、后伸、侧弯和旋转运动；胸椎的小关节面与冠状面成20°，与水平面成60°，允许胸椎侧弯、旋转和一定程度的屈伸；腰椎小关节面与水平面垂直，与冠状面成45°，允许腰椎前屈、后伸和侧弯，但限制旋转运动。

关节突关节的面积、形态与关节的稳定有密切关系，在上下关节面相适应时，关节面的面积越大、其所承受的压力及运动时所受的应力越小，关节较稳定。

关节突除引导节段运动外，还承受压缩、拉伸、剪切、扭转等不同类型的负荷，其承受负荷的多少因脊柱的不同运动面而变化。后伸时关节突的负荷最大，占总负荷的30%（另外70%由椎间盘负荷）。前屈并旋转时关节突的负载也较大。以往腰椎关节突关节承受压缩负荷的作用常被忽视，但据椎间盘内压测定结果显示，关节突关节所承受的压缩负荷占腰椎总负荷的18%。

五、韧带

韧带的主要成分为胶原纤维和弹力纤维，胶原纤维使韧带具有一定的强度和刚度，弹力纤维则赋予在负荷作用下延伸的能力。韧带大多数纤维排列近乎平行，故其功能多较为专一，通常只承受一个方向的负荷。脊柱韧带的功能主要是为相邻脊椎提供恰当的生理活动，同时也可产生所谓的"预应力"以维持脊柱的稳定。这种预应力在一定程度上来源于韧带的张力，以黄韧带最为突出。

一般认为，前纵韧带甚为坚强，与后纵韧带一起能够阻止脊柱过度后伸，但限制轴向旋转、侧屈的作用不明显；小关节囊韧带在抵抗扭转和侧屈时起作用；棘间韧带对控制节段运动的作用不明显；棘上韧带具有制约屈曲活动的功能，研究发现，棘上韧带具有很高的破坏强度，此韧带在脊柱稳定性方面发挥重大的作用；横突间韧带在侧屈时承受最大应力；在所有脊柱韧带中，黄韧带在静息时张力最大，单纯切除黄韧带不会引起脊柱不稳定，但有一点可以确定，脊柱不稳定会促进黄韧带的退变及骨化。

六、肌肉

许多试验均忽视椎旁肌对脊柱稳定性的影响。但是，椎旁肌在维持脊柱直立姿势中的作用不能低估。在休息和活动中，没有完整的椎旁肌作用，脊柱动态的稳定性就无法保持。肌力是保持姿势的必需条件，神经和肌肉的协同作用产生脊柱的活动。主动肌引发和进行活动，而拮抗肌控制和调节活动。

与脊柱活动有关的肌肉可根据其所处位置分为前、后两组。肌肉的空间位置大体决定其功能。前组为屈肌，主要有腹肌（腹直肌、腹内斜肌、腹外斜肌和腹横肌）和髂腰肌。位于腰椎后方的肌肉可进一步分为深层、中间层和浅层三组。①深层肌肉包括起止于相邻棘突的棘间肌、起止于相邻横突的横突间肌及起止于横突和棘突的回旋肌等；②中间层肌肉主要指起于横突、止于上一椎体棘突的多裂肌，也可将其划入深层肌肉；③浅层肌肉即骶棘肌。自外向内又可分为髂肋肌、最长肌和棘肌三组。伸肌的对称性收缩产生脊柱后伸，不对称收缩将产生侧屈和扭转动作。

放松站立时，椎体后部肌肉的活动性很低，特别是颈、腰段。据报告，这时腹肌有轻度的活动，但不与背肌活动同时进行，而腰大肌也有某些活动。支持身体重量的脊柱在中立位具有内在的不稳定性，躯体重心在水平面的移动，要求对侧有一有效的肌肉活动以维持平衡。因此，躯体重心在前、后、侧方的移位分别需要有背肌、腹肌和腰大肌的活动来维持平衡。

前屈包括脊柱和骨盆两部分活动，开始 60°运动由腰椎运动节段完成，此后 25°屈曲由髋关节提供。躯干由屈曲位伸展时，其顺序与上述相反，先是骨盆后倾，然后伸直脊柱。

在后伸开始和结束时，背肌显示有较强活动，而在中间阶段，背肌的活动很弱，而腹肌的活动随着后伸运动逐渐增加，以控制和调节后伸动作。但做极度或强制性后伸动作时，需要伸肌的活动。

脊柱侧屈时骶棘肌及腹肌都产生动力，并由对侧肌肉加以调节。在腰椎完成轴向旋转活动时两侧的背肌和腹肌均产生活动，同侧和对侧肌肉产生协同作用。

（冯　岚　张雪梅　杨晓燕）

第二篇

脊柱外科常用的诊疗技术与方法

第四章 常用诊断技术

第一节 X 线 检 查

X线检查是脊柱检查中最常用的检查方法之一，也是其他影像学检查的基础，其临床意义较 CT、MRI 更重要。同时其阴性结果也有助于诊断及鉴别诊断。由于骨关节自身与周围组织有良好的自然对比，且 X 线检查能够满足大多数疾病的诊断目的，因此 X 线检查是骨关节系统疾病首选的检查方法。

一、作用与意义

1. 观察并初步判断椎骨病变的部位、程度及范围。
2. 了解椎间盘退变和稳定的情况。
3. 观察椎体压缩程度、脱位程度、压缩椎体后上角突入椎管的程度、关节突起移位等情况。
4. 观察脊柱的整体形态及生理序列、椎间隙及部分脊柱小关节、椎体、附近的骨结构及软组织阴影。
5. 了解手术前后的变化动态，是治疗前后疗效对比的客观手段。

二、适应证

1. 脊柱外伤或怀疑有创伤者。
2. 脊柱感染或可疑感染者。
3. 肿瘤和肿瘤样病变。
4. 先天性或后天性畸形。
5. 各类骨病。
6. 脊柱矫形术后了解脊柱的变化情况。

三、禁忌证

X线检查基本没有禁忌证，但由于是有辐射损伤的检查方法，因此处于备孕状态者、孕妇、幼儿应慎用。

四、注意事项

1. 接受检查者需除去身上一切可能影响 X 线穿透的物品，如金属物品、药膏、敷料等。
2. 尽量将能影响检查部位的衣服解除，如文胸、带金属头的皮带等。
3. 脊柱创伤时，搬动病人要慎重，必要时应有临床医生协助，避免在检查时加重病人的损伤。

4. 颈椎开口位摄影时，应取出口内的活动义齿。

5. 儿童不可避免需要进行检查时，应对会阴部进行遮盖保护，以免对性腺造成危害。

第二节 CT 检查

CT 检查（computed tomography）是通过 X 线准直系统的准直，得到无层面外组织结构干扰的横断面图像，图像清晰、密度分辨率高，而且扫描得到的横断面图像可通过计算机软件的处理重组，获得诊断所需的多平面的断面图像，同时能清晰显示脊柱各横断层面的骨性结构，对于诊断脊柱损伤、病变、肿瘤等有独特的作用。

一、作用与意义

1. 观察椎体是否是爆裂性骨折、椎管有无变化、爆裂性骨折块突入椎管的程度等。
2. 能清晰地显示椎管狭窄的程度和椎管各壁的改变。
3. 能从水平结构的变化判断椎管矢状径的变化，为临床提供依据。
4. 横断面能充分显示椎体和椎弓骨折形态、椎管大小、形状及完整性。
5. 能明确异物及骨折块与神经的关系。

二、适应证

1. 脊柱外伤。
2. 各种原因的椎管狭窄。
3. 椎间盘退行性病变和椎间盘突出。
4. 原发性、继发性脊椎骨肿瘤和椎旁肿瘤。
5. 椎管内占位病变。
6. CT 引导下介入放射学检查。
7. 脊柱感染性疾病、脊柱结核、化脓性脊柱炎。
8. 先天性畸形和发育异常。
9. 脊柱退行性病变。

三、禁忌证

1. 妊娠妇女不宜做 CT 检查。
2. 幼儿慎用。
3. 严重心、肝、肾功能不全者。
4. 对碘对比剂过敏者。

四、注意事项

1. 去除被检部位的金属物品，以防伪影的产生。
2. 对于不能合作的病人，如婴幼儿、躁动者，须事先给予镇静药。
3. 需行增强扫描者，应详细询问有无药物过敏史。同时按照含碘对比剂要求准备，检查前4h禁食。

4. 嘱咐病人在检查期间保持体位不动。

5. 应注意扫描检查以外部位的防护屏蔽。

第三节 磁共振成像检查

磁共振成像（MRI）是继CT后医学影像学的又一重大进步。其基本原理是将人体置于特殊的磁场中，用无线电射频脉冲激发人体内氢原子核，引起氢原子核共振并吸收能量。在停止射频脉冲后，氢原子核按特定频率发出射电信号并将吸收的能量释放出来，被体外的接收器收录，经电子计算机处理获得图像，称为磁共振成像。它可直接做出横断面、矢状面、冠状面和各种斜面的体层图像，不会产生CT检测中的伪影，不需注射造影剂，无电离辐射，对机体无不良影响。MRI检查主要用于显示连接脊椎的软组织（椎间盘、韧带结构）和神经系统（包括脊髓、神经根等）。

一、作用与意义

1. 较好的对比度及敏感度，能清晰显示软组织损伤及韧带的情况；清晰显示脊髓，包括脊髓挫伤、血肿等。

2. 不需要使用造影剂即可显示硬膜外结构，如硬膜外血肿、骨折碎块、游离的椎间盘及骨赘等。

3. 有助于判断脊柱骨折是新鲜骨折还是陈旧骨折。

4. 可以大致判断脊髓损伤的预后。

5. 可以早期发现骨的病变，对早期诊断脊柱肿瘤、感染等有所帮助。

6. 不需要血管内增强即可显示血管。

二、适应证

1. 脊柱退行性病变，包括椎间盘变性、膨隆、突出、椎管狭窄、脊椎滑脱等。

2. 脊柱外伤，尤其是脊椎骨折伴脊髓损伤。

3. 椎管肿瘤，包括髓内、髓外、硬膜下和硬膜外肿瘤。

4. 脊髓血管畸形。

5. 脊柱脊髓发育畸形，包括脊柱裂、脊髓膨出、脊膜膨出等。

6. 脊柱及脊髓感染性病变，包括脊柱结核。

7. 脊柱骨原发性或转移性肿瘤。

8. 脊柱手术后随访观察。

9. CT无法解释的影像学诊断平面与临床检查受损平面不一致的病人。

三、禁忌证

1. 装有心脏起搏器者。

2. 使用带金属的各种抢救用具而不能去除者。

3. 术后体内留有金属夹、金属人工瓣膜者；检查部位邻近体内有不能去除的金属植入物者，钛合金金属除外；体内有铁磁性异物者，如弹片、眼内金属异物等。
4. 内置有胰岛素泵及神经刺激器者。
5. 早期妊娠（3个月内）的妇女应避免MRI检查。

四、注意事项

1. 进入检查室前，应除去病人身上携带的一切金属物品、磁性物质及电子器件。
2. 急症、危重症病人，必须做MRI检查时，应有临床医师陪同，备齐抢救器械和药品。
3. 不能配合的儿童酌情采用镇静措施。

第四节 全脊柱拼接片检查

全脊柱拼接片，即全脊柱影像，它已成为脊柱畸形治疗过程中的重要诊断依据。目前医院广泛使用的数字化X线摄影（digital radiography, DR）系统，由于探测器尺寸的限制，对身高高于120cm的病人无法在一次曝光下获得完整的全脊柱影像，只能多次分段摄影，再利用绘图软件或手工拼接，间接地获得全脊柱影像，可能出现拼接位偏移，影响畸形角度测量的准确性。全脊柱影像可以实现全脊柱无缝隙拼接，能清晰显示全段脊柱结构，满足临床脊柱侧弯、旋转畸形测量要求，具有较好的临床应用价值。

一、作用与意义

1. 直观地显示脊柱整体解剖形态及畸形部位，判断脊柱的平衡性和柔韧性，评价病理程度。
2. 为临床治疗及疗效的评估提供重要的影像学依据。

二、适应证

脊柱侧弯、脊柱畸形病人。

三、禁忌证

X线检查基本上没有禁忌证，但由于该方法是有辐射损伤的检查方法，因此处于备孕状态者、孕妇、幼儿应慎用。

四、注意事项

1. 接受检查者需除去身上一切可能影响X线穿透的物品，如金属物品、药膏、敷料等。
2. 尽量将能影响检查部位的衣服解除，如文胸、带金属头的皮带等。
3. 由于病人体位改变或呼吸运动，均可能导致图像清晰度下降或拼接处肋骨出现"错位"伪影，故检查前应与病人充分沟通，使病人密切配合，保持体位固定，并预先进行屏气训练。

第五节 Bending位摄片

为便于对脊柱侧弯畸形的病人进行畸形角度的测量和评估，判断其柔韧性，临床常采用仰卧位的左右侧屈位拍摄X线片（Bending位摄片）。X线片是目前评价脊柱畸形的最佳影像学检查工具。

一、作用与意义

1. 确定脊柱畸形部位的柔韧性。
2. 为制订手术方案提供依据，如选择前路或后路术式，以及融合节段等。
3. 准确地预测术后畸形矫正效果。

二、适应证

脊柱侧弯术前摄片。

三、禁忌证

1. X线检查基本上没有禁忌证，但由于该方法是有辐射损伤的检查方法，因此处于备孕状态者、孕妇、幼儿应慎用。
2. 脊柱侧弯实施畸形矫正术后者禁止进行Bending位摄片。

四、注意事项

1. 接受检查者需除去身上一切可能影响X线穿透的物品，如金属物品、药膏、敷料等。
2. 尽量将能影响检查部位的衣服解除，如文胸、带金属头的皮带等。
3. 检查过程中需保持体位不变，在整个屈曲牵拉过程中，病人躯干及头部不能有任何扭转，躯干背部平贴检查板。右侧Bending位摄片的检查方法：仰卧位，左臂绕过头顶，右臂屈曲，右手背贴在右侧面颊部，双眼直视天花板。检查者佩戴放射线防护服位于病人右侧，为病人放置性腺防护板，确认病人头部为中立位；检查者左手握住病人左手，右手握住左侧小腿中下1/3处，用力做屈曲牵拉，直至病人完全屈曲拍片。同样的方法向左是仰卧位左侧Bending位摄片的检查方法（图2-4-1）。

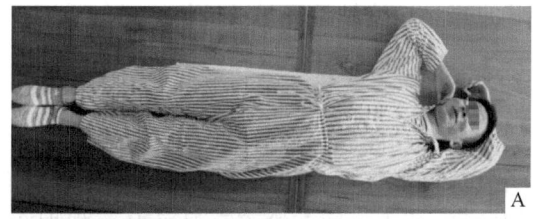
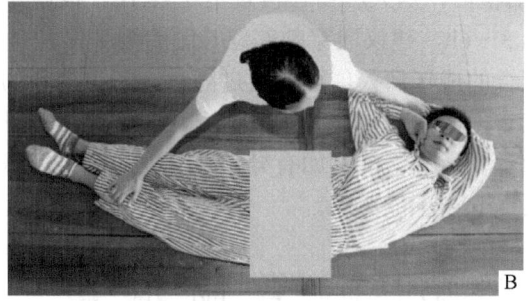

图2-4-1 右侧Bending位摄片检查

A. 病人准备姿势；B. 检查时姿势

第六节　CT引导下穿刺活检

CT引导下的介入技术，可以分为诊断性介入手术和治疗性介入手术，其中典型的诊断性介入手术是活检术。CT引导是穿刺活检的第一选择，因为其有较高的空间分辨率和轴向位的优势，可以有效引导关键部位的经皮穿刺，减少并发症的发生。所以，它已经被证明是一种安全、准确、有效的微创手段，具有避免延误诊断的优势。经皮穿刺活检对脊柱肿瘤的诊断准确率为72%~95%，在最近的研究中甚至更高（特别是恶性肿瘤的诊断），具有较高的诊断价值。

一、作用与意义

1. 获得椎体或脊椎病变的标本，为细胞学和组织学分析提供生物样品。
2. 为原发性和继发性脊柱肿瘤及感染性疾病提供诊断手段。
3. 有助于感染的病理学研究。
4. 帮助制订疾病治疗方案及预后的判断。

二、适应证

1. 脊柱及椎旁肿瘤。
2. 脊髓炎、脊柱炎、椎间盘炎及其他一些感染性疾病的诊断。
3. 不明原因而无影像学特征的孤立性溶骨性椎体病变。
4. 鉴别与其他病变相似的脊柱血管疾病。
5. 溶骨性肿瘤、椎体转移瘤的诊断和尚未明确的原发灶的判断。

三、禁忌证

严重凝血功能障碍；服用干预血小板功能的药物；肿瘤向硬膜外、硬膜内的扩展，压迫脊髓；严重驼背和不稳定椎体，均被认为是活检的绝对禁忌证。

四、注意事项

1. 术前必须了解病人的凝血功能。一般情况下，国际标准化比值应低于1.7，血小板计数应超过$50×10^9/L$。详细询问病史，特别是既往有无使用干预血小板功能的药物。
2. CT引导下穿刺活检后，病人应留在检查室观察1h。根据介入操作的不同，病人回病房后一般应卧床休息3~6h，建议取穿刺部位一侧的侧卧位。
3. 对于儿童、不配合的成年病人，可以通过静脉给予镇静药物。
4. 观察病人穿刺点有无出血、明显肿胀的情况，如有异常及时报告医生，积极处理。
5. 观察病人肢体感觉、运动情况，如有异常及时报告医生，积极处理。
6. 嘱病人在穿刺后24h内不能沐浴。

第七节　脊髓造影

脊髓造影又称为椎管造影（spinal canal myelography，SCM），是向蛛网膜下腔注入造影剂,通过 X 线、CT 或其他影像学检查观察造影剂在椎管内充盈、流动情况,间接反映椎管内形态变化,对椎体骨折及椎管内占位性病变等疾病有一定的诊断价值。随着 CT 和 MRI 的广泛应用,椎管造影作为创伤性检查已较少在临床应用。然而,在 CT、MRI 不能确定诊断时,应用椎管造影检查仍然是有益的。

一、作用与意义

1. 明确椎管内病变,确认病变侵及椎管范围及与周围组织的关系。
2. 检查脊柱外伤累及椎管及脊髓受压情况和程度。
3. 用于诊断病变,如脊髓本身或髓外病变。
4. 用于辨别脊髓受压是由于肿瘤还是椎间盘突出或椎体后部骨赘等引起。

二、适应证

1. 不能明确脊髓内或外的病变,脑脊液动力学检查证明蛛网膜下腔梗阻,但病变部位和范围又不十分明确者。
2. 可疑椎管内肿瘤及其鉴别诊断。
3. 椎体附件和椎间盘、韧带等病变,如椎间盘突出、椎管狭窄等。
4. 脊髓膨出等先天性异常。

三、禁忌证

1. 全身情况差,不能承受造影者。
2. 穿刺部位的局部皮肤有炎症、破溃者。
3. 椎管内疑有出血者。
4. 碘过敏者、暂无手术指征或不宜手术者。
5. 有肢体痉挛症状的癫痫中度发作者。

四、注意事项

1. 对于儿童及其他不合作者,可在全身麻醉下进行检查。
2. 应详细询问有无药物过敏史,检查穿刺部位的皮肤状况,必要时备皮。
3. 造影术后,嘱病人取头高足低位,头部可以垫枕头,也可取仰卧位或侧卧位。
4. 嘱病人造影术后 24h 内尽量卧床休息,减少活动,增加饮水量。
5. 观察注射造影剂后的反应,如有无头痛、恶心、呕吐等,同时严密观察有无椎管内感染的症状,如剧烈头痛、颈项强直、喷射状呕吐等,防止出现并发症。
6. 造影术后 24h 内需要进行交班,向病人宣教不允许离开病房,以免发生意外。
7. 嘱病人 24h 内不能沐浴,造影术后第 2 天揭开敷料观察伤口情况。

第八节 骨 扫 描

骨扫描,又称"骨显像",是一种全身性骨骼的核医学影像检查,包括全身骨显像、局部骨平面显像、三相骨显像等。它与局部骨骼的 X 线影像检查不同之处是检查前先要注射放射性药物（骨显像剂），等骨骼充分吸收，一般需 2～3h 后再用探测放射性的显像仪器（如γ照相机、ECT）探测全身骨骼放射性分布情况，若某处骨骼对放射性的吸收异常增加或减退，即有放射性异常浓聚或稀疏现象，则是骨代谢异常的反映。骨显像的特点是一次成像就可了解全身骨骼状况，能够显示骨骼形态、血供和代谢情况，敏感性或检出率高，尤其是对成骨性骨质破坏，能够早期发现骨转移灶，是临床筛查恶性肿瘤骨转移的首选方法。

一、作用与意义

1. 早期发现骨转移性肿瘤协助诊断，对骨痛病因、代谢性骨病等提供依据。
2. 对已明确为癌症的病人，有助于对该癌症进行临床分期，提供治疗依据。
3. 对经过治疗的癌症病人进行动态评价，监测治疗的疗效和有无肿瘤复发。
4. 疗效评价　已经明确诊断的病变，在治疗后的再评价等。
5. 功能评价　如肾小球滤过率（GFR）的检测等。

二、适应证

1. 有恶性肿瘤病史，用于早期发现骨转移灶。
2. 用于评价不明原因的骨痛。
3. X 线片、CT 等检查发现或疑有骨转移灶，骨扫描可进一步确定并寻找其他部位有无转移灶。
4. 已知原发骨肿瘤，用于检查其余骨骼受累情况及转移灶。
5. 用于肺癌、乳腺癌、前列腺癌等肿瘤病人治疗前分期和治疗后定期随访。
6. 用于各种代谢性骨病的诊断。
7. 用于早期诊断急性骨髓炎。
8. 诊断缺血性骨坏死。
9. 骨活检前的定位。
10. 观察移植骨的血供和存活情况。
11. 诊断骨外的骨化组织或病变，如骨化性肌炎、软组织钙化等。
12. 评价骨病变治疗后的疗效。

三、禁忌证

暂无禁忌证，但是妊娠期、哺乳期妇女一般不建议进行检查。

四、注意事项

1. 注射放射性药物后至显像前，饮水不少于 400ml，适宜液体量为 2000ml。
2. 注射放射性药物后的 24h 内，尽可能多饮水以促进显像剂排出体外。不能饮水者，建议适当补液。同时，嘱其排小便后尽可能将厕所冲洗干净，避免污染环境。
3. 注射显像剂时，注射部位尽量避开已知或怀疑有病变的一侧或部位。
4. 显像前，嘱病人排空膀胱，但是排尿时要注意不能污染内裤和皮肤，若有污染需要及时擦拭或更换内衣，以免造成阳性显像。留置导尿管者，需将尿袋放空。图像采集时将尿袋置于扫描视野外，或将其置于身体一侧，以不影响图像质量或病变显示为宜。

5. 显像前，嘱病人去除身上金属或高密度物品，无法去除者需在操作单上记录该物品的性质及所在位置。

6. 在注射显像剂后 2~5h 内完成骨全身平面显像。为了获得高质量图像，对儿科病人应考虑采取镇静措施，最常用的方法是口服水合氯醛。

7. 检查后 24h 内，不随意走动，尽量减少辐射向周围扩散。同时，减少与周围人群的密切接触，尤其是儿童和孕妇。

第九节 PET/CT 检查

PET/CT（positron emission tomography/computed tomography）全称为正电子发射断层显像/X 线计算机体层成像仪，是一种将 PET（功能代谢显像）和 CT（解剖结构显像）两种先进的影像学技术有机地结合在一起的新型的影像设备。它是将微量的正电子核素示追踪剂注射到人体内，然后采用特殊的体外探测仪（PET）探测这些正电子核素在人体各器官的分布情况，通过计算机断层显像的方法显示人体的主要器官的生理代谢功能，同时应用 CT 技术为这些核素分布情况进行精确定位，使这台机器同时具有 PET 和 CT 的优点，发挥出各自的最大优势。

一、作用与意义

从分子水平上反映人体存在的生理或病理变化，灵敏地探测疾病早期的代谢异常，早期做出诊断。

二、适应证

1. 其他影像学检查方法已检查出病灶，为进一步鉴别其病变性质。
2. 已发现肿瘤转移病灶而需要寻找原发灶。
3. 确立恶性肿瘤诊断后进行临床分期。
4. 肿瘤疗效评价和再分期。
5. 肿瘤病人随访过程中监测肿瘤复发及转移，尤其是随访中出现血清肿瘤标志物持续升高者。
6. 肿瘤治疗后残余与治疗后纤维化或坏死的鉴别。
7. 辅助制订肿瘤放疗计划。
8. 临床疑似肿瘤病人需进行筛查，如不明原因发热、副癌综合征、肿瘤标志物异常升高等。
9. 指导临床选择活检部位或介入治疗定位。
10. 有肿瘤高危因素人群的肿瘤筛查。
11. 判断心肌梗死部位心肌是否存活，估测手术的适应证及预后。
12. 准确诊断癫痫病灶并给予定位指导治疗。

三、禁忌证

妊娠期、哺乳期妇女一般不建议进行检查。

四、注意事项

1. 检查前 24h 少吃碳水化合物,禁食含糖高的食物和含乙醇的饮料。
2. 检查当天早晨要求禁止进食及饮用含糖饮料 4~6h 以上,只可饮用白开水。
3. 含葡萄糖的输液及静脉营养也应停止 4~6h 以上。
4. 糖尿病病人在医生的指导下提前数天控制血糖,要求检查前空腹血糖小于 8.3mmol/L,心脏检查时血糖应控制在 7.8~8.9mmol/L,可正常服用降糖药物。
5. 检查需要静脉注射显像剂,注射后须于床上静卧休息,并尽量放松。
6. 检查前排尿,并去除体表及衣物上的金属或其他密度较高的物品。
7. 检查前 2h 避免剧烈运动,否则肌肉摄取示踪剂增加,使该组织放射性核素浓聚而呈假阳性。
8. 检查过程中切勿移动身体,以免影响检查结果。
9. 检查后可多饮水,加快清除体内残存的微量显像剂。
10. 告知受检者检查后应使用专用厕所,小便后冲干净,避免环境污染。
11. 检查结束后,嘱咐病人尽量不要近距离接触家属或小孩、孕妇,至少保持 50cm 的距离。由于示踪剂(常用 ^{18}F-FDG)的半衰期较短,只有 2h,且通过多饮水多排尿即可很快从体内排除,应向病人和家属解释清楚,减少紧张情绪。

(冯　岚　钟可琪)

第五章 常用检查项目

第一节 血液检查项目

血液检查，是临床最常用的实验检查项目之一。血液一般检验能筛检临床血液系统和其他系统的疾病。通过术前血液检查，可发现病人未知的疾病和手术禁忌证，方便临床及时调整治疗方案，择期安排手术。

一、作用与意义

1. 血液检查可反映机体功能状态或病理变化。
2. 血液检查可协助疾病诊断、推测疾病预后、制订治疗护理措施、观察病情变化与治疗效果。

二、血液标本采集的原则

1. 遵医嘱给病人进行血液检查时，首先了解检验项目的目的与要求，帮助病人做好检查前准备；其次要知晓采集指征，确定采集日期与时间，准备合格的采集容器，按照采集标本的操作流程采集标本。

2. 采集标本时要实施双人核对。双人核对医嘱、标本容器、容器上的标注信息、病人身份等，确保采集对象及项目无误。

3. 正确选择标本采集时间。晨起病人处于安静状态，是大部分标本采集的最佳时间。考虑到体位和运动对检验结果的影响，静脉血液标本建议于起床后 1h 内采集。对有禁食要求的检验项目，常规采血前至少应禁食 8h；血脂测定须禁食 12~14h。

4. 正确选择标本采集体位。住院病人一般采用卧位采血，但如果检验项目有特殊要求的，须按照要求选择体位，如醛固酮检测要在起床前卧位采血，起床后活动 4h 立位采血；高血压（站立位和卧位）采血等。

5. 正确选择标本容器。根据检验项目，选择抗凝或干燥试管。在试管标签上注明病人的个人信息。

6. 尽可能避免在输液过程中采集血标本。因为血液被稀释、输入药物可能干扰检验结果。静脉输入葡萄糖、氨基酸、蛋白质或电解质的病人，应在输液结束 1h 后采集标本；输入脂肪乳剂的病人，应在输液 8h 后采集标本。若必须在输液时采集标本，禁止在输液同侧的肢体进行静脉标本采集。

7. 采集血标本时，要避免导致标本溶血的因素。包括标本管壁粗糙、容器不干燥或不清洁、穿刺处消毒液未干即开始采血、抽血速度过快、血液注入容器时未取下针头或注入速度过快产生大量泡沫、震荡过于剧烈、止血带捆扎时间过长等。

8. 安全、及时地运送标本。标本采集后要及时送检，不宜过长时间放置，如血气分析应在30min之内送检。

9. 接到危急值报告时，依据临床危急值报告制度及处理流程，及时报告、处理，做好记录。

三、采集血标本的注意事项

1. 所有物品均一次性使用，无菌物品需在有效期内，操作过程中应遵循无菌技术原则。

2. 熟悉各种采血试管所对应的化验项目，添加了试剂的采血管应了解所应用的试剂名称及用途，如促凝剂、抗凝剂等（图2-5-1）。

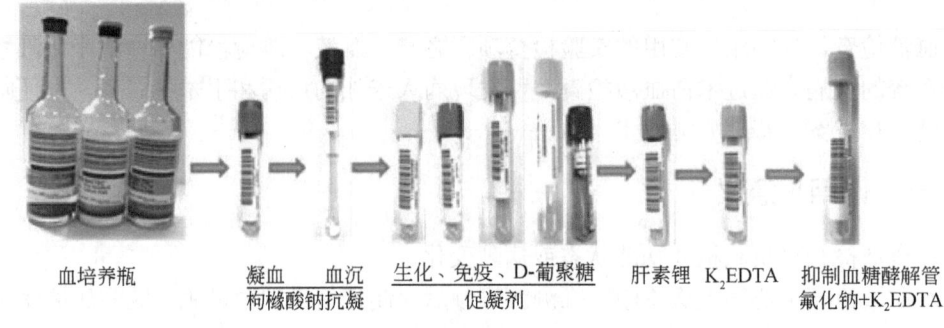

图2-5-1 各采血试管添加试剂说明图

扫封底二维码获取彩图

3. 止血带捆扎时间不宜过长。采集血标本时，使用止血带扎紧上段静脉，使其怒张，但止血带捆扎时间不宜超过60s，时间过长易引起血管内溶血。

4. 采集抗凝血时，血液加入试管后应立即颠倒混匀至少5~8次，以免血液凝固。以正确的顺序采集血标本，避免试管间的添加剂交叉污染。排序应至少遵循以下几项原则。

（1）凝血管应在第二管进行采血，如果只做一个常规的凝血试验，可以在凝血管前面增加一只不添加试剂的试管，以避免组织液或促凝血酶原激酶污染。

（2）乙二胺四乙酸（EDTA）管应排在生化管后面，以免影响生化离子的检测结果。

（3）如进行血培养，血培养的血液标本采集应排在第一管。

（4）血标本采集顺序（以试管帽的颜色为标志）：血培养→凝血→红细胞沉降率→生化、免疫、D-葡聚糖→肝素锂→K_2EDTA→抑制血糖酶解管（图2-5-2）。

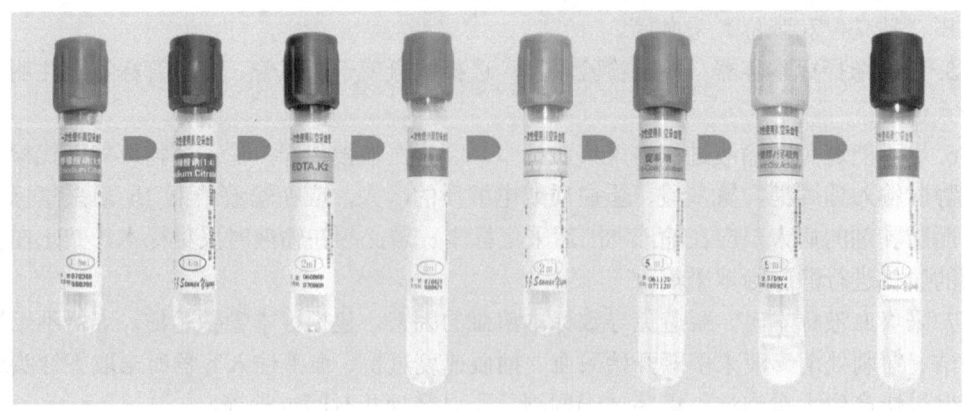

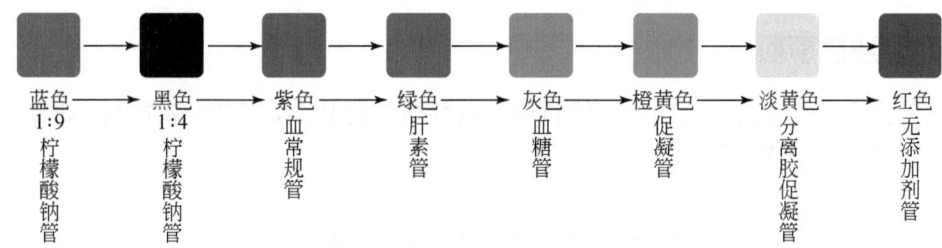

图 2-5-2　血标本采集顺序

以试管帽颜色为标识

扫封底二维码获取彩图

5. 采血后应立即送检,如不能立即送检,需室温保存 2h 内送检,切勿冷藏或置于温箱内。

第二节　骨密度检测

骨密度(bone mineral density,BMD),是骨骼强度的一个重要指标,用 g/m^3 表示,是一个绝对值。在临床使用骨密度值时由于不同的骨密度检测仪的绝对值不同,通常使用 T 值判断骨密度是否正常。骨密度不仅是骨质量的一个重要标志,而且是反映骨质疏松程度、预测骨折危险性的重要依据。骨密度除可诊断骨质疏松症之外,还可用于临床药效观察和流行病学调查,在预测骨质疏松性骨折方面有显著的优越性。测量方法很多,如单光子吸收法(SPA)、双能 X 线吸收法(DEXA)、定量 CT(QCT)、超声波测量法。

一、作用与意义

1. 骨皮质、骨松质和任意区域骨密度均可检测。
2. 骨密度检测可诊断骨质疏松、预测脆性骨折风险。
3. 骨密度是监测各种疾病对骨的影响和评价药物干预疗效的最佳定量指标。

二、适应证

1. 有脆性骨折或有脆性骨折家族病史的人群。
2. 长期抽烟喝酒、经常喝咖啡、缺乏锻炼、已经绝经的女性。
3. X 线片示已有骨质疏松改变者。
4. 接受骨质疏松治疗进行疗效检测者。
5. 女性 65 岁以上、男性 70 岁以上,无其他骨质疏松的危险因素者。
6. 女性 65 岁以下、男性 70 岁以下,有一个或多个骨质疏松危险因素者。
7. 各种原因引起的性激素水平低下的成年人。
8. 有影响骨矿代谢的疾病和药物史。

三、禁忌证

处于备孕状态的女性或孕妇。

四、注意事项

接受检查者需除去身上一切可能影响 X 线穿透的物品，特别是金属物品，如带钢圈的文胸、带金属头的皮带等。

第三节　胸部 X 线摄片

胸部 X 线摄片，俗称"胸片"，是临床常见的检查之一。胸片是诊断心、肺部病变的主要方法，可以清晰地显示病灶部位、形状、大小、密度情况，对于胸部疾病的早期诊断、随访观察、群体普查等是必不可少的检查手段。

一、作用与意义

1. 早期诊断胸部疾病，包括胸廓、心脏、肺部、气管、肋骨等部位疾病。
2. 对有胸部疾病的人群胸片可指导治疗和用药后的随访观察。
3. 确定肺部病变的部位、形状、大小等。

二、适应证

1. 胸部及支气管病变。
2. 心脏及大血管病变。
3. 纵隔和横膈病变。
4. 胸膜和胸壁病变。
5. 肋骨骨折及骨质改变。
6. 常规体格检查。

三、禁忌证

基本上无禁忌证，但由于该方法是有辐射损伤的检查方法，因此处于备孕状态者、孕妇、幼儿应慎用。

四、注意事项

1. 检查者需除去身上一切能影响 X 线穿透的物品，如金属物品、药膏、敷料等。
2. 尽量将能影响检查部位的衣服解除，如文胸、带金属头的皮带等。

第四节　肌电图检查

肌电图检查（electromyography，EMG）是对肌电位的单个或整体图形进行分析，以了解运动单位的状态，评定神经肌肉功能，在脊柱外科临床已普遍应用。

一、作用与意义

1. 判断周围神经损伤的程度。

2. 结合神经传导速度测定，鉴别肌萎缩性质属于神经源性、肌源性或失用性。EMG在神经源性中还可以区别脊髓、神经根或周围性神经源。

二、适应证

1. 神经压迫性疾病，如神经根受压部位在椎间孔出口以外。
2. 周围神经损伤及再生。

三、禁忌证

1. 有出血倾向的病人，如患血友病、血小板明显降低至 $20×10^9$/L 以下或出血、凝血时间不正常的病人。
2. 近期使用过抗凝药物者。

四、注意事项

1. 检查前，检查者必须充分了解病人的病史，注重病人的主诉，确定重点部位进行重点检查，每例病人需要个体化。
2. 检查前，需给病人解释检查的过程、目的、有无疼痛、需要如何配合等，解除病人的恐惧感。
3. 室温和肢体温度，是保证检查结果准确的一个首要前提，因此室温宜保持在 28～30℃，肢体温度保持在 32℃以上。
4. 告知病人需先清洗干净皮肤，以降低阻抗。

第五节 脑脊液检查

脑脊液检查是检查脊柱疾病的常用手段之一，不仅有助于脊柱伤病的诊断，也可用作鉴别诊断。脑脊液对外界的冲击和震荡起到缓冲作用。此外，脑脊液中的化学成分维持着中枢神经组织细胞渗透压与酸碱平衡，对颅内及椎管内压力起到一定作用。在脑、脊髓发生各种病变时，脑脊液也随之发生相应变化，反映病变的不同性质，故脑脊液检查对神经系统疾病的诊断、疗效观察、预后判断有着重要意义。正常成人脑脊液量为 100～150ml，新生儿脑脊液量少，一般为 50ml，随着年龄增长而逐渐增多。

一、作用与意义

1. 诊断作用　明确疾病的诊断。
2. 治疗作用　注入药物治疗疾病。

二、适应证

1. 椎管内病变、诊断不明的脊髓病变。
2. 顽固性疼痛、蛛网膜下腔化脓性感染。

三、禁忌证

1. 局部炎症、脊髓严重受累者。
2. 颅内高压的病人。
3. 病情危重者。

四、注意事项

1. 穿刺后嘱病人 24h 内尽量卧床休息，减少活动，以免发生低压性头痛、脑疝。
2. 鼓励病人多饮水。
3. 严密观察病人体温变化及药物反应。
4. 嘱病人 24h 内不要洗澡。
5. 标本采集后必须立即送检。

第六节　心电图检查

心电图（electrocardiogram，ECG）是指心脏收缩之前，心肌先产生电激动，这种电波能通过组织和体液传导至体表，身体不同部位的表面形成电位差，将这种变动着的电位差用仪器记录下来，在纸上画出的波状条纹的图形。心电图检查对于各种心律失常和传导阻滞的诊断分析具有肯定价值，而特征性的心电图改变和演变是诊断心肌梗死的可靠方法。

一、作用与意义

1. 分析与鉴别各种心律失常。
2. 客观地判断某些药物在应用中对心肌影响的程度。
3. 为临床用药提供依据。
4. 判断心脏的功能情况，为麻醉和手术前做准备。

二、适应证

1. 各种原因引起的心肌病变，尤其对心肌梗死的定性、定位、定期的判断。
2. 观察心房、心室肥大的情况。
3. 手术麻醉和各种危重病人的抢救。
4. 心包炎、血钙和血钾的过低或过高。

三、注意事项

1. 室内保持温暖，以免因寒冷而引起肌电干扰。
2. 向受检者简要解释心电图检查对人体无害也无痛苦，嘱其检查时不能移动身体，四肢平放，肌肉松弛，保持呼吸平稳。
3. 受检者取平卧位进行检查，除急症外一般应避免饱餐后或吸烟后检查。
4. 检查前需要询问受检者有无乙醇过敏，如有乙醇过敏者需用盐水或导电胶涂抹，以消除皮肤阻力，减少伪差发生。

5. 行 ECG 检查前一晚，需要保证充足的睡眠。
6. 婴幼儿、小孩检查时需安静或熟睡状态，必要时可用镇静措施。

第七节　心脏彩超

心脏彩超能动态显示心腔内结构、形态、心室壁的厚度，还可以通过仪器测得病人的血流速度、流量、舒张末期和收缩末期的容积情况，计算出心室的射血分数，分析动脉指数，及早发现心肌和心脏的变化情况，发现疾病，尽早治疗。

一、作用与意义

心脏彩超可发现和诊断心脏疾病。

二、适应证

1. 多病因的慢性心力衰竭的诊断。
2. 心律失常的诊断。
3. 先天性心脏病的筛查。
4. 急性肺动脉血栓的诊断。
5. 明确心肌梗死的诊断，显示心肌梗死的病理改变。
6. 冠心病的诊断。
7. 高血压性心脏病的应用。

三、禁忌证

无特殊禁忌证。

四、注意事项

1. 婴幼儿或较大儿童检查时需安静或熟睡状态，必要时可用镇静措施。
2. 做过同位素检查、胃镜、肠镜钡餐的病人，2 天内不适宜行超声检查。

第八节　双下肢静脉彩超

双下肢静脉彩超可以获取下肢血管的解剖结构和血流动力学的信息，且具有无创、高度敏感、鉴别准确等优势，可以准确诊断下肢深静脉血栓的形成，可为治疗方案的选择及预后评价提供可靠依据，已成为诊断下肢血管疾病，尤其是深静脉血栓形成的重要手段和首选方法。

一、作用与意义

1. 诊断下肢深静脉血栓的形成，为临床诊断、治疗、预后提供依据。
2. 诊断下肢血管疾病。

二、适应证

1. 下肢深静脉血栓形成。
2. 下肢动脉硬化性闭塞症。
3. 下肢动脉瘤。
4. 动静脉瘘。
5. 血栓闭塞性脉管炎。
6. 下肢静脉瓣膜功能不全。

三、禁忌证

无特殊禁忌证。

四、注意事项

1. 儿童检查时需安静或熟睡状态，必要时可用镇静措施。
2. 做过同位素检查、胃镜、肠镜钡餐的病人，2天内不适宜行超声检查。

第九节 结核菌γ干扰素释放试验

结核分枝杆菌引起的结核病是现今世界上单一致病菌引起死亡最多的人类传染病。因此早期明确诊断，及时治疗对结核疫情控制至关重要。近年来，临床中使用的一种新的诊断技术——结核菌γ干扰素释放试验（T-SPOT.TB），由于其对结核具有良好的特异度和敏感度，较高的临床可信度。在结核病的临床诊断中有较好的应用价值，可以给临床医师提供有力的参考。

一、作用与意义

结核菌γ干扰素释放试验可为临床诊断和治疗结核感染提供参考依据。

二、适应证

1. 结核感染病人的排除。
2. 结核分枝杆菌感染（包括肺外结核、脊柱结核、结核性脑膜炎等）的筛查。
3. 肺结核（包括菌阴肺结核、活动性肺结核等）的临床诊断。

三、血标本采集的注意事项

1. 采集血标本时，用无菌注射器抽取外周血，无须空腹，加至含有肝素锂抗凝剂的采血管中，不可使用EDTA抗凝管。
2. 采血量要求 外周静脉血大于3ml。
3. 全血标本常温［(22±5)℃］保存运输，不得冷冻或冷藏，运输过程中防止颠簸，避免样本溶血影响结果。标本采集后16h内分装到N、T、P三种培养管中，置37℃温箱培养18~24h。

4. 一周内做过 PET/CT 的病人或有过输血史的病人，因容易溶血，此时不建议做该项检测。

第十节　虎红平板凝集实验与试管凝集反应试验

布鲁氏菌病（简称布病），是由布氏杆菌属一类革兰氏阴性、短小杆菌引起的一种人畜共患的传染病。临床实验室血清学检测主要是虎红平板凝集实验（RBPT）与试管凝集反应试验（SAT）。其中，RBPT 法具有敏感度、特异度高、廉价、操作简便、快速等特点，具有较实用的临床诊断价值，适用于临床快速初筛或流行病学调查。SAT 作为确认试验，具有较高的特异度和敏感度，但所需时间较长，不适用于现场诊断，但可用于临床诊断、观察及评估疗效。

一、作用与意义

RBPT 和 SAT 可为布鲁氏菌病的诊断和治疗提供依据。

二、适应证

RBPT 和 SAT 可用于怀疑布鲁氏菌病的临床诊断。

三、高危人群

1. 与家畜或畜产品、布鲁氏培养物有密切接触史的人群。
2. 生活在疫区的人群。
3. 与疫苗生产、使用和研究有密切关系的人群。

四、注意事项

1. 采集血标本时严格遵循无菌技术操作原则。
2. 选择干燥试管采集标本。
3. 血标本采集后及时送检，避免过度震荡血标本。
4. 血标本使用前，应充分摇匀，出现污染或有摇不散的凝块时不得使用；同时抗原和血清应在室温中放置 30～60min 后再进行试验。

（冯　岚　钟可琪　陈茹芳）

第六章　脊柱外科神经系统评估与查体

一、运动系统检查

（一）肌肉容积

观察肌肉有无肌肉萎缩或肥大，可用软尺测量肢体周径以便左右比较和随访观察。左右肢体应选择对称点测量周径以避免测量误差。如果发现肌肉萎缩或肥大应记录其部位、分布和范围，确定是全身性、偏侧性、对称性还是局限性，是限于某周围神经支配区域还是限于某个关节活动的范围。如果可能应确定具体受累的肌群。

（二）肌张力

肌张力是指肌肉在静止松弛状态下的紧张程度。检查是根据触摸肌肉的硬度和被活动的阻力进行判断。肌张力降低时肌肉松弛，被动活动时阻力减小，关节活动的范围增大，见于肌肉、周围神经、脊髓前角和小脑病变；肌张力增高时肌肉较硬，被动活动时阻力较大，根据肢体被动活动时的阻力情况可分为折刀样肌张力增高、铅管样肌张力增高和齿轮样肌张力增高。锥体束病变时表现为上肢的屈肌和下肢的伸肌肌张力增高明显，被动活动开始时阻力增大，结束时突然变小，称为折刀样肌张力增高。锥体外束病变导致的肌张力增高表现为肢体伸肌和屈肌被动活动时阻力均增大，整个被动活动过程中遇到的阻力是均匀一致的，称为铅管样肌张力增高。锥体外系病变引起的肌张力增高，如果同时存在肢体震颤则在肢体被动活动过程中出现规律间隔的短时停顿，如同两个齿轮镶嵌转动，称为齿轮样肌张力增高。

（三）肌力

详见第二篇第七章。

二、感觉系统检查

检查感觉系统功能时病人必须意识清楚且愿意主动配合检查。因此，检查前应当耐心向病人解释检查目的、过程和要求，以取得病人的充分合作。检查应当在安静环境中进行，使病人能够全神贯注认真回答对各种刺激的感受。检查过程中应嘱病人闭目，切忌暗示性提问以避免影响病人的真实性感受。检查时应注意两侧对比、上下对比、远端和近端对比及不同神经支配区的对比。痛觉检查应先由病变区开始向健康区移行（如感觉过敏则应由健康区向病变区检查）。先查出大概范围，再仔细查出感觉障碍的界限并准确画图记录其范围，必要时需多次复查核实。

（一）浅感觉

1. 痛觉 用大头针轻刺皮肤，询问有无疼痛及疼痛程度。如果发现局部痛觉减退或过敏，需嘱病人比较与正常区域差异的程度。
2. 触觉 用一束棉絮轻触皮肤或黏膜，询问是否察觉及感受的程度。也可嘱病人口头计数棉絮接触的次数。
3. 温度觉 分别用盛冷水（5～10℃）和热水（40～45℃）的玻璃试管接触皮肤，嘱病人报告"冷"或"热"。

（二）深感觉

1. 运动觉 嘱病人闭目，检查者轻柔捏住病人指/趾的两侧向上、向下移动 5°左右，嘱其说出移动的方向。如果病人判断移动方向有困难可加大活动的幅度，如果病人不能感受移动可再试较大的关节，如腕、肘、踝和膝关节等。
2. 位置觉 嘱病人闭目，检查者移动病人肢体至特定位置，嘱病人报告所放位置或用对侧肢体模仿移动位置。
3. 振动觉 将振动的音叉（128Hz）柄置于病人骨隆起处，如足趾、内外踝、胫骨、髌骨、髂骨、肋骨、脊椎棘突、手指、尺桡骨茎突、锁骨和胸骨等部位，询问有无振动的感觉，两侧对比注意感受的程度和时限。

（三）复合感觉

1. 实体觉 嘱病人闭目，将病人熟悉的常用物体如钥匙、钮扣、钢笔、硬币或手表等放在病人手中让其触摸和感受并说出物体的大小、形状和名称。
2. 定位觉 嘱病人闭目，用手指或笔轻触病人皮肤，让病人用手指出触及的部位，正常误差在 10cm 以内。
3. 两点分辨觉 嘱病人闭目，检查者将钝脚的两脚规分开，两脚同时接触病人皮肤。如果病人能感受到两点则缩小两脚间距离直到两脚接触点被感受为一点为止。此前一次两脚间距离即为病人所能分辨的最小两点间距离。正常身体各处能够辨别的两点间最小距离不同：指尖 2～4mm、指背 4～6mm、手掌 8～12mm、手背 2～3cm、前臂和小腿 4cm、上臂和股部 6～7cm、前胸 4cm、背部 4～7cm。个体差异较大，注意两侧对比。
4. 图形觉 嘱病人闭目，用竹签在病人的皮肤上画各种简单图形，如圆形、方形、三角形等，请病人说出所画图形。

三、反射检查

在神经系统检查中反射检查的结果比较客观，较少受到意识状态和意志活动的影响，但仍需病人保持平静和松弛以利于反射的引出。反射活动的强弱存在个体差异，两侧不对称或两侧明显改变时意义较大。为客观比较两侧的反射活动情况，检查时应做到两侧肢体的姿势一样，叩击或划擦的部位和力量一样。根据反射改变分为亢进、增强、正常、减弱、消失和异常反射等。

（一）深反射

1. 肱二头肌肌腱反射（C_5~C_6肌皮神经）　病人坐位或卧位，肘部半屈。检查者将左手拇指或中指置于病人肱二头肌肌腱上，右手持叩诊锤叩击检查者手指。反射活动表现为肱二头肌收缩，前臂屈曲（图 2-6-1）。

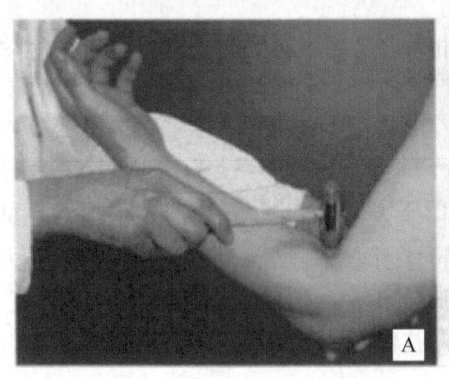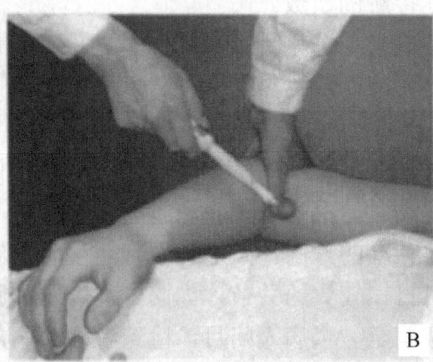

图 2-6-1　肱二头肌肌腱反射检查方法
A. 坐位检查法；B. 卧位检查法

2. 肱三头肌肌腱反射（C_6~C_7桡神经）　病人坐位或卧位肘部半屈。检查者以左手托住其肘关节，右手持叩诊锤叩击鹰嘴上方的肱三头肌肌腱。反射活动表现为肱三头肌收缩，前臂伸展（图 2-6-2）。

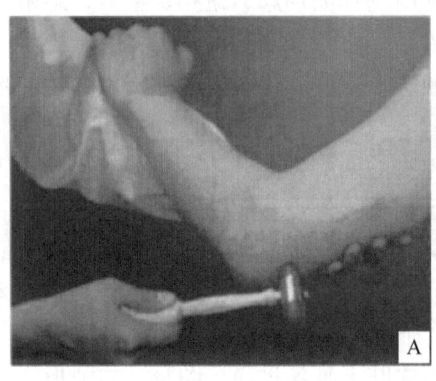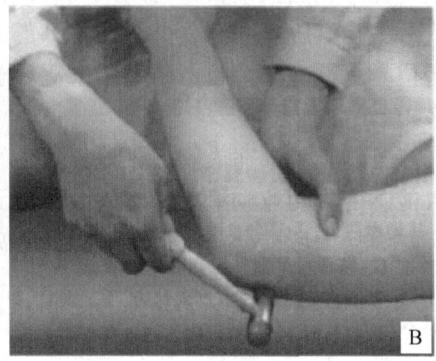

图 2-6-2　肱三头肌肌腱反射检查方法
A. 坐位检查法；B. 卧位检查法

3. 桡骨膜反射（C_5~C_8桡神经）　病人坐位或卧位，肘部半屈半旋前位。检查者用叩诊锤叩击其桡侧茎突。反射活动表现为肱桡肌收缩、肘关节屈曲、前臂旋前、有时伴有手指屈曲动作（图 2-6-3）。

4. 膝反射（L_2~L_4股神经）　病人坐位时膝关节屈曲 90°，小腿自然下垂；仰卧位时，检查者左手托其膝后使膝关节呈 120°屈曲，叩诊锤叩击膝盖下方的股四头肌肌腱。反射活动表现为股四头肌收缩，小腿伸展（图 2-6-4）。

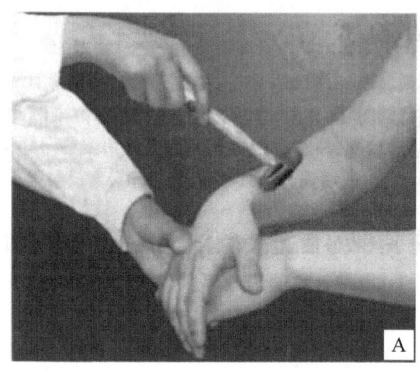
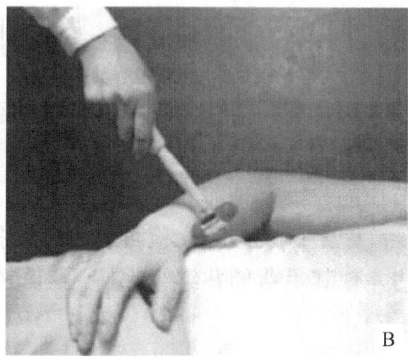

图 2-6-3　桡骨膜反射检查方法

A. 坐位检查法；B. 卧位检查法

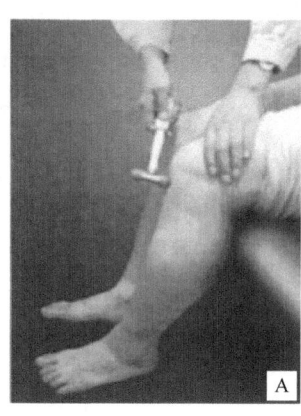
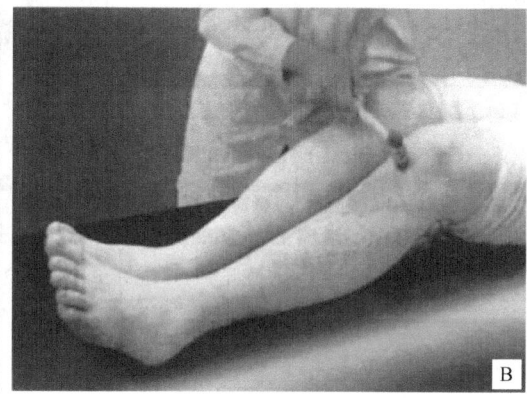

图 2-6-4　膝反射检查方法

A. 坐位检查方法；B. 卧位检查方法

5. 踝反射（跟腱反射）（$S_1 \sim S_2$ 胫神经）　病人仰卧位或俯卧位，屈膝 90°或跪于椅面上。检查者左手使其足背伸，右手持叩诊锤叩击跟腱。反射活动表现为腓肠肌和比目鱼肌收缩，足跖屈（图 2-6-5）。

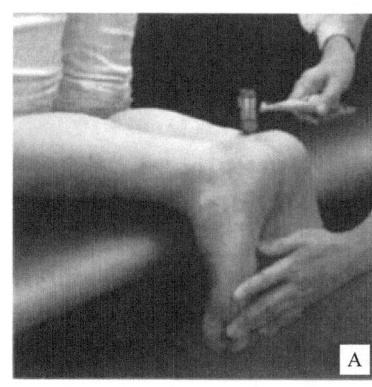
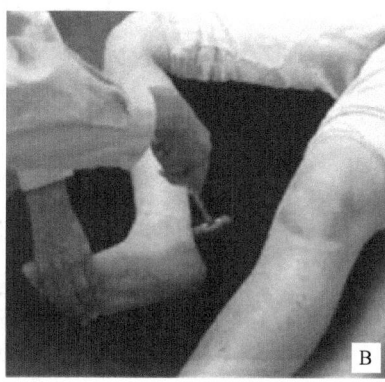
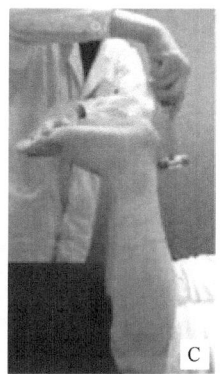

图 2-6-5　踝反射（跟腱反射）检查方法

A. 跪位检查；B. 仰卧位检查；C. 俯卧位检查

6.阵挛 是腱反射亢进的表现，见于锥体束病变的病人。正常时不出现。常见有下述几种。

（1）髌阵挛：病人仰卧，下肢伸直，检查者以一手的拇指和示指按住其髌骨上缘，另一手扶着膝关节下方突然而迅速地将髌骨向下推移并继续保持适当的推力。阳性反应为股四头肌有节律的收缩，使髌骨急速上下移动。

（2）踝阵挛：病人仰卧，检查者以左手托其小腿后方使膝部半屈曲，右手托其足底快速向上用力，使其足背伸并继续保持适当的推力。阳性反应为踝关节节律性地反复伸屈动作（图2-6-6）。

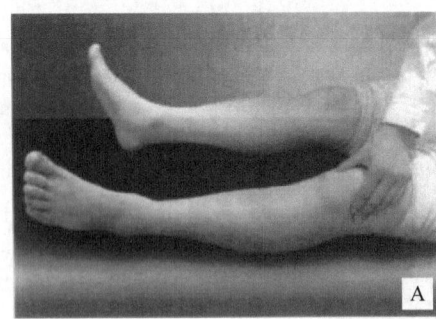 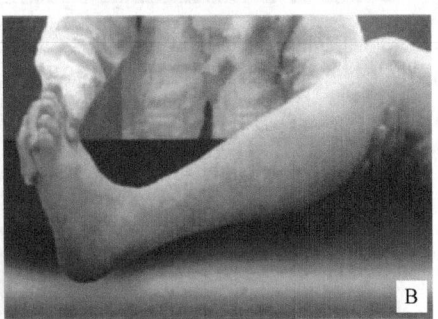

图2-6-6 阵挛检查方法
A.髌阵挛检查方法；B.踝阵挛检查方法

（二）浅反射

1.腹壁反射（$T_{7\sim 12}$肋间神经） 病人仰卧，双膝半屈，腹肌松弛。检查者用竹签沿肋缘（$T_{7\sim 8}$）、平脐（$T_{9\sim 10}$）和腹股沟上（$T_{11\sim 12}$）由外向内轻而快速地划过腹壁皮肤。反射活动表现为上、中、下腹壁肌肉的收缩（图2-6-7）。

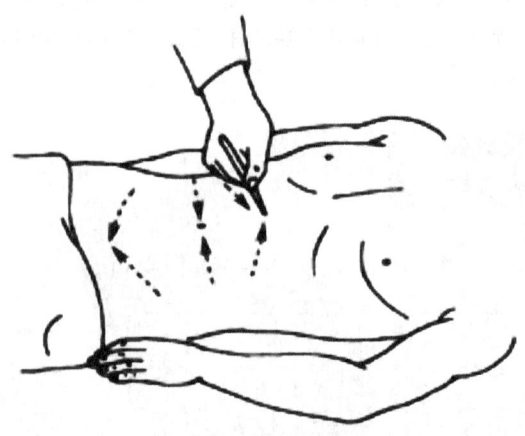

图2-6-7 腹壁反射检查方法

2.提睾反射（$L_{1\sim 2}$闭孔神经传入、生殖股神经传出） 男性病人仰卧，双下肢微分开。检查者用竹签在病人股内侧近腹股沟处由上而下或由下而上轻划皮肤。反射活动表现为同侧提睾肌收缩，睾丸上提。

3. 肛门反射（$S_{4,5}$肛尾神经） 病人胸膝卧位或侧卧位，检查者用竹签轻划病人肛门周围皮肤。反射活动表现为肛门外括约肌的收缩。

（三）病理反射

1. 巴宾斯基（Babinski）征 用竹签轻划病人足底外侧，由足跟向前至小趾根部转向内侧。阴性（正常）反应为所有足趾的屈曲，阳性反应为𫤙趾背伸，其余各趾呈扇形展开（图2-6-8）。

2. 查多克（Chaddock）征 用竹签自后向前轻划足背外下缘。阳性反应同巴宾斯基征。

3. 奥本海姆（Oppenheim）征 拇指和示指用力沿胫骨前缘自上而下推移至踝上方。阳性反应同巴宾斯基征。

4. 高登（Gordon）征 用手挤压腓肠肌。阳性反应同巴宾斯基征。

5. 夏菲（Shaeffer）征 用手捏压跟腱。阳性反应同巴宾斯基征。

6. 冈达（Gonda）征 紧压外侧两趾，使之向下数秒后突然放松。阳性反应为𫤙趾背伸。

下述霍夫曼（Hoffmann）征和罗索利莫（Rossolimo）征实际上属牵张反射，但阳性反应常提示锥体束病变，因此习惯上也归为病理反射。

7. 霍夫曼（Hoffmann）征（C_7~T_1正中神经） 检查者以左手握住病人手腕上方，使其腕部略背屈，右手示指和中指夹住病人中指第二指节，拇指向下迅速刮病人的中指指盖。阳性反应为除中指外其余各指的屈曲动作（图2-6-9）。

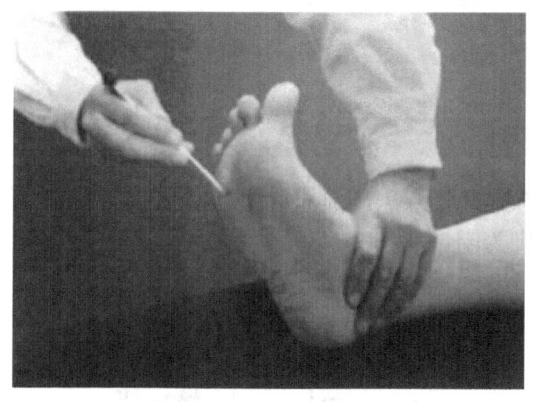 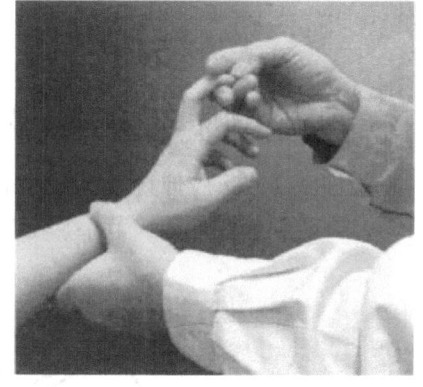

图2-6-8 巴宾斯基（Babinski）征检查方法　　图2-6-9 霍夫曼（Hoffmann）征检查方法

8. 罗索利莫（Rossolimo）征（L_5~S_1胫神经） 病人仰卧，双下肢伸直，检查者用叩诊锤叩击病人足趾基底部跖面，亦可用手指掌面弹击病人各趾跖面。阳性反应为足趾向跖面屈曲。

四、脑膜刺激征检查

软脑膜和蛛网膜的炎症或蛛网膜下腔出血使脊神经根受到刺激，导致其支配的肌肉反射性痉挛从而产生的一系列阳性体征统称为脑膜刺激征。

(一)颈强直

病人仰卧,双下肢伸直,检查者轻托病人枕部并使其头部前屈。若颈有抵抗,下颌不能触及胸骨柄则表明存在颈强直。颈强直程度可用下颌与胸骨柄间的距离(几横指)表示。

(二)克尼格(Kernig)征

病人仰卧,检查者托起病人一侧大腿,使髋、膝关节各屈曲约90°,然后一手固定其膝关节,另一手握住足跟将小腿缓慢上抬使其被动伸展膝关节。如果病人大腿与小腿间夹角不足135°就产生明显阻力,并伴有大腿后侧及腘窝部疼痛则为阳性(图2-6-10)。

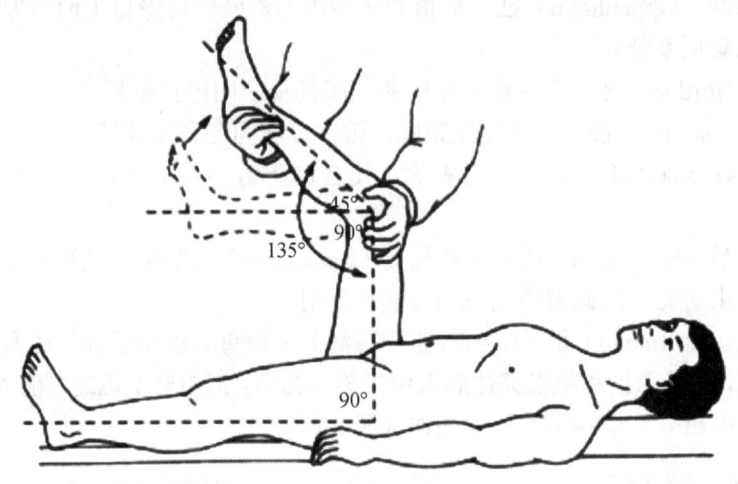

图2-6-10 克尼格(Kernig)征检查方法

(三)布鲁津斯基(Brudzinski)征

病人仰卧,双下肢伸直,检查者托其枕部并使其头部前屈,如病人颈部有抵抗及颈后疼痛感,同时双侧髋、膝关节不自主屈曲则为阳性(图2-6-11)。

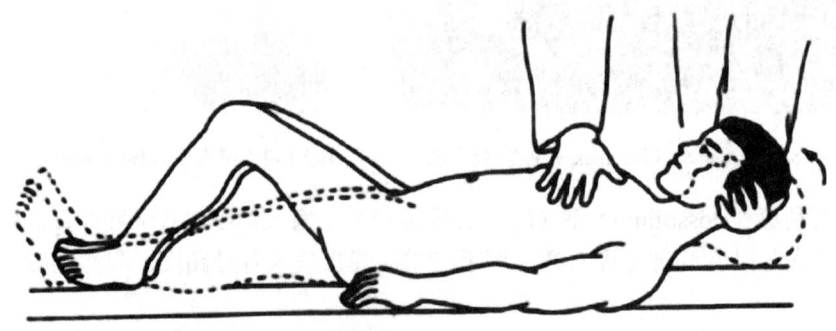

图2-6-11 布鲁津斯基(Brudzinski)征检查方法

(申 星 冯 岚)

第七章 肌力的判断

肌力（muscle strength）是指肌肉运动时最大收缩的力量。肌力测定是测定受试者在主动运动时肌肉或肌群的最大收缩力量，以评定肌肉的功能状态。

等长收缩是肌肉收缩时关节不活动，肌肉长度不变但张力增加，又称为静力性收缩。常用来维持特定体位和姿势。等张收缩是肌肉收缩时关节活动，肌肉缩短但张力保持相对恒定，分为向心性收缩和离心性收缩。

一、肌力的检查方式

1. 嘱病人随意活动各关节，观察活动的速度、幅度及耐久度，并施以阻力与其对抗，测试肌力的大小。
2. 让病人保持某种姿势，检查者施力使其改变，判断肌力强弱。
3. 检查肌力应左右对比不同个体肌肉力量的强弱差别，两侧对比较为客观，也有利于发现程度较轻的一侧肢体或局部肌群的肌力减退。在肢体肌力的左右对比时应考虑右利或左利的影响，两侧肢体（特别是上肢）肌力强弱存在正常差异。

目前肌力的检查采用 0~5 级的 6 级肌力记录法（表 2-7-1）。

表 2-7-1 肌力的分级

肌力	表现
0级	肌肉无任何收缩现象（完全瘫痪）
1级	肌肉可轻微收缩但不能活动关节，仅在触摸肌肉时感觉到
2级	肌肉收缩可引起关节活动，但不能对抗地心引力，肢体不能抬离床面
3级	肢体能抬离床面，但不能对抗阻力
4级	能做对抗阻力的活动，但较正常差
5级	正常肌力

二、骨骼肌肌力检查方法（表 2-7-2）

表 2-7-2 骨骼肌肌力检查方法

肌肉	脊髓节段	神经	功能	检查方法
冈上肌	$C_{5~6}$	肩胛上神经	上臂外展	上臂自然垂直位，开始外展，检查者施以阻力
冈下肌	$C_{5~6}$	肩胛上神经	上臂外旋	上臂垂直屈肘 90°，上臂用力外旋，检查者将病人前臂向内侧推
前锯肌	$C_{5~7}$	胸长神经	肩胛下角外展和向前	伸臂前推，检查者施以阻力，瘫痪侧肩胛离开胸壁呈翼状肩胛

续表

肌肉	脊髓节段	神经	功能	检查方法
背阔肌	$C_{6\sim8}$	胸背神经	上臂内收、伸直和内旋	上臂自然水平外展位向下用力,检查者施加阻力
胸大肌	$C_5\sim T_1$	胸前神经	上臂内收、屈曲和内旋	维持臂部向前平伸,检查者将臂部向外侧推
三角肌	$C_{5\sim6}$	腋神经	上臂外展	维持上臂水平外展位,检查者将病人肘部向下推
肱二头肌	$C_{5\sim6}$	肌皮神经	前臂屈曲和外旋	维持肘部屈曲、前臂外旋位,检查者使之伸直
肱三头肌	$C_{7\sim8}$	桡神经	前臂伸直	维持肘部伸直位,检查者使之屈曲
旋前圆肌	$C_{6\sim7}$	正中神经	前臂内旋	肘部半屈、前臂内旋,检查者施加阻力
腕伸肌	$C_{6\sim8}$	桡神经	腕部伸直	维持腕部背屈位,检查者自手背下压
指总伸肌	$C_{6\sim8}$	桡神经	示指至小指的掌指关节伸直	前臂内旋位,维持指部伸直,检查者在近端指节处下压
拇长伸肌	$C_{7\sim8}$	桡神经	拇指远端指节伸直	伸直拇指远端指节,检查者施加阻力
拇短伸肌	$C_{7\sim8}$	桡神经	拇指近端指节伸直	伸直拇指近端指节,检查者施加阻力
拇长展肌	$C_{7\sim8}$	桡神经	拇指外展	拇指外展,检查者在第一掌骨施加阻力
拇短展肌	$C_8\sim T_1$	正中神经	拇指在和掌部垂直方向展开	病人做此动作,检查者在第一掌骨施加阻力
桡侧腕屈肌	$C_{6\sim7}$	正中神经	腕屈曲和外展	维持腕屈曲,检查者在桡侧掌部施加阻力
尺侧腕屈肌	$C_7\sim T_1$	尺神经	腕屈曲和内收	维持腕屈曲,检查者在尺侧掌部施加阻力
指浅屈肌	$C_7\sim T_1$	正中神经	示指至小指的近端指间关节屈曲	屈曲中段指节,检查者施加阻力
指深屈肌	$C_7\sim T_1$	正中神经 尺神经	远端指间关节屈曲	屈曲远端指节,检查者施加阻力
拇长屈肌	$C_7\sim T_1$	正中神经	拇指远端指节屈曲	屈曲拇指远端指节,检查者施加阻力
拇短屈肌	$C_8\sim T_1$	正中神经 尺神经	拇指近端指节屈曲	屈曲拇指近端指节,检查者施加阻力
拇对掌肌	$C_8\sim T_1$	正中神经	第一掌骨向掌前转动	各指间关节伸直,拇指和环指远端指节掌侧互相紧贴,检查者将其分开
蚓状肌	$C_7\sim T_1$	正中神经 尺神经	指间关节伸直	近端指间关节伸直,检查者施加阻力
手背侧骨间肌	$C_8\sim T_1$	尺神经	手指分开(拇指和小指除外)	将伸直的手指分开,检查者将中间三指聚拢
手掌骨间肌	$C_8\sim T_1$	尺神经	手指聚拢(拇指除外)	伸直的手指夹住纸条,检查者试将其拉出
小指展肌	$C_8\sim T_1$	尺神经	小指外展	伸直的小指外展,检查者施加阻力
髂腰肌	$L_{1\sim3}$	腰丛神经 股神经	髋部屈曲	仰卧、屈膝维持髋部屈曲,检查者将大腿向足侧推
股四头肌	$L_{2\sim4}$	股神经	膝关节伸直	仰卧、伸膝,检查者屈曲之
股内收肌群	$L_{2\sim5}$	闭孔神经 坐骨神经	股部内收	仰卧、伸直下肢、双膝并拢,检查者使其分开
臀中肌、臀小肌	$L_4\sim S_1$	臀上神经	股外展和内旋	仰卧、伸直下肢、分开双膝,检查者使其并拢
臀大肌	$L_5\sim S_2$	臀下神经	髋部伸直	俯卧、下肢伸直、抬高下肢,检查者施加阻力
胫前肌	$L_{4\sim5}$	腓深神经	足背屈	维持足部背屈,检查者下压足背
跛长伸肌	$L_4\sim S_1$	腓深神经	跛趾伸直和足背屈	足部固定于中间位、伸直跛趾,检查者施加阻力

续表

肌肉	脊髓节段	神经	功能	检查方法
趾长伸肌	L_4~S_1	腓深神经	足趾伸直和背屈	足部固定于中间位，伸直踇趾，检查者施加阻力
腓肠肌、比目鱼肌	L_5~S_2	胫神经	足部跖屈	膝伸直，足部跖屈，检查者施加阻力
踇长屈肌	L_5~S_2	胫神经	踇趾跖屈	足部固定于中间位，踇趾跖屈，检查者在踇趾远端趾节施加阻力
趾长屈肌	L_5~S_1	胫神经	足趾跖屈	足部固定于中间位，足趾跖屈，检查者施加阻力
胫后肌	L_5~S_1	胫神经	足内翻	足部跖屈位，内旋足部，检查者在足内缘施加阻力
腓骨肌群	L_4~S_1	腓神经	足部外翻	足部跖屈位，外旋足部，检查者在足外缘施加阻力
股二头肌	L_5~S_2	胫神经	膝部屈曲	俯卧位、维持膝部屈曲，检查者向足侧方向推小腿

三、骨骼肌肌力检查示意图（图 2-7-1～图 2-7-29）

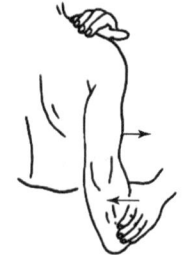

图 2-7-1 冈上肌肌力检查

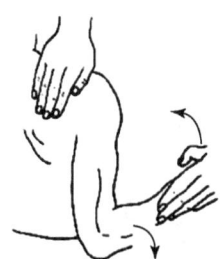

图 2-7-2 冈下肌肌力检查

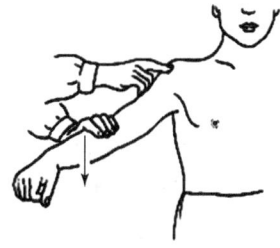

图 2-7-3 三角肌肌力检查

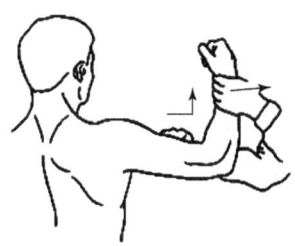

图 2-7-4 肱二头肌肌力检查

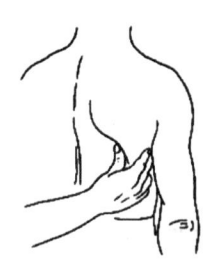

图 2-7-5 背阔肌肌力检查

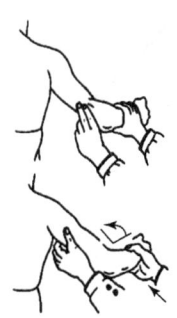

图 2-7-6 肱三头肌肌力检查

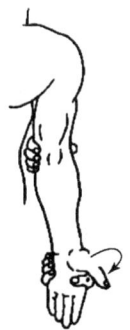

图 2-7-7 旋后肌肌力检查

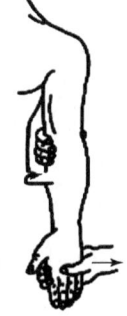

图 2-7-8 旋前圆肌肌力检查

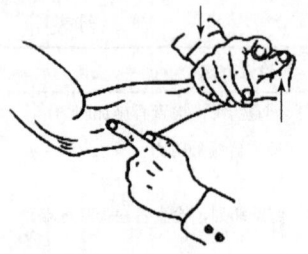 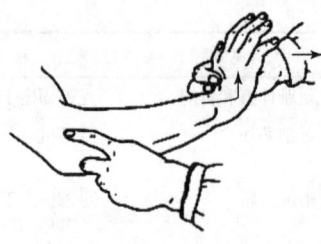 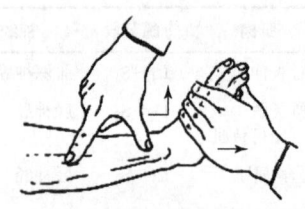

图2-7-9　肱桡肌肌力检查　　图2-7-10　桡侧腕伸肌肌力检查　　图2-7-11　尺侧腕伸肌肌力检查

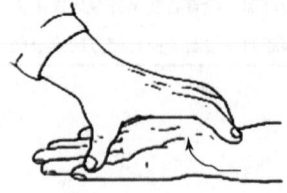 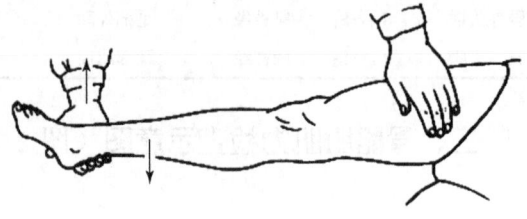

图2-7-12　尺侧腕屈肌肌力检查　　　　　　图2-7-13　股内收肌肌力检查

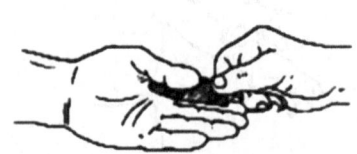 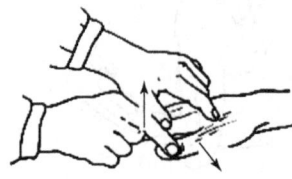 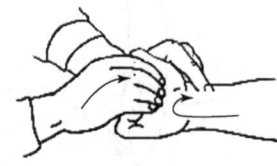

图2-7-14　拇收肌肌力检查　　图2-7-15　拇外展肌肌力检查　　图2-7-16　桡侧腕屈肌肌力检查

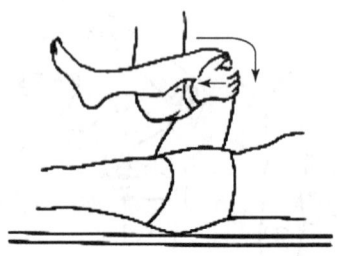 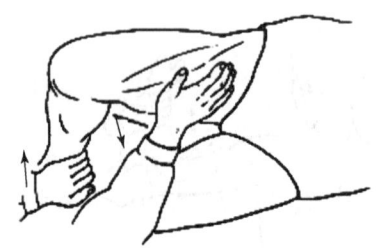

图2-7-17　髂腰肌肌力检查　　　　　　图2-7-18　缝匠肌肌力检查

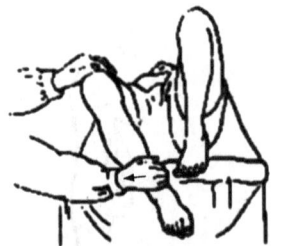 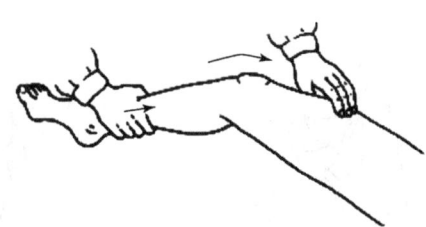

图2-7-19　股外旋肌肌力检查　　　　　　图2-7-20　股四头肌肌力检查

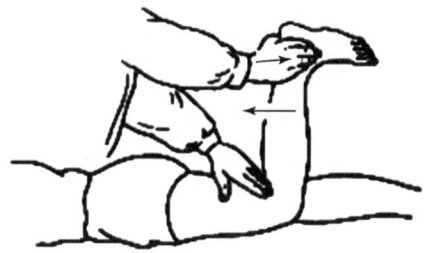
图 2-7-21　股后肌肌力检查

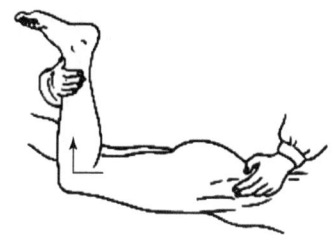
图 2-7-22　臀中肌肌力检查

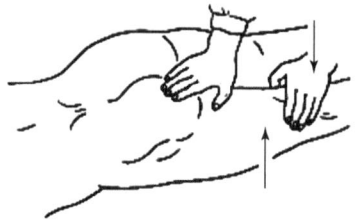
图 2-7-23　臀大肌肌力检查

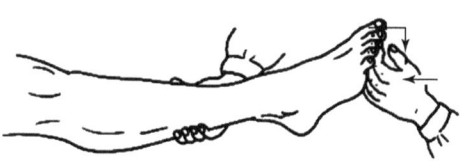
图 2-7-24　踇长屈肌、趾长屈肌肌力检查

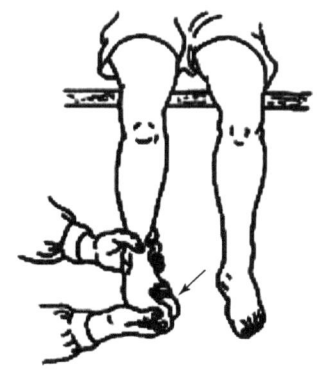
图 2-7-25　胫后肌肌力检查

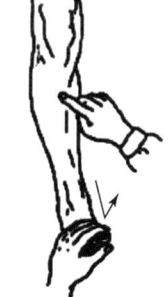
图 2-7-26　胫前肌肌力检查

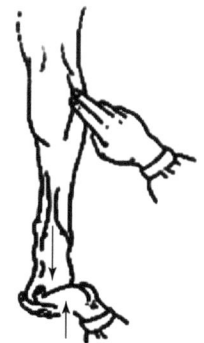
图 2-7-27　腓长肌、比目鱼肌肌力检查

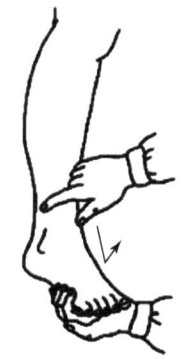
图 2-7-28　腓骨长肌肌力检查

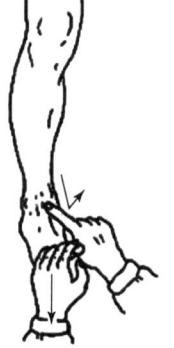
图 2-7-29　趾长伸肌肌力检查

（申　星　冯　岚）

第三篇

脊柱外科常用手术技术及护理要点

第八章 总　　论

　　本篇基于现有的循证医学证据和临床经验，将脊柱外科最常用的手术技术，以颈椎前路、后路手术；胸腰椎前路、后路手术；特殊类型脊柱手术及脊柱微创手术为基础板块进行介绍，介绍常用不同入路脊柱手术的目的、操作步骤、常见并发症及护理要点。由于脊柱外科疾病的复杂化和多样性，需要采用的手术入路和方式多种多样，不同的手术入路和疾病的专科护理各有侧重。受篇幅的限制，本章节将简要介绍不同手术方式的适应证及手术步骤及护理要点，各个疾病的围手术期专科护理将在后续的章节详细介绍。

　　在颈椎部分介绍了目前临床常见的颈椎前路三种主要手术：颈椎间盘摘除椎间植骨融合、颈椎体次全切除植骨融合和颈椎人工间盘置换。其手术目的是通过前方切除病变椎间盘和增生的骨性或韧带组织，进行神经根和脊髓的减压。常用颈椎后路手术包括椎板切除术和椎管成形术，椎管成形术在临床上主要有"单开门"和"双开门"椎管成形。其目的是通过切除椎管的后结构，充分解除脊髓受到的压迫。椎板的切除可影响颈椎的稳定性，手术医师根据病人的具体情况可能会在椎板切除的基础上，进行后路颈椎融合内固定术。

　　在胸腰椎部分，介绍现代胸腰椎前路手术自20世纪50年代开始对胸腰椎结核的前路手术治疗，此后的相当长时间前路手术一度盛行。然而胸腰段脊柱前方重要结构多，前路手术易造成重要脏器的损伤。随着后路手术技术的提高和椎弓根螺钉系统的成熟，越来越多的脊柱疾病得以通过单纯后路手术获得满意疗效，前路手术的开展也逐渐减少。

　　在特殊类型的脊柱手术部分，由于病变的节段不同，可累及颈、胸、腰各个椎体，因此会根据病变节段和病损程度选择不同手术方式。脊柱的感染性疾病包括化脓性脊柱炎、结核性脊柱炎、布氏杆菌脊柱炎等，其中我国以结核性脊柱炎较为常见。本篇将以结核性脊柱炎为例进行介绍。随着对脊柱结核认识的不断深入，在规范抗结核药物治疗的基础上积极进行手术治疗可以有效缩短治疗周期，减少病人卧床时间，促进结核治愈或静止，提高结核治愈率，降低致残率，已成为治疗脊柱结核的趋势。其手术方式通常也需要针对病人的具体病情确定，做到"个体化"治疗。针对脊柱侧弯实施矫形手术，目前进展型的先天性脊柱侧凸应早手术已成共识。但特发性脊柱侧凸如在儿童期过早行后路矫正融合，可能会影响其脊柱生长发育，远期很可能会出现畸形加重。因此每例脊柱侧凸的病人也应该具体分析，采取个体化的治疗措施。脊柱侧凸手术的目的：防止畸形进展；恢复脊柱平衡；尽可能地矫正畸形；尽量多的保留脊柱的活动节段；防止神经损害。

　　近年来随着脊柱微创理念逐渐被接受，脊柱微创技术及相关手术器械得到迅猛发展。微创手术是现代手术学发展最快的领域之一。微创技术是以最小的侵袭和生理干扰达到最佳手术疗效的一种技术，手术小切口并不是它的主要目的，更不是唯一的目的。其是通过通道技术、内镜技术等，在获得常规手术相同效果的前提下，减少手术对周围组织造成的副损伤，达到切口小、组织创伤小、出血少、降低术后疼痛，术后功能恢复快的治疗目的。

　　虽然大多数的脊柱外科手术为择期手术，但由于其手术范围较大且通常累及椎管神经组织，手术的风险相对较高。除了麻醉意外、血管损伤等风险外，脊柱外科手术的术后并发症还包括硬膜损伤/脑脊液漏（0.3%～13%）、神经损伤（1%～8%）、深静脉血栓（DVT，1%～5%）、伤口感染（0.9%～5%）、脑脊液囊肿（0.7%～2%）等。不同脊柱手术的术后并发症发生率不同，常规椎间盘摘除手术或微创手术的并发症要远低于长节段融合手术。椎体成形术虽属于脊柱微创手术之一，并发症整体较少，但其中骨水泥外漏、肺栓塞、气胸、出血及感染等并发症一旦发生，后果非常严重，因此不能因为是微创手术就放松对病人的围手术期管理。

随着手术器械和手术技术的发展，病人术后康复的时间越来越短，而脊柱外科护士在病人的术后康复中发挥着关键性作用。围手术期间，脊柱骨科护士的主要职责包括评估及监测病人的神经功能状态、实施必要的护理操作促进伤口愈合及康复，并提供疾病健康管理教育。此外，良好的围手术期护理能够有效减少深静脉血栓、皮肤压力性损伤和泌尿系感染等并发症的发生，改善病人的营养状态，减少病人疼痛和促进功能康复，使手术治疗获得最佳临床效果。本篇拟通过介绍脊柱外科常见手术的基本操作和基于循证医学证据的护理要点，结合临床护理经验，为广大从事脊柱外科护理工作的医护人员提供必要的实践指南。

本篇的主要内容由执业医师完成，一方面从医生的视角来阐述脊柱外科手术后所需要关注的护理要点，让脊柱外科护士了解手术医生对护理的要求，另一方面将让病房护士了解脊柱常见手术的标准操作，清楚手术过程，结合护理要点，更优化地制订术后康复护理计划，为病人提供全过程精细化护理，以提高手术疗效，促进病人早日康复。

（吴晓亮　冯　岚　吴金艳）

第九章 颈椎前路和后路手术

第一节 颈椎前路手术

一、颈椎前路手术种类与目的

目前临床常见的颈椎前路手术主要有三种，分别是颈椎间盘摘除椎间植骨融合（anterior cervical discectomy with fusion，ACDF）、颈椎体次全切除植骨融合（anterior cervical corpectomy with fusion，ACCF）和颈椎人工间盘置换（artifical disc replacement）。

ACDF 的手术目的是通过前方切除病变椎间盘和增生的骨性或韧带组织，进行神经根和脊髓的减压。多数情况下，切除椎间盘后会在椎间隙内植入自体骨以促进融合，植骨前方放置钛板以防止植入物移位和椎间隙塌陷。自体骨的来源多数为自体髂骨。随着手术技术进步和植骨材料的发展，越来越多的手术医师倾向采用椎间融合器进行植骨融合，植骨时也尽量避免取自体髂骨以避免取骨部位的并发症，取而代之改为异体骨、人工骨结合骨形态发生蛋白（BMP）等生物材料（图 3-9-1A）。

ACCF 的手术目的同样是解除神经组织受压，但范围较广，通常会切除一个或多个椎体及其相邻的椎间盘。椎体切除后需要在前方植入较大的植骨块或钛网以达到前方的支撑作用。植骨后常需要放置前路钛板以稳定植骨物（图 3-9-1B）。

颈椎人工间盘置换手术与 ACDF 相似，但在切除椎间盘后椎间隙不进行植骨融合，而是植入人工椎间盘。人工椎间盘具有一定的活动度，其手术目的是在充分减压的基础上维持颈椎的正常活动度，避免邻近节段的病变（图 3-9-1C）。

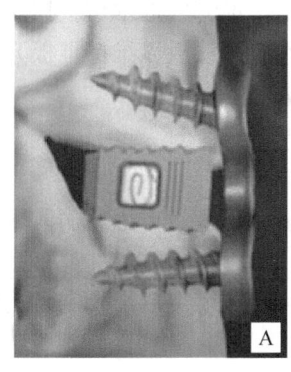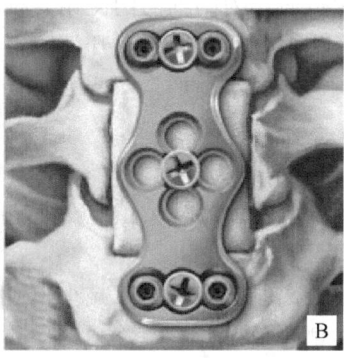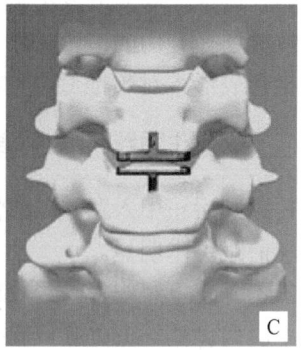

图 3-9-1　不同类型的颈椎前路手术示意图

A.颈椎间盘摘除椎间植骨融合；B.颈椎体次全切除植骨融合；C.颈椎人工间盘置换

二、颈椎前路手术的基本步骤

1. 颈椎前路手术采用仰卧位，肩部垫软垫，保持颈椎中立位或轻度后仰。根据手术节段定位颈前方切口，通常为横行切口，位于右侧，长度 3～5cm；多节段手术时个别医师会采用纵行切口，但术后切口瘢痕明显，影响外观，临床上不常采用。

2. 切开皮下组织并切开颈阔肌，显露颈深筋膜浅层。为获得良好术野，手术医师通常会向上和向下游离部分皮下组织，因此形成的空隙使颈前路手术容易产生皮下积液。

3. 切开颈深筋膜浅层后钝性分离胸锁乳突肌和颈动脉鞘之间的间隙，直至目标椎间盘前方。通过将气管、食管和喉返神经向对侧牵开显露目标椎间盘。

4. 根据选择手术方式的不同，切除相应的椎间盘或椎体，直至显露后纵韧带；多数情况下需要切开后纵韧带和椎体后方骨赘以获得良好减压。

5. 植入自体骨、融合器或人工椎间盘，融合手术前方通常需要置入颈前路钛板。

6. 冲洗，关闭伤口，根据手术中出血情况留置引流片或引流管引流。

第二节　颈椎后路手术

一、颈椎后路手术种类与目的

常用的颈椎后路手术包括椎板切除术（laminectomy）和椎管成形术（laminoplasty）。

后路椎板切除术的目的是通过切除椎管的后结构，充分解除脊髓受到的压迫，切除范围包括棘突和全椎板。椎板的切除可影响颈椎的稳定性，手术医师根据病人的具体情况可能会在椎板切除的基础上，进行后路颈椎融合内固定术。切除的椎板可作为自体骨移植，因此不需要取自体髂骨，内固定的方式主要为钉棒系统，可采用椎弓根螺钉或侧块螺钉。

椎管成形术的目的同样是通过后路进行神经减压，但不需要切除椎板组织。目前临床常用的椎板成形术主要有"单开门"和"双开门"椎管成形。顾名思义，"单开门"手术在椎板一侧切断椎板，椎板对侧造成不全骨折后作为门轴将椎板掀开；"双开门"手术从正中切开椎板，双侧造成不全骨折后作为门轴向两侧掀开椎板。椎管成形术可根据病人的具体情况选择开门的节段，部分手术医师会选择在开门侧植入微型钛板以维持椎板开放状态。椎管成形术对颈椎后结构的破坏较小，通常不需要辅助融合。

二、颈椎后路手术的基本步骤

1. 颈部后正中入路，多数情况下切口比较长，一般需显露 $C_{3\sim6}$ 棘突；因此病人术后疼痛感较前路手术明显。

2. 切开皮下组织后，经白线分离肌肉组织，可减少出血；显露棘突后沿棘突及椎板行骨膜下肌肉剥离，向外显露至双侧小关节。

3. 根据术前计划行相应的椎管成形或椎板切除，显露硬脊膜，确保硬脊膜向后膨胀良好，无压迫。

4. 根据情况植入微型钛板、椎弓根螺钉或侧块螺钉。

5. 逐层缝合，多数情况下会留置引流管。

第三节 颈椎手术围手术期的护理要点

对于颈椎疾病病人,护理工作的基本要点包括下述几点。

一、安全护理

颈椎疾病病人可能合并有脊髓受压引起的四肢乏力及步态不稳,跌倒风险增加,必须进行必要的防跌倒教育。

吸烟影响术后伤口愈合和植骨融合,术前必须告知病人戒烟。

评估病人的用药史,并叮嘱病人停用下列药物:含有递质耗竭剂的降压药,如利血平;抗凝药,如阿司匹林、华法林;有效成分不明的中成药及中草药。

二、术前教育

1. 向病人解释疾病的基本情况和手术目的;介绍整个住院的流程、手术医师及麻醉医师的技术水平;指导病人如何调整情绪,配合手术;增强病人战胜疾病的信心。

2. 评估病人的心理状态、家庭及社会支持情况;术后早期病人无法自理,需协助病人安排好术后的陪护。

3. 多数病人术后需要佩戴颈围,术前可先测量病人颈部长度及周长,选用合适型号的颈围。应向病人讲解颈围的作用并演示正确的佩戴方法,即佩戴时病人选取侧卧位,操作者双手牵拉头部,将颈围后半部置于颈后,再取平卧位,将颈托前半部置于颈前,使颈托前后边缘重叠,固定颈托。

三、术前训练

《颈椎前路手术加速康复外科实施流程专家共识》指出,在加速康复外科(ERAS)理念指导下,对颈椎手术病人可实施"预康复"措施,要求病人术前即学会"八个学会":会疼痛自评、床上排便训练、气管推移训练、有效咳嗽排痰方法、颈部支具的穿戴、正确的日常生活姿势、正确翻身和起床的方法、颈椎康复训练方法等,以降低术后并发症发生的风险,促进病人尽快回归家庭、回归社会。

四、术后护理要点

(一)神经功能检查

1. 术后第 1 个 24h 密切观察病人的神经功能,并与术前情况进行对比,重点关注上肢神经功能的变化。

2. 一旦发现病人的运动、感觉功能较术前下降或出现肢体的剧烈疼痛,应及时汇报主管医师进行相应处理。

(二)并发症的观察和预防

1. 全身麻醉术后 12h 常规进行心电图、呼吸、血氧饱和度、血压监测。

2. 重点监测可能发生的术后并发症包括气道堵塞、神经损伤、脑脊液漏、伤口感染。

（1）气道堵塞：颈前路手术可由于术后伤口血肿引起气道堵塞，严重者可发生窒息；发现异常切口肿胀伴有病人的呼吸困难、烦躁及血氧饱和度下降等情况，应及时通知主管医师。

（2）神经损伤：可由于术中损伤或术后血肿压迫引起，术后应观察病人四肢活动情况，并与术前进行对比。

（3）脑脊液漏：伤口引流液增多，且呈淡红色或逐渐清亮，应考虑脑脊液漏；怀疑脑脊液漏时，嘱咐病人卧床，避免用力咳嗽、打喷嚏及屏气等动作。

（4）伤口感染：多在术后 3~7 天发生，监测病人体温，观察伤口有无红肿、渗出，甚至裂开的现象。

（三）颈椎前路手术术后关注要点

1. 评估呼吸道、食管通畅程度。由于术中的牵拉或损伤、术后的血肿压迫，病人可能会出现呼吸道、食管的不适或阻塞。

（1）常规心电图、血氧饱和度、血压、呼吸及脉搏监测，听诊双肺呼吸音，注意有无喉鸣音。

（2）术后 6h 低流量吸氧，床边备吸痰装置。

（3）术后吞咽困难：评估病人是否能够自主吞咽和发声。

（4）术后病人可能有吞咽"异物"感、痰多和咽喉疼痛等不适。

2. 颈椎前路手术可能对喉返神经造成刺激或损伤。术后病人可感觉说话乏力或声音嘶哑，但其损伤通常是自限性的，多数在 1~2 周可以恢复。护理中应注意观察并及时宣教。

3. 颈前路由于内植入物的置入可能引起病人吞咽不适，尤其是内植入物置入不当、断裂、移位时，气道、食管受压不适感会比较明显。

4. 密切观察切口周围及颈部有无肿胀和软组织张力增大，如局部肿胀明显应观察引流是否通畅，病人是否合并呼吸困难，应特别警惕术后血肿压迫气管引起的窒息。

（四）颈椎后路手术术后关注要点

1. 颈椎后路手术切口较长，多数在 10cm 以上，需更多关注伤口护理。

2. 颈椎后路手术通常会留置伤口引流管，应注意引流液的量和性质；如出现引流量过多或清亮性液体流出，应考虑是否存在脑脊液漏并及时向主管医师汇报；同时注意保持敷料干燥。

3. 术后伤口疼痛和颈部肌肉的痉挛会引起病人强烈不适，要加强镇痛措施和进行疼痛评估与相关知识的宣教。

4. 根据手术方式的不同，术后佩戴颈围时间不同。例如，行椎管成形术的病人通常仅需短时间佩戴颈围，而行椎板切除及融合内固定的病人佩戴颈围时间较长，需要加强宣教。

（五）颈椎手术术后活动

1. 病人术后起床下地的时间根据病人的疾病类型、术前活动能力、手术类型不同而不同。

2. 指导病人早期于床上进行轴线翻身。

3. 对单个节段行前路 ACDF 的病人，国外文献报道该类病人于术后 2h 即可下地活动，笔者单位的该类病人一般在术后 24h 佩戴颈围下地。颈椎后路手术切口较长，创伤大，术后下地时间可能延长，但原则上应尽早开始颈部康复训练，避免术后颈部轴性症状发生。

4. 初次下地活动病人须佩戴颈围，有专人陪护；下地时观察病人是否有面色苍白、头晕、低血压等表现。护士应指导病人下地后各方面的注意事项。

（六）疼痛护理

1. 颈椎前路手术病人通常手术部位的疼痛较轻，但由于术中牵拉和气管插管，病人常诉咽喉烧灼感疼痛；颈椎后路病人伤口疼痛较重，通常伴有肌肉痉挛。

2. 宣教　告知病人术后早期疼痛是正常反应，提高疼痛阈值，减轻心理负担。

3. 正确评估病人疼痛程度，如疼痛剧烈，及时通知主管医师给予充分镇痛治疗。

（七）预防术后便秘

1. 预计术后需要卧床病人，可术前给予通便、灌肠或服用缓泻药物。

2. 告知病人注意多饮水，多进食蔬菜、水果等富含粗纤维食物，避免进食辛辣食品。

3. 老年及使用阿片类镇痛药病人易发生术后便秘，可适当给予软化大便类药物。

（八）导尿管护理

1. 观察尿液的量、色及性状。

2. 尿道外口护理每日 2 次，定时夹闭与开放导尿管。

3. 鼓励病人多饮水，避免尿路感染。

4. 老年男性病人如合并前列腺增生，拔出尿管早期可能会出现一过性尿潴留，可给予热敷及腹部按摩；如拔出导尿管后无法自主排尿，则需重新置管并请泌尿外科会诊。

五、出院宣教

1. 根据手术类型告知病人术后佩戴颈围时间。一般情况下前路 ACDF 需佩戴 3 个月，颈椎后路椎管扩大成形手术建议短时间佩戴颈围，时间不超过 2 周。

2. 向病人强调颈围的重要性。颈围可以有效限制颈部活动，促进伤口愈合及骨融合；可维持颈椎正常曲度，支撑头部重量，减轻颈椎压力；佩戴颈围时不要开车，同时颈椎后路手术佩戴颈围时间过长会引起颈部肌肉进一步萎缩，增加术后颈部疼痛的发生率。

3. 告知病人养成良好的工作和学习习惯。不要长时间低头工作，不要躺在床上看书、看手机。长期伏案工作者，每小时应起身活动，缓解颈部肌肉劳损。

4. 告知病人复查时间，嘱咐病人出院后如果出现发热超过 38.5℃，伤口肿胀渗液，四肢疼痛麻木症状加重或行走无力等症状，应及时再次就诊。

（吴晓亮　冯　岚　吴金艳）

第十章 胸腰椎手术

第一节 胸腰椎前路手术

一、胸腰椎前路手术的概述

现代胸腰椎前路手术的盛行起源于 20 世纪 50 年代对于胸腰椎结核的前路手术治疗，此后的相当长时间胸腰椎前路手术一度盛行。胸腰椎前路手术有其自身的优点，术者直接对脊柱前柱结构进行减压、融合内固定，符合脊柱生物力学，有利于植骨融合；胸腰椎前路手术节段通常较短，避免了长节段手术后继发退变的发生。然而胸腰段脊柱前方重要结构多，胸腰椎前路手术易造成重要器官的损伤。随着胸腰椎后路手术技术的提高和椎弓根螺钉系统的成熟，越来越多的脊柱疾病得以通过单纯胸腰椎后路手术获得满意疗效，胸腰椎前路手术的开展也逐渐减少。因此胸腰椎前路手术本章将不作为重点讲述。

二、胸腰椎前路手术的适应证

胸腰段前路内固定手术主要适用于脊柱肿瘤、结核、骨折等治疗，尤其是需要解除来自脊髓前方压迫的病例。也有学者使用长节段的前路内固定，用于脊柱畸形的矫正。如今随着微创技术的发展，对于椎间盘退变伴有脊柱不稳，但椎管后方无压迫的病例，腰椎前路、侧路微创椎间盘切除椎间融合术也日益得以应用。

三、胸腰椎前路手术的基本步骤

（一）经典胸椎前路手术的基本步骤

1. 根据病变部位，定位相应的肋间切口，显露肋骨，根据病变范围决定是否行肋骨切除。
2. 显露胸膜后，经胸腔或胸膜后钝性显露深部组织；术中避免损伤胸膜组织，显露病变椎体。若发生胸膜损伤需及时修补，必要时留置胸腔闭式引流管。
3. 根据手术目的切除病变椎间盘、椎体组织，或行肿瘤切除、感染病灶清创。
4. 充分解除脊髓压迫，切除对脊髓造成压迫的组织。
5. 根据需要植入自体骨或椎间融合器，行植骨融合。
6. 螺钉或钛板内固定，通常固定于病灶上下正常的椎体，需兼顾固定性及避免长节段融合。
7. 关闭伤口，留置胸腔闭式引流管。

（二）经典腰椎前路手术的基本步骤

1. 根据病变节段，定位手术部位，一般采用腹部旁正中纵行切口。
2. 切开腹壁后，应避免切断腹直肌，切开腹横筋膜，寻找腹膜与筋膜之间的间隙。
3. 钝性分离腹膜后间隙，沿腹膜后间隙向椎体前方推进，推开腹腔内脏器，显露椎体前缘，如发生腹膜损伤应及时修补。
4. 根据病变性质，行相应手术，如椎间盘切除、椎体切除、病灶切除等。
5. 植骨融合，内固定。
6. 关闭腹壁切口，留置伤口引流管。

四、胸腰椎前路手术常见并发症

1. 肺部并发症　包括胸腔积液、气胸和血胸，常需要留置胸腔闭式引流管。
2. 腹部并发症　包括腹膜炎、腹腔脏器损害、肠瘘等，需要留置引流管，病人需禁食，行肠外营养。腹腔脏器的损伤易污染切口，应注意伤口愈合情况。
3. 伤口疼痛、肋间神经痛。
4. 伤口感染、裂开　腹部伤口张力大，伤口愈合情况较差，术后常需要腹带减压。
5. 胸腹部大血管损伤，胸导管损伤　术后早期应密切观察引流量及病人生命体征。
6. 神经损伤　可影响术后下肢活动和感觉。
7. 胸部交感干破坏引起霍纳（Horner）综合征，腹部交感神经损伤导致男性逆行射精等。

第二节　胸腰椎后路手术

一、胸腰椎后路手术的概述

胸腰椎是脊柱的主要负重节段，是创伤和疾病的好发位置。人类认识脊柱疾病和治疗脊柱疾病的历史也是从胸腰椎开始的。脊柱手术的主要目的包括减压、融合和内固定。目前，大多数的脊柱疾病可以通过后路手术进行治疗。胸腰段脊柱后方无重要结构，解剖标志清楚，与前路相比创伤较小，术后恢复较快。自从 1963 年 Roy-Camille 首先应用椎弓根螺钉治疗胸腰椎骨折后，脊柱内固定开始进入了椎弓根固定的时代。至今，脊柱外科医师已在胸腰椎椎弓根螺钉的应用方面积累了广泛经验。目前，胸腰椎后路手术配合椎弓根螺钉内固定已广泛应用于创伤、退变、肿瘤及感染等一系列脊柱伤病的治疗。此外，随着内固定器械的发展及对胸腰椎后方解剖结构的深入认识，一系列胸腰椎后路微创手术被广泛应用于临床，以求在获得最大疗效的同时减少病人的手术创伤，促进早期功能康复。本章节主要介绍传统胸腰椎后路开放手术的护理要点，微创手术的护理将在第十二章中进行介绍。

二、胸腰椎后路手术的适应证

胸腰椎后路手术适应证基本可涵盖胸腰椎大多数疾病，包括骨折、退行性疾病、感染、畸形等，尤其适用于需要重建脊柱后方结构的病变。

三、胸腰椎后路手术的基本步骤

1. 根据病变部位，定位相应的后路正中切口，显露后方棘突，从骨膜下剥离显露椎板及关节突关节。传统胸腰椎后路手术对脊柱后方肌肉组织的牵拉损伤较严重，术后病人可诉明显腰痛。目前临床上可采用微创通道下手术，经肌肉间隙显露，避免了肌肉的剥离和损伤，促进病人早期康复。

2. 根据病变需要置入相应节段的椎弓根螺钉。椎弓根螺钉的大小根据术前影像学检查的测量结果决定。置钉的过程包括开孔锥开口，扩孔锥扩开钉道，丝锥进行攻丝，探查钉道四周骨质完整后植入椎弓根螺钉。

3. 减压，切除部分或全部椎板、黄韧带，显露椎管。此时可在直视下观察硬膜囊及神经根有无压迫。

4. 切除病变椎间盘或椎体组织，确保目标神经组织前后方均彻底减压。

5. 根据病人情况行自体骨或异体骨融合，椎间融合通常需要植入椎间融合器，有利于增加前柱的支撑作用。

6. 放置钛棒，连接上下椎弓根螺钉。

7. 关闭伤口，放置引流管。

第三节　胸腰椎手术围手术期的护理要点

一、术前护理要点

1. **心理护理**　多数病人会担心手术是否会引起或加重瘫痪、身体能否承受手术打击等，表现出恐惧、焦虑。护士需要与病人及家属密切交流，耐心听取病人的陈述，使其有安全感和信任感，消除不良情绪；说明手术的重要性，指导术前、术后配合知识，使病人可积极主动配合诊疗活动，以最佳心态接受手术治疗。

2. 术前确认病人已完善相关实验室检查及影像学检查。

3. 评估病人的用药史，并叮嘱病人停用下列药物：含有递质耗竭剂的降压药，如利血平；抗凝药如阿司匹林、华法林；有效成分不明的中成药及中草药。

4. 术前指导病人戒烟、进行腹式呼吸训练　吸气时腹肌放松，腹部鼓起；呼气时腹肌收缩，腹部下陷，以增加病人的肺活量。

5. 评估病人的神经功能状态，有利于手术前后进行对比。

6. 传统观点认为手术前必须对病人进行相关训练，主要为体位训练、床上大小便训练。然而目前尚无确切证据支持上述训练具有确切的临床作用。对于术后考虑需要长期卧床病人可进行床上大小便训练；腰椎前路手术病人通常于手术前一晚进行清洁灌肠。

二、手术当日护理要点

（一）送手术

核对病人姓名、病历、物品，测量生命体征；更衣，取下佩戴饰品、活动性义齿，根据手术需要留置导尿管,执行术前用药医嘱。确认病人已禁食水,高血压病人术晨已服用降压药,女性病人无月经来潮。备齐检验、检查结果及术中用药后,送手术室。根据手术病人交接核查表的内容与手术室护士进行交接病人。对于容易合并前列腺增生的老年男性病人,建议可在麻醉后再留置导尿管。

（二）接病人

了解术中情况、手术方式、麻醉方式及术中出血情况。观察病人生命体征,麻醉苏醒程度,常规心电监护,低流量给氧。观察四肢活动情况。

三、术后护理要点

（一）与手术医师沟通

了解手术过程是否顺利,术中有无神经损伤、硬脊膜损伤、肺部损伤及腹腔脏器损伤等,以进一步确立术后护理要点。

（二）术后密切观察病人生命体征

前路手术创伤较大,手术持续时间长,失血量多,且解剖复杂容易合并血管损伤造成术后失血性休克。术后观察血压、脉搏、血氧饱和度的变化尤为重要。

（三）检查病人术后神经功能

术后早期定期检查病人四肢运动、感觉功能尤为重要。一旦发现病人有感觉、运动或疼痛程度的改变时,应及时报告主管医师。尤其是当病人的神经功能与术前相比有明显减退时。此外,也需要告知病人术后神经功能可能无法即刻恢复,需要长时间的康复,以消除病人早期焦虑情绪。

（四）胸椎前路手术应重视呼吸系统的观察和护理

长时间的麻醉和术后的肺不张、医源性的血胸和气胸均有可能造成术后肺功能的损害。术后常规低流量给氧,鼓励病人深呼吸及有效排痰,通常需要雾化吸入 2 次/天,如果痰液浓稠无法自主排出,应予机械吸痰。开胸手术后留置胸腔闭式引流管,需密切观察引流管是否通畅,有无扭曲返折、脱出或连接不牢靠。观察水柱波动情况、引流液的性状及引流量。胸腔闭式引流管通常留管 48～72h,引流量低于 50ml/d,胸部 X 线片提示肺扩张良好,夹管后病人无明显呼吸困难即可拔除引流管。

（五）腰椎前路手术应重点关注消化系统护理

全身麻醉、术中对胃肠道的干扰、术后腹膜后血肿的形成及阿片类镇痛药均可引起肠胀气,造成术后麻痹性肠梗阻。出现术后腹胀可嘱病人以脐为中心顺时针按摩腹部。严重腹胀、腹痛,需及时告知主管医师,排除肠道损伤造成腹膜炎可能,必要时可给予胃肠减压或肛管排气。肠鸣音正常,病人排气后可进流食,嘱病人多进食富含粗纤维的新鲜蔬菜和水果,促进排便。

（六）伤口护理

伤口护理的要点是观察伤口引流情况及伤口愈合情况。

1. 伤口引流情况观察包括引流量及引流液性状的观察。

（1）引流量：当发现引流量明显增多，考虑有活动性出血时，应监测病人生命体征并及时上报主管医师。

（2）性状：当引流液出现清亮液体时，应考虑有脑脊液漏可能，需嘱咐病人去枕平卧，不要下地。脊柱术后脑脊液漏的发生率为 0.3%～13%，大部分在术中可以发现，少数是术后引流时才发现。

2. 伤口愈合情况 伤口出现渗液、红肿、皮温升高及疼痛，且病人出现体温升高或炎性指标升高时，应考虑伤口感染可能。脊柱手术感染发生率为 0.9%～1%，多发生在术后 3～7 天，其中感染的高危因素包括高龄、长期服用皮质类激素、肥胖或合并糖尿病。

四、指导病人早期功能训练

1. 原则上，术后病人应尽早活动，除非病人有特殊情况或术中发生并发症（如脑脊液漏）不允许早期活动。麻醉清醒后可进行肢体锻炼，练习股四头肌肌力、踝关节跖屈、背伸练习，避免术后神经根粘连及深静脉血栓形成。

2. 脊柱术后病人活动受限，术后 24h 每 2～4h 翻身一次，避免皮肤发生压力性损伤；翻身注意保护各类引流管，避免引流管脱出。

3. 指导病人轴式翻身和侧身起床，减少脊柱扭曲；如果病人需要佩戴支具，应指导病人正确佩戴支具的方法。一般支具佩戴时间不超过三个月，应告知病人长期佩戴支具可能引起腰肌萎缩，增加腰痛的发生率。

4. 指导病人起身下床活动，长期卧床后起身活动可能发生直立性低血压，应观察病人有无头晕、面色苍白等症状，防止初期活动时摔倒。

五、疼痛护理

1. 术后病人的疼痛程度取决于手术的类型；多个节段的融合内固定手术术后早期疼痛较剧烈，而微创手术术后疼痛较轻，多数仅需口服镇痛药即可缓解。

2. 告知病人镇痛药的不良反应，早期术后的伤口疼痛是正常反应，术后 48h 会逐渐好转，减少病人焦虑及对于镇痛药的依赖。对于使用阿片类镇痛药的病人需观察头晕、便秘和呼吸抑制等并发症；使用非甾体抗炎药病人，应询问有无胃肠道不适症状。

3. 由于术中对神经的牵拉，个别腰椎手术病人术后早期可出现下肢放射痛，多数在术后短期可逐渐减轻；此外，术后 3～7 天为神经水肿高发期，个别病人术后疼痛缓解，术后 3～7 天下地活动后下肢放射痛出现反跳，反跳痛亦多为一过性。可加强病人宣教，增强病人信心，消除病人焦虑。

六、排便护理

1. 胸腰椎手术后病人易发生便秘，需指导病人摄入足够液体，进食新鲜蔬菜、水果和富含粗纤维食物。老年及使用阿片类镇痛药病人尤其易发生便秘，可术后给予软化大便的药物。

2. 腰椎前路手术对肠道干扰较大，术前常规清洁灌肠。术后可发生麻痹性肠梗阻，推荐术后给予肠外营养，待病人排气后开始进食。

3. 术后病人常规留置导尿管，需定时夹闭，每 4h 开放一次；定期行尿道外口护理。争取尽早拔除导尿管。拔出导尿管后老年男性病人容易发生尿潴留，但通常是一过性，可给予腹部热敷或按摩，确实无法排尿需要重新置导尿管，同时请泌尿外科会诊。

七、出院宣教

1. 告知病人养成良好的工作和生活习惯，强调术后 4~6 周避免弯腰搬重物、剧烈扭腰及久坐久站。

2. 向病人强调胸腰椎支具的重要性，支具可以有效限制腰椎活动，促进伤口愈合，减轻早期腰痛症状及促进骨融合。但长时间佩戴支具会引起肌肉进一步萎缩，减弱肌肉力量，增加术后慢性腰痛的发生率。

3. 根据手术的类型，告知病人如何逐渐恢复到正常生活和工作；必要时可推荐病人至康复理疗科进行短时间的术后康复训练。

4. 胸腰椎手术通常于术后 7~10 天拆除缝线，需向病人说明如何保持伤口干燥，观察伤口情况；内固定术后的迟发感染可发生于术后 1 年以内，告知病人出现伤口红肿、渗出、疼痛时，应及时会诊。

5. 告知病人出院带药的服用方法。

6. 告知术后随访时间，通常术后 3 个月、6 个月、1 年、2 年需返院复查。

（吴晓亮　冯　岚　吴金艳）

第十一章 特殊类型脊柱手术

第一节 椎体成形术

一、椎体成形术的概述

椎体成形术全称为经皮穿刺椎体成形术（percutaneous vertebro plasty，PVP），是通过向病变椎体内注入骨水泥（聚丙烯酸甲酯，PMMA）达到强化椎体的技术，属于脊柱微创手术之一。

PVP 于 1984 年由 Deramond 发明并首次应用，1987 年法国医师 Galibert 首次应用于椎体血管瘤的治疗，1994 年美国首次报道将 PVP 应用于骨质疏松性椎体骨折的治疗。PVP 手术时术者将骨水泥注入椎体内稳定病变椎体，防止进一步塌陷，能明显缓解疼痛症状。此后，在 PVP 经验教训的基础上，进一步出现了球囊扩张椎体后凸成形术（percutanouskyphoplasty，PKP），后者经过球囊扩张后再分次注入骨水泥，一定程度上减少了骨水泥渗漏的风险。

二、PVP 手术的适应证

1. 骨质疏松性椎体压缩性骨折。
2. 椎体血管瘤。
3. 椎体转移性肿瘤。
4. 椎体骨髓瘤。

三、PVP 手术的基本步骤

PVP 手术采用俯卧位，经皮穿刺，经椎弓根进针到达病变椎体，全程需行心电监护及血氧饱和度监护。

1. 病人取俯卧位，常规消毒铺巾。
2. 在后前位透视下定位目标椎体，通常以目标椎体的椎弓根外侧（2 点钟或 10 点钟方向）为穿刺点。
3. 2%利多卡因在穿刺点皮肤向椎弓根方向做穿刺通道软组织全层浸润麻醉。
4. 穿刺针至椎弓根后缘骨皮质，然后做正侧位透视；在术中 X 线透视仪的引导下经椎弓根，将穿刺针注入椎体；根据骨折或肿瘤的位置调整进针方向。
5. 调制骨水泥，并抽入骨水泥注射器内。
6. 骨水泥呈黏稠牙膏状时开始注射，一般注射量为 3～5ml。
7. 拔出穿刺针时，先置入针芯将残留在穿刺针套管内的骨水泥推入椎体内，旋转穿刺针向后退,穿刺点局部压迫 3～5 min 后包扎,术毕,手术结束。

四、PVP 手术的术后并发症

PVP 和 PKP 为微创手术,并发症整体较少。其中主要并发症有骨水泥外漏、肺栓塞、气胸、骨水泥聚热效应、出血及感染等。

五、PVP 手术的护理要点概述

PVP 和 PKP 为微创手术,术后护理主要根据可能的并发症有针对性地进行护理。术后根据病人情况一般平卧 1～2h,同时监测生命体征;术后当天允许病人在床上坐起活动,进行腰背肌功能锻炼及下床活动,根据病变的性质酌情考虑是否佩戴腰围或支具。

(一)骨水泥渗漏

骨水泥渗漏是最常见并发症,与注射骨水泥的量呈正相关,大多数无临床症状。骨水泥术中漏入椎管内、硬膜外、椎间孔、椎间盘,会对脊髓、神经根产生压迫,为严重的并发症,可能需急诊手术减压。要严密观察病人双下肢的感觉、运动功能和足趾活动度,注意双下肢肌力变化,出现双下肢麻木、疼痛、肌力下降或活动障碍等异常情况,立即报告医生及时处理。

(二)肺栓塞

肺栓塞是一种严重的致命性并发症,为骨水泥漏入椎旁静脉丛进入血液循环,引起肺动脉栓塞,严重者可导致呼吸和循环衰竭。PVP 术后 6h 内要严密监测生命体征变化,尤其是呼吸和血氧饱和度的变化,及早发现肺栓塞的发生,若病人突发胸闷、胸痛、咳嗽、发绀、呼吸困难甚至晕厥或休克,应立即给予吸氧同时报告医生进行抢救处理。

(三)气胸

气胸极少见,一般发生在胸椎或上腰椎(肺气肿严重的病人),主要是进针点和进针角度太靠外,或进针时没有选椎弓根入路,以致穿刺针刺破胸膜引起气胸。气胸主要发生于术中,因此返回病房后需继续观察呼吸和血氧饱和度的变化。

(四)出血及感染

出血极少见,术后多听取病人主诉,如出现腹痛、辅助检查提示腹膜后血肿,则考虑继发于穿刺针穿刺引起的渗出,渗血明显者可适当延长平卧时间,以达到压迫止血的目的。感染多发生于术后 1 周左右,是最少见的并发症,通常在病人出院后发现,嘱病人应注意观察穿刺部位有无红肿、压痛及渗血,及时复诊。

第二节 脊柱感染(结核)手术

一、脊柱感染(结核)的概述

脊柱的感染性疾病包括化脓性脊柱炎、结核性脊柱炎、布氏杆菌脊柱炎等,其中我国以结核性脊柱炎较为常见。本章将以结核性脊柱炎为例，介绍脊柱感染类疾病的基本手术方式及术后护理要点。

脊柱结核占全身骨关节结核的首位，其中以椎体结核占大多数，附件结核十分罕见。在整个脊柱中，又以胸腰椎结核最为常见。随着对脊柱结核认识的不断深入，在规范抗结核药物治疗的基础上积极进行手术治疗可以有效缩短治疗周期，减少病人卧床时间，促进结核治愈或静止，提高结核治愈率，降低致残率，已成为治疗脊柱结核的趋势。其手术方式通常需要针对病人的具体病情确定，做到"个体化"治疗。

二、脊柱结核的手术指征

1. 闭合穿刺活检阴性而需要明确病理诊断者。
2. 脊髓受压引起神经体征者。
3. 明显畸形或椎体严重破坏者。
4. 保守治疗效果不佳的混合性感染者。
5. 持续疼痛或红细胞沉降率持续在高位者。
6. 窦道形成且合并感染者。

三、脊柱结核的手术方式

（一）脓肿切开引流

寒性脓肿广泛流注致病人出现继发性感染，全身中毒症状明显，不能耐受病灶清除术时可做切开排脓挽救生命。寒性脓肿被切开后，全身中毒症状可望得到控制，但有切口不愈合风险。由于脓肿极深，大都在脓肿顶部切开，插入一段粗橡皮管以扩张窦道口，可每天以4%异烟肼溶液灌洗脓腔，持续排脓。

（二）病灶清除术

20世纪50年代天津医院骨科方先之教授首创该术式。主要步骤是通过手术直接进入病变部位，将脓液、死骨、结核性肉芽组织和干酪样坏死物质彻底清除，并在局部放置抗结核药物。此后的各种术式均是在此基础上发展起来的。到目前为止病灶清除仍然是各种手术方式的首要目的和重要步骤。

（三）病灶清除，植骨融合、内固定术

近年来，脊柱结核外科治疗的一大进展体现在内固定技术的应用。使用内固定的主要目的在于使病变节段在术后即刻获得足够的稳定性，为脊柱融合和结核病灶的静止提供一个良好的力学环境，维持矫正后凸畸形的效果、减少结核的复发率及提高病变节段的融合率。目前国内外学者从实验研究角度证实，在术前充分准备、术中彻底清除病灶、术后正规抗结核治疗的基础上应用内固定是安全、有效的。其具体手术方式又包括单纯前路、单纯后路和前后联合入路手术。

四、脊柱结核手术的护理要点概述

（一）术前护理

一般支持治疗、药物治疗和手术治疗是脊柱结核治疗的三个重要方面，缺一不可。术前应与病人进行心理交流，给病人介绍脊柱结核治疗的原则，消除病人的思想顾虑及对手术的恐惧感，并告知营养支持和药物治疗的重要性。通常术前需要 2~4 周的基础抗结核治疗，同时鼓励病人多吃高热量、高蛋白、高脂肪饮食，以提高病人的手术耐受力，训练病人在床上进行大小便，以适应术后需要。

（二）术后护理

1. 术后早期观察　脊柱结核手术通常创伤较大，术后需严密观察病人各项生命体征情况，同时注意病人双下肢活动、感觉变化及大小便情况。术后引流管留置时间较普通手术长，需观察引流液的量及性质。

2. 功能锻炼及宣教　长期卧床者，非截瘫或脊柱不稳定的病人，应主动练习翻身、起坐和下床活动。鼓励截瘫和脊柱不稳定的病人做抬头、扩胸、深呼吸和上肢运动，以增强心肺的适应力和上肢的肌力，同时被动运动、按摩下肢及各关节，以防关节粘连、强直。

（三）出院指导

告知病人术后需要 12~24 个月的抗结核药物治疗，原则是早期、规律、全程、适量和联合用药；用药期间定期复查肝肾功能；早期需要佩戴支具，避免重体力劳动；保持充足的营养；有任何不适，随时复诊。

第三节　脊柱侧凸矫形手术

一、脊柱侧凸的概述

脊柱侧凸实际上是一种脊柱的三维畸形，包括冠状位、矢状位和轴位上的序列异常。当站立位的全脊柱 X 线正位片显示脊柱有大于 10°的侧方弯曲，即可诊断为脊柱侧凸。轻度的脊柱侧凸通常没有明显的不适，外观上也看不到明显的躯体畸形。较重的脊柱侧凸则会影响婴幼儿及青少年的生长发育，使身体变形，严重者可以影响心肺功能，甚至累及脊髓，造成瘫痪。轻度的脊柱侧凸可以观察，严重者需要手术治疗。

脊柱畸形根据位置可以分为颈椎、胸椎和腰椎畸形；根据形态学可以分为前凸、侧凸和后凸畸形；根据脊柱畸形的原因可以分为特发性、先天性、神经肌肉型、间质性、创伤性等畸形。

由于脊柱侧凸病因复杂，类型繁多，是否需要手术绝非简单地依据病人年龄或侧弯度数，还应考虑到畸形的类型、特点、节段、进展速度、病人骨龄发育及畸形对病人体态的影响程度等因素。进展型的先天性脊柱侧凸应早手术已成共识，因其随年龄增长不仅畸形加重，且变得僵硬，难于矫治。但特发性脊柱侧凸如在儿童期过早行后路矫正融合，可能会影响其脊柱生长发育,远期很可能会出现畸形加重。另外,脊柱的平衡、手术对脊柱的生长和活动度的影响等因素也要考虑在内。因此每个脊柱侧凸的病人都应该具体分析,采取个体化的治疗措施。

脊柱侧凸的手术目的是防止畸形进展;恢复脊柱平衡;尽可能地矫正畸形;尽量多地保留脊柱的活动节段;防止神经损害。采用当前的三维矫形技术和椎弓根螺钉固定技术,脊柱侧凸可以获得良好的手术矫形,临床上以青少年特发性脊柱侧凸畸形较为多见,本章以其为例介绍脊柱侧凸畸形矫正手术的基本步骤及术后护理要点。

二、脊柱侧凸治疗方式的选择

1. 25°以内的特发性脊柱侧凸,或经医生评估后认为弯曲度数增加的风险小的病人,一般可以采用观察疗法,根据具体情况可以每3~6个月复查站立位X线片,同时还可以采用一些运动疗法及手法治疗等。

2. 25°~40°的特发性脊柱侧凸病人,最适合采用支具治疗。支具会给凸侧施加压力,来"迫使"侧弯变直,并防止侧凸加重。

3. 超过40°的特发性脊柱侧凸,或者是角度加重较快,以上保守治疗无效的病人,通常需手术治疗。

三、脊柱侧凸矫形内固定手术的基本步骤

脊柱侧凸的手术方法有前路手术和后路手术,目前临床多采用后路椎弓根钉棒系统进行三维的畸形矫正,其主要的手术步骤包括下述几步。

1. 病人的体位、切口及暴露　病人采用俯卧位,后正中入路,充分暴露,切口长度略长于手术节段,切开筋膜,显露椎板,两侧显露至横突。

2. 椎弓根螺钉的置入　手术医生根据病人的侧凸类型、矫正方法、矫正过程中各椎体的受力情况,制订固定节段和具体需置入椎弓根螺钉的椎体。

3. 椎弓根螺钉植入完毕后,选择合适长度的钛棒,根据预计的矫形效果进行折弯后套入螺栓,拧入螺帽。

4. 侧凸矫形,椎体去旋转　通过旋转钛棒达到侧凸矫形目的,同时采用对旋转明显的椎体进行去旋转,凸侧的螺钉可以适当加压,凹侧螺钉适当撑开,达到矫形目的。

5. 融合　通常采用后外侧融合,对需要融合节段的椎板去皮质,用自体骨或异体骨进行植骨融合。

6. 关闭伤口,留置引流。

四、脊柱侧凸矫形手术的护理概述

(一) 术前护理要点

术前护理包括练习床上排尿、排便及俯卧位体位训练,对肺功能有异常病人进行肺功能训练;由于病人通常为青少年,对于手术恐惧心理较强,健康宣教,解除病人及家属紧张情绪,树立信心,积极配合治疗尤为重要。

（二）术后护理要点

1. 生命体征观察 侧凸矫形手术较大，术中出血较多；术后 72h 均应密切观察生命体征变化。

2. 疼痛护理 侧凸矫形手术切口大，创伤大，内固定植入物多，术后疼痛明显。应及时进行疼痛评估，适当加强镇痛治疗；同时做好心理护理和指导。

3. 观察脊髓神经功能 术中脊髓的过度牵拉及血肿的形成均可以造成脊髓的损伤。术后应该严密观察双下肢活动及感觉变化。

4. 指导病人功能锻炼 术后即刻可行双下肢抬高锻炼，待引流管拔出后可在支具保护下下地活动。

5. 预防并发症 常见的并发症包括压力性损伤、肺部感染、泌尿系统感染和肠系膜动脉综合征等，需针对上述常见并发症采用针对性的护理措施。

6. 长期随访 侧凸矫形后随着病人年龄的增长，有可能发生矫形的丢失、侧凸的加重等并发症，需要告知病人术后进行长期的随访。

（吴晓亮 冯 岚 吴金艳）

第十二章　脊柱微创手术

近年来随着脊柱微创理念逐渐被接受，脊柱微创技术及相关手术器械得到迅猛发展。微创手术是现代手术学发展最快的领域之一。微创技术指的是以最小的侵袭和生理干扰达到最佳手术疗效的一种技术，手术小切口并不是它的主要目的，更不是唯一的目的，其意义主要在于在获得常规手术相同效果的前提下，通过通道技术、内镜技术等，减少手术对周围组织造成的副损伤，由于脊柱微创手术对软组织的牵拉和剥离较少，从而达到比传统手术切口小、组织创伤小、出血少、术后疼痛轻、术后功能恢复快的治疗目的。

随着显微内镜技术的发展和特殊手术器械与设备的临床应用，外科医生可以通过一个或多个微小的切口来完成传统的手术操作。与开放手术相同，微创脊柱手术也能实现微创下的神经减压，脊柱稳定与融合，以及脊柱畸形的矫正。

一、经椎间孔脊柱内镜手术简介

经椎间孔镜腰椎间盘切除术（percutaneous endoscopic lumbar discectomy，PELD）为内镜下手术，内镜由病人身体侧方、侧后方进入椎间孔，在安全工作三角区内实施手术，也可以经正后方的椎板间隙进入椎管。在内镜直视下可清晰地见到突出的髓核、神经根、硬膜囊和增生的骨组织。然后使用各类抓钳摘除突出组织、镜下去除骨质、射频电极止血、修整周边增生组织。椎间孔镜手术创伤小，皮肤切口仅 7~8mm，出血极少，术后仅缝 1 针，是治疗腰椎间盘突出的有效的微创疗法。经椎间孔脊柱内镜手术相对于传统的手术方式而言具有能减少创伤、减少术中出血、减少对脊柱的损伤、加快术后恢复、在局部麻醉下操作等优点，被广泛应用于腰椎间盘突出症的治疗当中，并且取得了显著的临床疗效。

椎间孔镜手术需要通过特殊的手术器械完成，其必需的工具包括椎间孔镜、内镜下手术工具、环钻（锯）、射频机、一次性射频刀头、光源机和摄像显示系统。

（一）经椎间孔脊柱内镜手术种类

1. 显微内镜下椎间盘切除术　显微内镜下椎间盘切除术（MED）又称为"椎间盘镜手术"。应用精巧的工作通道由椎旁肌间隙进入，通过以空气为介质的内镜影像，进行脊柱后路的椎间盘切除术。

2. 经皮内镜下腰椎间盘切除术　经皮肤建立通道直至腰椎间盘髓核位置，内镜下进行髓核摘除。目前经皮内镜下腰椎间盘切除术（PELD）包含经椎间孔入路和经椎板间隙入路，其所用内镜有别于 MED，是应用水为介质进行成像，内镜需要持续的盐水灌洗。

3. 经椎间孔经皮内镜下腰椎间盘切除术　经椎间孔经皮内镜下腰椎间盘切除术又称为经椎间孔脊柱内镜技术。在后外侧经椎间孔入路是在经皮椎间盘切除术的基础上发展而来，应用脊柱内镜直视下进行椎间盘切除，其技术核心是经椎间孔入路和完全内镜下操作。由于其有别于后方入路，也简称为"侧路镜"。

4. 经椎板间隙入路经皮内镜下腰椎间盘切除术　经椎板间隙入路经皮内镜下腰椎间盘切除术（PEID）作为经椎间孔入路的有益补充，应用于 L_5/S_1 和部分 $L_{4,5}$ 椎间盘突出症的病人。在部分髂嵴过高，经椎间孔入路难以穿刺建立工作通道者，可以经过后路椎板间隙穿刺，经皮建立工作通道，应用完全内镜下技术进行髓核的摘除。它与 MED 技术统称为"后路镜"。

5. 后外侧内镜辅助系统　后外侧内镜辅助系统（YESS）手术系统结合了经皮后外侧入路椎间盘内镜（YESS 镜）及 ELLAMN 射频机的双电极射频消融术。YESS 技术由于采用了旋转套管来保护神经结构，故提高了经后外侧入路椎间盘切除、经上关节突穿刺成形时的安全性。其技术核心是在平行于腰椎间盘平面上，以 Kambin 三角为目标穿刺区域，穿刺并建立工作通道。YESS 技术强调先进行椎间盘内部减压，再处理突入椎管或椎管外的髓核。双极射频用于止血和修复撕裂的纤维环。YESS 技术是经椎间孔脊柱内镜盘内技术的代表。

腰椎后外侧的神经根下方有一个三角形区域，是介入和外科的安全工作区域，称为"Kambin 三角"，由尾端椎体的上缘、硬膜囊或行走神经根的外缘和出口神经根内缘组成。

6. 后外侧经皮椎间孔镜技术（TWSSYS）　该手术系统与 YESS 技术系统有相似的专用工作通道及手术器械，且同样结合了射频消融技术。与此同时，TWSSYS 系统增加了特殊的钻孔器，可以在镜下行关节突部分切除、椎间孔成形术和侧隐窝减压术。TWSSYS 技术是经椎间孔脊柱内镜椎管内技术的代表。

（二）PELD 的手术适应证

随着脊柱内镜手术技术的发展和各类器械的研发，目前 PELD 手术的适应证已经非常广泛；基本覆盖了各种腰椎间盘源性和大部分腰椎退变性疾病。其具体的适应证可包括并不限于：

（1）包容型腰椎间盘突出；
（2）腰椎间盘脱出；
（3）腰椎间盘突出（中央型、外侧型和极外侧型）；
（4）腰椎管狭窄症；
（5）腰椎间盘炎症或感染性疾病；
（6）腰椎间融合。

（三）PELD 的手术步骤

1. 术前准备　椎间孔镜手术为精准微创手术，术前准备和计划尤为重要。首先需要完善腰椎 X 线、CT 和 MRI 检查。判断突出椎间盘的具体位置及其与神经根的关系，明确突出椎间盘是否有钙化，同时规划术中的穿刺点和穿刺角度。病人体位根据术者的喜好可采用侧卧位或俯卧位。

2. 麻醉　根据不同医生的经验及各个医院的医疗条件，结合病人的特点与需求，椎间孔镜手术可以采用局部麻醉、硬膜外麻醉或全身麻醉。

3. 确定穿刺轨道　术中摆好体位后重新透视定位，在透视仪下于体表画出术前规划的进针方向及角度，确定最终的进针点。

4. 椎间盘造影/染色　此步骤非必需步骤，一些有经验的手术医师通常会省略该步骤。对于不典型椎间盘突出，术前需要做疼痛诱发试验时可选择造影。造影时采用 18G 穿刺针，沿术前规划的路线穿刺到达安全三角。在透视仪的引导下进入目标椎间盘，打入造影剂和亚甲蓝混合液。造影/染色后退变椎间盘组织呈蓝色，容易与周围的其他软组织相区别。

5. 穿刺，放置导丝　用 18G 的穿刺针沿规划的路线进行穿刺，位置满意后拔出针芯，放入导丝。进针点切开约 8mm 切口，放入导杆，通过导杆逐级放套管向外扩张软组织。

6. 椎间孔成形术　所谓的椎间孔成形术是指术中根据手术的需要切除部分上关节突，扩大椎间孔远端，使通道可以直达目标椎间盘。切除关节突骨质的工具包括环钻和环锯，也有外科医师在放置工作套管后，直视下再做椎间孔成形术，避免非直视操作下对神经组织的误伤。

7. 放置工作套管　完成椎间孔成形后取出环钻（锯），沿导杆放入工作套筒，再次透视确定套管位置。

8. 放置椎间孔镜　将椎间孔镜连接上光源和摄像机，同时连接上输液器。将椎间孔镜沿工作套管放入，打开光源，持续生理盐水冲洗下可清楚判断镜下各结构，包括突出髓核、黄韧带和神经根等。

9. 取出突出髓核组织　判断视野中的各解剖结构，通过特殊的内镜下器械，如射频消融刀头、抓钳、黄韧带咬钳、神经探子、神经拉钩、枪式咬骨钳等显露突出髓核组织并完整切除。根据病人特点和术者的经验可同时切除部分椎间隙内间盘组织。

10. 缝合　手术完成退出椎间孔镜和工作套管，通常只需缝合 1 针。

二、通道下经椎间孔腰椎后路融合技术简介

腰椎后路融合术在临床中应用广泛，是脊柱的退变、肿瘤、畸形、感染、创伤中经常采用的术式。而在众多微创腰椎融合技术中，微创经椎间孔腰椎椎间融合术（TLIF）因其融合率高、并发症发生率小，成为较为公认和推崇的融合技术。传统的开放 TLIF 技术经由经典的腰部后正中切口入路，需大量剥离椎旁肌和韧带止点，对腰背肌破坏大、出血多。微创 TLIF 经椎旁入路，借助于通道系统和透视设备，由肌间隙进入，能够避免对肌肉止点的剥离，减少椎旁肌的挤压性损伤，减少术中出血，而手术效果等同甚至优于传统开放 TLIF。相对比而言，微创 TLIF 有损伤小、切口小、出血少、痛感低的优点，为术后快速康复提供良好基础。

三、脊柱微创手术围手术期护理要点概述

（一）心理护理

1. 术前　术前心理护理是病人顺利接受手术的关键。内镜下手术较传统开放手术病人更易接受内镜下手术，通常希望通过微创的技术，达到最完美的效果，但内镜下手术也会有其弊端，应严格把握适应证，同时应充分与病人沟通，让其理解手术方法的优缺点，客观地接受手术。此外内镜下手术通常采用局部麻醉方式，手术前病人会担忧能否耐受术中疼痛，担心手术后效果等，而产生紧张、焦虑的情绪，护理人员与病人详细交谈，以通俗易懂的方法告知病人手术的目的、方法及术中配合方法的必要性，介绍手术的可靠性及安

全性，详细讲解术中准备工作过程、如何与医生配合、手术大致过程，以减轻病人的心理压力，稳定情绪，消除不必要的不良情绪，鼓励病人提高面对手术的勇气，保持平静乐观的心态。

2. 术中　脊柱内镜手术大部分采用局部麻醉，病人全程清醒，加之病人对环境陌生，随时可因器械物品及监护仪发出的声响、医护人员之间的交谈而产生紧张、恐惧的心理。应给病人创造舒适、安静的环境，医护人员使用器械时动作尽量轻柔，不说与手术无关的话语。注意对病人隐私部位的保护。随时观察病人生命体征及表情，随时告知病人手术过程，与病人及时沟通，减少病人对未知的猜测而产生的恐惧心理。

3. 术后　手术结束后病人易因手术顺利且疼痛感较轻、自主症状感觉较好而产生麻痹大意的想法，忽略术后需注意的事项。此时，应与病人或家属讲解内镜下手术的注意事项，防止发生并发症。手术过程不顺利或发生有并发症的病人，应密切观察病情变化，让病人体会到医务人员对他的关注，缓解其紧张、焦虑的情绪，配合完成治疗，以利于疾病恢复。

（二）体位护理

术前宣教及术前体位训练　术前向病人进行充分的解释，让病人了解手术的方法及过程有利于病人更清晰地了解手术，从而更好地配合手术，也能够在一定程度上缓解病人紧张、焦虑的情绪，给予更好的心理抚慰。同时由于术中病人需采取俯卧位，由于手术可能在清醒下完成，为提高术中体位耐受能力，减少术中误伤，因此术前需对病人进行相应的手术体位训练，相关研究显示，术前指导病人进行手术体位训练有利于帮助病人更好地适应手术过程，促进手术顺利进行，同时能一定程度上提高病人在手术过程中的舒适度。

向病人讲解体位训练的作用及方法，取得配合。指导病人俯卧，头偏一侧，胸腹部各垫一软枕，使腹部悬空，双手自然弯曲放于头侧，平稳自然呼吸。训练时间每次30min，每日可2~3次，每次逐渐延长俯卧位时间，也可视病人耐受能力调整卧位时间，直到能达到持续俯卧1.5h为宜。

（三）术后护理要点

1. 椎间孔镜手术创伤小，如全麻手术病人待术后麻醉完全清醒后即可佩戴腰围下地活动，第一次下地应有医护人员指导。主要观察病人术后坐骨神经痛的改善情况，注意评估下肢活动、感觉的情况。

2. 术后发放腰围，指导病人正确使用腰围，指导正确起床方法，避免跌倒。

3. 指导病人合理饮食、避免腹胀和便秘，如病人有便秘可采用泻药或灌肠，避免用力排便。如厕时选用坐厕，腰不宜用力，不建议使用蹲厕。

4. 观察神经功能情况。术毕回病房后即嘱病人行双下肢的主动活动，如各关节的伸屈运动等，但频率不宜过快，强度不宜过大，避免造成手术部位出血产生血肿而压迫神经。若出现肢体活动障碍应及时报告主管医师，及时处理。

5. 观察伤口渗血情况，有污染及时更换。

6. 术后功能锻炼　快速康复理念鼓励病人术后早期进行功能锻炼。研究表明，经皮椎间孔镜髓核摘除术的病人术后早期采取功能锻炼，如五点支撑法、飞燕式锻炼法、直腿抬高训练、腰背肌锻炼等能有效促进病人快速康复，减少术后并发症的发生。与此同时，Smith等的研究发现，直腿抬高的角度不同而影响神经根移动的方向对病人的治疗及康复产生重要的作用，因此进一步印证了病人在经皮椎间孔镜髓核摘除术术后进行直腿抬高训练的必要性。

（四）出院指导

1. 椎间孔镜手术有一定的复发率，术后的功能锻炼和健康指导对避免复发尤为重要。笔者单位的经验是术后嘱病人佩戴腰围不少于1个月，这段时间内避免久坐、日常生活中避免提重物、剧烈运动或过度弯腰等动作，防止发生手术节段椎间盘突出复发。持续加强腰背肌锻炼，运动量以腰腿部无不适为宜。

2. 手术伤口未拆线前不可沾水，按时换药，预防伤口感染。

3. 按时复查，不适随诊。

（吴晓亮　冯　岚　李耀威）

第四篇

脊柱外科常用的护理评估技术

第十三章　疼痛评估技术

众所周知，疼痛是继体温、呼吸、脉搏、血压之后的第五大生命体征。疼痛评估是进行有效疼痛控制的第一步和关键环节。护士 24h 守护在病人身边，施以全身心的照顾，通过语言沟通、观察病人的面色、体态及生命体征等表现，最先了解病人各种不适症状。疼痛是一种主观感受，通过应用疼痛评估工具，将疼痛评估的结果尽可能量化，有利于疼痛评估前后差异的比较，制订相应的治疗护理措施。

一、评估目的与意义

1. 迅速发现，早期干预，减轻痛苦。
2. 全面、准确评估疼痛症状。
3. 判断疼痛部位、性质、程度。
4. 为调整治疗方案和评估治疗效果提供客观依据。
5. 掌握疼痛发生、加重与缓解动态情况，适时调整治疗护理方案，提高病人生活质量。

二、评估时机

1. 病人新入院或转入时首次评估。
2. 手术后返回病房时。
3. 病人发生疼痛或主诉疼痛时。
4. 疼痛性质、部位发生改变时。
5. 疼痛过程中每 30min 评估一次。
6. 疼痛干预后评估。

三、评估工具

（一）脸谱疼痛评分（图 4-13-1）

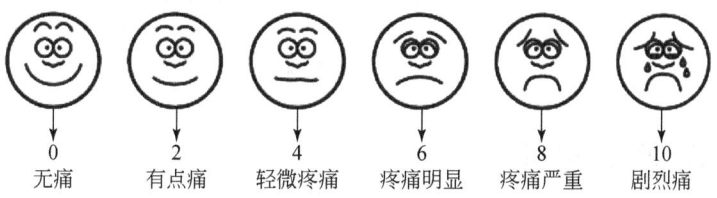

图 4-13-1　脸谱疼痛评分

脸谱疼痛评分：通过观察病人的行为改变，用 6 个不同的面部表情（从微笑至悲伤至哭泣）来表达疼痛的程度。此方法比较直观，易于理解，特别适合用于语言障碍、文化程度较低及儿童和老年病人。

（二）数字评定量表

数字评定量表（图 4-13-2）：该方法用 0~10 的数字表示疼痛强度，其中 0 为无痛，1~3 为轻度疼痛（疼痛尚不影响睡眠），4~6 为中度疼痛（轻度影响睡眠），7~10 为重度疼痛（不能入睡或睡眠中痛醒），其中 10 为最痛。询问病人疼痛程度，让病人选出一个最能代表自己疼痛强度的数字，此方法目前在临床上较为常用。

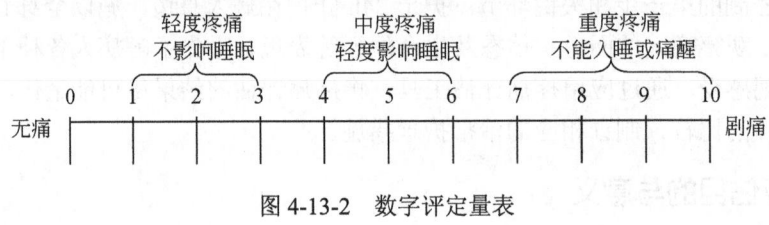

图 4-13-2　数字评定量表

（三）词语描述量表

词语描述量表（图 4-13-3）：由无痛至最痛等一系列描述疼痛的形容词组成，并通过疼痛测量尺图来表达，此类方法简单，病人更容易理解和使用，适用于临床简单测量疼痛强度及观察疗效指标。

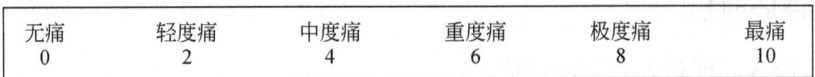

图 4-13-3　词语描述量表

（四）疼痛测量尺

疼痛测量尺是结合脸谱、数字和词语描述为一体的疼痛评估工具（图 4-13-4）。

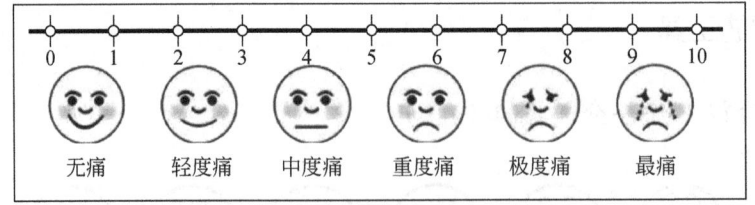

图 4-13-4　疼痛测量尺

四、评估频次及注意事项

1. 疼痛评分为 1~3 分，每日评估一次。
2. 疼痛评分＞3 分，或者病人接受疼痛治疗则 2~4h 评估一次。
3. 疼痛评分＞5 分，应建议医生给予处理。
4. 手术后使用镇痛泵时每日至少评估一次，病人发生疼痛时随时评估。

5. 疼痛干预后评估 如静脉给药后 15~20min 后评估；肌内注射及皮下注射 30min 后评估；口服药物 60min 后评估。

6. 评分时应客观、准确。同一病人建议评估前后使用相同的评估工具进行评估。

五、疼痛护理单

当病人发生疼痛症状时，应客观地在疼痛护理单（表 4-13-1）上及时记录疼痛的部位、时间、疼痛评分、发展过程、所采取的措施及措施实施后的效果，并由责任护士签名，由高级责任护士审核签名。

表 4-13-1 疼痛护理单

疼痛护理单										
姓名：_____ 性别：_____ 年龄：_____ 床号：_____										
科室：_____ 住院号/ID 号：_____										
疼痛分类：□急性 □癌痛 □慢性非恶性疼痛（>6 个月）										
入院时疼痛情况：□无 □周期性疼痛 □活动时疼痛 □持续疼痛										
疼痛部位：A_____ B_____ C_____ D_____										
日期										
时间										
部位										
活动情况										
疼痛评估										
护理措施										
1. 安慰病人										
2. 解释病情										
3. 卧床休息										
4. 患肢体位摆放										
5. 分散注意力										
6. 冷敷										
7. 热敷										
8. 理疗										
9. 针刺										
10. 通知医生										
11. 遵医嘱用镇痛药/PCA 治疗	时间									
	药品									
	途径									
12. 拒绝治疗										
责任护士签名										
审核者签名										
说明 使用镇痛药治疗，在相应的格内填写用药时间、药名、途径，途径用缩写代替：Po，口服；IM，肌内注射；IV，静脉注射；VD，静脉滴注。										

（冯　岚　郑玉荣　缪景霞）

第十四章 跌倒评估技术

跌倒（坠床）是一种非故意事件，指人体从高处坠落到低处或在走动时非故意的停顿，并倒于地面或倒于比初始位置更低的地方。跌倒风险评估包括使用各种风险因素和使用国际通用的跌倒风险评估量表两种方式。Morse 跌倒危机评估量表是由美国宾夕法尼亚大学 Morse 等于 1989 年提出，之后被译成多国语言在各个医院里使用。该量表是一个专门用于预测跌倒可能性的量表。

一、跌倒评估目的与意义

1. 迅速评估有跌倒风险的病人，制订有效措施，防范跌倒的发生。
2. 建立病人跌倒高风险预警。
3. 为护士进行防跌倒指导提供依据。
4. 动态评估病人跌倒风险，随时调整护理方案，防止跌倒发生。

二、评估时机

1. 65 岁及以上新入院或转入首次评估时。
2. 有跌倒风险的病人新入院或转入首次评估时。
3. 病人病情发生变化时。
4. 当使用有可能引起跌倒的药物时（如降糖药、镇静剂、抗抑郁药、利尿药、降压药等）。
5. 进行特殊检查处置治疗时，如胃镜、肠镜检查等。
6. 需要禁食进行检查时。
7. 卧床一段时间后初次下床活动时。

三、评估工具

笔者单位常用的为 Morse 跌倒危机评估量表（表 4-14-1）。

表 4-14-1　Morse 跌倒危机评估量表

Morse 跌倒危机评估量表		
评估内容	评分标准（分）	评估得分
有无跌倒史	没有=0 有=25	
有无超过 1 项医学诊断	没有=0 有=15	

续表

Morse跌倒危机评估量表		
评估内容	评分标准（分）	评估得分
有无使用助行器具	没有需要=0 卧床且不能主动转移=0 由护士或其他人扶行=0 使用拐杖/手杖=15 使用四角叉=15 依扶家具=30	
有无静脉输液/留置套管针	没有=0 有=20	
步态	正常=0 卧床且不能主动转移=0 轮椅代步=0 虚弱无力=10 功能受损=20	
认知能力	正确了解自己的能力=0 高估自己的能力=15 忘记自己受限制=15	
	总得分	

跌倒危机分级： 评分为0~24分　　低跌倒风险
　　　　　　　　　25~45分　　　　中度跌倒风险
　　　　　　　　　>45分　　　　　高跌倒风险

四、评估频次及注意事项

1. 入院评估为高风险病人，住院时间长，病情稳定的病人视情况每周评估，1~2次/周。

2. 根据病情、特殊处置、用药等变化，随时评估。

3. 评分应客观、准确。通过正确评估病人跌倒风险，找出主要导致跌倒的因素，制订有效防跌倒护理措施。

4. 有无使用助行器具，主要通过观察和询问病人在行走或转移时是否需要辅助来评估病人的活动能力及平衡能力。

5. 步态评估是通过观察病人行走的步态来评估平衡及活动能力。

6. 认知状态的评估是通过询问病人是否能正确判断跌倒危险从而使自己主动提高防跌倒意识，避免进行有跌倒危险的行为。

五、防跌倒护理措施宣教单（表 4-14-2）

表 4-14-2 防跌倒护理措施宣教单

姓名：_____ 性别：_____ 年龄：_____ 床号：_____
科室：_____ 住院号/ID 号：_____
诊断：_____

预防病人跌倒措施		宣教时间		
提高防范意识	树立跌倒高危标志，列入交班内容			
	向病人及家属宣教预防措施			
	指导病人使用呼叫铃			
	告知病人体位转移或行走时寻求护士的协助			
	指导病人勿跨越床栏及从床尾下床			
	指导病人勿扶持家具辅助步行			
	告知病人从卧位至下床活动需做到 3 个 30s			
	告知家属需陪伴病人身边，夜间陪人床紧靠床边			
	随身备带病人惯用品，如眼镜、鞋、助听器等			
满足需求	呼叫铃放在病人可触及的位置			
	当病人有需求时协助病人如厕或及时给予便器			
助行器的使用	指导和教会病人助行器正确的使用方法			
	尽量让病人使用惯用的助行器			
	助行器放置在病人随手可取的位置			
病房物品使用	及时锁上病床及轮椅的轮轴			
	为方便病人上下床，病床调至合适的高度			
	告知照顾者运送病人的轮椅及平车需加安全带或护栏			
使用约束	为有需要的病人上肢体约束和床栏			
	告知病人坐轮椅时系上安全带			
穿着指导	指导病人穿合身的衣物，以免绊倒			
	指导病人穿防滑鞋			
药物反应	评估病人现用药物的副作用并及时告知病人			
环境	足够的照明			
	地面干爽，尤其是病人的活动范围			
	行人道通畅，无家具杂物阻路			
	尽快使病人熟悉病房的环境			
	指导病人使用病房及洗手间的扶手			
其他措施				
护士签名				
我是病人（本人、家属、陪护人），我已理解以上的防跌倒指导，配合护士做好自己的安全护理，右边栏内为本人签名				

1. 对有跌倒风险的病人应进行防跌倒措施宣教，并在宣教措施栏内打"√"，因各种原因无法落实的措施，请在栏内打"×"。有跌倒高风险的病人每天需落实防跌倒护理措施。

2. 部分病人使用该量表进行评估为低、中度风险，但护士通过其他方法评估可能存在高风险（如疾病导致平衡功能障碍、儿童、孕妇、残疾人等），仍需进行防跌倒护理措施的宣教并防止病人发生跌倒事件。

（冯　岚　郑玉荣　杨晓燕）

第十五章　皮肤压力性损伤评估技术

压力性损伤是位于骨隆突处、医疗或其他器械下的皮肤和（或）软组织的局部损伤，可表现为完整皮肤或开放性溃疡，可能会伴疼痛感。压力性损伤的发生会降低病人的生活质量，增加住院时间及医疗费用，甚至危及生命。通过压力性损伤风险评估能早期识别压力性损伤发生的风险及程度，及时采取有效的护理措施进行干预，从而预防压力性损伤的发生。

一、评估目的与意义

1. 评估压力性损伤发生的危险性及危险因素。
2. 采取有针对性的护理干预措施，动态评估，调整护理方案，降低压力性损伤的发生率。

二、评估时机

1. 病人新入院或转入时首次评估。
2. 大手术后，发生营养不良、低蛋白、强迫体位时评估。
3. 有活动及感觉障碍、大小便失禁时评估。
4. 病情发生变化时评估。

三、评估工具

Braden 压疮风险评估量表是目前应用最广泛的评分量表。是由美国的 Braden 博士和 Bergstrom 博士于 1987 年制订。已被译成多国语言并被广泛应用。该表具有明显的预测价值，标准详细，易于掌握。该表的评估内容包括感觉、潮湿、活动、移动、营养、摩擦力和剪切力 6 个部分，每项 1~4 分，总分 6~23 分，得分越低，发生压力性损伤的风险越高（表 4-15-1）。

表 4-15-1　Braden 评分量表及评分说明

感觉：对压力导致的不适感觉的能力			得分
1 分	完全受损	由于知觉减退或服用镇静剂而对疼痛刺激无反应或大部分接触床的表面只有很小感觉疼痛的能力	
2 分	非常受损	仅对疼痛有反应，除了呻吟或烦躁外不能表达不适，或是身体的 1/2 由于感觉障碍而限制了感觉疼痛或不适的能力	
3 分	轻微受损	对语言指挥有反应，但不是总能表达不适或需要翻身或者 1~2 个肢体有些感觉障碍从而感觉疼痛或不适能力受限	
4 分	无受损	对语言指挥反应良好，无感觉障碍，感觉或表达疼痛不适的能力没有受限	

续表

潮湿：皮肤潮湿的程度			得分
1分	持续潮湿	皮肤持续暴露在汗液或尿液等制造的潮湿中，病人每次翻身或移动时都能发现潮湿	
2分	经常潮湿	皮肤经常但不是始终潮湿，至少每班必须换床单	
3分	偶尔潮湿	皮肤偶尔潮湿，每天额外需要更换一次床单	
4分	很少潮湿	皮肤一般情况下为干爽，只需常规更换床单	
活动：身体的活动程度			
1分	卧床	限制卧床	
2分	坐位	行走能力严重受限或不存在，不能负荷自身重量或必须依赖椅子或轮椅	
3分	偶尔行走	白天可短距离行走伴或不伴辅助，每次在床上或椅上移动需要耗费大半力气	
4分	经常行走	醒着的时候每天至少可以在室外行走两次，室内每两小时活动一次	
移动：改变和控制身体姿势的能力			
1分	完全不自主	没有辅助身体或肢体甚至不能轻微地改变位置	
2分	非常受限	可以偶尔轻微改变身体或肢体位置，但不能独立、经常或明显改变体位	
3分	轻微受限	可以独立、经常、轻微改变身体或肢体位置	
4分	不受限	没有辅助可以经常进行大的改变	
营养：日常进食方式			
1分	非常缺乏	从未吃过完整的一餐；每餐很少吃完1/3的食物，每天吃两餐，而且缺少蛋白质（肉或奶制品），摄入液体量少，没有补充每日规定量以外的液体；或肠外营养和（或）主要进清流食或超过5天是静脉输液	
2分	可能缺乏	很少吃完一餐；通常每餐只能吃完1/2的食物，蛋白质摄入仅是每日三餐中的肉或奶制品，偶尔进行每日规定量外的补充；或者少于最适量的液体食物或管饲	
3分	充足	能吃完半数餐次以上；每日吃四餐含肉或奶制品的食物，偶尔会拒吃一餐，但通常会接受补充食物；管饲或胃肠外营养提供大多数营养需要	
4分	营养丰富	吃完每餐食物；从不拒吃任一餐，通常每日吃四餐或更多次含肉或奶制品的食物，偶尔在两餐之间吃点食物；不需要额外补充营养	
摩擦力和剪切力			
1分	有问题	移动时需要中等到大量的辅助，不能抬起身体避免在床单上滑动，通常需要人帮助才能复位。大脑麻痹、挛缩、激动不安导致不断地摩擦	
2分	潜在问题	可以虚弱的移动或需要小的辅助，移动时皮肤在某种程度上与床单、椅子、约束物或其他物品发生滑动，大部分时间可以在床上或椅子上保持相对较好姿势，但偶尔也会滑下来	
3分	无明显问题	可以独自在床上或椅子上移动，肌肉的力量足以在移动时可以完全抬起身体，在任何时候都可以在床上或椅子上保持良好姿势	
总分	提示：16分或以下显示成年住院病人有压力性损伤发生的危险；18分或以下显示老年住院病人有压力性损伤的危险；15~18分：轻度危险；13~14分：中度危险；10~12分：高度危险；9分以下：极高危险		

四、评估频次及注意事项

1. 评分≤12分的高危病人或危重病人，需每日评估。
2. 评分为13~16分病人，需每周2次评估。

3. 大手术后，营养不良、低蛋白、强迫体位、有活动及感觉障碍、大小便失禁病人或病情发生变化时随时评估。

4. 住院时间较长病人一周评估一次。

5. 评估应客观、准确。评分≤12分时为高度危险病人，需填写压力性损伤高危病人报告表上报护理部。

6. 高危人群病人应及时告知病人及家属，取得支持与配合，签署难免压力性损伤风险告知书，制订相应护理措施，并落实到位。

7. Braden评分量表是为了充分利用有限的护理资源达到更好的预防效果，因此需要动态观察及动态评价，及时修正措施。

8. 有压力性损伤发生的病人，转科时或出院时，应记录皮肤转归情况。

五、预防压力性损伤护理措施单

对有发生皮肤压力性损伤风险的病人应提供相应的预防措施，并在压力性损伤护理单（表4-15-2）的日期栏内填写"执行日期"，在相应的措施栏内打"√"，未落实的措施，在相应的栏内打"×"。

表4-15-2 压力性损伤护理措施单

姓名：_____ 性别：_____ 年龄：_____ 床号：_____
科室：_____ 住院号/ID号：_____
诊断：_____

预防压力性损伤护理措施		日期			
体位转换	鼓励转动体位				
	帮助变换体位				
	协助下床活动				
	其他				
	移动病人时正确使用移动技巧				
减少摩擦力和剪切力	摩擦点处粘贴保护敷料				
	卧位时床头摇起应≤30°，半坐卧位时应给予足够承托物，保持正确姿势				
	侧卧位时软枕支撑身躯，与床约30°				
	其他				
	气垫床、翻身床、悬浮床、波浪床				
压力减缓用具的使用	枕部、肘部、足后跟等骨突部位使用压力减缓装置				
	翻身枕				
	水垫				
	其他				
	每天定时查皮肤情况，尤其受压部位				

续表

预防压力性损伤护理措施		日期					
皮肤护理	帮助个人卫生,如床上浴、更换衣物						
	当皮肤弄脏及时清洁						
	干性皮肤使用润肤霜						
	受刺激浸润区域使用皮肤保护物						
	使用透气性垫巾						
	使用尿套						
	留置导尿管						
	大便失禁者使用造口袋或收集器材						
	其他						
营养支持	合适的热量和蛋白质摄入						
	请营养师会诊						
	鼻饲						
	静脉高营养						
	监测饮食摄入和排出						
	其他						
责任护士签名							

(冯　岚　杨晓燕　郑玉荣)

第十六章 日常生活能力评估技术

日常生活能力是指人们进行衣、食、住、行、个人卫生等的基本动作和技巧,是每天必须反复进行的、最基本的动作能力。这种基本动作和技巧对腰腿痛、大手术后或特殊处置后病人来说是有难度的。

一、评估目的与意义

1. 科学、准确地评估病人日常生活依赖程度,明确病人的生活需求,制订有针对性的护理措施。
2. 按照"中国卫生行业标准(WS/T 431-2013)——护理分级"的要求,要将自理能力级别对应到护理等级中。
3. 根据评估结果制订合理、有针对性的护理措施。
4. 动态评估,提高护士对病情的掌握,为科学制订护理措施提供依据。

二、评估时机

1. 病人新入院或转入时首次评估。
2. 手术后、活动能力发生改变时评估。
3. 病情稳定时评估。
4. 病情发生变化时评估。

三、评估工具

Barthel 指数评定量表作为目前较为常用的评估日常生活能力的量表,具有评定简单、可信度及敏感度高的优点(表 4-16-1)。

表 4-16-1 Barthel 指数评定量表(分)

序号	项目	完全独立	需部分帮助	需极大帮助	完全依赖	得分
1	进食	10	5	0	0	
2	洗澡	5	0	0	0	
3	修饰	5	0	0	0	
4	穿衣	10	5	0	0	
5	控制大便	10	5	0	0	
6	控制小便	10	5	0	0	
7	如厕	10	5	0	0	
8	床椅转移	15	10	5	0	

续表

序号	项目	完全独立	需部分帮助	需极大帮助	完全依赖	得分
9	平地行走	15	10	5	0	
10	上下楼梯	10	5	0	0	
总分						
等级评定 1.总分≤40分,为全部需要他人照护,属重度依赖,对应的等级护理为特级护理或一级护理 2.总分41～60分,为大部分需要他人照护,属中度依赖,对应的等级护理为二级护理 3.总分61～99分,为少部分需要他人照护,属轻度依赖,对应的等级护理为二级护理 4.总分100分,为无须他人照护,属无须依赖,对应的等级护理为三级护理						

四、评估频次及注意事项

1. 更改护理等级前需评估一次。
2. 手术后、病人起床活动、病情发生变化、病情稳定后等,随时评估。
3. 住院时间较长病人一周评估一次。
4. 评分应客观、准确。
5. 如病人不能配合,可通过了解病情的家属或医护人员的观察评定。
6. 日常生活能力受年龄、情绪等多方面影响,制订护理措施时应结合实际情况。

(冯 岚 郑玉荣 杨晓燕)

第十七章　深静脉血栓风险评估技术

深静脉血栓（deep venous thrombosis，DVT）是指静脉管腔内由于各种原因形成血凝块。下肢深静脉血栓形成的典型临床表现通常是单侧下肢（左下肢多见）出现肿胀、疼痛，但是血栓形成早期可以没有明显症状，这是静脉血栓容易被忽略的原因之一。脊柱外科下肢深静脉血栓形成的诊治重在预防，而应用科学、有效的血栓相关评估工具对在院病人进行及时而准确的危险因素评估，不仅能降低 DVT 发生率、减少医疗资源浪费、减轻病人负担，同时为建立健全临床 DVT 护理预防与管理提供依据，对于改善 DVT 预防现状、提升医护人员预防干预效果具有十分重要的意义。

一、评估目的与意义

1. 对病人进行全面评估和有效分层，筛选中高危病人给予针对性的预防措施。
2. 帮助病人及家属了解病情，相信安全和正确的预防及护理，提高配合依从性。
3. DVT 风险评估技术为制订 DVT 预防方案和评估预防疗效提供客观依据。
4. 早期预防、持续监控、适时调整，有效减少 DVT 的发生和进一步损害，提高病人生活质量。

二、评估时机

（一）监控评估

1. 新入院或转入时首次评估。
2. 手术后返回病房时评估。
3. 评分≥15 分根据活动内容的改变及时评估。
4. 预防干预后评估。

（二）撤销评估

1. 术后一周内能下床活动者。
2. 评分≤9 分，病情稳定、能下床活动者。

三、评估工具

Autar 血栓风险评估量表，1996 年由英国学者 Ricky Autar 设计。此量表包含 7 个子模块——年龄、体重指数、活动度、高危疾病、手术方式、创伤风险及特殊风险，每个危险因素的评分范围为 1～7 分。具体评分标准见下表（表 4-17-1）

表 4-17-1　Autar 血栓风险评估量表

评估项目		分值
年龄（岁）	10～30	0
	31～40	1
	41～50	2
	51～60	3
	61～70	4
	70 以上	5
体重指数（BMI，kg/m²）	低体重<18	0
	平均体重 18.5～22.9	1
	超重 23.0～24.9	2
	肥胖 25.0～29.9	3
	过度肥胖≥30	4
活动	自由活动	0
	可自行使用助行工具	1
	需他人协助	2
	需借助轮椅	3
	绝对卧床	4
创伤（术前评估项）	头部受伤	1
	胸部受伤	1
	脊柱受伤	2
	骨盆受伤	3
	下肢受伤	4
高危疾病	溃疡性结肠炎	1
	红细胞增多症	2
	静脉曲张	3
	慢性心脏病	3
	急性心肌梗死	4
	恶性肿瘤	5
手术（只选一个合适的手术）	小手术<30min	1
	择期大手术	2
	急诊/胸部/腹部/泌尿系统/神经系统/妇科/骨科（腰部以上）手术	3
	骨科（腰部以下）手术	4
特殊风险	口服避孕药 20～35 岁	1
	口服避孕药 35 岁以上	2
	激素治疗	2
	妊娠期/产褥期	3
	血栓形成	4
总分		

风险等级评定：无危险≤6 分
　　　　　　　低危 7～10 分
　　　　　　　中危 11～14 分
　　　　　　　高危≥15 分

四、评估频次及注意事项

1. 高危病人（≥15分）至少每3天评估1次。
2. 中危病人（10~14分）至少每周评估1次。
3. 对手术情况进行评估时，只能选择一种合适的手术方式。
4. 评估时应客观、准确。

五、DVT风险评估量表

每次评估时，都应客观地在DVT风险评估量表（Autar）（表4-17-2）上及时记录评分时间、评分分值和所采取措施，并切实记录预防措施的落实情况，出院时进行转归评价，由责任护士签名确认。

表4-17-2 DVT风险评估量表（Autar）

一、病人信息						
姓名：_____ 性别：_____ 年龄：_____ 床号：_____ 住院号/ID：_____						
诊断：_____ 手术部位：_____						

二、DVT风险评估表得分
评估日期
DVT风险评估得分

三、预防措施落实情况					
预防措施	落实（√）	落实日期	护士签名	停止日期	护士签名
抬高下肢20°~30°					
每2h轴向翻身					
指导病人主动或被动运动					
尽早下床活动					
避免同一部位反复静脉穿刺					
使用弹力袜或弹力绷带					
气压治疗					
遵医嘱药物干预					
饮食：低脂、清淡饮食宣教					
戒烟戒酒					
其他：_____					

四、监控情况			建议		护士长/高级责任护士签名
监控日期	病人目前评估分值	监控情况	继续监控	撤销	

五、转归评价			
出院日期	发生（写明日期、部位）	未发生（√）	责任护士签名

（冯 岚 郑明辉 邹 琳）

第十八章 焦虑/抑郁评估技术

焦虑与抑郁是一种负性情绪，是常见的躯体疾病所致的异常心理反应，影响着躯体疾病的临床康复和预后。有研究显示，焦虑抑郁症也会导致病人免疫功能的降低，前列腺素 E_2 值逐渐上升，血清蛋白水平不断升高，而自然杀伤（NK）细胞活性会不断减弱，导致病人躯体引发各种"躯体疾病"症状，即焦虑抑郁，在提高病人躯体疾病发生率的同时，也会对病人躯体疾病预后产生更严重的影响。此外，焦虑抑郁病人的临床表现并不只是心理障碍，多数病人还会伴有头痛、头晕、失眠、腹痛、经期紊乱、肢体瘫软无力、心悸、胸口闷、腹胀等，这多是由抑郁焦虑症导致。随着医学模式的转变，躯体疾病伴有焦虑、抑郁症状的现象已引起医学心理学界的广泛关注及病人自身的重视。为了更好地了解和重视病人的心理问题，采取合适的心理护理方法，我们需要对住院病人进行筛查。

在临床中，常用的是综合医院焦虑抑郁自评量表（the hospital anxiety and depression scale，HADS），是由 Zigmond AS 和 Snaith RP 于 1983 年创制的，主要应用于综合医院病人中焦虑和抑郁情绪的筛查，已经被翻译成多国语言在使用，具有良好的信效度。

一、评估目的与意义

1. 快速筛查病人的焦虑和抑郁情绪。
2. 焦虑/抑郁评估为预防、治疗和干预提供依据。
3. 除病人焦虑与抑郁负性情绪外，促进病人早期康复和提高生活质量。

二、评估时机

1. 病人新入院时进行首次评估。
2. 术后第一天进行评估。
3. 出院前进行评估。
4. 发现病人有不良情绪表现时，随时评估。

三、评估工具

笔者单位常用的是综合医院焦虑抑郁自评量表（HADS）（表 4-18-1）。

表 4-18-1 综合性医院焦虑抑郁自评量表

姓名		床号		性别	
科室		住院号		年龄	
项目		评分		评估日期及得分	
第一部分 综合性医院焦虑情绪测定题					
1. 我感到紧张（或痛苦）	3-几乎所有时候 2-大多数时候 1-有时 0-根本没有				

续表

第一部分	综合性医院焦虑情绪测定题			
2. 我感到有点害怕,好像预感到有什么可怕的事情要发生	3-非常肯定和十分严重 2-是的,不太严重 1-有一点,但并不使我苦恼 0-根本没有			
3. 我的心中充满烦恼	3-大多数时间 2-经常如此 1-有时,但并不经常 0-偶然如此			
4. 我能够安闲而轻松地坐着	0-肯定 1-经常 2-并不经常 3-根本没有			
5. 感到一种令人发抖的恐惧	3-非常经常 2-很经常 1-有时 0-根本没有			
6. 我有点坐立不安,好像感到非要活动不可	3-确实非常多 2-时常 1-并非经常 0-根本没有			
7. 我感到有点害怕,好像某个内脏器官变坏了	0-根本没有 1-有时 2-很经常 3-非常经常			
第二部分	综合性医院抑郁情绪测定题			
8. 我对以往感兴趣的事情还是有兴趣	0-肯定一样 1-不像以前那样多 2-只有一点儿 3-基本上没有了			
9. 我能够哈哈大笑,并看到事物好的一面	0-经常这样 1-现在已经不太这样了 2-现在肯定是不太多了 3-根本没有			
10. 我感到愉快	3-根本没有 2-并不经常 1-有时 0-偶然如此			
11. 我对自己的外表(打扮自己)失去兴趣	3-肯定 2-经常 1-有时 0-根本没有			

	第二部分　综合性医院抑郁情绪测定题				
12. 我怀着愉快的心情憧憬未来	0-差不多是这样做的 1-并不完全是这样做的 2-很少这样做 3-几乎从来不这样做				
13. 我能欣赏一本好书或一段好的广播或电视节目	0-经常如此 1-有时 2-并非经常 3-很少				
14. 我好像感到情绪在渐渐低落	3-几乎所有的时间 2-很经常 1-有时 0-根本没有				
总　　分					
评估护士签名					

评定方法：

1. HADS 量表给出了两套测定题，测定个体最近 1 个月的感受，包括 14 项条目，可分别评定焦虑和抑郁的状况。其中第一部分代表焦虑项目（1～7 条目），第二部分代表抑郁项目（8～14 条目），每个项目分四级评分。将两套项目分别叠加即得出各自的总分。

2. 结果判定　总分 0～7 分代表正常；

总分 8～10 分表示轻度抑郁/焦虑；

总分 11～14 分表示中度抑郁/焦虑；

总分 15～21 分表示严重抑郁/焦虑。

四、评估频次及注意事项

1. 该量表以自评方式完成测评，用于综合性医院病人的焦虑和抑郁情绪的筛查，不作为诊断量表，不适合其他人群。

2. 测评最近 1 个月的情况。

3. 测评时，注意用语，避免提及"焦虑""抑郁"等词语。

（冯　岚　钟可琪　钟金峻）

第十九章 营养风险筛查技术

人体的营养状态会影响人的行为、健康、成长发育及疾病抵抗力。欧洲肠外肠内营养学会对营养风险的定义是指"现存的或潜在的营养和代谢状况所导致的疾病或手术后出现相关的临床结局的机会"。美国营养师协会指出"营养风险筛查是发现病人是否存在营养问题和是否需要进一步进行全面营养评估的过程"。临床实践过程中可通过对病人进行营养风险筛查,快速甄别高风险人群,给予个性化的营养支持方案,改善病人的诊疗结局。

一、营养风险筛查的目的与意义

1. 全面、快速地筛查营养高风险人群。
2. 甄别营养高风险人群,提出合理的营养支持,提高手术安全。
3. 营养风险筛查为调整营养支持方案及疗效评价提供客观依据。
4. 改善临床结局,加速康复。
5. 预测营养因素导致个体结局出现好或坏的可能性。
6. 预测营养支持是否改善个体治疗结局。

二、筛查时机

1. 病人入院时即进行首次评估。
2. 病人手术后进行评估。
3. 发生病情变化时。
4. 病人需要禁食前、后进行评估。
5. 接受营养治疗前、后进行评估。

三、筛查工具

(一)NRS-2002营养风险筛查量表

临床上常采用NRS-2002营养风险筛查量表(表4-19-1)。该量表具有循证基础,相对简单易用,在国内被大部分医疗机构所采用。

表 4-19-1　NRS-2002 营养风险筛查量表

一、病人资料							
姓　名		性别		年龄		住院号	
诊　断							
身高(cm)		体重(kg)		BMI指数(kg/m^2)		蛋白质(g/L)	
手术日期					评估日期		

续表

二、疾病状态		
疾病状态	分数	若"是"请打"√"
◆ 骨盆骨折或者慢性病病人，合并有以下疾病：肝硬化、慢性阻塞性肺病、血液透析、糖尿病、肿瘤	1	
◆ 腹部重大手术、脑卒中、重症肺炎、血液系统肿瘤	2	
◆ 颅脑损伤、骨髓移植、重症监护病人	3	
合计		
三、营养状态		
营养状况指标（单选）	分数	若"是"请打"√"
◆ 正常营养状态	0	
◆ 3个月内，体重减轻>5% ◆ 最近1个星期进食量（与正常饮食量相比）减少20%～50%	1	
◆ 2个月内，体重减轻>5% ◆ BMI为 18.5～20.5kg/m^2 ◆ 最近1周进食量（与正常饮食量相比）减少50%～75%	2	
◆ 1个月内，体重减轻>5%或3个月内减轻>15% ◆ BMI<18.5kg/m^2（或人血清白蛋白<35g/L） ◆ 最近1周进食量（与正常饮食量相比）减少70%～100%	3	
合计		
四、年龄		
年龄≥70岁	1	
五、营养风险筛查评估结果		
营养风险筛查总分	0～7分	
六、处理		
□ 总分≥3分，病人有营养风险，需要营养支持，结合临床，制订营养计划 □ 总分<3分，每周重新评估其营养状况。若病人将接受重大手术，要考虑进行预防性营养支持计划		

（二）人体测量

1. 身高测量　身高是反映生长发育和机体营养状况的基本指标，对青少年、儿童营养评价有重要的意义。

（1）测量时间：建议选择上午10时左右。

（2）测量方法：测量器具采用专用身高计或身高体重计，测量时应脱去鞋帽，取立正姿势，背靠身高计目视前方，两臂自然下垂，使枕骨、肩胛骨中部、臀部及足跟等每个部分紧靠测量计，用测量板贴紧头顶读数记录。

2. 体重测量　体重是常测的反映人体一段时期内营养状况的综合指标之一，是营养评价中最简单、直接和可靠的指标。

（1）测量时间：建议选择清晨空腹时。

（2）测量方法：要求使用校正准确的体重秤，被测量者排空大小便，脱去帽、鞋、袜、只穿病号服,然后站立于体重秤中间,准确读数并记录。

3. 体重指数(BMI)法 是当前公认的评价人体营养状况与肥胖程度的常用方法。公式:BMI=体重(kg)/身高^2(m^2)。正常范围:BMI 18.5~23.9kg/m^2;消瘦:BMI<18.5kg/m^2;超重:BMI 24~27.9kg/m^2,肥胖:BMI≥28kg/m^2。

4. 上臂围(MAC) 实际上是上臂肌、肱骨和皮下脂肪所形成的周长,是间接反映热量的指标。

(1)测量方法:被测者上臂自然下垂,用卷尺测定上臂中点处的周长。

(2)正常参考值可随年龄变化,一般成年男性(26.4±3.05)cm、女性(25.6±3.32)cm。

5. 小腿围(CC) 又称为小腿最大围,是小腿腓肠肌最膨隆部位的小腿水平围度,反映小腿部肌肉的发育状况。测量方法:被测者两足分开同肩宽,自然站立,测试者将卷尺绕腓肠肌最粗处进行测量。注意卷尺应与小腿中轴相垂直。

(三)生化和实验室检查

营养生化指标检测,是通过实验室对人体的血、尿、粪便、毛发等生物样品进行分析测定,从而了解人体营养素的含量,以及与营养代谢密切相关的代谢产物和酶活性的变化(表4-19-2)。

表4-19-2 营养筛查相关生化检验指标

检查项目	参考值	半衰期	意义
人血清白蛋白	35~55g/L	18~20天	在血液中含量极高,是评价营养状况常用指标,明显降低时通常导致感染发生率和死亡率增高,是反映慢性蛋白质缺乏的良好指标
前白蛋白	200~500mg/L	2~3天	对营养状况变化敏感,是判别蛋白质营养不良的良好指标
转铁蛋白	2~4g/L	8~9天	为血浆中主要的含铁蛋白质,反映人体近期的营养状况及改变
血红蛋白	男:≥130g/L 女:≥120g/L	—	是诊断缺铁性贫血的常规项目
淋巴总细胞计数	(2.0~4.0)×10^9/L	—	是评定免疫功能的简易方法,细胞免疫与营养相关,可间接评价营养不良

四、筛查频次及注意事项

1. 病人入院进行首次风险筛查,如总分≥3分,病人有营养风险,需要营养支持,结合临床,制订营养治疗计划;总分<3分,则每周进行营养状况的评估。

2. 根据病情、特殊处置等变化,随时评估。

3. 病人首次评估为无营养风险的,每周评估一次。

4. 在NRS-2002营养风险筛查量表中"疾病状态"一栏内,慢性病中如果与罗列疾病相同的,就在相应栏目打钩。如果不同的,则向表中所罗列的诊断靠拢,并参考以下标准,依照调查者的理解进行评分。

(1)1分:慢性疾病病人,因出现并发症而住院治疗。病人虚弱但不需要卧床。蛋白质需要量略有增加,但可通过口服补充来弥补。

(2)2分:病人需要卧床,如腹部大手术后,蛋白质需要量相应增加,但大多数人仍可通过肠外或肠内营养支持得到恢复。

（3）3分：病人在加强病房中依赖机械通气支持，蛋白质需要量增加而且不能被肠外或肠内营养支持所弥补。但是，通过肠外或肠内营养支持可使蛋白质分解和氮丢失明显减少。

5. 1周内进食量是否减少　询问近1周进食量的变化，是减少1/4、1/2还是3/4以上。

6. 适用对象　18～90岁，住院1天以上，次日8：00前不准备手术者，神志清者。

7. 体重和进食量的变化，均因疾病原因导致的，非主观因素。

8. 在NRS-2002营养风险筛查量表"营养状态"栏内，每个等级的内容为三选一，只要一项满足条件，即可判断分值。

五、营养支持护理措施单（表4-19-3）

表4-19-3　营养支持护理措施单

护理措施	日期与时间			
1. 根据营养风险筛查情况制订营养护理计划				
2. 改善就餐环境				
3. 纠正老年人不合理的饮食习惯				
4. 加强对老年人的饮食心理护理				
5. 鼓励并协助病人进食				
6. 鼓励病人适当锻炼				
7. 对病人及主要照顾者进行营养教育				
8. 预防药物性营养不良				
9. 与营养师和病人商量制订个性化的食谱				
10. 肠内营养（滴注法/鼻饲法）				
11. 肠外营养				
12. 安排专科护士会诊				
责任护士签名				
审核者签名				

（冯　岚　钟可琪　陶惠琴）

第二十章 吞咽功能评估技术

吞咽障碍（dysphagia）是一种常见的临床症状，指由多种原因引起的吞咽时出现不同部位的咽下困难。吞咽障碍可影响摄食及营养吸收，如果食物误吸入气管可导致吸入性肺炎，重者危及生命。根据吞咽障碍的分类，神经性疾病病人和结构性疾病病人都是吞咽障碍评估的潜在对象；而在脊柱疾病中，颈部手术和颈椎骨质增生就是伴发吞咽障碍症状的结构性病变之一。在诊断和治疗过程中，临床评估是第一步，也是重要的一步，它能够描述和解释症状，较全面地检查口腔的感觉与运动功能，有助于更进一步明确诊断。吞咽功能评估相对于仪器检查来说，程序简便，涉及的人员较少，费用也相对低廉。

一、评估目的与意义

1. 筛查是否存在吞咽障碍。
2. 提供吞咽障碍的解剖和生理学依据。
3. 确定病人有关误吸的危险因素，预防误吸的发生。
4. 明确是否需要改变营养方式，以改善营养状态。
5. 该评估为进一步检查和治疗提供依据。
6. 该评估为吞咽障碍和康复机制的深入研究提供客观的检查评估依据。

二、评估时机

1. 入院时首次筛查。
2. 行颈椎前路手术后病人第一次进食时评估。
3. 病人主诉食物从口中洒落或咽不下、有吞咽呛咳或作呕等症状时评估。
4. 气管切开堵管后评估。
5. 在所有涉及通过咽喉部进食的其他诊断性检查之前进行评估。

三、评估工具

（一）标准吞咽功能评价量表

标准吞咽功能评价量表（standardized swallowing assessment，SSA）是由 Ellul 等于 1996 年首先报道，经科学设计专门用于评定病人的吞咽功能。其分为三个部分（表 4-20-1）

1. 临床检查　包括意识、头与躯干的控制、呼吸、唇的闭合、软腭运动、喉功能、咽反射和自主咳嗽，总分 8～23 分。
2. 让病人吞咽 5ml 水 3 次，观察有无喉运动、重复吞咽、吞咽时喘鸣及吞咽后喉功能等情况，总分 5～11 分。
3. 如上述无异常，让病人吞咽 60ml 水，观察吞咽需要的时间、有无咳嗽等，总分 5～

12 分。

4. 评价量表使用说明　在评定过程中出现任意 1 项异常，即终止检查，后续项目的评分均以最高分计算。该量表的最低分为 18 分，最高分为 46 分，分数越高，说明吞咽功能越差。

5. 误吸风险分级划分标准
- 总分≤18 分，误吸风险Ⅰ级。
- 总分 19～25 分，误吸风险Ⅱ级。
- 总分 26～31 分，误吸风险Ⅲ级。
- 总分 32～46 分，误吸风险Ⅳ级。

表 4-20-1　标准吞咽功能评价量表（SSA）

床号		姓名		年龄		诊断	
第一步：初步评价							
意识水平 || 1=清醒 2=嗜睡，可唤醒并做出言语应答 3=呼唤有反应，但闭目不语 4=仅对疼痛刺激有反应						
头部和躯干部控制 || 1=能正常维持坐位平衡 2=能正常维持坐位平衡但不能持久 3=不能维持坐位平衡但能部分控制头部平衡 4=不能控制头部平衡						
唇控制（唇闭合） || 1=正常　2=异常						
呼吸方式 || 1=正常　2=异常						
软腭运动 || 1=对称　2=不对称　3=减弱或缺乏						
咽反射 || 1=存在　2=缺乏						
喉功能（发[a]、发[i]音） || 1=正常　2=减弱　3=消失						
自主咳嗽 || 1=正常　2=减弱　3=缺乏						
小计 ||						
第二步：饮一匙水（量约 5ml），重复 3 次							
口角流水 || 1=无或 1 次　2≥1 次						
吞咽时有喉部运动 || 1=有　2=没有						
吞咽时有重复喉部运动 || 1=无或 1 次　2≥1 次						
吞咽时有咳嗽 || 1=无或 1 次　2≥1 次						
吞咽时喘鸣 || 1=没有　2=有						
吞咽后声音质量 || 1=正常　2=减弱或声音嘶哑　3=不能发音						
小计 ||						
第三步：饮一杯水（量约 60ml）；如第二步≥2 次，吞咽均正常才能进行第三步							
能够全部饮完 || 1=是　2=否						
吞咽中或结束时咳嗽 || 1=无　2=有						
吞咽时或完毕哽咽 || 1=无　2=有						
吞咽后声音质量 || 1=正常　2=减弱或声音嘶哑　3=不能发音						
误吸 || 1=无　2=可能有　3=有						
小计 ||						
总分 ||						

(二)洼田饮水试验

洼田饮水试验是由日本人洼田俊夫在1982年提出,主要通过饮水来筛查病人有无吞咽障碍及其程度,敏感度为42%~92%,特异度为9%~91%。该试验不但可以观察到病人饮水的情况,而且可以作为能否进行吞咽造影检查的筛选标准。

1. 要求 首先评估病人的意识水平,观察姿势控制程度。如果病人可主动配合并能在支持下保持直立位或坐位,需要在确定病人无严重的呼吸困难,痰量少且可通过咳嗽排出,吞咽反射存在的情况下才可进行。

2. 方法 让病人单次喝下两三匙羹水,如无问题,嘱病人取坐位,让病人一次性喝下30ml温水,然后观察和记录饮水时间、有无呛咳、饮水状况等。饮水状况的观察包括啜饮、含饮,水从嘴唇流出、边饮边呛、小心翼翼地喝、饮水后声音变化、病人反应、听诊情况等。

3. 分级评价标准
Ⅰ级:可一次喝完,无呛咳。
Ⅱ级:分两次以上喝完,无呛咳。
Ⅲ级:能一次喝完,但有呛咳。
Ⅳ级:分两次以上喝完,且有呛咳。
Ⅴ级:经常呛住,难以全部喝完。

4. 诊断标准
正常:在5s内喝完,分级在Ⅰ级。
可疑:饮水喝完时间超过5s以上,分级在Ⅰ或Ⅱ级。
异常:分级在Ⅲ、Ⅳ、Ⅴ级。用羹匙饮用,连续两次均呛住属异常。

四、评估频次及注意事项

1. 吞咽功能评估用于颈椎前路手术,应该在病人入院时首次进行评估,评估其吞咽功能。手术后第一次进食时进行第二次评估,评估其吞咽功能的恢复情况和判断有无食管瘘的情况。

2. 病人出现吞咽障碍的症状和有相关性的病情变化时随时评估。

3. 进行饮水试验前,需要先进行临床评估,询问病史及病情,判断病人的意识和配合度,能否保持头部抬高的姿势。

4. 重视心理护理,做好解释工作,向病人讲解吞咽功能筛查的重要性及注意事项,取得病人的参与与配合。

5. 经筛查判断病人可以经口进食后,还需要观察病人一次或更多次经口进食过程。了解病人的实际吞咽功能。

五、护理措施单(表4-20-2)

表4-20-2 护理措施单

护理措施	日期与时间		
1. 与营养师和病人协商制订病人的营养食谱			
2. 采用鼻饲的方法			
3. 提供舒适的进食环境			
4. 鼓励并协助病人进食			
5. 进食后,协助漱口或施行口腔护理			
6. 进行基础训练(口面部肌群运动、舌体运动、下颌骨张合运动、口吞咽训练)			
7. 进行摄食训练			
8. 对病人及主要照顾者进行饮食健康教育			
9. 加强心理护理			
10. 安排专科护士会诊			
责任护士签名			
审核者签名			

(冯 岚 钟可琪 钟金峻)

第五篇

脊柱外科常用专科技术

第二十一章 牵引术

第一节 枕颌带牵引术

一、目的

颈部制动、固定牵拉使肌肉松弛，促进骨折或脱位复位，促进肿胀或水肿的吸收，改善颈椎间关节位置而减轻疼痛。

二、适应证

枕颌带牵引术适用于轻度颈椎骨折或脱位、颈椎间盘突出症及根性颈椎病等。

三、禁忌证

1. 严重心肺疾病及全身衰弱的病人。
2. 严重骨质疏松、椎动脉狭窄病人。
3. 头面部骨折、下颌骨开放性骨折者。
4. 下颌及枕部皮肤有伤口、感染等病人。
5. 高龄病人、颈椎后纵韧带骨化症等病人选用牵引时应慎重。

四、物品准备

物品包括牵引床、枕颌带、牵引绳、挂钩式牵引架、固定绳、牵引锤、枕垫等。

五、操作方法

1. 确定病人头部的位置，一般头顶距床头位置为 25cm 左右。
2. 将挂钩式牵引架钩挂于床头中央，并用固定绳固定。
3. 调整牵引绳长度，使牵引锤距地面 20～60cm。过低则牵引过程中易与地面接触而失去作用，过高则有可能撞击床头等物品。
4. 将枕垫放置在预定位置，让病人平卧使其垫在病人的颈部及枕部，调整枕垫外形使之符合牵引角度。
5. 根据牵引角度调整牵引滑轮的高度，将床头抬高 15～30cm。
6. 打开枕颌牵引带两带间的连接尼龙扣，从病人头顶套至枕颌部后方持住后枕部，主要力点位于下颌颏部，扣搭尼龙扣松紧适度。
7. 连接牵引弓及牵引绳，放置牵引锤时动作要轻柔，重量 2～3kg。
8. 检查牵引力线是否与病人纵轴一致，角度是否符合要求，枕垫是否与牵引角度一致，否则做必要调整并记录时间（图 5-21-1）。

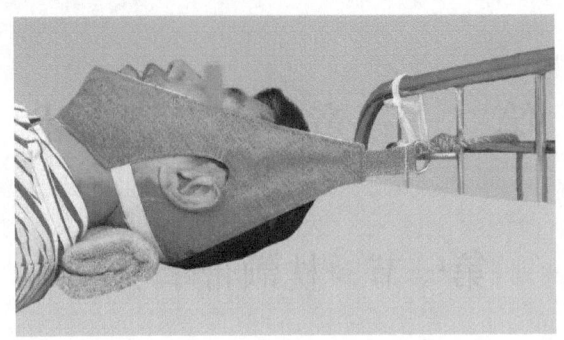

图 5-21-1　枕颌带牵引

六、注意事项

1. 枕颌带牵引时头部制动，防止枕颌带下滑压迫气管引起窒息。
2. 将床头抬高 15～30cm，利用重力与牵引方向相反作用力对抗牵引。
3. 不能随意增减牵引重量，若牵引重量太大则可导致过度牵引使骨折发生分离移位；若牵引力太小则不能达到复位和固定的目的而导致骨折畸形愈合。
4. 不能在牵引装置上放物体，加长牵引绳可使牵引的重锤贴地引起牵引重量减少而影响牵引效果，故应保持牵引锤悬空不倚靠任何物体。
5. 注意牵引绳不能脱离滑轮的滑槽，否则可因增大牵引绳与滑轮间的摩擦力而减小牵引力。
6. 牵引过程中病人改变体位时应保持牵引方向正确，不得使牵引绳扭曲。翻身时应保持头与躯干一致轴向翻身。

七、观察要点

1. 观察病人是否有不良反应，如头晕、恶心、心悸、疼痛加重、肢体麻木等症状，尤其是牵引初期。若出现以上情况，应检查牵引力线、角度、枕垫、牵引带松紧等，针对性地解决问题，否则应暂时放松牵引，报告医生。
2. 观察牵引的姿势、位置及牵引重量是否因病人不经意而改变。
3. 观察枕颌带是否移位，如下滑压迫气管可引起呼吸梗阻；压迫颈动脉窦引起反射性心搏骤停；受力点移位可引起皮肤的压力性损伤等，尤其是年迈、反应迟钝、呼吸功能不全、全身状态虚弱病人及牵引时睡觉者，应重点观察。
4. 对于长期牵引者应注意局部皮肤是否出现应激性炎症，特别注意枕颌带是否会压迫双侧耳朵造成耳根部疼痛，如出现疼痛可在局部加棉纱垫缓解压力或做其他相应处理。

第二节　颅骨牵引术

一、目的

利用外界的牵引力和对抗牵引力的作用使骨折或脱位的颈椎复位、固定、恢复生理曲度、保持稳定防止脊髓进一步损伤。

二、适应证

颅骨牵引术适用于颈椎骨折脱位特别是骨折脱位伴有脊髓损伤者。

三、禁忌证

头颅处有炎症或开放性创伤污染严重者；颅骨牵引处有骨病者；严重骨质疏松者；存在强直性脊柱炎或腰椎骨折者。

四、物品准备

物品包括沙袋、记号笔、安尔碘、1%普鲁卡因（或利多卡因）、棉签、刀片、钻孔器、牵引弓、牵引绳、滑轮、绷带、枕垫、牵引锤、纱布等。

五、操作步骤

1. 病人剃除头发，取仰卧位，颈部两侧用沙袋固定。
2. 用记号笔在两侧乳突之间画一条冠状线，再沿鼻尖到枕外粗隆画一条矢状线。
3. 将颅骨牵引弓的交叉部支点对准两线的交点，两端钩尖放在横线上，充分撑开牵引弓，钩尖所在的横线上的落点做切口标记。
4. 用安尔碘常规消毒皮肤，1%普鲁卡因（或利多卡因）在标记点处进行局部浸润麻醉，在两标记点各做一个小切口直至骨膜并略做剥离。
5. 用钻孔器在标记点钻孔。钻孔后安装颅骨牵引弓并拧紧牵引弓上的两个对应的螺栓，固定防止松脱。
6. 牵引绳系结通过床头滑轮进行牵引，绷带固定滑轮。床头抬高20~30cm作为反牵引。
7. 牵引重量要根据颈椎骨折和脱位情况及病人体重决定，一般为6~8kg（图5-21-2）。

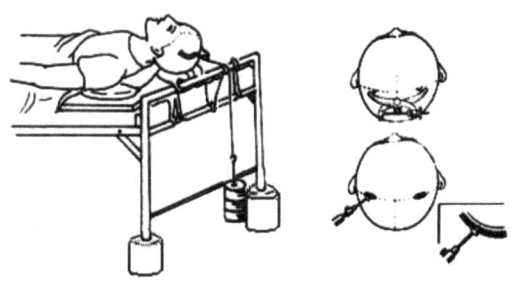

图 5-21-2　颅骨牵引示意图

六、注意事项

1. 钻孔时应使钻头方向与牵引弓钩尖方向保持一致，仅钻入颅骨外板（成人约为4mm，小儿约为3mm）。
2. 如伴小关节交锁者重量可加至12.5~15kg，同时将头稍呈屈曲位以利复位。抬高床头加强对抗牵引。

3. 如证明颈椎骨折、脱位已复位应立即在颈部和两肩下垫薄枕头，使头颈稍呈伸展位，同时立即减轻牵引重量改为维持性牵引。

七、观察要点

1. 病人头部制动，观察牵引角度，若病人头部转动或牵引角度改变时需及时调整。
2. 术后检查螺栓松紧，若发现松动应适当拧紧螺栓但不必拧得过紧。
3. 术后每天用 75%乙醇溶液滴或喷雾在进针口处进行消毒，避免感染。
4. 牵引过程中病人改变体位时应保持牵引方向正确，不得使牵引绳扭曲。翻身时应两人操作，一人手拉牵引弓，保持牵引力，一手提拿牵引锤；另一人帮助病人翻身，保持头颈部与躯干在同一直线轴向翻身。

第三节　头环牵引术

一、目的

通过持续牵引使软组织松弛，有利于骨折或脱位的颈椎复位、固定颈椎保持稳定，防止脊髓进一步损伤。

二、适应证

头环牵引技术是一种治疗急性脊柱损伤的理想牵引治疗方法。脊柱骨折或脱位的整复、随后的手术治疗及围手术治疗的固定均可使用此种牵引技术。

三、禁忌证

1. 头颅处有炎症或开放性创伤污染严重者。
2. 严重骨质疏松者。
3. 存在强直性脊柱炎或腰椎骨折者。

四、物品准备

物品包括木垫、安尔碘、1%普鲁卡因（或利多卡因）、棉签、牵引弓、牵引绳、滑轮、绷带、牵引锤、纱布、4只定位固定钢针、2个钻头、4个头颅钢针及不同直径的头环等。

五、操作步骤

1. 用手或用一个木制枕头将病人的头颈垫好固定。4个头颅针部位的头发要剪整齐，铺单、皮肤消毒。
2. 头颅钢针的位置在眼眉外1/3的上方1cm处和耳上1cm近乳突处。
3. 选择一个合适的灭菌头环套于头颅使其周围距离头部约为1.5cm，用4只固定钢针固定。
4. 头环套于头颅的位置恰好是选择钻孔为头颅钢针固定的位置，并用4个头环钢针固定。

5. 将全部头颅钢针钻孔部位均进行局部麻醉等待 3~5min 即可行头颅钢针固定。

6. 不需行皮肤切口,将螺丝颅骨钢针经头环钻孔钻进头皮及颅骨外板。

7. 在 4 个颅骨钢针上用同样的压力拧紧固定,用头环牵引弓系绳经过滑轮进行牵引同时将床头抬高(图 5-21-3)。

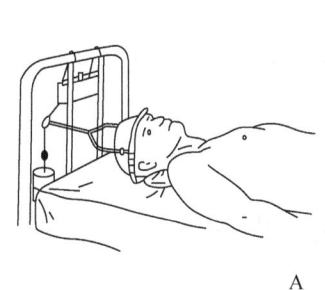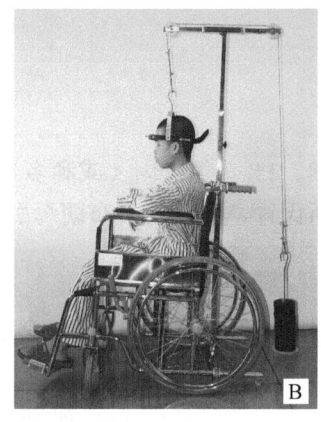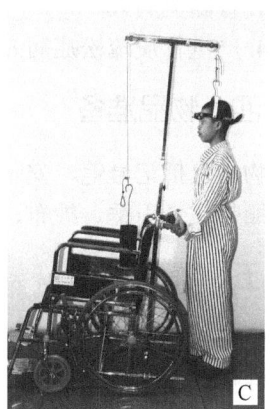

图 5-21-3 头环牵引
A. 卧位;B. 坐位;C. 站立位

六、注意事项

1. 头环四周应与头颅的位置尽量保持一致,否则牵引时力量不均匀可能导致牵引效果不理想甚至加重损伤。

2. 颅骨钢针进入皮肤处滴 75%乙醇溶液消毒以防感染。

七、观察要点

1. 拍摄颅骨 X 线检查以保证颅骨钢针不进入颅骨内板。

2. 术后检查颅骨钢针松紧,适当拧紧颅骨钢针但不必拧得过紧。若颅骨钢针发生松动或钻得过深可更换颅骨钢针位置。

3. 使用头环牵引可以进行复位,但如果病人在牵引过程中出现肌肉痉挛、不正常运动或不对称的眼球运动则是发生过度牵引的危象,须立即处理。

第四节 胫骨结节牵引术

一、目的

通过牵引使骨折移位复位、纠正畸形、固定骨折肢体、缓解疼痛、促进骨折愈合。

二、适应证

胫骨结节牵引术适用于有移位股骨及骨盆环骨折、髋关节中心脱位及陈旧性髋关节脱位等病人。

三、禁忌证

1. 局部开放性骨折污染严重者。
2. 软组织感染病人。
3. 骨髓炎病人。
4. 严重骨质疏松症病人。

四、物品准备

物品包括记号笔、安尔碘、1%普鲁卡因（或利多卡因）、棉签、牵引弓、牵引绳、滑轮、绷带、牵引锤、纱布、斯氏针、克氏针、布朗牵引架等。

五、操作步骤

1. 将伤肢放在布朗牵引支架上，助手用手牵引踝部固定伤肢，以减少病人痛苦，防止继发性损伤。

2. 自胫骨结节向下 1cm 内画一条与胫骨结节纵轴垂直的横线，在纵轴两侧各 3cm 左右处画两条与纵轴平行的纵线，与横线相交的两点即为斯氏针进针点。

3. 常规消毒皮肤，铺孔巾，局部麻醉后，从大腿外侧标记点刺入克氏针直至胫骨，一手持针保持水平位并与胫骨垂直锤击针尾，使克氏针穿出内侧皮肤标记点，使两侧牵引针外部分等长。

4. 将进针处凹陷的皮肤拉平，安装牵引弓，在牵引架上牵引。小腿及足部用胶布辅助牵引防止肢体旋转或足下垂。

5. 将床尾抬高 20~25cm 以做反牵引。牵引所用的总重量应根据病人的体重和损伤情况来决定，如骨盆骨折、股骨骨折和髋关节脱位的牵引总重量成人一般按照体重的 1/7 或 1/8 计算，年老体弱者、肌肉损伤过多或有病理性骨折者可用体重的 1/9 计算（图 5-21-4）。

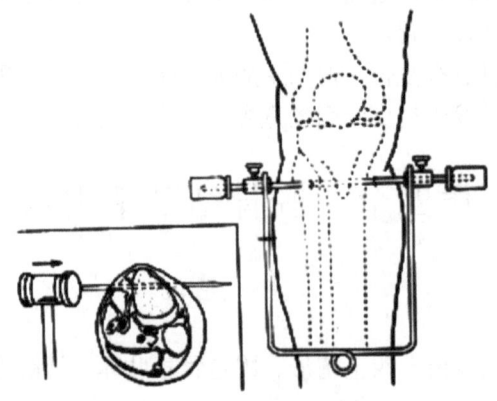

图 5-21-4 胫骨结节牵引示意图

六、注意事项

1. 老年人骨质疏松标记点要向下移一点，以免打针时引起撕脱性骨折。
2. 青壮年人骨质坚硬标记点要向上移一点，以免打针时引起劈裂骨折。
3. 儿童应改用克氏针牵引。
4. 进针应从外侧标记点向内侧进针，防止损伤腓总神经。

七、观察要点

1. 术后两周内每天要测量伤肢的长度以便随时根据检查及结果及时调整牵引重量。
2. 术后每天在进针口处滴75%乙醇溶液消毒避免感染。
3. 检查伤肢远端的运动、感觉及血供情况。
4. 维持有效牵引。

（申　星　冯　岚）

第二十二章 Halo-Vest 外固定架固定技术

Halo-Vest 外固定架又称为头环脊柱背心，于 1959 年由 Perry 和 Nickel 首先应用于临床，目前在国内外已广泛应用于临床治疗。Halo-Vest 外固定架包括头环、可调连接装置和背心三部分，通过连接装置将头环与背心连接，达到头颈部固定的作用。

一、适应证

1. 各种颈椎不稳定型骨折和脱位的牵引固定治疗病人。
2. 各种颈椎不稳定损伤的前后路减压植骨或内固定术后的固定治疗病人。
3. 个别颈椎疾病的辅助治疗或术后固定治疗病人。
4. 颈椎损伤，但全身情况差，不能耐受手术者。

二、物品准备

Halo-Vest 外固定架有大、中、小 3 种规格，术前应根据病人的个人情况选择合适大小的外固定架，按胸围选择背心，头环选择标准为头环内缘距头皮平均距离 1.0～1.5cm。

三、操作方法

1. 头环和颅钉常规消毒用安尔碘浸泡。
2. 病人剃除头发，仰卧于检查床上，头置于床缘外，头托支撑（或病人取坐位）维持复位保持颈椎稳定。
3. 颅钉进钉点定位　前部两个颅钉固定在眼眶中外 1/3 处上方 1cm，后部两个颅钉应固定在耳尖上方 1cm，标记后局部消毒、麻醉。
4. 头环固定　助手扶持头环保持其位于病人头部眉弓和耳尖上方 1cm，头环左右距头皮距离相等，依次将颅钉旋入螺孔，先徒手拧紧颅钉至颅骨外板，使钉尖刺入颅骨外板，检查颅钉松紧，再将头环外侧螺栓拧紧固定颅钉。
5. 连接支架背心　颅骨牵引下将背心前后片及相连立杆置于病人胸部，用扣带将背心前后片固定牢固；应用支架横杆将头环与前后立杆连接，调整连杆维持颈椎复位，固定拧紧全部螺母结束操作。
6. 安装结束后行颈椎 X 线片和 CT 检查，依据影像学资料调整头环。

四、注意事项及观察要点

1. 每日检查颅钉松紧预防松动。
2. 进钉处以酒精纱条包绕（或每日滴酒精），如有感染应换药或更换颅钉位置。
3. 翻身时勿牵拉支架，应双手固定支架协助翻身。翻身时出现声响常提示外固定架松动，应及时调整好位置再固定。

4.术后训练坐位、站立及行走时应注意正确的姿势。坐时保持颈椎中立位;站时应从卧位到坐位、再到站立,刚开始离床活动时需有人陪护,保持平衡,防止摔倒导致再次损伤。

5.观察病人神经系统变化情况,如有无头晕、头痛、恶心呕吐及颈部疼痛,注意四肢活动及大小便情况。

6.每日解开背心检查并清洁皮肤,观察是否有皮肤压力性损伤的出现,尤其是在骨突处,必要时可在骨突出处垫棉垫。检查完毕后切记将背心重新固定好以免影响效果。

Halo-Vest 外固定架具有坚强的三维固定作用,使颈椎在纵向、横向及矢状面均能得到有效的固定,使头、颈、胸连为一体,从而防止脊髓的再损伤和植骨块滑脱,促使骨折的早期愈合。其操作简便不需颅钻,拆、卸方便,尤其是前面两根支杆能向后翻折,便于术中操作而不影响架子的稳定性,术后复回原位固定。质量轻,带架活动方便,可早期下床活动。

瘫痪病人可随意翻身、搬运,避免了长期卧床造成的下肢静脉血栓、肺部感染、骨质疏松及肌肉萎缩等并发症。可根据需要任意调节颈部的屈、伸、侧屈和纵向牵引满足活动要求,克服了以往的头、颈、胸石膏造成皮肤刺激、皮疹、压力性损伤、出汗散热困难、不能调节及不能牵引等缺点(图 5-22-1)。

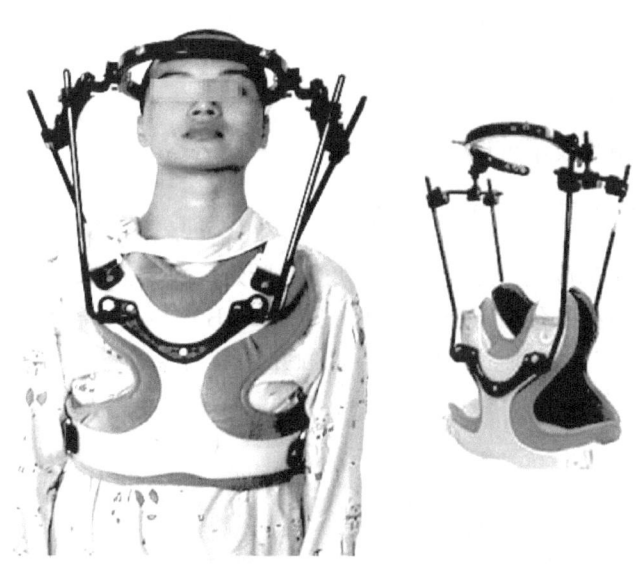

图 5-22-1　Halo-Vest 外固定架外观图

(申　星　冯　岚)

第二十三章　外固定支具固定技术

第一节　颈托的使用

一、目的

颈托的作用是固定、保护颈部,以及限制颈部的活动,维持颈椎的稳定性。

二、适应证

颈托常用于颈椎病、颈肌劳损等颈椎综合征的保守治疗和术后康复辅助治疗;颈椎手术后康复期的颈部固定;支撑头部,缓解习惯性斜颈,不良坐姿引发的颈椎疼痛;颈部皮肤烧伤后预防瘢痕挛缩、粘连等。

三、使用方法

颈托分为可调节型及不可调节型。

(一)不可调节型颈托使用方法

1. 将患者的下颌部放置于颈托前支撑架的凹槽处,固定服贴(图 5-23-1A)。
2. 将颈托后支撑架从颈后方向前围拢(图 5-23-1B)。
3. 利用颈托后支撑架上的粘贴带,将颈托后支撑架往前拉与颈托前支撑架黏合(图 5-23-1C、图 5-23-1D)。

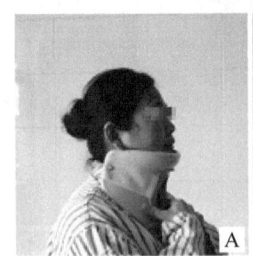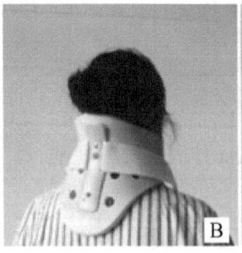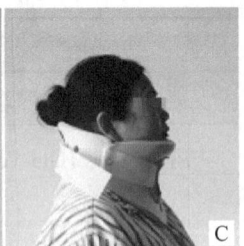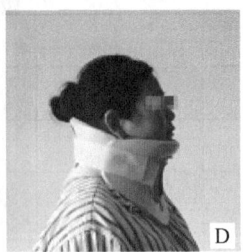

图 5-23-1　不可调节型颈托使用方法
A.戴前支撑架;B.戴支撑架;C.前、后支撑架合拢,粘好魔术贴;D.颈托佩戴完成

(二)可调节型颈托使用方法

1. 先戴颈托前支撑架,使其贴合下颌(图 5-23-2A)。

2. 将颈托后支撑架从颈后方向前围拢（图 5-23-2B）。

3. 利用颈托后支撑架上的粘贴带，将颈托后支撑架往前拉与颈托前支撑架黏合（图 5-23-2C、图 5-23-2D）。

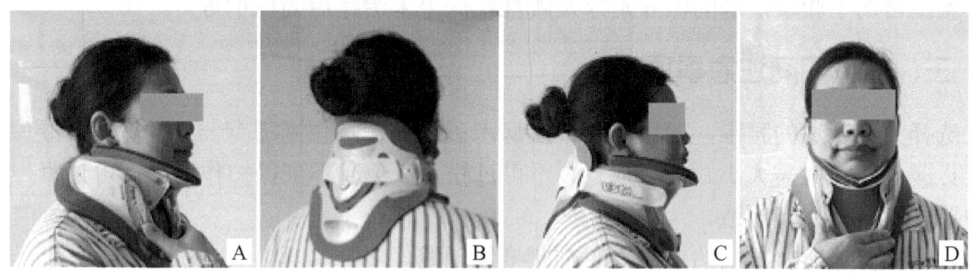

图 5-23-2　可调节型颈托使用方法

A. 戴前支撑架；B. 戴支撑架；C. 前、后支撑架合拢，粘好魔术贴；D. 调整颈托位置

4. 调节颈椎固定器高度，将调节旋钮往外拉出并旋转，可以调节颈椎固定器上下高度，松开旋钮时，旋钮会回位并自锁，即可将颈椎固定器的高度固定下来（图 5-23-3）。

5. 检查确认　佩戴者检查是否舒适，如果有压迫喉咙的现象，将前托板向外移，远离喉咙，确保呼吸顺畅。

四、佩戴颈托期间注意事项

1. 颈托需根据患者颈部的长短、粗细选择合适的型号，佩戴时需大小、松紧适宜，以既可固定、保护颈部，又不引起颈部不适或呼吸不畅为宜。

2. 颈托分前后两片，佩戴时前后片的中线需对准颈椎纵轴线，患者下颌部需放置于颈托前片的凹槽处。

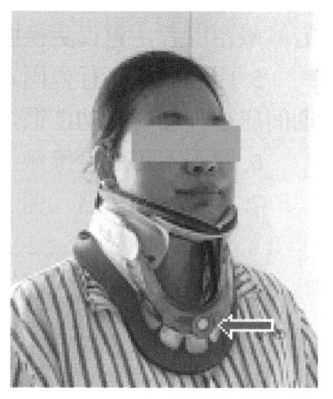

图 5-23-3　可调节型颈托调节固定器位置

3. 颈椎疾病行内固定手术治疗术后的患者，颈托需佩戴 3 个月，在起床前佩戴好，卧床后才可解除颈围，卧床时不需要佩戴。

4. 佩戴颈托期间不可长期低头伏案工作或颈部长时间处于某一种姿势，如因特殊原因，可在同一姿势时每间隔 1h 活动颈部一次，每次约 5min。

5. 如颈托使用时间过长已失去原有的硬度，则有失去保护作用的风险，如因病情仍需佩戴者，应重新更换新的颈托。

6. 保持颈托清洁。

7. 病情不同，佩戴的时间长短也不同，因此佩戴时请遵医嘱，不可过度依赖颈托。

第二节　腰围的使用

一、目的

保护、固定、支撑腰部，保持腰椎稳定性；限制腰部活动，减少对血管、神经组织的摩擦刺激，控制急性期无菌性炎症的发展，促进炎症、水肿消除和吸收。

二、适应证

腰围常用于腰椎疾病的保守治疗及腰椎疾病手术治疗后的保护等。

三、佩戴期间注意事项

选择大小合适的腰围，如用于腰椎疾病术后的保护，腰围需有一定的宽度及硬度。

1. 腰围佩戴时需大小、松紧适宜，不可过松，以免起不到保护作用；不可过紧，以免压迫胸、腹部，引起不适。

2. 腰围佩戴时，腰围的中线需对准腰椎纵轴线。

3. 如用于腰椎疾病术后的保护，腰围需卧床时佩戴好再起床活动，卧床后才可解除腰围，卧床期间不需要佩戴。

4. 因腰围的材质问题，腰围使用一段时间后会出现松懈、紧度下降等现象，如病情仍需佩戴腰围者，建议更换腰围，以维持腰围的有效性。

5. 因腰椎疾病行内固定手术后需佩戴腰围者，建议佩戴3个月或遵医嘱佩戴，在佩戴期间应进行腰背肌功能锻炼。

6. 腰围不可过度佩戴，产生依赖，以免引起腰背肌萎缩。

7. 保持腰围清洁（图 5-23-4）。

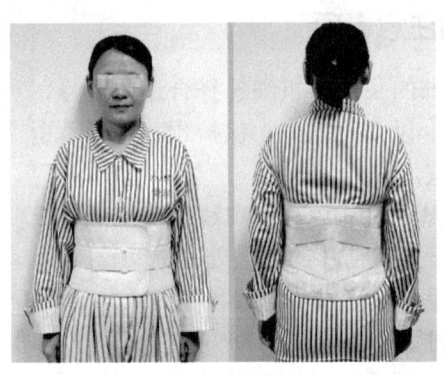

图 5-23-4 腰围佩戴正、反面

第三节 胸腰椎外固定器的使用

胸腰椎外固定器是一种新型实用的胸、腰椎固定护具。是根据病人脊柱的弯曲形态制作出的最适合病人的固定用具，既具有稳定的固定作用，又具有良好的透气性。

一、目的

1. 固定、支撑身体。
2. 限制脊柱运动，利于伤口恢复和防止内固定松动。
3. 减少卧床时间，促进早日下床活动，利于康复。

4. 辅助治疗。

二、适应证

1. 胸腰椎骨折患者的保守治疗。
2. 胸、腰椎手术后的保护与固定。
3. 矫正脊柱侧弯及先天畸形等。

三、使用方法

1. 确认固定器的前、后板。
2. 分别将固定器的前、后板置于病人的胸前部及背部。
3. 先固定好左右两侧的松紧加力带，再调节肩带，最后调节加强带松紧至身体合适为止，通过魔术粘扣固定，以最大程度地支撑脊柱和身体。
4. 确认穿着的状态和舒适感。

四、使用注意事项

1. 胸腰椎外固定器需根据病人的身型量身定做。
2. 胸腰椎外固定器需在医生或专业技术人员指导下使用。
3. 睡眠时不要穿戴，长期不必要的使用会使肌肉力量减弱。
4. 禁止在 40℃ 以上的高温下长期存放，若长时间受热会使固定器变形。
5. 胸腰椎外固定器禁止直接接触皮肤。
6. 定期清洗外套（拆下里面的低温热塑板，手洗护具外套）（图 5-23-5）。

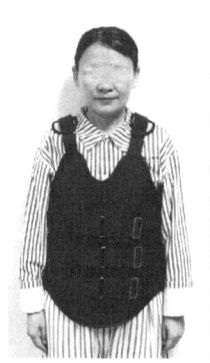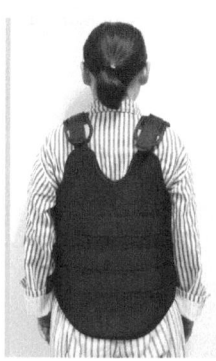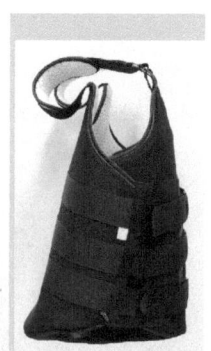

图 5-23-5　胸腰椎外固定器穿戴

第四节　头颈胸外固定器的使用

一、目的

1. 支撑头部，使颈椎骨折自然愈合或上颈椎手术后的固定。
2. 限制颈椎活动，有利于骨折愈合后期的康复。

3. 对颈椎起到一定的牵引作用，从而缓解部分神经压迫症状，减轻疼痛。
4. 减少病人卧床时间，提高生活质量。

二、适应证

1. 上颈椎术前、术后固定。
2. 颈椎骨折稳定后固定保护。
3. 某些颈椎疾病的保守治疗，如寰枢关节半脱位、颈椎感染性疾病等。

三、使用方法

1. 头颈胸外固定器需取模定做，要求受力点准确。
2. 确认固定器的前、后板。

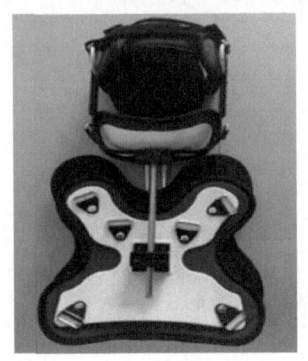

图 5-23-6　头颈胸外固定支具外观图

3. 分别将固定器的前、后板置于病人的胸前部及背部。
4. 先固定好左右两侧的松紧加力带，再调节肩带，最后调节加强带到身体合适为止，通过魔术粘扣固定，以最大程度地支撑脊柱和身体。
5. 确认穿着的状态和舒适感。

四、使用注意事项

1. 在医生或专业技术人员指导下使用。
2. 根据病情决定佩戴支具的持续时间。
3. 佩戴的过程中不可随意解除支具，以免造成损伤。
4. 禁止直接接触皮肤（图 5-23-6）。

（冯　岚　张雪梅）

第二十四章　常用引流技术

第一节　外科引流术

引流是将创口或体腔等部位聚集的液体（如脓液、血液、分泌液等）导流于体外的方法。

一、目的

1. 预防及治疗感染，将局部的感染物质排出体外。
2. 防止体内局部出现积液，预防继发感染或形成无效腔。
3. 降低体内局部积液压力，有利于器官功能的恢复。

二、适应证

1. 脓肿、积液切开后留有残腔者。
2. 切口污染严重用一般清洁方法估计不能控制感染者。
3. 切口内或手术区渗血未能彻底止住或剥离广泛的手术创面继续渗出血浆有可能形成无效腔者。

三、操作步骤

1. 将引流管末端修剪成鱼嘴状，根据切口的大小剪 2～4 个侧孔备用。
2. 用尖刀在手术切口旁区域切一小孔于无血管处，用血管钳戳穿全层并将其扩大，另一把止血钳沿手术切口从腔内向外穿出。
3. 将引流管末端夹住拉入腔内，用手或止血钳将引流管前端放在液体聚集处或渗出最多处。
4. 用丝线缝合引流管口，将引流管固定牢靠防止松脱。
5. 引流管末端连接引流袋或负压吸引瓶等。
6. 在相关记录上记录引流管放置时间、型号、数量，定期观察引流液的颜色、量、性质。

四、常用的引流方法

1. 橡皮片引流　可利用无菌手套剪成，也可用无菌薄橡皮的成品。橡皮片引流常用于表浅切口的引流。
2. 烟卷式引流　用橡皮片裹纱布条制成烟卷状，其表面光滑刺激性较小，多用于腹腔引流，目前逐渐被橡胶引流管替代。
3. 管式引流　可用橡皮管、硅胶管、普通导尿管、"T"形管、"Y"形管、塑料管等进行引流。

4.纱布引流　包括干纱布引流、盐水纱布引流、抗生素纱布引流、油纱布引流等。干纱布引流多用于分泌物较多的感染性切口；盐水纱布引流多用于各种感染切口的脓腔；抗生素纱布引流条是加入适量的抗生素制成的，多用于严重感染的切口，现已不常用；油纱布引流多用于新鲜、分泌物较少的肉芽创面。

5.胸腔闭式引流　开胸术后、气胸、血胸或血气胸等均需胸腔闭式引流。

五、注意事项

1.根据切口的具体情况，选择适当引流物的类型和大小。

2.注意保持引流管的适宜位置并维持引流通畅。尽可能将引流物放置在最低位置以利于充分引流。

3.体腔内的引流物建议不要经过主要切口，而在其旁边另做小口引流，引流物不要直接压迫神经、血管和脏器。

4.掌握停止引流的指征：引流物为异物，在达到引流目的的前提下应尽可能早日拔除，一般引流物放置24~48h、管状引流物一般不超过7天、烟卷式引流物一般放置48~72h、脓腔内引流物应放至脓腔缩小接近愈合时为止。拔出引流要及时记录。

六、观察要点

1.术后注意观察引流液的颜色、量、性状。

2.观察引流管固定线是否松脱、引流管是否被拔出。

3.查看引流管是否被挤压及阻塞导致引流不畅。

4.查看与引流管摩擦的皮肤是否有擦伤、水疱等。

第二节　负压封闭引流术

负压封闭引流术（vacuum sealing drainage，VSD）是指用内含有引流管的聚乙烯酒精水化海藻盐泡沫敷料（VSD辅料）来覆盖或填充皮肤、软组织缺损的创面，再用生物半透膜对其进行封闭，使其成为一个密闭空间，最后把引流管接通负压源，通过可控的负压来促进创面愈合的一种全新的治疗方法。该技术由德国ULM大学Fleischman博士首创发明，于1994年引入中国广泛应用于临床。

一、目的

1.通过可控负压促进创面愈合。VSD可促进创面血流量增长和蛋白合成，促进肉芽生长，加快创面愈合。

2.VSD为全方位的主动引流提供动力。全方位的引流将传统的点状或局部引流变为了面状引流，保证了能随时将创面的每一处的坏死组织和渗出液及时排出体外。

3.VSD减少了创面感染。生物半透膜隔绝了创面与外环境接触，减少了感染的机会。

二、适应证

严重软组织挫裂伤及软组织缺损；大的血肿或积液；骨筋膜室综合征；开放性骨折可

能或合并感染者；关节腔感染需切开引流者；急慢性骨髓炎需开窗引流者；体表脓肿和化脓性感染；手术后切口感染；植皮术后的植皮区；溃疡、压力性损伤。

三、实施 VSD 所需的材料

（一）医用泡沫

医用泡沫是直接置入被引流区的部分，是一种泡沫型聚乙烯酒精水化海藻盐泡沫敷料(PVA泡沫)，海绵样质地，柔软富有弹性，抗张力强，其内密布大量彼此相通的直径0.2～1.0mm的空隙，有极好的可塑性和透水性及良好的生物相容性。

（二）引流管

CH14-18 多侧孔硬质硅胶引流管长 50cm，其一端 14cm 范围内有密集的侧孔，引流时将多侧孔引流管穿入医用泡沫内。

（三）透性粘贴薄膜

透性粘贴薄膜的成分为聚安脂，是一种具有分子阀门作用的透性粘贴薄膜成品，装在无菌塑料袋内供一次性使用，用以封闭被引流区域使之与外界隔绝。

（四）负压源

负压源提供引流动力，保证被引流区内应被引出物的引出。

四、操作步骤

（一）清创

彻底清除创面的坏死失活组织或容易坏死的组织、异常分泌物和异物等，开放所有腔隙，确保软组织和骨组织床的血供，清洗创周皮肤。

（二）准备引流物

按创面大小和形状设计修剪带有多侧孔引流管的 VSD 敷料，使引流管的端孔及所有侧孔完全为VSD敷料所包裹。

（三）填充

覆盖填充敷料。把设计好的 VSD 敷料加以缝合固定使敷料完全覆盖创面，如创面较深须将 VSD 敷料填充底部不留死腔。

（四）封闭

擦干净创面周围皮肤，用具有生物透性粘贴薄膜封闭 VSD 敷料覆盖着的整个创面，可以用"叠瓦法"粘贴敷料。

（五）接负压

根据需要用三通管将所有引流管合并为一个出口引流管接负压装置，开放负压。将负压调节在-450～-125mmHg 的压力，负压有效的标志是填入的 VSD 敷料明显瘪陷、薄膜下无液体积聚。

五、注意事项

1. 尽可能彻底清除创面内的坏死组织和异物（线结等）。

2. 在无菌条件下按创面大小和形状修剪高分子泡沫材料，务必使泡沫置入创面后能充分接触整个创面，创面较大时可使用多块材料。

3. 引流管的所有侧孔和顶端应全部包埋在泡沫内。引流管距泡沫材料边缘的距离不宜超过 2mm，如果所用泡沫较大应置入两根或更多引流管，但需按创面大小修剪并剪去多余引流管。

4. 创面封闭要严密　封闭所用的聚胺甲酸乙酯薄膜是一种生物透性薄膜，既具有良好的粘贴性，又能保证皮肤(汗孔)的蒸发，即使连续使用 2 周以上也不会引起皮肤过敏反应。封闭创面是一个重要的步骤，关系到负压能否保持，因而需要细致耐心的操作。在粘贴时采用"肠系膜法"，利用足够长度的薄膜先包裹引流管再敷贴在创面周围。

5. 接通引流管的负压　可用负压吸引器，其优点是封闭不够严密时仍有足够的负压，缺点是病人行动不便；也可用负压瓶，其优点是病人行动方便，缺点是如封闭不严密则负压很快消失。有效负压的可靠标志是泡沫材料明显收缩变硬(可通过薄膜观察触摸到)。必须注意的是负压一旦消失要立即检查封闭是否严密，必要时加以弥补，否则创面处于封闭而无负压环境中可能会很快感染恶化。

6. 创面一旦清洁即可进行二期缝合、游离植皮或组织瓣移植。若创面较大或感染严重，可能在第一次负压封闭 5 天后再做第二次负压封闭。

7. 配合抗感染治疗　VSD 使创面处于负压、相对隔离状态，抗厌氧菌治疗不应忽视。

8. 高负压下的引流可能导致出血，因此清创时止血要彻底，避开血管，术后要观察出血情况，有出血时对症处理。

六、观察要点

1. 术后注意观察体温、脉搏、创缘皮肤情况。

2. 注意观察引流液及掌握引流瓶的处理方法。

3. 引流液常规每 4h 倾倒 1 次，并记录量、颜色、性质；引流瓶每天常规更换，更换前应阻断压力夹闭近端引流管，并严格执行无菌操作。

4. 注意观察医用泡沫是否恢复原状，薄膜下积液负压源是否正常，管道是否通畅等。

5. 检查创面,如果肉芽组织生长饱满鲜红嫩活随即植皮闭合创面,否则可重新填入VSD敷料继续引流，有时要更换敷料 2～3 次，多时甚至 4～5 次，直至创面新鲜，再行植皮手术修复创面。

6. 疼痛的观察与护理　应了解疼痛的性质、程度、持续时间，正确进行疼痛评估，了解其影响因素，必要时给予一定量的镇痛药，可使用放松疗法以分散其注意力。

7. **营养的观察与护理** 鼓励病人进食高热量、高维生素、易消化饮食,以促进创面内肉芽组织的生长,防止并发症的发生。

8. **指导功能锻炼** 主要的锻炼方法是行局部的肌肉收缩运动并进行远端关节的功能锻炼,可有效地防止关节僵硬等并发症的发生。

第三节 腰大池引流术

一、目的

将脑脊液持续引流至体外,可促使脑脊液分泌,起到对有血性及炎性反应的脑脊液冲洗置换的作用,并且缓慢引流脑脊液能带走部分细菌、毒素及坏死组织等;可行颅内压监测,以有效控制颅内压;引流可以达到分流减压的目的,通过持续低流量的引流分流脑脊液降低颅内压,有利于硬膜破口的修复。

二、适应证

腰大池引流术适用于蛛网膜下腔出血、脑脊液漏、脑膨出、脑积水、颅内感染、颅内病变的显微手术需要术中减低颅内压的病人。

三、禁忌证

凡有脑疝征象的病人属于绝对禁忌。

颅内占位性病变一旦出现颅内压增高表现或影像学检查发现中线移位;上颈髓占位病变脊髓功能完全丧失;腰椎穿刺部位有皮肤或软组织感染;腰椎畸形或骨质增生;全身严重感染、休克、烦躁的病人属于相对禁忌。

四、操作步骤

1. 病人侧卧于硬板床上,保持背部与床板垂直,头部及膝部向胸部靠近,使脊柱尽量后弓,以增宽椎间隙便于进针。

2. 选择 $L_{3,4}$ 或 $L_{4,5}$ 椎间隙为穿刺点,手术部位常规消毒铺无菌孔巾。

3. 1%利多卡因局部浸润麻醉后,左手固定皮肤,右手持穿刺针垂直皮肤刺入,缓慢进针。

4. 当针头穿过韧带和硬脊膜时可感到阻力突然消失,拔出针芯可见脑脊液流出。

5. 测量脑脊液压力,若压力高于 200mmH$_2$O,可适当缓慢释放少量脑脊液。

6. 使用特制的穿刺针穿刺腰大池斜切口向上,利于导向,经穿刺针置入硅胶管,向头侧蛛网膜下腔置入软质导管 8~10cm,待脑脊液流出通畅,拔出穿刺针,连接尾帽,锁定尾帽并封闭。

7. 自皮肤出口处用贴膜封固。在出口处打圈,以透明敷料固定出口处,将导管沿脊柱方向向上放置,直至肩胛位以上,用胶布固定,以防牵拉至导管脱出。

8. 在引流管末端连接三通管,在连接处用消毒纱布包裹,并用胶布粘贴保证无菌。

9. 三通延长管末端接集液袋,保持头部抬高20°,集液袋入口处高于外耳道平面10~

20cm 为佳，或根据每天引流量调节高度或调节夹的松紧。严格控制引流速度及引流量，每分钟 2~5 滴，每小时引流量 6~10ml，每天 200~300ml。

五、注意事项

1. 注意病人体位。建议病人卧床（可适当抬高床头 30°），可以左右翻身，转动体位时可暂时夹闭引流管。积极消除引起颅内压变化的因素，如控制病人咳嗽、保持大便通畅等。

2. 保持引流管通畅，注意检查引流管是否扭曲、脱落；如堵塞或血性引流液较浓的病人，可经引流管定期用少量生理盐水冲洗，必要时更换引流管或重新置管；如引流不畅时应积极寻找原因。

3. 腰大池引流管较细长，应使用大号透明薄膜封闭穿刺点并行较长节段的固定，确保管道固定不易脱出。向病人及其家属说明放置引流管的目的、重要性，强化医疗安全意识，防止病人将引流管拔除。在翻身、搬动病人时需注意动作幅度不易过大、过快，防止牵拉及误拔引流管。

4. 保持穿刺点敷料干燥及完整。若发现敷料潮湿应立即查明原因并及时更换。避免增加感染的机会。

5. 腰大池持续引流丢失了大量的蛋白质，要加强营养摄入，鼓励病人进食或鼻饲高蛋白、高纤维素、高热量的食物补足所需的营养，特殊饮食要求者除外。

6. 随着脑脊液漏的消失，病人一般情况的好转，引流液清亮、各项指标正常，漏口处渗液停止，应及时拔管，以防止引流过久诱发或加重感染。一般置管 3~7 天，最长不超过 2 周，拔管后严密观察病人的意识状态、瞳孔、生命体征，以防脑脊液漏的再发生。

六、观察要点

1. 严密观察病人瞳孔、意识状态、生命体征，以及有无头痛、呕吐、肢体活动障碍、颈部抵抗感症状等。置管后需去枕平卧 6h，12h 内密切观察，24h 后根据病人的病情定时监测，发现异常立即报告医生，及时处理。

2. 密切观察引流量、颜色和性状。正常为无色或淡黄色清亮的液体。若引流液呈红色，可疑出血；若引流液由清亮转浑浊，可疑颅内感染。置管期间应定期检查脑脊液标本，进行细菌培养及蛋白质、细胞及脑脊液糖等各项指标的计数检查，以便及时发现颅内感染。

3. 严格控制引流的速度，避免引流过量，防止继发枕骨大孔疝、颅内出血、低颅压及气颅等。引流管通畅但无脑脊液滴出、颅内压高经甘露醇脱水后仍无法引流脑脊液者则采用本法无效，应拔除引流管。集液袋要每天更换，更换时避免抬高集液袋以免反流，严格无菌操作。

4. 保持局部皮肤干燥，保持室内空气清新，定时开窗通风，每天紫外线消毒一次，减少探视和人员流动。严格控制置管引流时间，定期留取脑脊液进行常规及生化检查，必要时可做细菌培养，以便及时发现并治疗颅内感染。

（申　星　冯　岚）

第二十五章　过床器具的使用

第一节　铲式担架

铲式担架是一种可分离型的担架,由左右两片铝合金板组成,担架的两端设有离合式装置,可使担架分离成左右两叶置于病人身体下面,在病人的搬运过程中不需要全身搬离移至担架面上,将左右两叶直接扣合后即可抬起。不但节省了人力,也比较安全。

一、目的

铲式担架主要用于病人的转运,最大限度地减少在搬运过程中对病人造成的二次伤害。

二、使用方法

1. 打开双侧调节担架长度的开关,可以将担架拉长,最长可达到 2m,需保证左右两叶等长(图 5-25-1)。

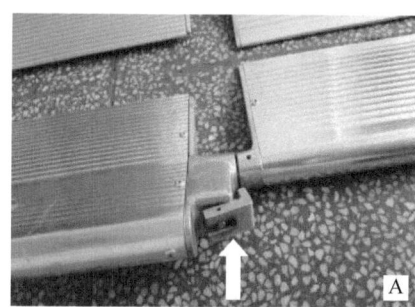 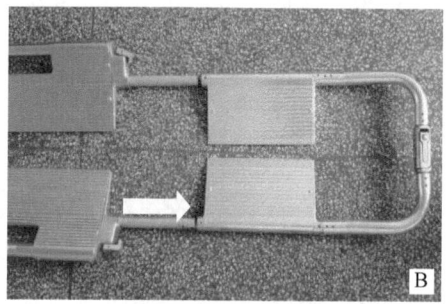

图 5-25-1　铲式担架长度调整

A. 打开调节长度开关；B. 拉伸调节担架长度

2. 将担架头、尾两端的卡扣打开使之分离成左右对称的两叶(图 5-25-2)。

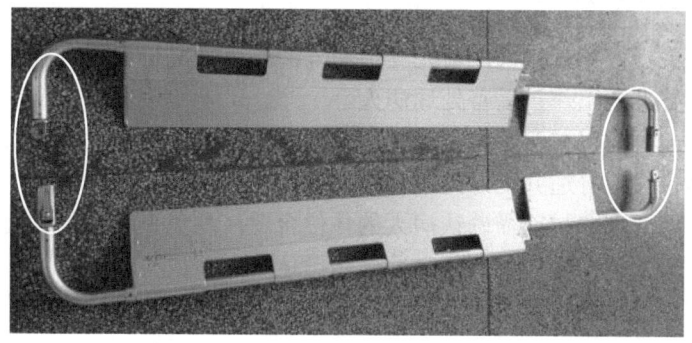

图 5-25-2　铲式担架分成两叶

3. 将担架置于病人身体一侧，测量担架长度是否合适，并做适当的调整。

4. 将病人双手交叉放于胸前，两人操作：一人一手扶病人肩部一手扶髋部（如病人颈椎损伤需有人固定颈部），使病人稍稍侧起，另一人将担架的一叶置于病人的身下，同样的方法将担架另一叶置于病人对侧身下。

5. 将担架的两叶合拢，并将头、尾两端的卡扣扣紧，可听到"咔"的一声，表示已锁紧（图 5-25-3）。

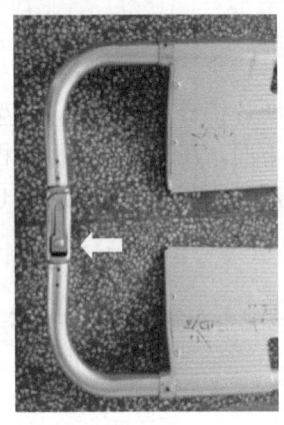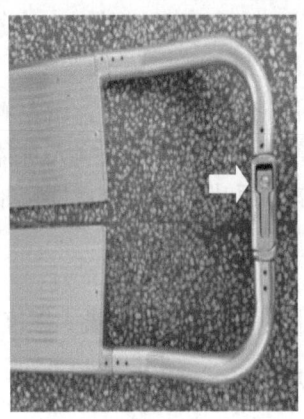

图 5-25-3　担架头、尾两端卡扣扣紧

6. 上好约束带保护，搬运（图 5-25-4）。

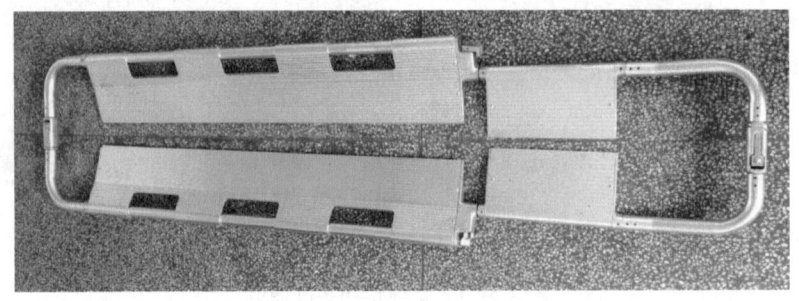

图 5-25-4　铲式担架两叶合拢、卡扣扣紧状态

三、使用注意事项

1. 在使用铲式担架搬运病人之前先评估病人的整体情况是否适合搬运。
2. 搬运前做好准备工作，妥善处理病人。
3. 将病人侧起时需保持头颈胸呈轴线位翻起，颈椎损伤的病人需有人固定颈部。
4. 将病人体位摆放舒适并上好约束带保护固定。
5. 在卡好头尾两端卡扣前需确认病人的体位合适，避免夹住背部肌肉或衣服。
6. 在人员、铲式担架等未准备好之前禁止搬运病人。
7. 在搬运体重过重或神志不清的病人时要防止发生坠落、摔伤等意外。

第二节 过 床 易

医用过床易是将病人从手术台、推车、病床、检查台移位和换床的最佳工具。其工作原理是通过过床板与过床板外套之间的摩擦滑动而使过床板外套循环滚动,从而使躺在过床板上的病人轻松地转移到另一张床上(或其他设备)。

一、目的

1. 使病人平稳、安全地过床,减轻被搬运时所产生的痛苦。
2. 避免在搬运过程中造成不必要的损伤。
3. 降低护理人员的劳动强度。

二、使用方法

1. 推车的高度与病床的高度一致,推车紧靠病床(病床或推车的刹车轮锁紧),在病床的两侧各站一人。
2. 病床一侧的护士 A 一手扶病人肩部,另一手扶髋部(如病人颈椎损伤需有人固定颈部),轻轻将病人侧起 15°;病床另一侧的护士 B 将过床易滑入病人身体下方的 1/2 或 1/3 处,护士 A 将病人放下并将病人平行推移至对侧即可。
3. 使用注意事项
(1)病床与推车之间不可有缝隙。
(2)过床时要将推车及病床的四轮均锁紧,以免过床时推车或病床移位。
(3)过床时切忌用力过大,以免发生意外。

(冯 岚 张雪梅 陈茹芳)

第六篇

脊柱外科围手术期护理

第二十六章　颈椎手术术前准备

颈椎手术的目的是解除脊髓、神经根的压迫，重建颈椎手术节段的稳定性，促进患者神经功能恢复，提高生活质量。颈椎手术围手术期加速康复外科（ERAS）提倡采用医护麻康复一体化的多学科协作诊疗模式，该模式从病人入院后的综合宣教开始，贯穿于术前、术中、术后全部过程中。通过宣教使病人了解手术、麻醉、护理、康复过程，熟悉颈椎手术围手术期的相关知识及注意事项，掌握正确的康复锻炼方法、自我评估方法，缓解病人的心理压力，从而提高病人的依从性。

第一节　心理护理

外科手术对于病人来说是一种严重的心理应激源，焦虑、恐惧、甚至绝望的心理状态易导致病人身体状况发生变化，如血压升高、失眠多梦、全身乏力、抵抗力下降等，可不同程度地影响手术效果、治疗的依从性及病人的恢复。同时，由于脊柱手术是骨科手术中创伤性大、出血量多、风险较高的手术，因此脊柱手术病人的心理负担更重。为此，临床护士需要运用医学心理学的知识和方法，了解病人的心理活动特点，针对性地进行心理护理，解除病人的心理顾虑，使病人接受手术时处于最佳的心理状态，保证手术顺利进行，取得病人的密切配合，达到预期康复。

一、术前心理活动特点及对生理的影响

1. 手术对病人来说，是个强烈的刺激，多数病人对手术会产生紧张、恐惧、焦虑、忧虑、悲观、抑郁等不良情绪活动。有的病人一听说手术便立即紧张不安、坐卧不宁。他们怕麻醉、怕疼痛、怕残疾、更怕死亡，有的病人担心加重经济负担，影响家庭关系及事业成败等。接近手术日期时，病人的忧虑达到高峰，在这种精神极度紧张状态下施行手术是非常不利的，它影响病人的睡眠和休息，甚至服用安眠药也难以入睡，从而使食欲减退，抵抗力下降，影响手术效果。

2. 强烈的紧张刺激，使机体适应环境的内分泌系统受干扰，从而引起激素分泌过多或过少都会影响机体内环境稳定，使整个机体的代谢发生变化，通过交感肾上腺素系统的作用，病人表现为心率加快、血压升高等一系列变化；当病人出现忧郁症状时，情绪变化可通过下丘脑及由其控制分泌的激素影响免疫功能，从而降低机体对病毒、细菌、过敏物质的抵抗力，减低了对手术的耐受性，增加手术发生并发症的概率。

二、运用心理学知识做好心理护理

（一）向病人提供信息

大量研究证实，不确定的事件对人心理的困扰大。在术前，医护人员应向病人提供有关手术和麻醉及术后恢复过程的信息，这样可以消除不确定性，从而降低病人不必要的猜疑、忧虑和恐惧，矫正错误认识并调整病人对手术的期望。提供的信息要同病人的需要相适应。例如，新入院后，热情接待，详细介绍病房环境、主管医师及护士、病房管理制度、术前各种准备等，消除陌生感。详细介绍病情及治疗方案、预后等，耐心解答病人及家属的提问，消除疑虑。介绍手术的过程、术前准备、手术方式、术后注意事项及可能发生的危险等，使病人知道如何配合，解除担忧。

（二）给予心理支持与心理干预

针对术前病人精神紧张、焦虑、恐惧、担忧的心理，可采用倾听、解释、保证、指导、鼓励等支持性心理治疗技术，给病人提供有力的心理支持。同时，护士与病人交谈时，鼓励病人说出内心感受，使病人压抑已久的情绪得到发泄，身心得到放松。在病人倾诉过程中，要适时地、有针对性地给病人以恰当的心理干预。评估病人的心理状态、家庭及社会支持情况。

（三）与病人建立良好的护患关系

赢得病人及家属的信任，增强病人对手术的安全感，使其情绪稳定，以良好的心态积极与医护人员配合，顺利完成手术治疗。

（四）应用行为控制技术

常用行为控制技术有放松训练、示范法、认知行为疗法、催眠暗示法。利用这些行为控制技术，结合病人表现出来的状况，给予干预，以达到让其放松心情，稳定情绪的作用。

（五）帮助病人获得有力的社会支持

安排病人家属、朋友、同事等及时探视，与家属讲解手术的意义及过程等外科知识，指导他们在精神上和经济上支持、帮助病人，给予适当的安慰和鼓励，给予温暖和勇气，从而减轻病人的术前焦虑，增强治疗疾病的信心。术后早期病人无法自理，需协助病人安排好术后的陪护。

第二节　术前常规准备

一、常规检查的配合与护理

1. 化验、检查　护士应帮助病人做好必要的实验室检查与影像学检查。依照标准采集各种化验标本，并及时送检（具体操作方法见第二篇第五章第一节）。针对需预约的检查，如磁共振、动态心电图、肌电图、CT 等检查，接到通知后及时告知病人按约赴检，避免错、漏检查时间，延误手术准备。责任护士需了解病人的检查结果，掌握各种实验室检查的意义和正常值。这些检查结果能反映病人的全身情况，为评判病人是否有心脏病、高血压、糖尿病等严重全身疾病，提供依据。同时也能提示病人对手术的耐受性，充分了解术前病人的各项化验检查指标能减少手术危险性和术后并发症，确保手术的安全性，加快手术后的康复过程。

2.完成术前特殊的准备工作，如抽血做交叉配血试验，术前脊髓造影等检查。

3.评估病人的神经功能状态，有利于手术前后进行对比。

二、术前需停止使用的特殊用药

评估病人的用药史，并叮嘱病人停用下列药物。

1. 降压药 高血压病人如长期服用含有递质耗竭剂的降压药，如利血平、北京降压 0 号等降压药，需要在术前 2 周停用。

2. 影响凝血功能的药物

（1）阿司匹林或非甾体抗炎药（如布洛芬）：术前 7d 停药。

（2）华法林：只要国际标准化比值维持在接近正常的水平，小手术可安全施行，大手术术前 4～7 天停用华法林，但对血栓栓塞的高危病人在此期间应继续使用肝素替代治疗。

（3）低分子量肝素：择期大手术病人在术前 12h 内不能使用大剂量低分子量肝素。

3. 有效成分不明的中成药及中草药。

三、饮食指导

（一）术前饮食类型

术前以高蛋白、高维生素、高热量饮食为主，多食用新鲜蔬菜、水果，如有糖尿病者，应控制饮食及水果的摄入，并监测血糖的波动情况。

（二）术前禁食、禁饮的要求

1. 为缩短择期手术病人禁食时间，尤其是清饮的摄入时间，既让病人舒适，又不增加麻醉风险，据 2017 年美国麻醉医师学会（ASA）新修订的《健康病人择期手术前禁食及降低误吸风险的药物使用实践指南》、中华医学会麻醉学分会《成人与小儿手术麻醉前禁食指南（2014）》、南方医院成人与小儿手术麻醉前禁饮禁食指引等规定，对于不同类型的液体和固体食物，手术麻醉前建议禁食时间见表 6-26-1。

表 6-26-1 成人与儿童手术麻醉前禁饮禁食时间及种类表

食物种类	禁食时间（h）	种类
清饮料	2	清水、糖水、碳酸饮料、清茶、黑咖啡（不加奶）各种无渣果汁，但不能含酒精类饮品
母乳	4	
牛奶及配方奶	6	

续表

食物种类	禁食时间（h）	种类
淀粉类固体食物	6	面粉和谷类食物，如馒头、面包、面条、米饭等
脂肪类固体食物	8	肉类和油炸类食物等
备注		上述适用于在麻醉或镇静下接受择期手术的所有年龄段的病人。胃内容物排空功能受影响的病人，不能简单按照这张表来禁食，如孕妇、肥胖、糖尿病、食管裂孔疝、胃食管反流病、肠梗阻、急诊手术或胃肠外营养者，此外困难气道病人也不适用于这张表

2.注意事项

（1）麻醉前2h可饮用的清饮料量≤5ml/kg（或总量≤300ml）。

（2）婴儿及新生儿因糖原储备少，禁食2h后还可在病房内静脉输注含糖液体，以防止发生低血糖和脱水。

（3）术前需口服用药的病人，允许在术前1～2h将药片研碎后服下并饮入0.25～0.5ml/kg清水，但应注意缓控释制剂严禁研碎服用。

（4）急诊手术病人，按饱胃病人麻醉处理，禁食时也应静脉补液。

（5）有下列情况者有必要延长禁食时间

1）严重创伤病人，进食时间至受伤时间不足6h。

2）胃内容物排空功能受影响的病人，如孕妇、肥胖、糖尿病、食管裂孔疝、胃食管反流病、消化道肠梗阻、胃肠外营养的病人。

3）困难气道病人。

4）颅脑损伤、颅内高压、昏迷等中枢神经系统疾病病人；发生误吸风险高的病人，麻醉前可适当给予H_2受体阻滞剂（如雷米替丁1.5～2mg/kg或西咪替丁7.5mg/kg）。

5）糖尿病病人尽可能安排第一台手术，若不能，可在病房内静脉输注极化液。

四、适应性训练

在ERAS的理论指导下，国内专家指南指出对颈椎手术病人实施"预康复"措施，要求术前病人即学会"八个学会"：会疼痛自评、床上排便训练、气管推移训练、有效咳嗽排痰方法、颈部支具的穿戴、正确的日常生活姿势、正确翻身和起床的方法、颈椎康复训练方法等，以减少术后并发症发生的风险，促进病人尽快回归家庭、回归社会。

（一）呼吸功能训练

术前指导病人进行呼吸功能训练，有助于增加胸廓的活动度，使肺最大限度地扩张，提高有效肺通气，改善肺功能。此外呼吸功能训练还可使病人在术后早期就能有效地消除呼吸道分泌物，保持呼吸道畅通，预防术后肺部并发症，如肺部感染和肺不张等发生。训练方法有综合呼吸操锻炼，如缩唇呼吸、膈肌呼吸、吹气球或吹瓶子；教会病人有效咳嗽、深呼吸，鼓励督促其咳嗽排痰。入院后戒烟。具体方法如下所述。

1.深呼吸训练 深吸气、屏气、再将气体完全呼出，尽可能达到最大通气量，每天训练3次，每次5～10min。

2.有效咳嗽训练 用鼻深吸气，收缩腹部，吸气末屏气数秒，然后微微张嘴缓慢将气体呼出，在呼气 2/3 时，用力成喷射状咳嗽，每天训练 3 次，每次 5～10min。

（二）体位训练

1.颈椎前路手术 手术体位为仰卧位，仰卧时双肩下垫软枕，颈部稍过伸。因此术前病人需要练习将软枕垫于双肩下，颈部稍稍地处于过伸仰卧位，以坚持 2～3h 为宜，以免术中长期处于这一固定体位而产生不适感。

2.颈椎后路手术 手术体位为俯卧位。术前训练方法：先俯卧位，胸部用高枕头或叠好的被子垫高 20～30cm，额部垫一如书本等硬物，以保持颈部屈曲的姿势，坚持时间应超过手术所需的时间，一般以能坚持 3～4h 为宜。

（三）气管推移训练

《中国脊柱手术加速康复围术期管理策略专家共识》中提到颈椎前路手术由于术中牵拉，病人常出现术后咽部不适或吞咽困难。术前进行气管推移练习可减少术后吞咽困难的发生。本单位的经验，颈椎前路手术为显露椎体前侧方，须将内脏鞘（内含气管、食管、甲状腺）牵向对侧，以满足手术视野显露的需要，术前进行气管推移训练可使病人颈部组织适应性增强，减轻因术中牵拉造成的术后不适感。

因气管推移训练可引起反射性干咳与呼吸不畅感，因此心肺功能严重障碍者禁用，年老体弱者慎用。要求一旦确认手术方式后应尽早进行。

具体训练方法：因手术切口多在右侧，训练时应将气管、食管向左侧推移，超过中线。嘱病人用自己的 2～4 指放在拟手术切口一侧（一般为右侧）的内脏鞘与血管神经鞘间隙处，将气管和食管等组织持续地向非手术侧牵拉。开始用力尽量缓和，训练中出现局部疼痛、恶心呕吐、头晕、干咳、呼吸不畅感等不适，可休息一会再继续。训练时间：开始时每次持续 3～5min，此后逐渐增加至 30min 以上，每日三次，以将气管牵拉过中线为宜。若术前未经气管、食管推移训练，或训练未达到要求，则术中牵拉内脏鞘时引起干咳给手术带来困难，严重者可因无法牵开气管、食管而被迫中止手术。此时勉强进行手术，可能引起气管、食管损伤，或术后喉头水肿、喉头痉挛。

（四）选择测量颈围

多数病人术后需要佩戴颈围，术前可先测量病人颈部长度及周长，选用合适型号的颈围。应向病人讲解颈围的作用并演示正确的佩戴方法：佩戴时病人选取侧卧位，操作者双手牵拉头部，将颈围后半部置于颈后，再取平卧位，将颈托前半部置于颈前，使颈托前后边缘重叠，固定颈托。

五、安全护理及其他事项

（一）防跌倒护理

颈椎疾病病人可能合并有脊髓受压引起的四肢乏力及步态不稳，跌倒风险增加，必须进行必要的 Morse 评分并进行防跌倒教育，具体评估方法见第四篇第十四章。

（二）劝导戒烟

文献报道吸烟可导致脊柱手术后融合率下降，增加切口感染、术中出血及输血、硬膜外血肿、脑脊液漏、螺钉松动及全身并发症发生，影响神经功能及疼痛恢复，从而延长住院时间、增加术后死亡率，降低患者满意率。术前戒烟 4 周可降低 49%的术后并发症发生风险。因此术前应尽早鼓励病人戒烟，以减轻对呼吸道的刺激，减少呼吸道分泌物，提高围手术期的安全。

（三）有效控制疼痛

采用疼痛评分量表（详见第四篇第十三章）正确进行疼痛评分，如评分≥4 分，及时报告医生，根据医嘱给予相应的镇痛措施，以保证足够的睡眠和休息。同时，用药后需要再次进行评分，以观察用药效果。

（四）使用平车或轮椅外出检查的注意事项

为保障病人外出检查安全，防止发生意外事件，应定期检查平车、轮椅的性能，保持在良好的使用状态。接送人员运送病人时应尽量选择平坦的路面行驶，运送途中病人头部应朝向接送人员以利于观察。上下坡时，调转平车方向，使头部朝前。如在运送途中发生翻侧等意外，接送人员应就地呼喊过往的医务人员求救，并及时通知病人所在科室，工作人员应立即携带抢救物品赶到现场施救。

针对需使用轮椅或平车外出的病人由责任护士做到以下评估，待担架员到达科室，将病人安全转移到轮椅或平车上后才可将病人送出科室。

（1）检查申请单，是否已经预约成功。

（2）病人生命体征是否正常。

（3）有无输液，如有输液应准备 250ml 以上输液量，且输液速度宜慢。

（4）有无家属在旁，家属应陪同检查。

（5）平车或轮椅有无安全带，能否正常使用，平车两旁应备好护栏。

（6）临床支持中心工作人员是否到科。

（7）截瘫病人过床时应有工作人员协助家属按正确搬移病人法过床。转运病人时尽可能缩短轮椅、平车与病床之间的空隙或距离，保障转运安全。

（8）病人是否戴好颈围、腰围、外固定支具等保护器械。

（9）使用轮椅的病人告知其尽量靠后坐，勿向前倾身或自行下车，避免摔倒。

（10）注意各种管道是否放置妥当，检查有无曲折、逆流、压迫等现象。

（11）病人卧于平车中心，四肢严禁外露于平车挡板范围以外，系好安全带。

（12）检查病人卧位是否舒适合理，被子是否盖好，防止受凉。

（13）小儿病人应有家属陪同。

若病情危重病人需急诊行特殊检查时应增加以下评估内容：

（1）病人生命体征是否平稳，向主管医师报告生命体征情况。

（2）必须有主管医师或值班医师陪同检查。

(3) 携带氧气袋外出检查，必要时准备氧气瓶。
(4) 保持好氧气、输液管道及其他各种管道的通畅、固定。
(5) 必要时携带心电监护仪器等急救器材外出，以利于观察与急救处理。

第三节　术区皮肤准备

一、术区皮肤清洁方法

（一）术前1日下午或晚上

指导病人使用具有去污和杀菌作用的洗浴用品沐浴，不方便沐浴者进行床上擦浴，彻底清洁皮肤，更换干净的病号服。清洗时需注意避免损伤皮肤，保护皮肤的完整性。

（二）术日当天

接入手术室前使用含酒精和氯己定的抗菌溶液进行术区皮肤消毒准备，强化术区皮肤清洁准备，或使用皮肤消毒湿巾对术区皮肤进行擦拭清洁。

二、备皮要求

1. 颈椎前路手术病人须剃胡须，其他区域不推荐备皮和使用刀片刮除毛发，如果有明显需要，只需使用剪刀剪去影响手术操作的毛发，在不妨碍手术操作的前提下尽可能保留术野周围的毛发。
2. 颈椎后路手术病人术前一天剃除头发，应尽量避免刮破皮肤。备皮尽量在术前2h内进行。
3. 术中预备取髂骨植骨者，需剃除会阴部毛发。
4. 备皮的范围为切口周围20cm的区域。
(1) 颈椎前路手术备皮范围：自鼻尖起至乳头水平线，两侧至腋中线。
(2) 颈椎后路手术备皮范围：双侧耳廓顶点连线至双侧肩胛骨下缘，两侧至腋中线范围。
(3) 特殊术区皮肤的准备：与手术医生沟通，以满足手术要求为原则。
5. 术前有皮肤破损或感染者，原则上不开展择期手术，破损处需进行切口处理，待皮肤切口愈合后，再行手术治疗。

第四节　手术当日准备及护理

（一）测量生命体征

术前测量体温、脉搏、呼吸、血压，观察有无感冒或其他病情变化。

（二）确认术前准备事项

病人已经禁食水，手术部位已备皮或皮肤完好。颈前路手术中，男性病人应在术前剔除颈部胡须。颈后路病人为避免术后感染，推荐尽可能短发或剃除头发。高血压病人术晨已服用降压药，女性病人有无月经来潮。糖尿病病人术前建议测微量血糖，尤其是接台病人，避免高血糖或低血糖发生。

（三）执行术前用药及医嘱

常规术前给予镇静药、镇痛药及抑制呼吸道分泌物生成的药物。如地西泮、异丙嗪、盐酸哌替啶、吗啡、阿托品或东莨菪碱等。用药时，应准确执行医嘱，保证用药的时间、种类及剂量正确。

（四）留置尿管

术前嘱病人排尽尿液，根据不同手术需要以确定是否留置尿管，避免手术过程中膀胱膨胀，导致尿潴留，或者手术台上无意识排尿污染手术区域。颈椎病病人多为中老年人，如男性病人合并有良性前列腺增生，建议麻醉后再留置尿管。

（五）其他准备

更衣，取下病人的活动义齿、眼镜或隐形眼镜及贵重物品，交给家属保管，长发者需要把头发扎起至头顶。

（六）文书的准备

打印手术病人转运交接记录单、临时医嘱单、体温单、各项化验检查的结果等，根据转运交接记录项目逐条进行核对，避免漏项（表6-26-2）。

手术病人转运交接记录单填写注意事项：病房护士需要认真填写表格的内容，在符合情况的"□"内打"√"，下划线的项目可以补充填写。填写应准确、如实记录，不得涂改。

表 6-26-2　手术病人转运交接记录单（进入手术室交接核查第1站）

一般信息	科室：		病人姓名		性别		年龄	
	住院号：		手术日期		ID号			
	拟行手术名称							
第一站：病人进入手术室交接核查（地点：手术室交换区）								
交接内容	1. 手腕带：无□，有□ 2. 病人身份：不正确□，正确□ 3. 既往病史：无□，有□（高血压□；糖尿病□；心脏病□；其他_____）							

第二十六章 颈椎手术术前准备

续表

一般信息	科室：		病人姓名		性别		年龄	
	住院号：		手术日期		ID 号			
	拟行手术名称							

	第一站：病人进入手术室交接核查（地点：手术室交换区）
交接内容	4. 手术部位标识：不适用□，适用□（无□，有□） 5. 术前生命体征已测量并记录：无□，有□ 6. 月经：不适用□，适用□（无□，有□） 7. 术前宣教：无□，有□ 8. 术前备皮：不正确□，正确□ 9. 禁食禁水：无□，有□ 10. 术前用药：无□，有□ 11. 查对相关辅检结果：血常规□；血型□；凝血四项□；术前四项□；胸片□；心电图□ 12. 术前已植入物：无□，有□（名称：_____ 部位：_____） 13. 上止血带肢体：无□，有□（部位及时间：_____） 14. 医疗文书 （1）手术同意书：无□，有□（已签名：患方□；医生□） （2）麻醉同意书：不需要□，无□，有□（已签名：患方□；医生□） （3）手术风险评估表：无□，有□（已评估□；手术医生□；麻醉医生□） 15. 血管通道：（1）外周静脉：无□，有□ （2）深静脉：无□，有□(部位：_____) 16. 管道交接：（1）留置胃管：无□，有□；（2）留置尿管：无□，有□ 17. 皮肤损伤：无□，有□（部位：_____） 18. 抗生素皮试：无□，有□（品种：_____；皮试结果：阴性□，阳性□） 19. 带入手术室物品： （1）药品名称及数量：_____ （2）病历：无□，有□ （3）影像学资料：无□，有□（X 线片□；CT 片□；MRI 片□；其他：_____） （4）病人用品：无□，有□（假牙□；首饰/手表□；其他：_____）
签名确认	病房核对护士签名：_____ 时间：_____ 时 _____ 分 （交方）护送医生或护士：护送护士□；护送医生□，签名：_____ （接方）手术室护士：_____ 交接时间：_____ 时 _____ 分

第五节　术前功能锻炼

一、术前功能锻炼的目的与意义

快速康复外科（FTS）是近年来在欧美国家逐渐兴起并极力推崇的一种新的理念，旨在对围手术期病人实施的由循证医学证实的优化措施，从而有效减少病人心理和身体遭受的创伤应激，实现促进病人顺利康复的目的。快速康复理念主张早期下床活动，早期进行功能锻炼。术前进行功能指导，能提高病人术后功能锻炼的正确性和依从性，可以促进病人早期开始进行锻炼，尽早下床，是快速康复的需要，也是促进病人康复的必要手段。

功能锻炼的目的在于缓解肌肉痉挛、降低椎间盘内压力，通过改进肌肉的功能状态和强度，控制末梢肌肉泵调节细胞质的流体静压，从而达到减轻组织水肿、减少软组织纤维化和粘连，并改善软组织和骨性组织的血液循环，促进局部肿胀吸收，预防肌肉萎缩和关节痉挛，使神经、肌肉恢复正常活动，增加或恢复脊椎运动和神经结构的水平面运动，使肌肉和韧带力量相对平衡稳定，恢复脊柱正常功能，以获得维持脊柱的相对稳定和灵活性，达到减轻和消除疼痛的目的。因此，功能锻炼是脊柱手术后功能恢复和防止疾病复发的重要环节。

1. 术前功能锻炼能提高病人术后功能锻炼的依从性。研究表明，影响病人术后功能锻炼依从性的因素从大到小依次为惧怕疼痛、体力不支、担心内固定物脱落和缺乏功能锻炼相关知识。因此，在术前给予相关知识宣教及功能指导，能让病人在没有手术创伤的打击下，让病人有充分的时间吸收相关的知识，并应用到实际，从而提高了病人术后功能锻炼的准确性和依从性。

2. 术前功能锻炼指导，使病人提前掌握锻炼的方法和强度，在术后即可自行锻炼，既能提高病人锻炼的主动性，也能节省宣教时间，提高工作效率。

3. 提高病人对功能锻炼的认知及对疾病康复的信心，减轻心理焦虑，更好地配合康复锻炼，促进其早日康复。

二、术前功能锻炼的方法

（一）指导方法

首先是口头讲解，辅助练习，学会后让病人自行演示，修正错误，确保每例病人根据自己的完成能力，更好地掌握动作要领。然后将功能宣教的图片发放给病人看，以便随时复习，依照标准自行完成训练。训练分为早中晚三次练习，每次 10 组。责任护士每日查房时进行检查，质控员和护士长定期进行检查。

（二）训练内容

1. 上肢训练方法

（1）肱二头肌、肱三头肌的训练：屈肘、伸肘运动（图 6-26-1）。

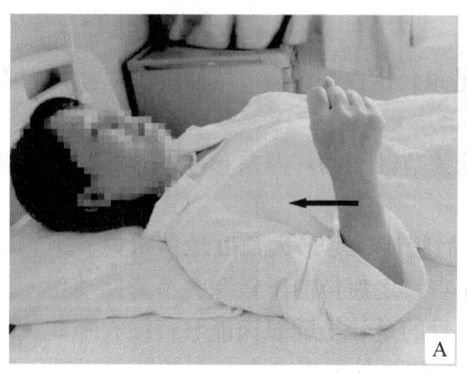 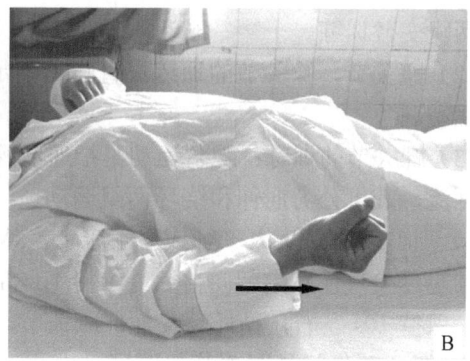

图 6-26-1 肘关节活动示意图

A. 屈肘；B. 伸肘

（2）手指及腕部训练：腕关节旋转、伸腕、屈腕，伸指、屈指及指间训练（图 6-26-2，图 6-26-3）。

（3）手臂上举运动（图 6-26-4）。

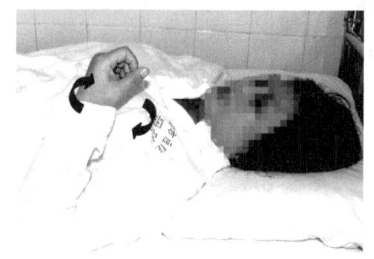 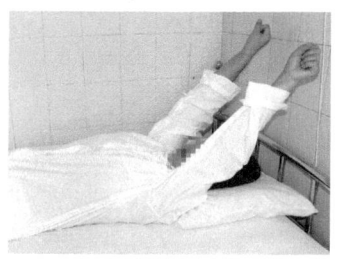

图 6-26-2 腕关节旋转活动　　图 6-26-3 手指指间活动　　图 6-26-4 手臂上举运动

（4）扩胸运动。

（5）肩关节内外收、外展及旋转运动（图 6-26-5）。

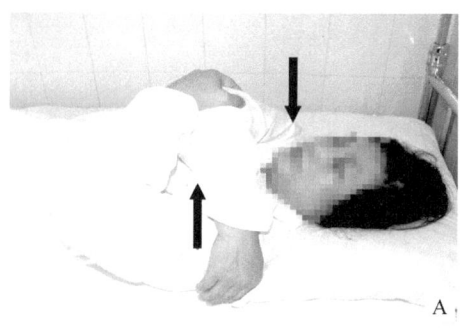 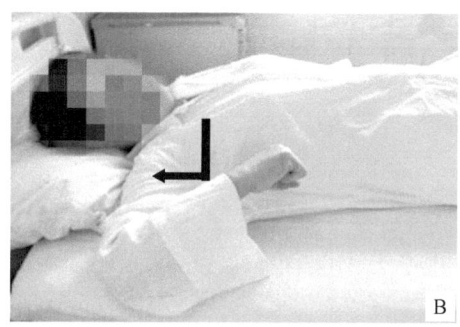

图 6-26-5 肩关节活动示意图

A. 肩关节内收；B. 肩关节外展

2.下肢训练方法

（1）股四头肌训练：病人平卧或半卧位，腿伸直，足尖向下，绷紧 1~2min，然后放松，两腿交替训练。

（2）髋关节，膝关节的训练：直腿抬高足跟距床面20cm，做伸直、弯曲、内收、外展等运动。

（3）踝关节的训练：踝泵运动是指通过踝关节的运动，像泵一样促进下肢血液循环和淋巴回流，其可分为屈伸和绕环两组运动。

1）屈伸动作是病人平卧或坐于床上，然后缓慢地尽最大角度地做踝关节跖屈动作，向上勾起足尖，使足尖朝向自己，维持10s左右，之后再向下做踝关节背伸动作，使足尖向下，保持10s左右，循环反复屈伸踝关节，目的是让小腿肌肉能够持续收缩。

2）绕环动作就是踝关节的跖屈、内收、背伸、外展组合在一起的环绕运动，顺时针和逆时针方向交替进行（图6-26-6）。

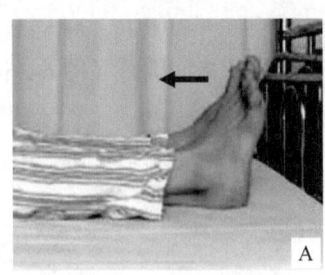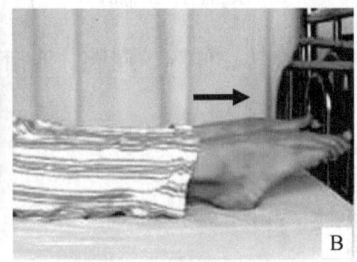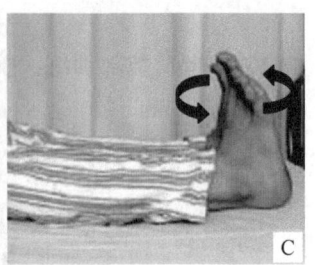

图6-26-6 踝泵运动

A. 背伸；B. 跖屈；C. 旋转

（冯　岚　钟可琪　左海梅）

第二十七章 胸腰椎手术术前准备

第一节 心理护理

心理护理详见第六篇第二十六章第一节相关内容。

第二节 术前常规准备

一、常规检查的配合与护理

常规检查的配合与护理详见本篇第二十六章第二节相关内容。

二、手术体位训练

由于胸腰椎手术常采用俯卧位,为让病人尽快适应手术体位,入院后即可开始进行俯卧位训练,以提高适应性。具体方法:先俯卧位,头偏向一侧,胸部及两肩各垫一小枕,骨盆下垫一大枕,使腹部悬空便于呼吸,坚持 30min,逐渐增加到每次能俯卧 2~3h,同时进行呼吸训练,达到俯卧位时能进行良好的呼吸动作,不憋气。

三、床上排便训练

大多数择期手术的病人术后均不习惯在床上排便、排尿,特别是男性病人。因此,为了适应术后卧床排便、排尿的需要,同时尽量缩短病人术后留置尿管的时间,减少泌尿系感染的风险,可在术前 1~3 天开始训练床上排便、排尿,以免术后发生尿潴留、便秘、腹胀等不适。方法:拉上床帘,病人平卧在床上或者侧卧位,臀部下垫一次性护理垫,即可行床上排便。排尿训练时可使用尿壶。

四、安全护理及其他事项

安全护理及其他事项详见本篇第二十六章第二节第五点相关内容。

第三节 术区皮肤准备

一、术区皮肤清洁方法

(一)术前 1 日下午或晚上

指导病人使用具有去污和杀菌作用的洗浴用品沐浴,不方便沐浴者进行床上擦浴,彻底清洁皮肤，更换干净的病号服。清洗时需注意避免损伤皮肤，保护皮肤的完整性。

（二）术日当天

接入手术室前使用含酒精和氯己定的抗菌溶液进行术区皮肤消毒准备，强化术区皮肤清洁准备，或使用皮肤消毒湿巾对术区皮肤进行擦拭清洁。

二、备皮要求

1. 腰椎手术不推荐备皮和使用刀片刮除毛发，如果有明显需要，只需使用剪刀剪去影响手术操作的毛发，在不妨碍手术操作的前提下尽可能保留术野周围的毛发，确需备皮尽量在术前 2h 内进行。

2. 备皮的范围为切口周围 20cm 的区域。

三、特殊术区皮肤的准备

特殊术区皮肤的准备详见本篇第二十六章第四节第三点相关内容。

第四节　术前肠道准备

一、术前肠道准备的目的与意义

1. 降低腰椎全身麻醉术后病人肠道紊乱的发生概率。
2. 减轻病人的痛苦，如腹胀、腹痛、便秘等不适。
3. 提高病人手术后的舒适度。
4. 缩短病人住院时间，降低医疗费用。

二、术前肠道准备的方法

1. 入院后即评估病人排便习惯，给予作用缓慢的通便药物，如麻仁软胶囊等，以促进残余粪便的排出，减少肠道积粪，可减轻术后腹胀的不适。

2. 术前练习床上排便，并保证至少能排出一次，必要时使用开塞露协助排便，让病人适应术后排便体位的改变，维持正确排便习惯。

3. 指导病人餐后 30~40min 顺时针按摩腹部，2 次/日，或由家属协助按摩。

4. 入院后嘱病人进食清淡、易消化、高蛋白、高维生素、高纤维的饮食。

5. 必要时遵医嘱进行排便或清洁灌肠。腰椎前路手术病人通常于手术前晚进行清洁灌肠。

三、术前肠道准备的注意事项

1. 向病人解释术前肠道准备的目的和方法，取得病人的理解和配合。
2. 若病人服用润肠通便的药物后，出现腹泻的症状时，需报告医生及时减量或者停药。

第五节 手术当日准备与护理

手术当日准备与护理详见第六篇第二十六章第三节相关内容。

第六节 术前功能锻炼

一、术前功能锻炼的目的与意义

术前功能锻炼的目的与意义详见本篇第二十六章第五节第一点相关内容。

二、术前功能锻炼的方法

（一）指导方法

首先是口头讲解，辅助练习，学会后让病人自行演示，修正错误，确保每例病人根据自己的完成能力，更好地掌握动作要领。然后将功能宣教的图片发放给病人看，以便随时复习，依照标准自行完成训练。训练分为早中晚三次练习，每次 10 组。责任护士每日查房时进行检查，质控员和护士长定期进行检查。

（二）训练内容

1. 简单的肢体活动　如双上肢上举、肩关节内收、外旋、屈伸肘、腕关节旋转、手指屈伸活动；双下肢行踝泵运动（同第六篇第二十六章第五节第二点）。

2. 直腿抬高活动　足部背伸进行直腿抬高（图 6-27-1）。

3. 对抗性直腿抬高活动　当完成单纯直腿抬高无困难时，可由家属用手掌加力压在其膝关节上，给予一定的阻力，嘱其进行抬高活动，以增加运动的难度和强度（图 6-27-2）。

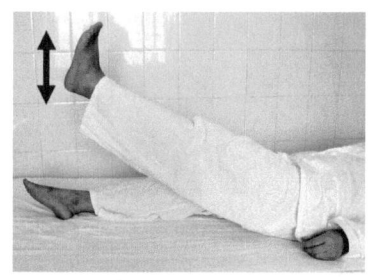
图 6-27-1　直腿抬高活动

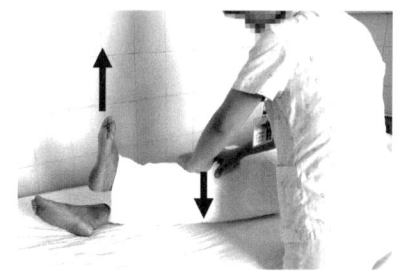
图 6-27-2　加强直腿抬高活动

4. "4"字活动　平卧位，单腿屈膝屈髋，并尽量向床面靠近（图 6-27-3）。

5. 抱膝屈髋活动　双手抱单膝、屈髋，尽量让膝关节向胸前靠拢，以感觉有坐骨神经牵拉为宜（图 6-27-4）。

6. 五点支撑抬臀活动　病人双腿屈曲，双上肢曲肘、双足跟踩床、头部顶枕，协同四肢同时用力将臀部抬离床面，持续 3～5s，高度和持续时间因人而异（图 6-27-5）。

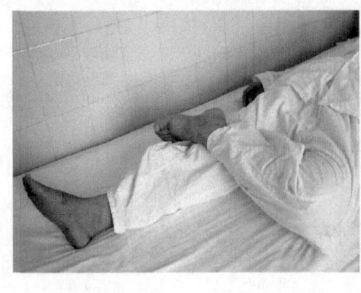 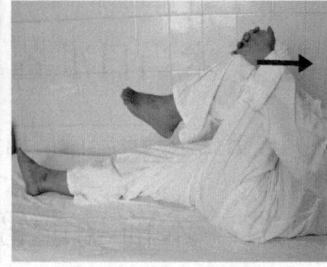 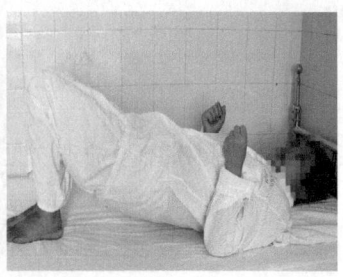

图 6-27-3 "4"字活动　　图 6-27-4 抱膝屈髋活动　　图 6-27-5 五点支撑抬臀活动

7. 左右摆腿活动　平卧位，双膝屈曲，双手平放于身体两侧，上身保持水平不动，左右摆动双腿，以超过身体中线为宜，不可过分向床面靠拢，避免引起下腰椎局部的扭转（图 6-27-6）。

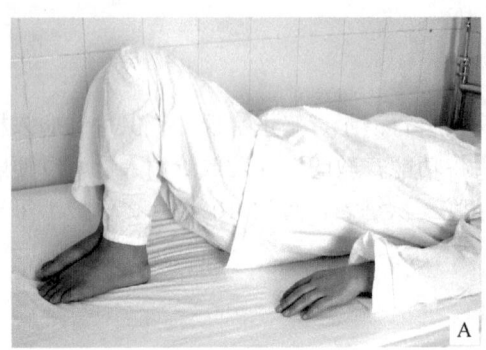 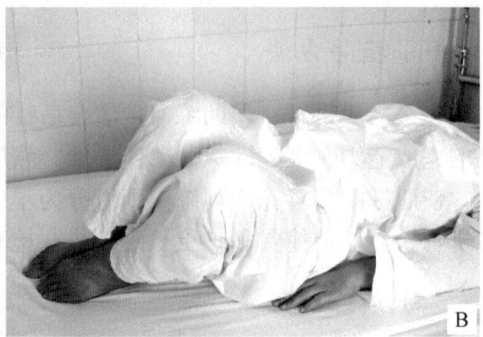

图 6-27-6　左右摆腿活动
A. 向右摆；B. 向左摆

8. 侧卧前后甩腿活动　侧卧位，下腿弯曲，上腿尽量向前、向后甩腿（图 6-27-7）。

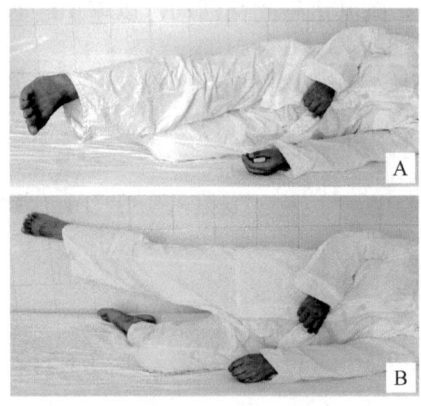

图 6-27-7　侧卧前后甩腿活动
A. 向前甩；B. 向后甩

9. 侧卧直腿抬高活动　侧卧位，下腿弯曲，上腿伸直，向上抬高，角度依个人耐受程度而定（图 6-27-8）。

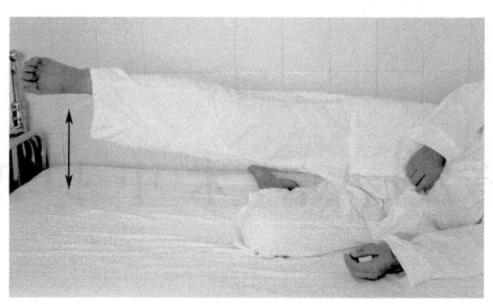

图 6-27-8　侧卧直腿抬高活动

10. 空中蹬车活动　平卧时，双腿屈膝上举，左右脚交替向空中踩踏，类似蹬车活动（图 6-27-9）。

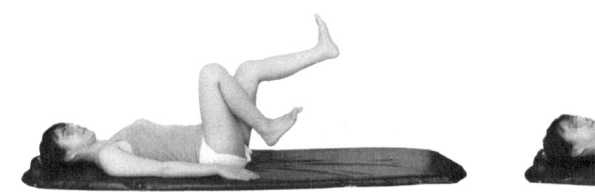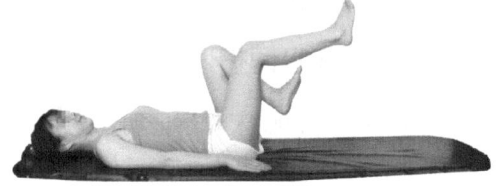

图 6-27-9　空中蹬车活动

（三）翻身训练

教会病人掌握轴线式翻身。头、颈、肩、臀部同时朝一个方向直线转动，避免上半身与下半身未同步转动，造成脊柱扭曲发生损伤。

三、术前功能锻炼的注意事项

1. 仔细讲解后再进行练习，以保证训练的安全性和准确性。

2. 肌力练习应分组集中练习，组间充分休息，练习次数、时间、负荷等必须按要求完成，以肌肉出现轻度酸胀疲劳感为宜，次日可缓解。且不要为了完成更多次数，而增加休息时间，否则很难达到预期效果。

3. 肌力练习中，应注意均匀呼吸，不得屏气。

4. 所有练习应左右分别进行，但两侧强度可不一致，一侧状态不如一侧时，切勿为了达到相同的训练强度而勉强完成动作，以免导致组织损伤。

5. 功能训练应循序渐进、由易到难、因人而异、独立化，减少对他人的依赖，否则将影响功能恢复的进程。

（冯　岚　钟可琪　左海梅）

第二十八章 术中护理

第一节 心理护理

心理护理是一个完整的、连续性的护理活动，自然地融汇于手术的前、中、后三期，心理护理可使病人对手术和麻醉有一个全新的认知，缓解病人的消极情绪，减少并发症的发生，以正面的心态积极应对手术，加快术后康复。

一、手术前心理护理

据大量的研究和临床观察证明，病人术前的紧张和焦虑，将直接影响手术效果，如出现大出血、预后不良、并发症等，因此术前的心理护理尤为重要。

术前一日访视，查阅病人病历，了解病情，收集相关资料，并与病人进行有效沟通。每例病人都是一个独立的个体，因此心理问题都会有所差异，有针对性地从源头分析才能更好地解决病人的心理需求。访视时应用温和的语气与病人交流，耐心倾听病人的主诉，及时评估。病人如对手术环境陌生感到紧张可以适时地使用图片或多媒体让其更直观地了解手术室的环境，消除顾虑。告知病人手术的目的及保持良好心态的重要性，让病人能积极地面对手术及术后康复。简单地介绍麻醉方式和手术过程，告知手术体位及术中配合的注意事项，让病人对手术有所认知，减轻病人对手术盲目猜想引起的恐惧。与病人家属沟通，通过亲人的鼓励与支持，增强病人战胜疾病的信念。

二、手术中心理护理

手术病人到达手术室，巡回护士应热情主动地向病人介绍自己。"您好，我是您的巡回护士×××，您还记得我吗，昨天我来看过您……"拉近与病人的距离，消除病人对陌生环境的紧张。病人进入手术室后，做护理操作的同时用关心的语气询问病人睡眠情况，是否感觉寒冷等，分散病人的注意力，在轻松愉快的氛围下开始手术。术中保持手术室环境整洁安静，医护人员不要大声喧哗、谈笑。禁止谈论与手术无关的话题。对于非全麻的病人，脊柱手术有可能会刺激到神经，病人会感觉腿麻或腰痛。这时应陪护在病人身边，安抚病人，告诉病人有问题可以说出来，教病人做深呼吸，转移其注意力使病人身心放松，保持良好的心态完成手术。

三、手术后心理护理

手术结束后及时回访病人，通过交流观察病人的精神状态和心理活动。评估病人术后切口疼痛情况，了解疼痛部位、性质、程度等，如疼痛特别严重者要告知主管医生，合理地使用镇痛药物或其他途径镇痛，减轻病人因疼痛引起的不安和焦躁，告知病人术后疼痛规律：术后 1 天是疼痛最剧烈的时间段，术后 2～3 天逐渐可以耐受。客观、积极、正面地鼓励病人，消除病人对干预后的急躁、悲观不良情绪，主动、乐观地完成术后康复。

第二节 术中体位摆放

体位摆放不仅要满足手术医生显露术野的需要，还要保证病人安全舒适，避免手术体位的各种并发症发生。临床资料显示，手术体位摆放对呼吸循环有一定影响，侧、俯卧位时，突然搬动病人有可能导致回心血量减少，心排血量下降，诱发急性循环功能不全和血压下降。俯卧位摆放不当可致胸腹部受压，呼吸受限，发生限制性通气障碍和潮气量减少；腹部受压还有可能压迫静脉，导致椎旁静脉充血，术中出血量增加等一系列体位摆放的潜在并发症。因此，手术室护士必须正确、熟练、规范、标准地掌握手术体位摆放。根据不同的手术入路，脊柱手术常用的体位有仰卧位、侧卧位和俯卧位。

一、仰卧位

仰卧位适用于颈椎前入路手术。

用物准备：头圈、颈垫、肩垫、小沙袋、宽胶布、软垫、各型约束带。

摆放方法：分别将头圈、颈垫、肩垫置于头颈肩下。颈项部高度 20～25cm，颈部保持轻度伸展。根据情况可置小沙袋于头两侧，额部以宽胶布横行固定于手术床缘，防止头部旋转（颈椎骨折病人也可用颅骨牵引维持稳定），如术中需取髂骨可垫高同侧臀部。下颈椎手术为充分显露术野和方便透视，可使用宽胶布牵引双肩，约束带适度牵拉双手。下肢用约束带固定。

注意事项：搬动病人时动作轻柔稳定，协调一致。专人保护头部，忌拖拽病人，以免加重颈髓损伤。为避免角膜干燥和消毒液溅入，眼睛贴眼膜保护。保持床单衣物平整无皱褶，在骶尾部、足跟处垫软垫或粘贴泡沫敷料或水胶体敷料，保护皮肤，预防压力性损伤。

二、俯卧位

俯卧位适用于脊柱后入路手术。

用物准备：俯卧位体位垫、弓形体位架、头架、头托、可调节托手架、软垫、各型约束带、功能型敷料（减压贴）。

摆放方法：视病人体型、手术部位选择合适的体位用具。将病人头部置于头架或头托上，根据手术需要颈部可取中立位、屈曲位或伸展位。双上肢置于可调节托手架。躯干下垫俯卧位体位垫或用弓形体位架支撑，保持足趾悬空。上下肢使用约束带固定。

注意事项：转换体位时，轴线翻身，始终保持头、颈、胸椎在同一水平旋转。放置头架或头托时，避免眼球受压；肩肘呈 90°，远端关节低于近端关节；根据手术需要和病人体型调节体位垫，胸腹部保持悬空，保证呼吸和循环正常。注意保护女性病人的乳房和男性病人的会阴部；双髋双膝关节屈曲 20°；踝部背伸，足趾悬空。注意皮肤保护，在前额、两颊、下颌、前胸、肋骨两侧、髂前上棘、耻骨联合受力点处加软垫或粘贴泡沫敷料或水胶体敷料，保护皮肤，预防压力性损伤。

三、侧卧位

侧卧位适用于胸腰椎后入路手术。

用物准备：头圈、软枕、胸垫、下肢支撑垫、腰卡、可调节托手架、软垫、各型约束带。

摆放方法：病人侧身，头、颈下方置软枕和头圈；腋下垫胸垫；双上肢置于托手架；骨盆前后用腰卡固定，双下肢屈曲，置支撑垫于上侧下肢，使用约束带固定肢体。

注意事项：头下软枕和头圈的高度平下侧肩高，使颈椎处于水平位置；双上肢外展不超过90°，双手臂呈抱球状；胸垫距腋窝10cm，防止臂神经丛受压；双下肢屈髋屈膝70°，呈跑步状。注意避免耳廓和眼睛受压。在肘关节、髂前上棘、耻骨联合、膝外侧和踝部骨突处垫软垫保护皮肤。

第三节　术中皮肤的保护

在麻醉状态下，病人肢体感觉减弱或消失，肌肉松弛，机体缺乏保护反射，更由于手术的需要，病人长时间保持同一体位，致皮肤存在受压的危险。

术前根据手术病人压疮风险因素评估表对病人的年龄、体重指数、受力点皮肤、预计术中施加的外力、预计手术时间、特殊手术因素进行评分，根据评分结果制订干预措施，准备适宜的体位垫、防压力性损伤物品，如水胶体类敷料、啫喱床垫、泡沫敷料、头圈等。

关注重力受压部位，加垫啫喱垫或贴敷料保护。仰卧位时关注枕骨粗隆、肩胛骨、肘部、骶尾部及足跟部等处；侧卧位时关注耳廓、肩峰、肋骨、面部、髋部、股骨粗隆、膝关节的内外侧及内外踝；俯卧位时关注面颊、耳廓、肩峰、女性乳房、肋缘突出部、男性生殖器、髂前上棘、膝部及足趾等处。

保持床单位平整、干燥无皱褶，护理操作时动作规范，避免损伤皮肤。在摆放体位及其他护理操作时动作轻柔，避免拖拉等造成皮肤表皮损伤。体位摆放完毕后仔细检查心电图导线和负极板导线等有无压在病人身下。

避免皮肤潮湿，术前导尿注意防止尿液流出浸湿床单；消毒皮肤时防止碘酒滴出消毒范围外，灼伤周围皮肤；尽量提醒医生注意防止冲洗液和血液浸湿手术单。

保温一定程度上也是缓解皮肤压力性损伤的原因之一，术中应用到各种加温设备和装置时要注意安全，避免烫伤。充气电热毯温度设置要≤38℃，使用专用充气毯，以免热风直接吹到皮肤，引起烫伤。

防止皮肤电灼伤，手术区皮肤酒精消毒后必须擦干或晾干后才能使用电刀，术中电刀笔不用时放回电刀盒，以免无意触发开关灼伤皮肤，对有金属植入物的病人选择使用双极电凝。使用单极电刀时必须避开植入物，选择最短回路。病人身体避免与手术床金属部位接触。

术中对病人皮肤行严密观察，在不影响手术的情况下适时按摩受压部位皮肤。

术毕认真、仔细检查病人全身皮肤情况。若有压力性损伤及时上报信息系统、填写压疮护理记录单，并与病房护士交接，术后随访。

第四节 术中管道的建立与维护

在脊柱外科手术中,主要涉及的管道有外周静脉管、气管导管、导尿管、中心静脉管、切口负压引流管。

一、外周静脉的建立与维护

评估穿刺部位皮肤情况和静脉条件,避开受损的血管、静脉瓣、关节部及瘢痕硬结处。成人一般不宜选择下肢静脉,有发生血栓和血栓性静脉炎的风险。脊柱手术的外周静脉一般选择在上肢血管(有上腔静脉综合征者除外),上肢血管距离心脏近,给药能迅速发挥作用。俯卧位时尽量避开肘部,防止静脉管道打折。若遇颈椎手术,特别是颈5以下的手术,为了避免肩部遮挡术中透视需牵拉双手,血管一般选择在腕部以上的位置。术中注意观察穿刺部位有无红肿渗液,静脉管道有否扭曲打折,液体滴数是否适宜。

二、气管插管的建立与维护

了解麻醉方式,缓解病人紧张情绪,询问病人牙齿有无松动,如有义齿需取出妥善放置。准备吸引器、吸痰管和各种急救药品与器材。麻醉诱导和气管插管时在床旁看护病人,避免病人躁动坠床。观察插管情况,做好抢救准备。气管插管成功后配合麻醉医生固定管道,连接呼吸机。术中注意病人的呼吸情况,如有异常及时告知麻醉医生,摆放手术体位和过床时要有专人负责气管导管,避免移位或脱出。

三、导尿管的建立与维护

麻醉实施完毕后进行导尿术。严格执行无菌操作,注意保护病人隐私,选择合适的导尿管,插管时动作轻柔,防止损伤尿道黏膜。尿袋放置在低于尿路引流的位置,打开导尿管开关(过床和摆体位时夹闭,防止尿液反流,发生尿路感染),保持尿液流出通畅,避免折叠受压,妥善固定导尿管,防止过度牵拉。术中定时观察尿液的颜色、性状和尿量,及时记录。

四、中心静脉通路的建立与维护

根据手术需要,建立中心静脉通路。评估病人自身情况,选择合适的中心静脉穿刺。一般优先选择右侧颈内静脉,这与颈内静脉的解剖结构有关,右颈内静脉与右头静脉角度平直,距右心房入口近,导管易于置入。左颈内静脉后是胸导管,容易损伤。准备静脉装置排气备用,将手术床摇成头低足高位,使颈部血管充盈,便于穿刺。严格执行无菌操作,协助麻醉医生打开静脉穿刺包,准备消毒液,协助穿刺,妥善固定,将手术床复位。术中及时观察病人生命体征,观察穿刺部位有无渗血和皮下气肿,及时遵医嘱更换液体,防止空气栓塞。摆放体位后要检查中心静脉管道,避免打折、受压。

五、切口负压引流管的建立与维护

脊柱手术常规放置切口负压引流管。目的是让组织的积血渗液引流出体外,减少组织吸收，减轻肿胀，防止术后感染，促进切口愈合。用三角针7号线打结固定引流管，防止牵拉和脱出，保持引流袋位置低于引流部位，防止逆流引起感染。翻身和过床时夹闭管道，之后及时打开引流开关，保持引流通畅，避免管道折叠、扭曲受压。出室前观察引流液的颜色和量，做好交接工作。

第五节　术　中　查　对

制度是工作的法规，是处理各项工作的标准，是评价工作质量的依据，是消灭差错事故的重要措施，因此建立健全术中查对制度并严格执行各项制度，是病人生命安全的保证。术中查对制度包括病人安全查对；输液、输血、用药查对；器械及物品查对和标本查对。

一、手术病人安全查对

病人身份的识别是最基本也是至关重要的一个环节，每位病人必须佩戴腕带，腕带上的字迹要求工整清晰，标明科室、姓名、诊断、床号、住院号。清醒病人，主动邀请参与核对。对于婴幼儿、意识不清、语言障碍或不同语种者应与陪同（监护）者进行核对。确认无误后才能进入手术室。

手术安全核查贯穿于整个手术过程。在麻醉前、手术开始前、病人离开手术室前这三个点执行"Time out"制度。与麻醉医生、手术医生、巡回护士执行三方核对。核对的内容包括病人姓名、手术方式、手术部位、标识、皮肤准备情况、静脉通道、病人过敏史、皮试结果、备血情况、植入物、影像学资料等。按照手术安全核查表内容逐项核对依次填写，最后签名确认。

二、手术器械及物品清点

完善和规范清点核对制度，严格执行"三人四次"清点，防止异物遗留体内给病人带来巨大痛苦和引发医疗纠纷。

（一）清点时机与清点内容

1. 手术开始前清点　清点所有器械物品，公司器械基数按包内基数牌核对。注意：骨科器械螺帽多，要检查螺帽是否齐全，有无松动。纱布上的显影片是否完整，棉片线条有无脱落等。

2. 关闭体腔前　关闭切口前所有器械物品必须全部核对才可关闭切口。注意：在植入融合器前必须先清点棉片个数，以免遗留于椎间隙。

3. 关闭体腔后　再次核对所有器械物品。

4. 缝皮结束时　最后清点一遍纱布和缝合针。

（二）清点原则

1. 严格"三人四次"清点制度。"三人"是指手术医生第二助手、巡回护士、洗手护士。"四次"是指手术开始前、关闭体腔前、关闭体腔后、缝皮结束时。

2. 清点手术物品前，器械护士对无菌台做全面的整理，使物品放置有序。保持手术区周围的器械、物品整理有序，不得乱丢、乱放。

3. 清点物品时必须按照相同次序，共同唱对。清点纱布时，必须完全摊开，检查显影条、纱布条。

4. 术中所增减的敷料、器械、物品，巡回护士应及时准确记录在手术物品核对单上。

5. 深部手术填入的纱布垫或留置物品时，手术者应及时告知助手和器械护士。凡手术台上掉下来的纱布、器械等物品，均应及时放在固定位置，任何人未经巡回护士许可，不得拿出室外。台上纱布不得随意剪切。

6. 执行"三不交"制度。洗手护士在手术进行中原则上不交班；器械物品、病情交接不清不交班；病情严重抢救不交班。

7. 若发生手术器械及物品查对有任何不符时，及时向护士长、器械护士、二值组长汇报，做后续应急处理。

三、标本查对

标本是指从病人身上取下的组织如骨头、髓核、肿瘤、血液、体液、排泄物等。活体组织病理诊断是医生明确诊断和进行下一步治疗的重要依据之一。

1. 巡回护士应妥善保管手术中切下的任何组织（如骨块、髓核、椎管肿瘤切除的组织等），防止丢失和弄错。不用送检的标本按保留标本处理（标本保留 7 天后按病理性废物处理）。

2. 标本离体 30min 内由巡回护士将标本放入 10%福尔马林固定液的密封标本袋内，贴上标签，注明科室、病人姓名、ID 号、标本数量及留取时间，与病理标本检查申请单信息核对无误后，在申请单右上角填写标本切除时间，按手术间分别放置，并将标本送检登记本的内容逐项填写清楚，签名，器械护士再次核对签名。由值班护士统一送检。

3. 冰冻切片或需要新鲜活体组织时，标本离体后立即由巡回护士将标本放入密封标本袋内，贴上标签，注明科室、病人姓名、ID 号、标本名称，与病理标本冰冻检查申请单核对无误后，并在申请单右上角填写标本切除的时间，然后填写手术室冰冻标本送检登记本，注明送检时间，由专人立刻送至病理科。

4. 工作站护士在接到病理科冰冻切片的结果时，需立刻送达到手术间，交给巡回护士。

四、输血、输液查对

1. 巡回护士负责取血，检查确保病历内夹有血型单及输血同意书才可放置取血电梯送输血科，并电话通知血库。

2. 取血时，血制品要放在血制品专用装载盒内转运至手术间。

3. 严格查对制度，取血时认真核对病人手腕带、姓名、科室、床号、住院号、ID 号、诊断、血型、交叉配血实验单及供血者姓名、血型、血瓶号、保存期，做到巡回护士取血时自查、血液加温前与麻醉医生共查、输血时巡回护士再次与麻醉医生双人查对，双方签字。

4. 输血袋查对无误后，粘贴标签，标签上注明取血者和输血者姓名。

5. 输血前后和连续输注不同供血者的血液时用生理盐水冲洗输血管道。

6. 输血过程先慢后快，严密观察有无输血不良反应。

7. 所有用后的血袋，装入黄色垃圾袋内，及时送回输血科。

8. 输血过程中，如出现输血反应立即停止输血，报告麻醉医生开展相应的抢救工作，术后填写输血反应汇报单，连同废输血袋和余血一同送回输血科。

9. 麻醉医生在麻醉记录单上记录输血的起止时间及输血情况。

10. 局麻手术如需输血，巡回护士应在手术病人交接记录单中记录输血的起止时间及输血情况。

11. 静脉液体或血液加温时，恒温水箱水温要合适，一般情况下水温控制在38℃，温血时间3~5min。

12. 加温库血时，不可到其他手术间加温。

13. 血制品尽量在手术期间内用完，不可将血制品带回病房使用。

14. 在输血过程中，不可在输血管道内添加各种药物。

15. 手术室管道标识范畴：深静脉、动脉、胃管、尿管、冲洗引流管道等。同一病人建立多条静脉管道时，应分类标识。

16. 邀请清醒病人主动参与查对。

五、用药查对

1. 严格遵医嘱用药。

2. 严格三查八对，使用任何注射药物，应先核对病人姓名、药名、浓度、剂量、给药时间、用法、有效期后才可使用。标签脱落、字迹不清或过期，严禁使用。

3. 抽吸或配置药物时，必须粘贴标签，标签上注明药物名称、浓度、剂量、用法、启用时间，以及准备、抽吸药物者及查对者签名。用过的空安瓿应保留至手术结束后才可丢弃，以备查对。

4. 局部麻醉加入肾上腺素时，应事先问明剂量，并与手术医生双人查对后再加药，并粘贴标签。

5. 执行口头医嘱用药时要复诵1遍、双人查对，并及时记录（双人资质：资质护士、麻醉医生、手术医生）。

6. 使用有可能导致过敏的药物，应查对该药物过敏试验。有过敏史的病人，在病历夹外、手腕带上均有标识。

7. 在紧急抢救时，由指定麻醉医生记录，巡回护士复述后执行。

8. 交接病人时，保持输注液体量＞300ml。

9. 邀请清醒病人主动参与查对。

第六节 术中监护及注意事项

一、管道的护理

每条管路应妥善固定，预留出一定长度，避免牵扯脱落。病人在过床和摆放体位期、全麻诱导期和复苏期很容易因为躁动和大幅度动作致管道脱落，应特别关注。摆放体位时应有专人负责气管导管和静脉通路。俯卧位时气管导管使用防水的绸胶布固定。在摆放体位前后都要确认气管导管位置是否正常,体位安置后检查尿管是否夹闭,静脉、动脉管道是否通畅。每种管道都要有明确的标识标注。

二、皮肤的护理

手术前评估病人的皮肤情况,结合 Braden 评分表在摆放手术体位前准备合适的抗压垫减轻病人受压部位皮肤压力。摆放手术体位时动作轻柔,保持皮肤清洁干燥,保证床单平整无皱褶,将各种管道和监护导线捋顺,固定。在不影响手术的情况下适当地活动病人的肢体,按摩受压部位,促进血液循环。

三、体温的护理

研究显示,轻度低体温即可导致病人心血管不良事件发生,手术切口感染概率增加,手术出血量增加,住院时间延长。术中体温升高可见于过度加温、感染性发热、血型不合、恶性高热等。因此有效的体温监测是保证手术成功和减少术后并发症的重要措施之一。术中常用鼻咽部测温,注意观察体温变化,适度调节,让病人体温维持在 36.5~37.5℃。术前根据病人的年龄、病情、手术方式、手术时间长短等评估,制订体温保护措施。由于禁食和紧张病人入室会感觉冷,术前一般将室温调节至 26~28℃,手术开始后再将室内温度调节至 22~24℃。使用液体加温装置,术中注意保暖,勿使肢体皮肤裸露。脊柱手术的体位特殊,一般采用覆盖充气加温毯。

四、颈部保护

非颈部手术的病人过床及放置手术体位时均保持头颈躯干成同一轴线,避免扭曲及旋转,摆好体位后需要用垫枕固定颈部。颈椎骨折病人在过床、翻身摆体位时均应在颈围或者外固定支具保护下完成,颈椎手术病人摆好体位后需要用宽胶布固定,尤其是头部,术后过床时需在颈围保护下进行。

第七节 麻醉恢复室护理工作

全麻未苏醒或苏醒未全、术后清醒但呼吸循环不稳定、区域阻滞不全术中辅助较深、静脉麻醉、神经阻滞发生并发症(局麻药进入静脉、气胸)、椎管内麻醉平面过高(阻滞平面在 T_4 以上)或呼吸循环尚未稳定者均需送入麻醉恢复室(PACU)进行观察。

一、PACU 病人的交接

病人进入 PACU,PACU 护士为病人连接麻醉机,心电监护仪,确保病人的供氧、循环稳定及气道通畅。麻醉主管医生、手术医生、巡回护士、PACU 医生、PACU 护士多方共同在场进行交接。交接内容包括基本信息交接(姓名、年龄、诊断、术前合并症、过敏史、麻醉方式、手术名称等);气道情况;麻醉维持用药情况;术中病情特殊变化情况;管道连接与固定情况;皮肤完整性情况;物品交接等。

二、PACU 病人的监测与护理

1. 常规监测病人的呼吸、脉搏、血压、心电图、脉搏血氧饱和度，每 15min 记录一次；麻醉恢复早期及恢复期应监测病人的气道通畅程度、呼吸频率和血氧饱和度；注意观察病人的意识情况，依据评分系统进行打分评估；评估病人肌张力，疼痛程度；病人在麻醉恢复早期及恢复期可由于手术刺激、麻醉用药、疼痛、个体差异而引起恶心、呕吐，应及早发现并对症处理以减少后期并发症的发生。

2. 监测体温，注意保暖，使用充气加温装置和液体加温仪维持病人正常体温，可促进苏醒，减少寒战的发生。

3. 遵医嘱执行用药，口头医嘱需复诵一遍，双人查对，并及时记录。

4. 复苏过程中不断唤醒病人，鼓励咳嗽和深呼吸。全麻病人拔管前吸痰，以防窒息。

5. 进入 PACU 的病人担架床应安装床挡，避免坠床。躁动病人使用约束带固定四肢，以免各种管道脱出。

6. 保持病人的管道通畅，观察各种引流物的颜色和量，并记录。

三、PACU 病人的转出标准和转运前护理观察指标

（一）PACU 全麻病人的转出标准

1. 病人拔管后各监测值至少稳定 10min，Steward 苏醒评分≥4 分（表 6-28-1）。
2. 术后应用麻醉镇痛药或镇静药的病人，需观察 30min 无异常反应。
3. 若病情严重或出现呼吸并发症，仍需呼吸支持或严密监测治疗者，应在呼吸支持或监测条件下转入重症监护病房。
4. 病人能自行保持呼吸道通畅；吞咽及咳嗽反射恢复；呼吸频率和潮气量正常；维持正常的呼气末二氧化碳分压和血氧饱和度。
5. 血压、心率波动幅度均不超过术前静息值的 20%，且维持稳定，心电图正常，无 ST-T 改变。
6. 无急性麻醉或手术并发症，如呼吸道水肿、恶心呕吐、术野渗血或引流量增多等情况。
7. 神志清楚，定向力恢复，能完成一定指令性动作，肌张力恢复正常。
8. 镇痛效果良好，或病人可以耐受的疼痛，或 VSA 评分<4 分。

表 6-28-1 全麻病人术后 Steward 评分

程度	指标	分值
清醒程度	完全清醒	2
	对刺激有反应	1
	对刺激无反应	0
呼吸道通畅程度	可按医生指示咳嗽	2
	不用呼吸支持可以维持呼吸道通畅	1
	呼吸道需要予以呼吸支持	0

续表

程度	指标	分值
肢体活动度	肢体能做有意识动作	2
	肢体无意识活动	1
	肢体无活动	0

（二）PACU 椎管内麻醉病人的转出标准

1. 呼吸循环稳定。

2. 麻醉平面在 T_4 以下，感觉及运动神经已有恢复，交感神经阻滞已恢复，循环功能稳定，不需要用升压药。

3. 超过最后一次麻醉用药时间 1h。

4. 若用过镇痛药者待药物作用高峰期过后再转入病房。

（张军花　冯　岚　江　娴）

第二十九章　颈椎手术术后护理

第一节　术后体位护理

术后病人的体位既要满足术后利于疾病康复的需要，也要满足舒适的需要，因此，合理、科学的体位护理是术后康复的重要环节，可以防止因术后体位不当而引发各种并发症，也可使病人保持舒适体位，减轻痛苦，促进早日康复。

一、颈椎手术后常用体位

（一）全麻术后患者常用体位

头部保持中立，取去枕平卧位，头部两侧以沙袋制动，枕部垫水垫，床头摇高15°～30°。以利于局部水肿消退、减轻疼痛。

（二）体位变换要求

变换体位时建议是两人操作，一人保护头、颈部，另一人扶住肩部、臀部，将头、颈、肩保持在一条直线水平，同时转动，使脊柱局部不弯曲、不扭转，肌肉达到完全放松。完全侧卧位时，需在头与肩膀处垫一软枕将颈椎维持在水平位，高度要求大约为一侧肩峰至同侧颈部的距离，使颈椎与胸椎呈一直线，避免侧屈、扭转损伤或造成局部颈椎不稳，影响术后效果。四肢舒适摆放即可。

（三）其他

有或怀疑有脑脊液漏的病人应采取去枕平卧或头低足高位，避免因颅内压降低引起头痛。

二、起床的时机与注意事项

颈椎手术后病人起床下地的时间根据病人的疾病类型、术前活动能力、手术类型不同而不同。

对单个节段行前路颈椎间盘摘除植骨融合术（ACDF）的病人，国外文献报道是术后2h即可下地活动，笔者单位一般在术后24h佩戴颈围下地。颈后路手术切口较长，创伤大，术后下地时间可能延长，但原则上应尽早开始颈部康复训练，避免术后颈部轴性症状发生。

初次下地活动病人需佩戴颈围，且有专人照护；下地时观察病人是否有面色苍白、头晕、低血压等表现。护士应指导病人下地后各方面的注意事项。

（一）起床方法

先平卧位戴好颈围，摇高床头，逐渐摇高至90°，取坐位10~20min，观察有无头晕、心慌、恶心等脑供血不足的症状，如有此类症状可再将床头摇低，待无不适后再摇高。完全适应90°坐位后，即可尝试床边站立。床边站立无不适后，可在原地踏步，适应后再迈步行走。当感觉头晕等不适明显时应立即回到平卧位休息，加强床上的功能锻炼，待情况好转后再次试行起床练习。

（二）起床的注意事项

1. 起床后不宜进行长时间的活动，仍以卧床休息为主，起床后需特别注意安全，床边站立时需有人在旁保护，防止晕倒或下肢肌力弱而致跌倒意外的发生。坐起后不要急于站立。

2. 必须佩戴颈托或保护用具起床，先扶病人90°坐位→床边坐位无不适后→床边站立→床周行走→屋内行走→走廊行走，按此顺序逐步进行。观察病人是否有头晕、面色苍白等直立性低血压的表现。在刚开始行走训练时需有医护人员在旁指导，嘱病人要少走、慢走、逐步适应。

三、颈围佩戴注意事项

颈围的作用是固定、保护颈部，以及限制颈部活动。颈围常用于颈椎病人的保守治疗及颈椎疾病手术治疗后，在佩戴期间需采用正确的方法进行佩戴，具体的佩戴方法及注意事项详见第五篇第二十三章第一节相关内容。

第二节 术后生命体征监测

根据手术大小，密切观察病人生命体征，定时监测体温、脉搏、呼吸、血压，每小时记录一次，或根据医嘱进行测量与记录。前路手术创伤较大，手术持续时间长，失血量多，且解剖复杂容易合并血管损伤造成术后失血性休克。术后观察血压、脉搏、血氧饱和度的变化尤为重要。病情不稳定或特殊手术者应送入重症监护病房监护，随时监测心肺等生理指标，及时发现问题并对症处理。

（一）心电图监测

心电图，又称心电波，是监护仪器最常用的监护项目之一。心电图是从体表记录的心脏电位变化的曲线，它反映出心脏兴奋的产生、传导和恢复的过程中的生物电位变化。

1. 心电图监测主要观察指标

（1）定时观察并记录心率和心律。

（2）观察是否有P波，P波的形态、高度和宽度如何。

（3）测量PR间期、QT间期。

（4）观察QRS波形是否正常，有无"漏搏"或期前收缩。

（5）观察T波是否正常。

（6）注意有无异常波形出现。

2. 心电监护仪的电极安放位置

（1）五电极安放位置（图6-29-1）

1) 右上（RA）：胸骨右缘锁骨中线第一肋间。
2) 右下（RL）：右锁骨中线剑突水平处。
3) 胸导（C）：胸骨左缘第4肋间。
4) 左上（LA）：胸骨左缘锁骨中线第1肋间。
5) 左下（LL）：左锁骨中线剑突水平处。

（2）三电极安放位置（图6-29-2）

1) 右臂（RA）白色电极：安放在锁骨下，靠右肩。
2) 左臂（LA）黑色电极：安放在锁骨下，靠左肩。
3) 左腿（LL）红色电极：安放在左下腹。

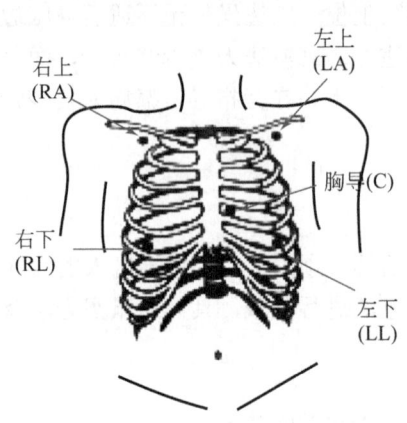

图6-29-1　五电极安放示意图

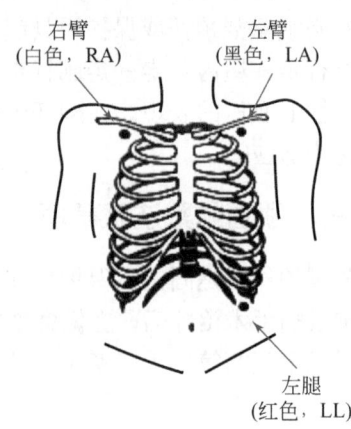

图6-29-2　三电极安放示意图

通过监护仪显示的心电图像可以帮助医护人员及时发现和识别各种心律失常。当发现心电图异常时首先应观察心电极的位置放置是否正确，电极片是否有脱落，当排除此类因素后，应及时报告、及时处理、及时记录。

（二）心率的监测

心率是指正常人安静状态下每分钟心搏的次数，也称安静心率，一般为60～100次/分，可因年龄、性别或其他生理因素产生个体差异。一般来说，年龄越小，心率越快，小儿正常心率为120～140次/分。老年人心率比年轻人慢，女性的心率比同龄男性快，这些都是正常的生理现象。运动员的心率较普通成人偏慢，一般为50次/分左右。

当发现心率、心律异常时应结合临床具体情况进行分析，及时处理。

（三）血压的监测

血液在血管内流动时，对血管壁产生的压力，称为血压。当心脏收缩时，大动脉里的压力最高，这时的血压称为收缩压；左心室舒张时，大动脉里的压力最低，故称为舒张压。收缩压与舒张压的差值称为脉压。通常右侧肢体与左侧肢体的血压不一样，最高可相差10mmHg，最低相差不足5mmHg。血压是血液循环流动的前提，血压在多种因素调节下保持正常，从而提供各组织器官以足够的血量，以维持正常的新陈代谢。血压过低或过高（低血压、高血压）都会造成严重后果，血压消失是死亡的前兆，血压有极其重要的生物学意义。

脊柱手术后常采用无创血压监测，正常成人血压为(90～139)/(60～89)mmHg。

应用心电监护仪进行血压监测时的注意事项：

（1）袖带的高度要与心脏位置处于同一高度，且袖带的胶管应放在肱动脉搏动点，袖带的底边应高于肘窝部1～2cm。

（2）袖带卷扎的松紧以能够刚好插入一指为宜。袖带卷绑过紧，可导致测得的血压水平过低。袖带卷绑过松，可导致测得的血压水平过高。

（3）测量前让病人保持在安静状态。

（四）呼吸的监测

呼吸是人体内外环境之间进行气体交换的必需过程，人体通过呼吸而吸进氧气，呼出二氧化碳，从而维持正常的生理功能。呼吸频率指胸部的一次起伏，就是一次呼吸，即一次吸气一次呼气。每分钟呼吸的次数称为呼吸频率。

正常成年人每分钟呼吸16～20次。呼吸与脉搏的比例是1∶4，即每呼吸1次，脉搏搏动4次。小儿呼吸比成人快，每分钟可达20～30次。

（五）脉搏血氧饱和度的监测

脉搏血氧饱和度(SpO_2)是血液中被氧结合的氧合血红蛋白(HbO_2)的容量占全部可结合的血红蛋白(hemoglobin, Hb)容量的百分比，即血液中动脉血氧的浓度。它是呼吸循环的重要生理参数。因此，监测SpO_2可以对肺的氧合和血红蛋白携氧能力进行评估。正常人体的动脉血氧饱和度为90%～100%。

手术后病人常规吸氧3L/min，持续6h或遵医嘱，术后吸氧有助于增加动脉血氧的含量，吸氧时嘱咐病人不可随意拔除吸氧管。

1. 吸氧的注意事项

（1）注意用氧安全。

（2）执行吸氧操作过程中，应当先调节好氧流量，再将鼻导管与病人连接。停止吸氧时，先取下鼻导管，再关流量表。

（3）吸氧时，注意观察病人脉搏、血压、精神状态、皮肤颜色等情况有无改善，及时调整吸氧浓度。

（4）持续鼻导管吸氧者，每日更换鼻导管，并及时清除鼻腔分泌物，防止鼻导管堵塞。

（5）湿化瓶每日更换，进行清洗、消毒，或采用一次性使用湿化装置。

2. 氧传感器使用注意事项

（1）应将氧传感器探头妥善固定在病人手指上，保持接触良好，以免监测不到数值发生报警。

（2）氧传感器一般多固定在示指上，当长时间监测时应经常更换固定的手指，增加病人舒适度。

（3）因氧探头为红外线或红射线，而蓝光会损伤探头，因此照蓝光时应将探头覆盖，以保护氧探头。

（4）氧探头为重复使用时，撤下后应使用医用消毒巾进行擦拭，避免发生交叉感染，建议使用一次性氧探头。

（六）体温的监测

体温根据测试部位的不同，其正常值稍有差异。常用的体温包括口腔温度、直肠温度和腋窝温度。口腔温度正常范围为36.3～37.2℃；直肠温度正常值比口腔温度高0.3～0.5℃；腋窝温度，因测量方便卫生，是目前最常使用的测温方法，正常范围为36.1～37.0℃，比口腔温度低0.2～0.4℃。

由于体温调节中枢的作用，通过神经、体液等因素调节机体的产热和散热过程，使体温波动于正常范围之内，所以健康人的体温就能保持相对恒定。一些外来的或内生的物质均可作用于体温调节中枢，或体温调节中枢自身功能紊乱，破坏产热与散热之间的动态平衡，机体就表现为发热。根据发热程度的高低（腋窝温度）分类：①低热，37.4～38.0℃；②中等度热，38.1～39.0℃；③高热，39.1～41.0℃；④超高热，41.0℃以上。

脊柱手术后常规需监测体温，4次/天，连续监测10天，正常后改为每天测一次。若有发热则应随时进行测量并及时给予相应降温措施。Ⅰ类清洁手术后，常会出现术后几日发热现象，但体温波动在37.5～38.5℃，手术切口并无感染，原因是手术时，被损伤的组织或积血分解产生异性蛋白被吸收而引起的吸收热，一般在术后3天左右降至正常。如术后体温降至正常但又逐渐上升，则可能伴随其他问题或切口感染等情况，需严密观察，及时报告，及时处理。

第三节　术后专科病情观察

一、观察术后呼吸情况

呼吸频率的增快或减慢均提示可能发生呼吸功能障碍，尤其是颈椎手术的病人应密切观察病人呼吸情况，鼓励咳嗽咳痰，及时清理呼吸道分泌物，保持呼吸道通畅，可行雾化吸入帮助稀释痰液利于咳出，必要时行机械性吸痰，保持呼吸道通畅。

二、观察颈部切口情况

颈椎前路手术后病人需密切观察颈部有无肿胀、切口敷料有无渗血，渗血的量、颜色和性状等。病人如切口渗血多、颈部明显肿胀、增粗，并出现呼吸困难、烦躁和发绀等症状时，需警惕局部出血形成血肿造成呼吸道压迫梗阻，应立即报告医生并做好气管切开准备。

颈椎后路手术后切口部位观察及术后引流管的管理详见本篇第三十章第三节相关内容。

三、腰大池引流管的护理

腰大池引流能有效地控制漏口的脑脊液释放，从而降低颅内压，缓解漏口炎症刺激，促进切口愈合，常用于颈椎手术后病人。护理观察要点及注意事项详见第五篇第二十四章第三节相关内容。

四、神经功能的观察

由于颈部的特殊解剖结构,尤其是颈前路手术病人,需密切观察有无喉返神经、喉上神经损伤的迹象,如有无饮水呛咳、声音嘶哑、发音不清等表现。喉返神经是支配声带的运动神经,一侧损伤可引起声音嘶哑;双侧损伤可导致失音或严重的呼吸困难,甚至是窒息。喉上神经损伤,损伤外支(运动支)可引起声带松弛,音调降低;内支(感觉支)损伤,喉部黏膜感觉丧失,进食饮水时容易误咽,发生呛咳。

动态观察病人四肢感觉、运动情况,术前术后进行对比,如有感觉或运动功能障碍或进行性加重的现象应及时报告医生协助相应处理,尽量降低神经损伤的程度。

五、吞咽困难及并发食管损伤的观察

吞咽困难是颈椎前路术后最常见的并发症之一,不同报道中其发生率相差较大,为1%~79%。吞咽困难是吞咽过程中出现的不适症状,表现为不能吞咽或进食固体甚至液体食物时有梗阻感,对病人的生活质量影响极大。现多数学者认为其发生主要是术后的椎前软组织水肿和颈椎前路接骨板对食管产生的直接压迫所致。临床上出现吞咽困难后,主要的处理措施:①颈椎前路术后吞咽困难多以轻-中度为主,具有自限性,多数患者在术后3~6个月可恢复正常;②轻~中度吞咽困难者,可通过流质饮食、静脉滴注甲泼尼龙等处理而缓解症状;③重度吞咽困难者应在常规治疗基础上增加静脉或肠内营养支持。

食管损伤是颈椎前路手术中最易发生损伤的部位。食管本身缺乏浆膜层包裹,肌肉多为纵行纤维,使食管壁较薄弱。电刀烧灼、拉钩过度牵拉、内固定物或植骨块刺伤等,均可引起食管壁的直接或间接损伤,进而导致食管破裂。少数病人可无明显症状,大多数可出现术后切口肿胀、发红,吞咽物从切口流出,严重者则出现吞咽困难、炎症范围扩大、脓毒血症,甚至休克等。术前食管气道推移训练对预防颈椎前路手术并发食管损伤有一定的帮助,因此术前食管气管推移训练一定要到位,尤其是短颈者。临床上出现食管瘘后,主要的处理措施:①予鼻饲管,保证患者营养,必要时预防性给予全身抗生素;②术中发现食管瘘,应及时予以缝合修补,术后禁饮食,多可治愈;③术后发现食管瘘,若损伤不超过1cm、皮下气肿小者,可采取保守治疗,如禁食禁饮、鼻饲管喂、营养支持、预防感染等;④术后发现严重食管瘘,可考虑联合胸外科或内镜室行修补术。

第四节 术后饮食指导

较好的营养支持可增强病人对手术创伤的耐受力,术后早期经口进食不仅为病人提供足够的营养,而且可减轻病人的心理压力,同时早期进食,食物直接刺激增加了消化的各种激素分泌,促进胃排空,增加肠蠕动,有利于肛门排气,减轻腹胀、胃部不适感等并发症,增加了术后舒适感,有利于促进病人术后早期康复。有研究表明,全身麻醉下行腰椎手术后达到进饮食标准的病人术后2~6h内进饮食安全、可行,病人舒适度提高,能满足病人对人性化护理的需求。

颈椎前路手术的病人进食前应进行吞咽功能评估(具体方法见第四篇第二十章相关内容),当确认病人可正常进食时则指导病人进食,开始的食物应稍软,避免过烫、过硬、

过甜的食物，以免引起或增加病人吞咽时的不适感。进食时应指导病人细嚼慢咽，注意观察病人有无呛咳、吞咽困难，如有应暂停进食，并报告主管医生。

一、手术后当天饮食

病人肠鸣音恢复后即可给予进食清淡、易消化全流食物，如米汤、菜汤、酸奶、果汁、各种炖汤等，炖汤时应避免使用花旗参、当归等活血的药材，以免引起切口出血增多。避免喝牛奶、豆浆、甜食等易产气的食物，以免引起腹胀不适。宜少量多餐，如病人出现恶心、呕吐、腹胀等情况应暂缓进食。

二、手术后第二天饮食

病人无不适，以清淡、易消化、高蛋白、高维生素、高热量等营养丰富的半流质食物为宜。

三、手术后进食种类

术后病人可进食半流质食物后无不适可逐渐过渡至软食、普食。仍以进食高热量、高蛋白、富含钙、纤维素、维生素易消化食物为主，少量多餐，增加全身营养。饮食不宜过于精细。机体的修复是需要各种营养的，尤其是粗纤维食物。因粗纤维食物有加快胃肠蠕动、保持大便通畅的作用。所以，饮食中要配以一定量的蔬菜，尤以绿叶蔬菜为佳。

术后宜进食的富含高蛋白的食物主要有动物性蛋白质，如牛奶、鸡肉、牛肉、鱼肉、鸡蛋，以及植物性蛋白质等。由于动物性蛋白质所含氨基酸的种类和比例较符合人体需要，所有动物性蛋白质比植物性蛋白质营养价值高。

术后宜进食的富含高纤维素的食物主要有大米、菠菜、苹果、韭菜、绿叶蔬菜等。

术后宜进食的富含维生素的食物主要有下述几种。

富含维生素 A 的食物，如大白菜、南瓜、菠菜、胡萝卜、动物内脏、鱼肉、猪肉、鸡肉、鸡蛋、樱桃、香蕉、茄子等。

富含维生素 C 的食物，如猕猴桃、橘子、草莓、西兰花、西红柿、胡萝卜、芹菜等。

富含维生素 B 的食物，如小麦胚芽、菠菜、动物内脏、牛奶、肉类、鱼肉等。

四、特殊疾病饮食

按照营养师的指导进行选择（如糖尿病饮食、低盐低脂饮食、低嘌呤饮食等）。

预计术后需要卧床的病人，可术前给予通便、灌肠或服用缓泻药物。老年人及使用阿片类镇痛药病人易发生术后便秘，可适当给予软化大便类药物。

第五节　颈椎疾病病人康复功能锻炼

有文献报道由于术后疼痛、颈部有内植入物、对康复锻炼认识不足等原因，病人术后功能锻炼的依从性较差，功能锻炼指导前置（术前即指导训练），能提高病人对康复训练的认知及对疾病康复的信心，也能缓解其心理焦虑，同时还能提高其对功能锻炼的依从性和准确性，达到快速康复。脊柱手术后康复治疗的首要目标是帮助病人最大限度地获得日常生活的独立，以便其能够尽快地重新投入工作和社会生活中。

一、康复功能锻炼的目的

1. 增加肺通气量，有利于肺扩张和分泌物的排出，预防肺部并发症。
2. 促进损伤部位神经修复，使神经系统与运动器官间一度中断的联系得以恢复，改善手术前神经压迫症状。
3. 防止神经根粘连，下肢早期活动可对支配的神经根进行上下牵拉活动，从而防止手术局部切口愈合期间神经根与周围软组织瘢痕的粘连。
4. 防止肌肉萎缩，通过肢体肌力的锻炼，可改善发病时因疼痛而不敢活动的肌肉力量。
5. 防止下肢深静脉血栓，通过肢体活动、肌肉收缩可加快血液流动的速度，促进血液循环，从而防止血液流速慢诱发的下肢深静脉血栓的形成。
6. 促进肠蠕动，增加食欲，防止腹胀。
7. 为早期下床活动打下基础，促进病人快速康复。

二、康复功能锻炼的原则

1. 循序渐进，由易到难。
2. 主动为主，被动为辅。
3. 因人而宜，注意个体差异。

早期进行康复功能锻炼要求遵循从简单到复杂，从小肌群到大肌群，从局部到全身的锻炼顺序，锻炼的时间从短到长，锻炼次数从少到多的原则。切不可操之过急，片面强求效果而不顾个体差异导致二次损伤，强度以病人不感疲劳为宜。

三、颈椎疾病患者康复功能锻炼的方法

1. 上肢训练　详见本篇第二十六章第五节相关内容。
2. 下肢训练　详见本篇第二十六章第五节相关内容。
3. 术后 3 个月后可进行颈椎保健操的训练。

（1）旋头舒颈：头颈部左右、前后，360°旋转 3~5 次，各方向交替进行（图 6-29-3）。

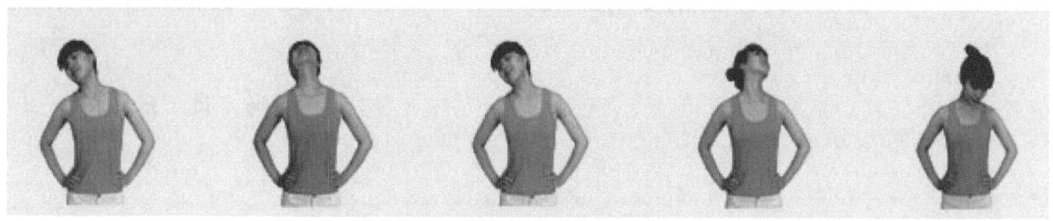

图 6-29-3　颈椎保健操（旋头舒颈）

（2）旋肩舒颈：双上肢屈曲，双手置于两侧肩部，掌心向下，两臂先由后向前旋转 3~5 次，再由前向后旋转 3~5 次，交替进行（图 6-29-4）。

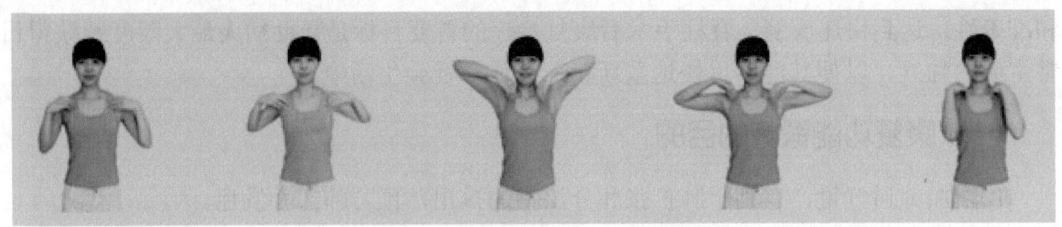

图 6-29-4 颈椎保健操（旋肩舒颈）

（3）颈项争力：右手放在背后，左手手臂放在胸前，手掌立起向右平行推出，同时头部向左看。保持 3~5s，左右手交替进行（图 6-29-5）。

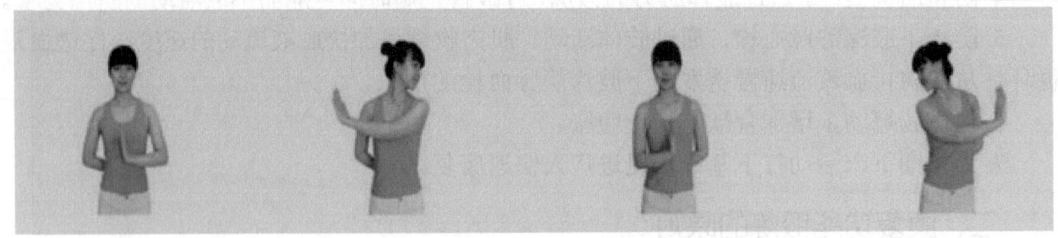

图 6-29-5 颈椎保健操（颈项争力）

（4）左顾右盼：头向右转 90°，停留 3~5s，再向左转 90°，停留 3~5s。左右交替进行（图 6-29-6）。

（5）手头相抗：双手于颈后交叉，紧贴颈后，用力向前拉头颈部；同时头颈部向后用力，互相抵抗 3~5 次（图 6-29-7）。

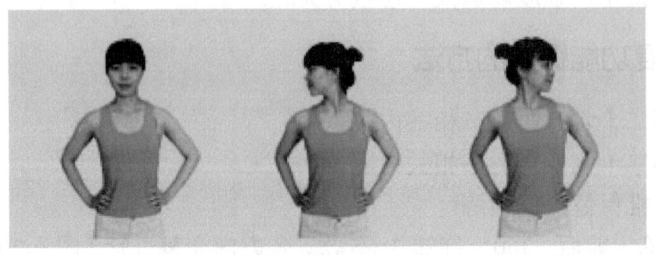
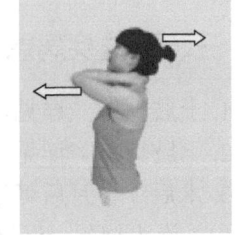

图 6-29-6 颈椎保健操（左顾右盼）　　图 6-29-7 颈椎保健操（手头相抗）

（冯　岚　张雪梅）

第三十章　胸腰椎手术术后护理

胸腰椎手术后病人返回病房，护士应与手术医师沟通，了解手术过程是否顺利，术中出血量，有无神经、硬脊膜、腹腔脏器损伤等并发症发生，以进一步确立术后护理要点。

第一节　术后体位护理

术后病人的体位既要满足术后利于疾病康复的需要，也要满足舒适的需要，因此，合理、科学的体位护理是术后康复的重要环节，可以防止因术后体位不当引发各种并发症，也可使病人保持舒适体位，减轻痛苦，促进早日康复。

一、胸腰椎手术后常用体位

病人手术后可采取平卧位+左右侧卧位。

手术结束病人返回病房后宜先平卧位 2h，以压迫切口止血及减少麻醉后副反应。

（一）全身麻醉术后病人常用体位

在 PACU 苏醒后返回病房，可取左右侧卧位。注意保持脊柱的水平直线位。全身麻醉尚未清醒者，取平卧位，头偏向一侧，避免口腔分泌物或呕吐物误吸入气道。

（二）体位变换要求

每 2h 翻身一次，预防压力性损伤的发生。在变换体位时要求肩、背、臀部一起转动，保持脊柱在同一轴线水平位，使脊柱局部不弯曲、不扭转，避免造成脊柱扭转性损伤，肌肉达到完全放松，侧卧时背部垫一软枕，保持 30°～90°，双腿之间夹一软枕，以增加舒适度（图 6-30-1）。

（三）其他

有或怀疑有脑脊液漏的病人应采取去枕平卧或头低足高位，避免因颅内压降低引起头痛。

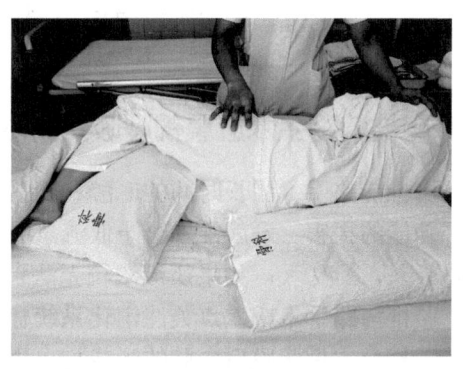

图 6-30-1　胸腰椎手术后侧卧位示意图

二、起床活动时体位

病人手术后逐渐恢复，当可以下床活动时需注意起床及起床活动时的体位。

（一）胸腰椎手术后病人起床活动的指征

目前，关于胸腰椎手术后病人起床指征尚无统一标准，依笔者单位的经验认为病人达以下标准时可以考虑起床活动。

1. 病人可以在床上自行进行左右侧卧位的自由翻转，掌握翻身的要点。
2. 病人可以在床上独立完成五点式支撑抬臀动作。
3. 病人在床上活动时未感到切口明显疼痛。

（二）起床的动作要领及注意事项

1. 起床的姿势（以右侧起床为例）　指导病人正确佩戴保护用具起床。先平卧位戴好腰围或支具，将身体平行移至右侧床边，然后向右侧卧位，双腿逐渐向床外下移，双手在身体的右侧用力支撑上身离开床面（以右手用力为主），必要时教会家属在床前用手在病人的颈部及腋下给予一定的上托力量予以辅助坐起。

2. 坐起后不要急于站立，防止晕倒　先在床边维持 90°坐位，大于 30s，当不感到头晕、心慌、恶心、疼痛明显时，可在床边站立，大于 30s 后，再在原地踏步，适应后再迈步行走。观察病人是否有头晕、面色苍白等直立性低血压的表现。在刚开始行走训练时需有医护人员在旁指导，嘱病人要少走、慢走、逐步适应。当病人感觉头晕等不适时应马上回到平卧位休息，加强床上的功能锻炼，待情况好转后再次试行起床练习。先坐位→床边坐位无不适后→床边站立→床周行走→屋内行走→走廊行走，按此顺序逐步进行。

3. 起床后不宜进行长时间的活动，仍以卧床休息为主，起床后需特别注意安全，防滑、防止跌倒意外的发生。

第二节　术后生命体征监测

胸椎前路手术应重视呼吸系统的观察和护理

胸椎前路手术因长时间的麻醉和随后的肺不张、医源性的血胸和气胸均有可能造成术后肺功能的损害。术后常规给予低流量吸氧，鼓励病人深呼吸及有效排痰；通常需要给予雾化吸入，2次/天，如果痰液浓稠无法自主排出，应予机械吸痰。

腰椎前路手术应重点关注消化系统症状。全身麻醉、术后阿片类镇痛药、术中对胃肠道的干扰及术后腹膜后血肿的形成均可引起肠胀气，造成术后麻痹性肠梗阻，出现术后腹胀，可嘱病人以脐为中心顺时针按摩腹部。严重腹胀、腹痛需及时告知主管医师，排除肠道损伤造成腹膜炎可能，必要时可给予胃肠减压或肛管排气。若肠鸣音正常，病人排气后可进流食，嘱病人多进食富含粗纤维的新鲜蔬菜和水果，促进排便。

其他要点详见本篇第二十九章第二节相关内容。

第三节 术后引流管的管理

术后切口放置引流管的目的是排出切口局部的积液、脓液、血液等,起到预防和治疗感染的作用。通常引流管会连接负压引流瓶或引流袋,收集切口排出的液体。根据手术的大小、部位、节段的不同,放置引流管的数量不同。引流管的管理直接关系到手术的成败、疾病的疗效和病人的康复进程,保持引流管的固定、通畅、维持正常可促进切口早期愈合,促进病人早期康复。

一、影响引流管正常引流的常见因素

(一)引流管扭曲、转折

由于引流管扭曲、转折,导致引流液量少或无,切口局部液体不能及时排出,而引起切口局部的积液或血肿,肉眼可见切口局部隆起,触之有波动感。此种现象多由于变换体位后未妥善摆放引流管造成(图6-30-2)。

(二)引流管半脱出或全脱出

引流管半脱出是指引流管前端的部分侧孔脱出皮肤表面,因有敷料覆盖而不易被察觉,只有打开切口敷料时才能发现,故临床上容易被忽视。当需要使用负压的病人在使用时发现无负压或漏气时,应警惕引流管半脱出的可能。

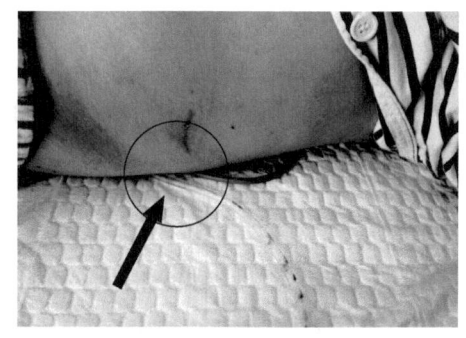

图 6-30-2　引流管曲折

引流管全脱出是指引流管前端完全从切口处脱离,引流的作用丧失,多是由于病人翻身时用力不当、躁动、缝合固定不当造成。引流管全脱出时需评估判断引流管的顶端是否完整、有无残留体内的可能。引流管的半脱出或全脱出均应及时报告医生进行相关处理。

(三)引流管堵塞

引流管堵塞可能是引流管前端被血凝块或组织堵住,此时可反复挤捏引流管的出口端使血凝块松散,或旋转引流管前端,移动位置,避免组织粘贴,同时挤压引流瓶使其形成负压,帮助血凝块排出。

二、引流不畅的结局

1. 引流液从切口缝合处渗出,敷料大面积渗湿,导致切口浸渍,影响切口的愈合,甚至可致切口感染,手术失败。

2. 手术切口局部形成血肿造成神经根或脊髓的压迫,导致神经功能受损。

三、切口引流管的护理

（一）标识

术后病人返回病房，首诊护士应清点引流管的数量及检查引流管的位置，做好管道标识，交接班时亦要进行引流管道的交接，确保引流有效（图 6-30-3）。

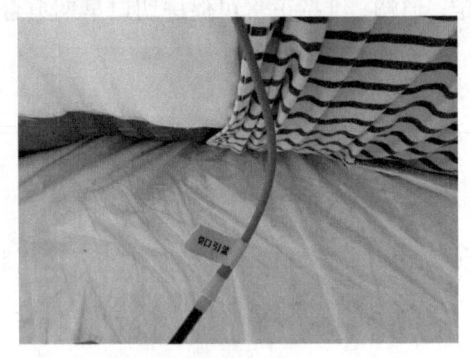

图 6-30-3　引流管标识

（二）宣教

告知病人及家属留置切口引流管的目的及重要性、留置时间、观察的重点内容及置管期间的注意事项，请家属协助做好引流管的管理。

（三）位置

将引流管接负压引流瓶妥善固定于床的一侧或两侧，与床之间应有一定的移动空间，引流瓶的位置应低于引流部位，避免引流瓶过高导致引流液逆流造成逆行感染。病人变换体位时应将各个引流管进行梳理顺畅，避免引流管出现扭曲、转折成角，影响引流（图 6-30-4）。

（四）固定

妥善固定引流管，避免移位、脱出。引流管在出敷料外 5～10cm 处用胶布采取高举平台法加强固定，尽量减少脱管的风险（图 6-30-5）。

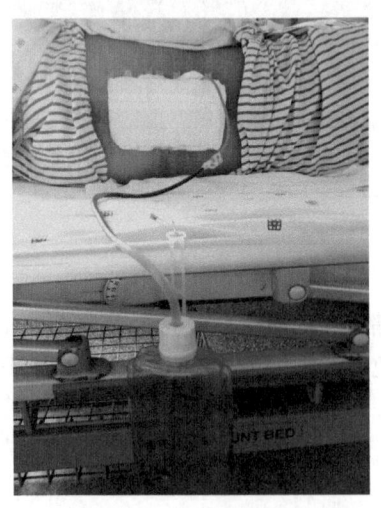

图 6-30-4　引流瓶固定位置

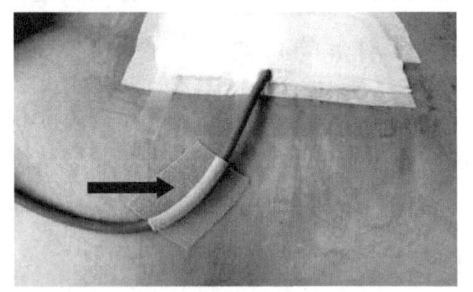

图 6-30-5　引流管加强固定

指导病人正确翻身的方法，避免用力不当或用力幅度过大导致引流管脱出。向病人及家属说明放置引流管的目的、重要性，强化医疗安全意识，防止高龄病人及麻醉未完全清醒躁动的病人将引流管自行拔除。

（五）选择引流方式

保持引流管通畅，按医嘱使用负压或非负压（在引流瓶瓶身上做好负压或非负压标识）。有研究报道，后路腰椎内固定手术后病人在病情无特殊要求的情况下采用无负压的引流方式可降低围手术期风险，减轻护理工作量，提高工作效率。

（六）观察引流液量及性状

正常情况下切口引流液为暗红色血性液体。切口引流量的观察标准如下所述。

1. 手术部位为一个节段时，24h引流量合计≤100～200ml。
2. 手术部位为二个节段时，24h引流量合计≤200～400ml。
3. 手术部位为三个节段时，24h引流量合计≤400～600ml。

脊柱侧弯矫形、脊柱结核、肿瘤等特殊较大手术的引流量视具体手术范围、节段情况而引流量会略有不同。

（七）切口局部的观察

注意观察切口敷料是否固定干洁，有无渗血或污染情况，如切口敷料渗液较多时，应注意有无引流管堵塞的情况，应及时通知医生或伤口治疗师进行处理。

（八）特殊情况下引流液的观察

1. 若引流液清亮呈淡黄色或淡红色透明液体，且引流量较多时，应警惕脑脊液漏发生。同时观察病人有无颅内压降低的表现，如头痛、恶心、呕吐等症状。嘱咐病人去枕平卧，不要下地。脊柱术后脑脊液漏的发生率为0.3%～13%，大部分在术中可以发现，少数是术后引流时才发现。

2. 若短时间内引流量过多，30min引流量≥50ml以上，且引流液呈鲜红色，应警惕活动性出血的可能。观察病人肢体活动情况，判断是否出现血肿压迫神经症状。

3. 若引流液呈黄色、混浊、黏稠，应警惕发生感染的可能（感染切口除外）。

以上情况均应立即报告医生，及时处理，评判处理后效果，并进行记录。

四、胸腔闭式引流管的护理

胸椎前路手术常伴有开胸手术，术后常会留置胸腔闭式引流管。放置胸腔闭式引流管的目的是排出胸膜腔的积液和积气，维持胸膜腔的正常负压，防止纵隔移动。脊柱伤患者常见于多发伤病人合并气胸、血气胸等并发症，或因胸椎肿瘤切除波及致胸膜受损，也常采用胸腔闭式引流术。

1. 观察胸腔闭式引流瓶水封瓶内有无水柱波动，如水柱随病人呼吸而上下波动则表示引流管通畅，正常水柱上下波动4～6cm。若水柱波动弱，可让病人行咳嗽或深呼吸动作，观察水柱有无起伏。若水柱无波动，病人出现胸闷气促，则可疑引流管堵塞，需设法挤捏引流管争取使其复通,或报告医生予以更换引流管。

2. 观察引流液颜色、性状、量及水柱波动范围,并准确记录。开始时引流液为血性,以后颜色为浅红色,如引流量多,颜色为鲜红色或红色。若性状表现较黏稠、易凝血,则可疑胸腔活动性出血。

3. 尽量给予病人半卧位,以利于呼吸和引流。

4. 鼓励病人行咳嗽、咳痰、深呼吸运动,以利于积液排出,使肺部得到扩张。

5. 观察病人呼吸是否顺畅,如出现呼吸时胸部疼痛、呼吸困难或加重应警惕气胸的可能,应及时报告医生行相关处理。

6. 保持管道的密闭,随时检查引流装置是否密封及引流管有无脱落,更换引流瓶时应先用止血钳夹闭引流管,防止气体进入胸膜腔。

7. 严格无菌操作,防止逆行感染。引流装置应保持无菌,引流口处敷料保持清洁干燥,一旦渗湿及时更换。水封瓶液面应低于引流管胸腔出口平面 60cm,任何情况下引流瓶不应高于病人胸腔,以免引流液逆流入胸膜腔造成感染。

8. 如胸腔引流管脱出,紧急时应立即用手指将引流口两侧的皮肤捏紧闭合引流口,消毒后再用凡士林纱布封闭引流口,报告医生协助进一步处理。若引流管连接处脱落或引流瓶损坏,立即用止血钳夹闭胸壁导管,按无菌操作更换整个装置。

9. 拔管指征 48~72h 后,引流量明显减少且颜色变淡,24h 引流量小于 50ml,胸部 X 线片显示肺膨胀良好,病人无呼吸困难等不适即可拔管。方法:嘱病人深吸一口气后屏气立即拔管,迅速用凡士林纱布覆盖堵塞引流口,厚纱布加压包扎。

10. 拔管后观察病人有无胸闷、气促、呼吸困难、切口周围有无皮下气肿、渗液、出血等,发现异常及时通知医生处理。

第四节 术后留置尿管的管理

外科全麻手术病人,为保障手术安全需常规留置尿管,但留置尿管也是导致尿路逆行感染或导尿管相关尿路感染的直接因素,一旦发生尿路感染,不仅增加病人的住院时间、经费,也给病人带来身心的痛苦。因此术后加强留置尿管的管理,减少尿管相关尿路感染发生的风险是保障围手术期安全的关键环节之一。

一、术后需要留置尿管的适应证

1. 尿失禁病人。
2. 全麻下手术时间较长的外科手术病人。
3. 马尾神经功能损伤,排尿功能障碍的病人。

二、术后留置尿管的护理

1. 宣教 向病人及家属解释留置导尿管的目的及重要性、留置时间及置管期间的注意事项,使其认识到预防泌尿系感染的重要性。发放留置尿管宣教单(附1)。

2. 做好管道标识。

3. 予会阴擦洗 2 次/日,如尿道口分泌物仍然较多,需指导家属协助增加清水擦洗的次数。

4. 鼓励病人多饮水以达到自然冲洗洁净尿道的目的，以预防泌尿系感染。留置尿管期间每日饮水量需＞2000ml，指导家属进行"饮水登记表"的记录（附2），方便护士能及时评估病人每日的饮水量是否达标，如未达到饮水量的要求，应评估其原因，若病人确因经口进水量不达标，可报告医生进行静脉液体量的补充。

5. 保持尿管固定通畅，避免管道扭曲或打折。引流袋位置应始终低于膀胱水平位。引流袋的底部避免接触地面。

6. 根据循证依据，要求留置尿管后即刻使用抗反流尿袋，防止尿液反流，降低泌尿系感染的发生风险。

7. 病人离床活动时，尿管及引流袋应妥善安置，搬运时夹闭尿管，防止尿液逆流。

8. 若导尿管不慎脱出或导尿装置的无菌性和密闭性被破坏时应及时更换尿管。

9. 留置尿管期间应注意观察尿液颜色、性状和量的变化，有异常时及时报告医生，并随时记录。

10. 及时倾倒尿袋内的尿液，防止尿液在尿袋内停留时间过长滋生细菌。

11. 随着尿管留置时间的延长，发生尿路感染的风险增大。应每天评估留置尿管的必要性，尽可能地及早拔除导尿管，缩短留置时间，降低尿管相关尿路感染发生的风险。

12. 了解尿管伴随性尿路感染的相关症状和体征，如无其他明确原因引起的新出现的或加重的发热、寒战、精神状态改变、全身乏力或嗜睡症状；腰痛、急性血尿、盆腔不适，尿管拔除后尿痛、尿急、尿频或耻骨上疼痛或压痛。

13. 定期更换尿管，硅胶尿管可一月更换一次，普通橡胶尿管建议每2周更换一次；抗反流尿袋每周更换一次，更换时严格遵守无菌技术操作原则。若硅胶导尿管超过2周未更换，但管道口及管道内有尿垢或尿结石产生，需重新更换尿管。

附1

留置尿管宣教单

尊敬的_____先生/女士：您好！

由于全麻手术病人均需要留置尿管，目的是防止术中尿液污染手术台和防止麻醉因素引起的排尿困难。但留置尿管期间如果照顾不好，容易引起尿路感染，一旦发生感染会给您带来身体上的痛苦和住院费用的增加，因此需要我们与您共同来管理好尿管，以防止尿路感染的发生，促进您早日康复。在手术之前，我们会在无菌技术下给您留置尿管，术后返回病房就需要您和您的家属共同配合我们来维护尿管：

一、保持尿管固定通畅，在翻身或床上活动时请注意避免尿管受压、打折或扭曲。

二、手术当天不需要夹闭尿管，术后清醒后如无呛咳等不适可及时饮水，不用担心排尿问题，因为膀胱内的尿液会随着尿管流进尿袋里面。

三、及时倾倒尿液，避免反流。如果尿袋内尿液多了（600～700ml）需要及时倾倒尿液，防止尿液在尿袋内停留时间过长滋生细菌，也避免在活动时尿液反流造成逆行感染的风险（我们会为您选择抗反流引流袋）。

四、定时夹闭和开放尿管，主动训练膀胱舒缩功能，促进正常排尿功能的恢复。术后第一个24h后即可开始进行夹闭尿管。

1.夹闭与开放尿管的时机 当病人感觉想解小便（即膀胱胀）时即可告知家属放尿，如果病人膀胱未恢复感觉，病人在正常饮食与饮水量的情况下家属在白天可每3~4h放尿一次，夜间每4~6h放尿一次，如果饮水量或输液量较多，可缩短每次放尿的间隔时间。

2.放尿液的方法

（1）打开尿管上的夹子，尿液会自动流入尿袋内，10~15min尿液放完后请及时将尿管夹闭。

（2）准备一个尿壶或便盆放于尿袋底部，尿袋底部有一蓝色的调节阀，只要将蓝色的调节阀向下掰松即可将尿袋内的尿液放入尿壶或便盆内。

3.放尿液时注意事项

（1）放完尿液后请及时关闭尿袋底部的调节阀，避免尿袋长时间与外界相通。

（2）尿袋的放尿口不要与尿壶或便盆接触。

（3）及时倾倒放出的尿液，避免长时间存放滋生细菌。

五、病人在翻身或外出检查过床时需要先夹闭尿管，避免尿液逆流回膀胱引起尿路感染。

六、置管期间要注意保持会阴部清洁，防止泌尿系感染。每日上午、下午我们会集中给留置尿管的病人进行会阴部清洁。

七、在留置尿管期间需要病人尽可能多饮水，每日至少达到1500~2000ml左右（包括各种果汁、酸奶、肉汤等流质饮食均可）；因为水是生命之源，由于水的存在，使营养输送、食物消化、体温调节、废物排泄、体液循环等人体生命过程得以顺利进行。人一旦饮水不够，就会造成便秘、皮肤干燥，尤其是留置尿管的病人，尿液颜色会由淡黄色变为深黄色，肉眼可见尿管内有沉淀物，容易堵塞尿管，引起尿路感染等各种病症。因此，每日足够的饮水量是防止泌尿系感染的重要手段之一，为更好地了解您每日的摄水量，为您的治疗提供客观依据，我们特为您设计了一张饮水登记表，请您如实及时填写，希望我们共同努力能帮助您顺利地度过留置尿管的围手术期，谢谢您的配合！

附2

饮水登记表

时间	饮水量	时间	饮水量	时间	饮水量	时间	饮水量
06:00		12:00		18:00		24:00	
07:00		13:00		19:00		01:00	
08:00		14:00		20:00		02:00	
09:00		15:00		21:00		03:00	
10:00		16:00		22:00		04:00	
11:00		17:00		23:00		05:00	

第五节 术后管道的标识与管理

管道标识管理是安全护理管理中的重点内容之一，醒目的管道标识有利于护理人员、病人及家属在短时间内分辨管道并给予高度注意，有利于护理工作的顺利展开，从而减少管道护理过程中不良事件的发生。管道标识过程中应注意对不同功能的管道需进行不同的标记，这样可以达到容易辨识的目的。

一、管道标识介绍

1. 管道标识选择贴纸型，需粘贴牢固、取用方便。以"一个"为单位，贴纸上均注明有各个管道的名称，护理人员仅需按所需要的管道标识选择即可（图 6-30-6）。

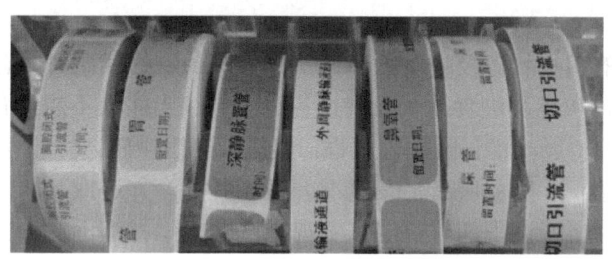

图 6-30-6　管道标识外观图

扫封底二维码获取彩图

2. 标识贴纸为长方形，内容应包括管道名称、留置日期、操作者签名及备注等。
3. 标识贴纸颜色分类

（1）红色：高危管道。有潜在危及生命安全的一类管道，如气管导管、中心静脉导管等。

（2）黄色：中危管道。没有潜在危及生命安全，但有潜在并发症而影响预后的管道，如胃管、胃肠减压管、腹腔引流管等。

（3）其他颜色：低危管道。由于临床应用的管道较多，除红色、黄色以外，可用其他颜色区分其他各种管道，如外周静脉输液管、尿管等。

二、管道标识管理

1. 病人术后返回病房过床后，接手术的护士应仔细检查病人随身管道的数量及种类，妥善进行固定，预留一定的活动空间，并将管道标识贴纸填写相关内容后贴于各个管道的末端或明显处。
2. 管道标识贴纸上的内容需用油性记号笔进行填写，可保证在使用过程中字迹不易被擦掉，书写的字迹应清晰、工整，书写信息应完整。
3. 认真落实床头交接班制度，交接班者需共同检查病人管道标识：字迹是否清晰、标识是否正确、连接是否紧密、固定是否牢固、护理措施是否得当。
4. 在护理过程中如发现管道标识有脱落、字迹模糊时需及时更换。

第六节　术后饮食指导

较好的营养支持可增强病人对手术创伤的耐受力，术后早期经口进食不仅为病人提供足够的营养，而且可减轻病人的心理压力，同时早期进食，食物直接刺激增加了消化的各种激素分泌，促进胃排空，增加肠蠕动，有利于肛门排气，减轻腹胀、胃部不适感等并发症，增加了术后舒适感，有利于促进病人术后早期康复。有研究表明，腰椎全麻术后达到进饮食标准的病人术后 2～6 h 内进饮食安全可行，病人舒适度提高，能满足病人对人性化护理的需求。

一、胸腰椎手术后病人进食时机

1. 局麻术后　病人很少出现全身反应，术后即可根据需求正常进食。
2. 全麻术后　全麻未清醒者暂时禁食水；待全麻完全清醒后，进行评估，确定进食时机。

（1）评估病人的精神状态及进食欲望：由于麻醉药物的代谢时间存在个体差异，因此病人全麻术后的精神状态及进食欲望表现也各有不同，当病人不想进食时可暂缓进食。

（2）评估病人的胃肠功能：听病人主诉，如是否有饥饿感，胃部有无不适，有无腹胀，是否已肛门排气等情况。听肠鸣音活动情况，有无肠鸣音亢进或减弱。当病人肠鸣音恢复至每分钟 4~5 次时，音调平和、低沉，主观想进食，无胃部不适、无腹胀、肛门已排气即可告知病人开始进食。因此每例病人的进食时机可以不同。

（3）肠鸣音听诊方法：将听诊器置于病人脐部周围或右下腹听诊，可听到时强时弱、时隐时现的"咕噜"声，即为肠鸣音，每分钟出现 4~5 次为正常。当肠蠕动增强时，肠鸣音达每分钟 10 次以上，但音调不特别高亢，称肠鸣音活跃。肠鸣音若次数多且肠鸣音响亮、高亢，甚至呈叮当声或金属音，称肠鸣音亢进。肠鸣音明显少于正常，或数分钟才听到 1 次，称肠鸣音减弱。

二、术后饮食种类

1. 手术后当日病人肠鸣音恢复后即可进食清淡、易消化全流质食物，如米汤、菜汤、酸奶、果汁、各种炖汤等，炖汤时应避免使用花旗参、当归等活血的药材，以免引起切口出血增多。避免牛奶、豆浆、甜食等易产气的食物，以免引起腹胀不适。宜少量多餐，如病人出现恶心、呕吐、腹胀等情况应暂缓进食。

2. 手术后第二日病人无不适，以清淡、易消化、高蛋白、高维生素、高热量等营养丰富的半流质食物为宜。

3. 手术后进食半流质食物后无不适可逐渐过渡至软食、普食。仍以进食高热量、高蛋白、富含钙、纤维素、维生素易消化食物为主，少量多餐，增加全身营养。饮食不宜过于精细。机体的修复是需要各种营养的，尤其是粗纤维食物。因粗纤维食物有加快胃肠蠕动、保持大便通畅的作用。所以，饮食中要配以一定量的蔬菜，尤以绿叶蔬菜为佳。

4. 术后宜进食的富含高蛋白的食物主要有动物性蛋白质，如牛奶、鸡肉、牛肉、鱼肉、鸡蛋等；植物性蛋白质，如大豆、黄豆、黑豆、芝麻、核桃、松子等。由于动物性蛋白质所含氨基酸的种类和比例较符合人体需要，所有动物性蛋白质比植物性蛋白质营养价值高。

5. 术后宜进食的富含高纤维素的食物主要有大米、菠菜、苹果、芹菜、韭菜、绿叶蔬菜等。

6. 术后宜进食的富含维生素的食物

（1）富含维生素 A 的食物，如大白菜、南瓜、菠菜、胡萝卜、动物内脏、鱼肉、猪肉、鸡肉、鸡蛋、樱桃、香蕉、茄子等。

（2）富含维生素 C 的食物，如西红柿、西兰花、胡萝卜、芹菜、猕猴桃、橘子、草莓等。

(3) 富含维生素 B 的食物，如小麦胚芽、动物内脏、肉类、菠菜、鱼肉等。
7. 术后宜进食的高热量的食物，主要有各种肉类、鸡蛋、巧克力、花生米、坚果等。
8. 特殊疾病饮食按照营养师的指导进行选择，如糖尿病饮食、低盐低脂饮食、低嘌呤饮食等。

三、其他

1. 胸腰椎手术后病人易发生便秘，需嘱病人摄入足够液体，进食新鲜蔬菜、水果和富含粗纤维食物。老年及使用阿片类药物病人尤其易发生便秘，可以术后给予软化大便用药。
2. 腰椎前路手术对肠道干扰较大，术前常规清洁灌肠。术后可发生麻痹性肠梗阻，推荐术后给予肠外营养，待病人排气后开始进食。

第七节 切口和术后疼痛管理

手术部位感染是医院获得性感染的重要组成部分，随着脊柱内固定技术的迅速发展，术后切口感染的发生及其对手术疗效的影响也越来越受到关注。手术后切口一旦发生感染，将导致住院时间延长，影响病人术后康复，增加痛苦，造成生理和心理上的负担。严重的切口感染甚至会导致内固定失败而需要二次手术治疗，甚至引起败血症等全身严重并发症而危及病人生命。由于脊柱手术时间长、组织暴露广泛、需植入内固定材料、手术创伤较大，因此加强手术切口管理，促进切口愈合，防止发生切口感染成为围手术期关注的重点。

一、手术切口的分类

手术切口可分为下述三类。
1. 一类切口　为无菌切口，以"Ⅰ"表示，如甲状腺、疝修补术等。
2. 二类切口　为可能污染的切口，以"Ⅱ"表示，如胃肠道手术、胆道手术等。
3. 三类切口　为感染切口，以"Ⅲ"表示，如消化道穿孔、阑尾穿孔等。
脊柱外科手术除脊柱感染、脊柱肿瘤、开放性脊柱外伤的病人切口外，其他大部分均为一类切口。

二、切口愈合的分级

切口愈合分为三级，分别用"甲、乙、丙"表示。
1. 甲级愈合　指切口愈合良好，无不良反应的愈合，用"甲"表示。
2. 乙级愈合　指切口愈合欠佳，局部有炎症反应，如红肿、硬结、血肿、积液等，但无脓性分泌物，用"乙"表示。
3. 丙级愈合　指切口化脓，需切开引流者，用"丙"表示。

三、手术切口拆线时机

缝线拆除时间依据病人的年龄、手术部位、局部血液供应等情况而决定。头、面、颈部手术后3~5天拆线；胸部、上腹部、背部、臀部手术后7~9天拆线；四肢手术后10~12天拆线（近关节处可适当延长）；下腹部、会阴部手术后5~7天拆线。必要时可间断拆线。糖尿病病人视切口情况而定，可适当延迟拆线时间。

四、手术切口观察与处理

观察手术切口有无出血、渗液、红肿、敷料脱落，皮温有无升高及局部有无红、肿、热、痛、触之波动感等征象。若切口有渗血、渗液或敷料被尿液或粪便污染，应及时更换，以防切口感染。若病人诉切口处疼痛且出现体温升高或炎性指标升高时，应考虑切口感染可能。脊柱手术感染发生率由0.9%至1%不等，多发生在术后3~7天，其中感染的高危因素包括高龄、长期服用皮质类激素、肥胖或合并糖尿病。

（一）观察切口缝线及愈合情况

1. **缝线反应、切口感染、切口内有积血或积液** 表现为切口红肿，缝线根部发红、红肿、饱满、有渗液。

处理：在无菌操作下，用止血钳撑开一小口或拆一针，若有积液流出应做引流。

2. **切口愈合不良或裂开** 一般都发生在营养状况不良的病人或术中缝合不当的病人。

处理：加强病人营养摄入，减张缝合、延期拆线。

（二）观察肉芽生长情况

观察肉芽颜色是否新鲜、红润。若发现肉芽苍白、肉芽颗粒肿大、不健康肉芽高出皮肤等，可能是由于肉芽失去活性、肉芽水肿或肉芽过度生长。这是因为炎性反应、切口床过度湿润、清创不彻底、未及时干预炎性反应，以及过度增生造成的。处理原则如下。

1. **肉芽失活** 彻底清创、控制炎症。可使用水凝胶、抗菌敷料及泡沫敷料。
2. **肉芽水肿** 控制炎症、加强渗液管理，可使用抗菌敷料及泡沫敷料，也可使用33%硫酸镁溶液纱布敷盖创面。
3. **肉芽过度生长** 局部常规消毒后用无菌剪刀剪掉高出于皮肤的不健康肉芽，或第一层敷料用高渗盐水纱布湿敷，第二层敷料可用油纱类敷料覆盖，外层用干纱布加压包扎；也可使用泡沫敷料、交互式清创敷料等。

（三）观察切口周围皮肤情况

切口周围皮肤浸渍：表现为周围皮肤发白、起皱松软，与渗液过多有关。

处理：清洗切口后，用无菌纱布擦干切口周围皮肤，可使用油纱或油膏类保护切口周围皮肤，使用高吸收性敷料包扎切口。

（四）切口周围皮肤卷曲

切口周围皮肤卷曲与切口局部微环境干燥有关。

处理：局部消毒后，用外科清创方法去除卷曲上皮，可使用水胶体等湿性愈合敷料。

（五）防止切口周围皮肤受压

切口周围皮肤受压，可导致血液循环障碍，影响切口愈合。
处理：可使用泡沫敷料进行减压。

（六）切口渗液的观察

观察切口敷料渗湿情况，根据渗液多少调整更换敷料频率，可使用吸收性强的藻酸盐敷料。保持切口处于一个湿润而不潮湿的状态，防止感染及皮肤浸渍。

（七）感染征兆观察

及早发现感染征兆，及早处理通常能防止切口感染进一步恶化，避免发生严重后果。若发现切口局部发生持续的红肿、发热、疼痛增加，抽血化验，白细胞、C反应蛋白、降钙素原等感染指标增高，应引起高度重视。

处理：切口局部取样化验，进行细菌培养，确认致病菌，选择敏感抗生素全身使用。选择抗菌敷料，如带银离子的敷料，可局部进行75%乙醇溶液湿敷，根据渗液情况及时更换敷料，定期进行分泌物细菌培养，监测血液生化指标，动态掌握切口感染的进展情况。

（八）病因治疗

对糖尿病合并感染的切口，切口难愈，应积极控制血糖，结合病因治疗。

（九）全身营养支持

对病人进行饮食指导，提供高营养、高热量饮食。具体详见本章第六节相关内容。

五、术后疼痛的管理

术后病人的疼痛程度取决于手术的类型，多个节段的融合内固定手术术后早期疼痛较剧烈，而微创手术术后疼痛较轻，多数仅需口服镇痛药即可缓解。

疼痛评估技术及护理详见第四篇第十三章相关内容。

在应用镇痛药物时，护士应告知病人镇痛药的不良反应。对于使用阿片类镇痛药的病人需观察有无头晕、便秘和呼吸抑制等并发症；使用非甾体镇痛药病人，应询问有无胃肠道不适症状。应用镇痛药物后应观察用药后效果，并及时进行评估与记录。

第八节　胸腰椎手术术后神经功能观察与功能锻炼

脊柱外科手术由于部位的特殊性，术中对神经的牵拉或术中操作不慎均可伤及脊神经。腰部脊神经的损伤可导致病人受损平面以下的肢体感觉、运动功能障碍或丧失，大小便功能障碍等严重后果。个别腰椎手术病人术后早期可出现下肢放射痛，多数在术后短期可逐渐减轻。因此术后对病人的肢体感觉、运动情况进行密切的动态评估及观察，尤其是当病人的神经功能与术前相比较有明显减退时，应及时报告主管医师，及早处理，可为挽救受损脊神经争取到宝贵的时间，是保障病人围手术期安全的重要环节。

此外，术后3～7天为神经水肿高发期，个别病人术后疼痛缓解，术后3～7天下地活动后下肢放射痛出现反跳，反跳痛亦多为一过性。可加强病人宣教，增强病人信心，消除病人焦虑。

一、胸腰椎手术后神经功能观察

（一）动态评估

术前、术后均需对病人下肢功能进行评估，记录评估结果，以评价神经功能的变化情况。发现有感觉或运动功能障碍或进行性加重的现象应及时报告医生协助相应处理，尽量降低神经损伤的程度。

重点注意观察切口引流是否通畅。引流不畅的结局可导致手术部位局部形成血肿造成神经根或脊髓的压迫，出现神经功能受损的表现。早期表现（与术前相比）为足趾不能上下活动、踝关节不能背伸、下肢远端皮肤感觉减退或消失，下肢感觉、运动功能障碍进行性加重时，应高度警惕切口局部血肿形成，压迫神经造成，应立即报告医生协助相应处理。

（二）肌力的评定

肌力是指肌肉收缩时产生的最大力量。肌力测试是肌肉功能评定的重要方法，尤其是对肌肉骨骼系统病损，以及周围神经损伤病人的功能评定十分重要。正确掌握肌力的评定可帮助我们及早发现神经功能受损的表现。同时，肌力测试也可作为评定康复治疗疗效的重要指标之一。

1.肌力的分级

0级：完全测不到肌肉收缩。

1级：无明显运动可见，但能触到肌肉收缩。

2级：不能克服肢体自身重量完成运动，能在水平面上、无负荷下完成运动。

3级：能对抗并仅能抵抗肢体自身重量完成动作。

4级：能克服中等阻力。

5级：正常肌力，能完成运动并能克服充分的阻力。

2.肌力判断的方法　详见第二篇第七章相关内容。

3.肌力评定的注意事项

（1）检查前应向病人说明检查目的、步骤、方法和感受，消除病人的紧张，取得最大合作。

（2）为了准确把握施加阻力的大小，应首先检查健侧同名肌。

（3）保持正确的检测位置，以确保正确判断肌力的级别。防止替代动作出现错误的肌力评定。

（4）施加阻力时，要注意阻力的方向应尽可能与肌肉或肌群牵拉力的方向相反；施加阻力的点，应在肌肉附着处的远端部位上。

（5）检查中如有疼痛、肿胀或痉挛，应在结果记录中注明。

（6）尽可能在同一体位完成所需检查的肌力情况，以减少病人因不断变换体位带来的不便。

二、胸腰椎手术后康复功能锻炼

脊柱手术后康复治疗的首要目标是帮助病人最大限度地获得日常生活的独立，以便其能够尽快地重新投入工作和社会生活中。

（一）术后康复功能锻炼的目的

1. 增加肺通气量，有利于肺扩张和分泌物的排出，预防肺部并发症。
2. 促进损伤部位神经修复，使神经系统与运动器官间一度中断的联系得以恢复，改善手术前神经压迫症状。
3. 防止神经根粘连，下肢早期活动可对支配的神经根进行上下牵拉活动，从而防止手术局部切口愈合期间神经根与周围软组织瘢痕的粘连。
4. 防止肌肉萎缩，通过肌力的锻炼，可改善肌肉力量，防止肌肉萎缩。
5. 防止下肢深静脉血栓，通过肢体活动、肌肉收缩可加快血液流动的速度，促进血液循环，从而防止血液流速慢诱发的下肢深静脉血栓的形成。
6. 促进肠蠕动，增加食欲，防止腹胀。
7. 为早期下床活动打下基础，促进病人快速康复。

（二）康复功能锻炼的原则

1. 循序渐进，由易到难。
2. 主动为主，被动为辅。
3. 因人而异，注意个体差异。

术后早期进行康复功能锻炼要求遵循从简单到复杂，从小肌群到大肌群，从局部到全身的锻炼顺序，锻炼的时间从短到长，锻炼次数从少到多的原则。切不可操之过急，尊重个体差异，避免发生二次损伤，强度以病人不感到疲劳为宜。

（三）胸腰椎手术后康复功能锻炼的方法

1. 术后即刻1天内以休息为主，协助病人床上舒适卧位，评估病人的整体情况，结合术前的指导内容进行简单的肢体运动，促进血液循环，减轻长时间卧床的疲劳感。

（1）双上肢的锻炼：双上肢上举、肩关节内收外旋、屈伸肘、腕关节旋转、手指屈伸活动等，指导病人可随时进行锻炼，以不感到疲劳为宜。

（2）双下肢的锻炼：股四头肌训练、拖行屈伸膝活动、踝泵运动（包括踝关节跖屈、背伸、左右旋转）。每个动作10~20次为一个周期，每次做2~3个周期，双侧肢体交替训练，周期次数依个人情况而定。

2. 术后2~3天，上肢活动增加扩胸运动、深呼吸训练；下肢活动增加平卧位的直腿抬高活动（角度从病人可以抬离床面开始，逐渐增加抬腿高度并维持，持续时间根据个人耐受程度而定），双下肢交替进行。每个动作10~20次为一个周期，每次做2~3个周期，双侧肢体交替训练，周期次数依个人情况而定。可以开始尝试自行翻身，护士给予一定的辅助。

3. 术后 3~4 天，上肢活动同前；下肢活动增加。部分病人可尝试起床活动。

（1）对抗性直腿抬高锻炼：即当完成单纯直腿抬高无困难时，可由工作人员或家属将手掌加力压在其膝关节上，给予一定的阻力，嘱其进行抬高训练，以增加锻炼的强度和难度。

（2）抱膝屈髋活动：病人仰卧，双手抱单膝、屈髋，尽量让膝关节向胸前靠拢，以有牵拉感为宜。注意上身不能拱起。

（3）空中蹬车活动：平卧时，双腿屈膝上举，左右足交替向空中踩踏，类似蹬车活动。

（4）五点支撑抬臀活动：病人双腿屈曲，双上肢屈肘、双足跟踩床、头部顶枕，四肢同时用力将臀部抬离床面，持续 3~5s，高度和持续时间因人而异。

（5）侧卧直腿抬高活动：侧卧位，下腿弯曲，上腿伸直，向上抬高，角度依据个人耐受程度而定，左右交替进行。

（6）侧卧前后甩腿活动：侧卧位，下腿弯曲，上腿尽量向前后甩腿。

以上的锻炼项目 10~20 次为一个周期，每日可行 2~3 个周期的锻炼，具体以病人的个体感受为准。

达到起床标准时可协助病人起床活动，具体标准及方法详见本章第一节第二点。起床活动应进行跌倒评估、防跌倒知识的宣教，避免发生跌倒事件。

4. 下床后康复功能锻炼　需在腰围保护且有家属陪伴的情况下进行，双手扶住栏杆，着防滑鞋，双腿交替进行训练，10~20 次为一个周期，每日可行 2~3 个周期的锻炼，具体以病人的个体耐受为准。

（1）高抬腿活动：双腿自然分开与肩同宽站立，进行抬腿屈膝活动，屈膝角度不超过 90°为宜，双腿交替进行。

（2）下蹲活动：双腿同时下蹲，腰部保持直立（图 6-30-7）。

（3）向后甩腿活动：双手扶栏杆，向后甩腿，角度尽量达到最大（图 6-30-8）。

（4）弓步活动：双腿自然分开与肩同宽站立，左脚向前迈开一大步，右脚向后绷直，像弓箭样拉开，身体重心压向左腿，然后放松，再压，再放松。如此反复，双腿交替进行（图 6-30-9）。

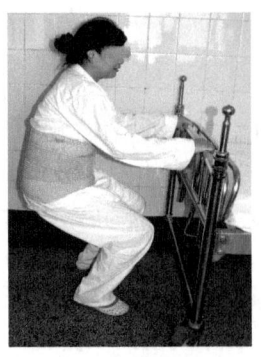 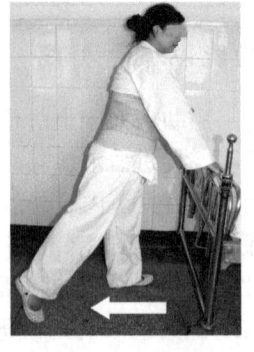 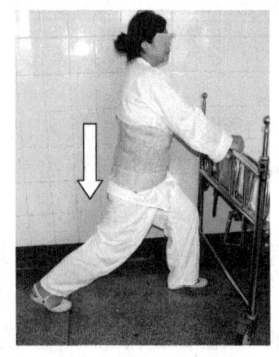

图 6-30-7　下蹲活动　　　图 6-30-8　向后甩腿活动　　　图 6-30-9　弓步活动

（冯　岚　张雪梅）

第三十一章 脊柱外科手术后病人出院指导及延续性护理

第一节 脊柱手术后病人出院指导

一、颈椎疾病病人出院指导

1. 佩戴颈围的宣教　出院后继续佩戴颈围或外固定支具。一般情况下前、后路颈椎手术有内固定装置的病人，术后佩戴颈围1个月即可。应鼓励病人早期开始进行颈部锻炼，以减少出现颈肩背部疼痛、颈肌僵硬及颈部活动受限等轴性症状的机会。Kawaguchi等在1999年首次将这组症状定义为颈椎轴性症状（axial syndrome，AS）。大量研究发现，As的发生主要与颈椎曲度变化和活动度的减少有关。颈后路单开门椎管扩大成形术后常规佩戴颈围制动以维持颈椎的稳定性，而长时间佩戴颈围(一般为3个月)会导致颈椎活动减少，颈后肌群不能得到有效锻炼，颈椎后伸肌群粘连甚至萎缩，颈后韧带、关节囊组织挛缩及肌筋膜炎，使颈椎正常的生理前凸减小，从而出现或加重 AS。颈椎术后不正确的颈项肌功能锻炼也会导致颈椎后凸畸形的发生，出现或加重 AS。因此，可以适当对术中开门侧固定坚实的病人缩短颈围制动时间，并尽早进行正规的功能锻炼，以减少 AS 的发生率，或者缓解 AS 的症状。

向病人强调颈围的重要性：颈围可以有效限制颈部活动，促进切口愈合及骨融合；可维持颈椎正常曲度，支撑头部重量，减轻颈椎压力；佩戴颈围时不要开车；但佩戴颈围时间过长会引起颈部肌肉进一步萎缩，增加术后颈部疼痛的发生。

2. 下床活动时，起床前均需要先戴好颈围保护，增加颈部稳定性。在床旁坐立30s，若无头晕、心慌等不适时才可搀扶下床活动。开始先在床边站立，原地活动双下肢，30s后当感觉能站稳后再开始迈步，注意需有人在一旁保护或手扶栏杆，防止跌倒。

3. 告知病人养成良好的工作和学习习惯。不要长时间低头工作，不要躺在床上看书、看手机。看电脑时座椅调整好高度，以座位低于电脑显示屏，双眼仰视为宜，保持颈椎的后伸位。若伏案工作时间长，要每隔1h做1次颈部多方向运动，缓解颈部肌肉劳损，如前后、左右和旋转颈部，以放松颈旁肌肉，但幅度要小，速度要慢，每日早、晚进行自我按摩，采用指腹压揉法和捏揉法，增进血液循环。平时避免做过度低头、仰头及头部旋转运动。

4. 保持正确的睡眠姿势，夜间睡眠枕高应适宜，注意颈后部要以枕头垫实，以放松颈旁肌达到完全休息的状态。侧卧时应用枕头将头部垫高保持至颈椎水平位，避免头偏向一侧。

5. 避免颈部外伤及剧烈的伸屈活动。禁止颈部过度屈曲、后伸、旋转等活动。外出或长时间坐车时，应佩戴颈围加以保护。

6. 坚持颈部的功能锻炼，方法同本篇第二十九章第五节第三点。增强体质，可适当进行游泳运动。

7. 告知病人出院带药的服用方法。

8. 遵医嘱定期复诊。告知病人复查时间，嘱咐病人出院后如果出现体温超过38.5℃，切口肿胀渗液，四肢疼痛麻木症状加重或行走无力等症状，应及时再次就诊。

二、胸腰椎疾病病人出院指导

1. 出院1个月内应尽量以卧床休息为主，戴腰围或支具起床活动的时间不宜过长，仅能满足日常生活需要即可，如洗漱、冲凉、吃饭、如厕等，站立活动不宜超过30~40min，以减轻脊柱承受的负荷，促进切口愈合。

2. 腰围或支具保护至少3个月，以待骨质完成愈合达到一定的强度，尤其是在乘船坐车时，遇到颠簸较多的情况下，需佩戴腰围，以防发生意外损伤。腰椎孔镜手术后腰围佩戴时间可相对缩短，但建议不少于1个月。应向病人强调胸腰椎支具的重要性：支具可以有效限制腰椎活动，促进切口愈合，减轻早期腰痛症状及促进骨融合。但长时间佩戴支具会引起肌肉进一步萎缩，减弱肌肉力量，增加术后慢性腰痛的发生。

3. 继续进行上述床上、床下活动，适当增加难度和强度，训练时应避免过伸、过屈、过度旋转及脊柱用力不当。日常生活中避免长时间保持固定一个姿势，尽量避免弯腰、扭腰动作，下蹲时应保持腰部直立，以减轻腰部负荷，避免腰背部损伤。

4. 胸腰椎手术通常于术后7~10天拆除缝线，需向病人说明如何保持切口干燥，观察切口情况；内固定术后的迟发感染可发生于术后1年以内，告知病人若出现切口红肿、渗出、疼痛，应及时复诊。

5. 告知病人出院带药的服用方法。

6. 日常生活活动指导

（1）病人疾病进一步康复，需帮助病人向正常生活方式进行转变，恢复正常社会生活能力，首先需掌握日常生活活动中的体位及姿势的变换。日常生活活动（ADL）指的是日常生活中最基本的活动，如吃饭、洗澡、穿衣、如厕和体位变换。

（2）床上转身：同术后体位变换的方法，限制脊柱旋转并能完成从平卧到侧卧的自由转身。必要时可在床边增加可抓持的护栏。

（3）坐位与站立位的变换：选择适宜椅子坐、起，椅子高度与膝盖的高度接近即可。起立时，臀部先移于椅子的前1/3处，再用手支撑站立起来（图6-31-1）。坐下时，应先将双腿紧靠椅子前沿，用双手扶到椅子面后再垂直坐下，保持腰部直立90°的位置。最佳的坐姿是保持上身直立90°，不可斜靠在椅子上，必要时，也可在后背使用枕头增加支持作用，减轻疲劳感。

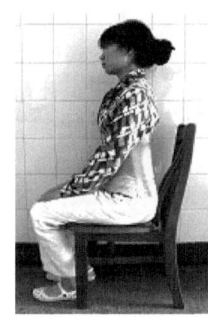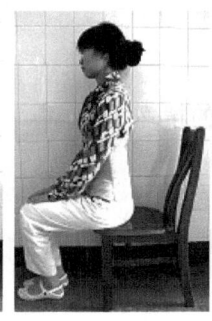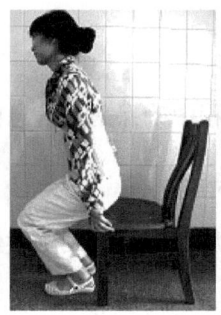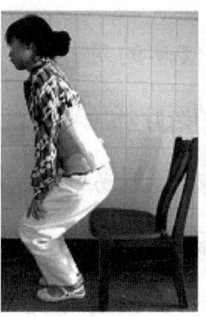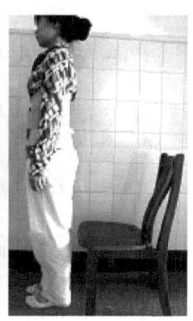

图 6-31-1　由坐位到站立位的姿势变换示意图

（4）养成良好的工作和生活习惯，强调术后 4～6 周避免弯腰搬重物、剧烈扭腰及久坐久站。

（5）水平和非平地行走（上下楼梯）：在腰围保持下，保持脊柱在直立 90°的范围内缓慢行走。如果有平衡障碍者，可适当使用助行器和拐杖。避免使用大重量的助行器械，因为反复的提拿可能给下腰部增加不必要的应力。鼓励在家中每次增加行走距离。

（6）穿衣：指导病人在平卧位下穿衣，穿鞋袜，因为此时对脊柱所产生的负荷最小，不可在坐位时直接弯腰下去穿鞋袜。

（7）沐浴：使用浴缸者应保持坐姿，不可斜靠在浴缸里。无浴缸者可在浴室内准备防水椅，可坐在椅子上进行洗浴。出院 3 个月内沐浴时，可先将腰围解开，迅速冲洗完毕，擦干后再将腰围戴上，可避免发生损伤。

（8）如厕：建议尽量用坐式马桶，如果没有可使用简易坐式便器架，避免蹲式如厕。

（9）驾驶：掌握正确进出轿车的方法。进出轿车时上身尽量保持直立 90°。在进行长时间驾驶时，应注意调整座椅的位置，并间歇进行短暂休息，术后 3 个月以上者必要时佩戴腰围保护。

7. 加强营养，少食多餐，多进食高蛋白、高热量、高维生素、富含纤维素、易消化饮食（治疗性饮食请按医嘱执行）。

8. 游泳　术后 3 个月后可选择游泳，游泳是全方位的腰部肌肉的锻炼方式。

9. 定期复查，安排合理术后随访时间，通常术后 3 个月、6 个月、1 年、2 年需返院复查。有不适时随时复诊。

第二节　延续性护理

一、延续性护理的概念

美国老年协会对延续性护理的定义：延续性护理是通过一系列的行动设计用以确保病人在不同的健康照护场所(如从医院到家庭)及同一健康照护场所(如医院的不同科室)受到不同水平的协作性与连续性的照护，通常是指从医院到家庭的延续，包括经由医院制订的出院计划、转诊、病人回归家庭或社区后的持续随访与指导。一般从 3 个不同维度阐述延续性的含义。

（一）病人信息的延续

病人在不同的医疗场所转诊过程中确保病人信息的精确性。

（二）医疗护理服务的延续

在整个卫生服务系统中，确保病人始终得到延续性的健康照护。

（三）医护患关系的延续

病人在接受不同的健康照护者提供服务的同时也一直保持忠诚和信任的医护患关系。

二、延续性护理的服务对象

1. 延续性护理主要针对有着较高再入院率或出院后对居家护理仍有较高需求的病人，通常分为老年、高龄、独居或缺乏社会支持者。
2. 患有糖尿病、充血性心力衰竭、脑卒中、慢性阻塞性肺疾病等慢性病者。
3. 外科疾病及手术后，如髋部骨折、脊柱骨折并截瘫、周围血管疾病、冠状动脉搭桥术后等。
4. 产妇和早产儿。
5. 其他，如反复住院、尿失禁、大便失禁、进食困难、长期置管、慢性切口需长期换药，有反复摔倒史的老年病人，甚至一般症状如眩晕、水肿等。

三、延续性护理服务的内容

延续性护理并不强调为出院后的病人提供直接而长期的护理，而是帮助病人及家属提高自我护理的能力，对病人的指导内容以循证为依据，包括如下几点。

1. 药物指导　药名、药物的不良反应、服用方法、协调用药等。
2. 饮食指导　根据病人的病情、饮食习惯、支付能力等提供个体化的指导。
3. 症状管理与识别　出院后病情恶化症状的识别及应对。
4. 居家环境评估提供相应的建议　侧重于防止老年人跌倒的居家安全知识。
5. 活动／锻炼指导　活动方式、时间、活动度等。
6. 康复指导　辅助器具的使用、康复的训练等。
7. 社区资源的利用　对有需要的病人及家属帮助联系居家护理及社工服务，提供社会支持。
8. 心理指导　提供心理支持、情绪疏导，必要时帮助联系心理医生。
9. 团队合作　与康复师、营养师、药师、全科医生等协作，以满足病人的不同需求。

四、国外延续性护理的实践

（一）基于社区的延续性护理模式

立足于社区，与医院密切协作开展延续性护理的方式。

1. 家庭医院（hospital at home）　是指医护人员在病人的家里为其提供相当于医院水

平的医疗护理服务从而替代住院过程。通常收住患有慢性病急性发作的病人及尚未完全康复而出院回家的病人，尤其是慢性充血性心力衰竭、社区获得性肺炎、慢性阻塞性肺疾病等病人。

2. 日间医院（clay hospital） 源自英国的卫生服务系统，以老年专科护士为主导，协调医生、物理治疗师、营养师、社工等为出院后回到社区仍有高危住院风险的老年人、慢性病、慢性疼痛的病人提供生活自理能力训练、康复护理等日间护理服务。意大利学者Capomolla对234例接受日间医院服务的充血性心力衰竭病人的研究显示，再入院率下降，节省了医疗费用。

（二）基于医院的延续性护理模式

延续性护理机构隶属于医院，或以医院为主，协同社区开展延续性护理的方式。

1. 老年人的急性照护（acute care for elders，ACE） 老年人的急性照护机构由美国俄亥俄州的克利夫兰州立大学医院创立，澳大利亚也有类似机构。集中多学科团队力量针对病情复杂、危重的急性期老年人，旨在防止身体功能下降，提高老年人及家属对出院的准备。该模式强调以病人为中心，其核心为：

（1）专门为老年人设计的无障碍环境。

（2）每日举行跨学科团队会议。

（3）在入院时就协同家属制订出院准备计划。

（4）以护士为主，协调多学科专家制订的疾病指南，用于指导预防和康复护理。

美国北卡罗来纳大学附属ACE还开展了延续性护理项目(ACE transitional program)，由住院医生在多学科团队的支持下对出院后10天内的病人进行家访，帮助病人从医院平稳过渡至家庭，顺利康复。

2. 医患合作（professional-patient partnership） 该模式是由护士、社工、病人及其照顾者共同参与制订出院计划，通过问卷调查评估病人及其家属的出院需求，对于出院后的康复护理以视频的形式呈现给病人及其家属，并提供给病人出院后可利用的社区资源信息。美国巴尔的摩市(Baltimore)医院将该模式应用于患有心力衰竭的老年人及其家属，结果显示有更高的满意度。

3. 延续性护理指导（care transitions coaching） 美国科罗拉多大学Coleman教授及其团队所创的延续性护理指导模式由高级实践护士（advanced practice nurse，APN）作为过渡期间的"教练"，教导病人及照顾者在不同的医疗机构转诊所必要的技能来确保护理的延续性。该模式主要包括4个核心成分：①帮助病人进行药物的自我管理，强调3W1H(when，why，how，what)，即服药的时间、原因、方法、药名；②由APN指导病人对自身健康信息的记录，使病人接受不同医疗机构照护时确保信息的一致性；③出院前后协助家庭医生家访及一系列电话访视；④"红旗"标示病人需要注意的症状和体征，以及这些症状和体征出现时如何应对。该模式建立了一套评估工具，如个人健康记录（personal health record，PHR）、药物协调性问卷（medication reconciliation instrument）等，受过培训的护士、护生、社会工作者也逐渐担任教练的角色。

4. APN延续性护理模式（APN transitional care model） 该模式于1989年由美国宾夕法尼亚大学Naylor教授及其团队所创，主要对象是因各种内外科疾病住院并患有慢性病的高危老年人。其特点是以 APN 为主多学科团队协作,在入院初为病人制订全面的出院计划、出院后规律的家访及持续电话支持,通常延续到出院后 4~8 周。在美国国家卫生研究院(National Institute of Health,NIH)资助下,Naylor 教授及其团队进行了 3 项随机对照实验,结果均显示了积极的效果。

（三）其他的延续性护理实践

日本有 34%的医疗机构设立社区护理站为出院病人提供延续护理及康复护理工作,使护理贯穿于病人从入院到出院后的整个康复过程。澳大利亚的学者报道,病人出院后 2 周,护士与药师协作进行家访,强调药物的依从性；荷兰学者对 179 例充血性心力衰竭病人在出院时提供信息卡,包括饮食、限水等的建议,并于出院后 10 天家访。其他如加拿大、意大利均报道以护士作为个案管理者与家庭医生协作进行家庭访视。

（四）国内延续性护理的方式

1. 电话随访　是指护士在病人出院 1 周内与病人通 1 次电话,询问评估病人的情况并提供适当的专业性意见。实践证明,病人对经济、方便、高效的电话随访的满意度很高。电话随访是延续护理的主要发展趋势。

2. 基于网络平台的健康教育　是指利用网络进行远程医疗咨询服务和健康教育,医护人员建立病人 QQ 群,开辟论坛,以群聊的形式答疑已成为与病人沟通的常见方式。基于网络平台的健康教育模式的形成可节省医护人员、病人及家属的时间,将方便经济的通信工具延伸到护理服务,使病人更易于接受,深受大家欢迎。

3. 延续性护理中心　其成员一般由资深主治医师及专业知识全面、沟通能力强的护理人员构成,其主要工作内容包括负责出院病人的治疗、护理、随访等。通过调研发现,目前,国内已成立的延续性护理中心在对初产妇进行延续护理服务指导,对脑卒中病人进行亲情化延续护理等方面均取得了一定成效。延续性护理中心的形成对提高病人生活质量起到积极的促进作用。

4. 护士门诊　延续性护理的服务对象通常为行动不便需卧床休息的老年人、患有慢性病人群,以及交通不便、不能按时到医院复诊的病人。因此,培养专科护士开设门诊为病人提供专业的护理服务已越来越受到病人及家属的欢迎。开设护士门诊,由专业护士为咨询病人提供建议和帮助,根据病情提出合理专业的处理方式。目前,国内开设的护士门诊已取得良好的护理效果,深受病人及家属的好评。

5. 建立病人联谊会　病人联谊会是由医护人员、病人及家属等成员组成的组织,是大家沟通交流的平台。组织可以通过举行义诊、专题讲座、专家答疑、歌舞表演等活动建立良好的护理治疗环境氛围,使病人可以积极正视自身的病情,对调整病人心理状态起到促进作用。病人联谊会的成立对促进医患之间的关系具有积极作用,值得推广。

（五）延续性护理的效果评价

延续性护理的目标是提高病人生存质量的同时,降低再入院率,从而节省卫生费用,合理利用卫生资源。全面评价延续性护理效果应包括如下指标。

1. 经济指标　注重其成本和效益，如再入院率、医疗护理费用、平均住院日等。

2. 临床结果指标　与病人生理功能有关的指征，评价其症状控制、并发症预防、死亡率等，如糖尿病病人监测其糖化血红蛋白的改变。

3. 病人功能指标　包括病人的自我效能、生存质量、日常生活活动能力等，通常用的工具如 ADL、IADL 量表，普适性及疾病特异性生存质量量表，抑郁量表等。

4. 满意度指标　病人及家属对所接受的服务评价，同时也考虑护理人员的自身感受。国外对于延续性护理的研究几乎都以再入院率为首要的评价指标，如有学者对 239 例充血性心力衰竭的研究显示，APN 延续性护理组的病人提高了生活质量和满意度，降低了再入院率，总的医疗费用节省了 5000 美元；另有学者亦有类似报道，但也有研究显示再入院率无明显降低。

（冯　岚　朱永健　程勇泉）

第七篇

脊柱外科常见疾病介绍及护理要点

第三十二章 颈椎退变性疾病

颈椎退变通常被称为颈椎病，颈椎病这个名称代表了一大类涉及椎间盘、椎体和（或）椎间关节老化、退变或继发于创伤之后的疾病。最主要的症状是颈痛，常伴发肩痛。由于颈椎的活动度较胸椎和腰椎大，因而更容易发生劳损，继而出现退行性改变，其退变组织包括椎间盘、钩椎关节、关节突关节及其相关韧带，可以引起椎管中央型狭窄或椎间孔狭窄，压迫脊髓或神经根。

年龄相关的椎间盘改变启动了退变过程，并引起渐进性的运动节段破坏，如间盘细胞外基质的渐进性改变导致椎间盘高度下降而出现椎间盘突出。微小的不稳定导致反应性的骨质增生，终板骨赘形成，刺入椎管，引起脊髓和神经根压迫。椎体和关节突关节的骨赘减少了运动节段的运动范围。节段不稳导致黄韧带增生、椎管和椎间孔狭窄。

第一节 颈 椎 病

颈椎病是指颈椎间盘退行性病变及继发性椎间关节退行性变所致脊髓、神经、血管损害的相应症状。颈椎病是 50 岁以上人群的常见病，男性居多，好发部位依次为 $C_{4,5}$、$C_{5,6}$、$C_{6,7}$。

一、病因

（一）基本因素

退行性变是颈椎病发病的基本因素。颈椎间盘的纤维环约 20 岁即可发生变性，髓核于 25 岁以后出现变性，软骨板退变出现较晚。髓核变性后，若受到外力作用，受压的变性髓核可突破变性的纤维环组织，造成纤维环裂口，或使纤维环原有裂口扩大，形成髓核突出或脱出。纤维环退变后弹性与张力下降，变得松弛；髓核退变脱水后，体积缩小，使椎间隙变窄，致使纤维环变得更松弛，附近的前后纵韧带、黄韧带、关节突关节的关节囊也变得松弛，于是发生颈椎失稳。伴随着椎间盘变性、颈椎不稳定，黄韧带、前后纵韧带、项韧带都可发生松弛、增生、肥厚，甚至钙化、骨化。

（二）促进因素

促进因素包括慢性劳损（不良的睡姿、长时间伏案工作、仰颈工作）、某些先天性颈椎畸形、发育性颈椎管狭窄等。

（三）诱发因素

颈椎间盘退变，长时间低头、仰头、颈部扭转既是颈椎病发生发展的促进因素，又可成为症状发作的诱发因素。

二、临床表现

有退变性颈椎疾病的病人可表现出多种多样的症状,从自限性的颈痛到上肢痛伴逐渐加重的神经病损都可出现。颈椎退变性疾病病人最重要的症状是疼痛。极少数情况下,病人表现出神经症状却不伴疼痛。依据不同的神经、血管受累,以及不同的临床表现,颈椎病可分为神经根型、脊髓型、交感型、椎动脉型、其他型(目前主要指食管压迫型)等类型。如果两种同时存在,称为混合型颈椎病。

(一)神经根型颈椎病

椎间关节退变累及颈神经根,颈肩臂痛并有神经根支配区感觉和运动障碍即为神经根型颈椎病。好发于 $C_{5,6}$、$C_{6,7}$ 和 $C_{4,5}$ 间隙。神经根型颈椎病是较为多见的一种,多好发于50岁左右,颈部损伤、长期伏案工作而劳累,或落枕常为发病诱因。主要表现为与脊神经根分布区相一致的感觉、运动障碍及反射变化。神经根症状的产生包括髓核的突出与脱出,椎体后缘骨赘形成,后纵韧带的局限性肥厚等。

1. 根性痛　是最常见症状。与根性痛相伴随的是该神经分布区其他感觉障碍,其中以麻木、过敏、感觉减退等多见。

2. 根性肌力障碍　早期可出现肌张力增高,但很快即减弱并出现肌无力和肌萎缩征。严重者在手部以大鱼际肌、小鱼际肌及骨间肌萎缩最为明显。

3. 腱反射异常　早期出现腱反射活跃,而后逐渐减弱,严重者消失。若伴有病理反射则表示脊髓本身也有损害。

4. 颈部症状　颈部疼痛,颈旁可有压痛。

5. 临床体征　颈部僵直、活动受限。颈部肌肉紧张,棘突、棘突旁、肩胛骨内侧缘及受累神经根所支配的肌肉有压痛。椎间孔挤压试验阳性,臂神经丛牵拉试验阳性。

(二)脊髓型颈椎病

此型是颈椎病最严重的一种类型,常发展为不可逆性神经损伤。临床表现为损害平面以下的感觉减退及上运动神经元损害症状。损害平面以下多表现为麻木、肌力下降、肌张力增高等特征。脊髓型颈椎病多有椎管狭窄,加之前后方的压迫因素而发病。突出的椎间盘、骨赘、后纵韧带及黄韧带造成了椎管的继发性狭窄,更增加了对脊髓的刺激或压迫。

1. 40~60岁多见。

2. 病人先从下肢双侧或单侧发沉、发麻开始,随之出现行走困难,下肢肌肉发紧、抬步慢,不能快走。重者出现明显的蹒跚步态。双下肢协调差,跨越障碍物困难,双足有踩棉花感。上肢症状一般略迟于下肢出现,除四肢症状外,常有胸以下皮肤感觉减退、胸腹部发紧即束带感。

3. 四肢肌张力升高,下肢较上肢明显。下肢症状多为双侧,但严重程度可有不同。上肢的突出症状是肌无力和肌萎缩,并有根性感觉减退,而下肢萎缩不明显,主要表现为肌痉挛、反射亢进,出现踝阵挛和髌阵挛。

4. 临床体征　颈部多无体征。四肢肌张力增高,腱反射活跃或亢进;包括肱二头肌、肱三头肌、桡骨膜、膝腱、跟腱反射、髌阵挛和踝阵挛阳性。病理反射阳性,出现上肢霍夫曼(Hoffmann)征、罗索利莫(Rossolimo)征、下肢巴宾斯基(Babinski)征、查多克(Chaddock)征等病理征。浅反射如腹壁反射、提睾反射减弱或消失。上肢或躯干部出现节段性分布的浅感觉障碍区,深感觉多正常。

(三)交感型颈椎病

交感型颈椎病症状繁多,多数表现为交感神经兴奋症状,少数为交感神经抑制症状。

1. 头部症状　头晕、头痛或偏头痛、头沉、枕部痛,记忆力减退、注意力不易集中等。
2. 眼部症状　眼胀、干涩、视力变化、视物不清、视物朦胧等。
3. 耳部症状　耳鸣、耳堵、听力下降等。
4. 胃肠道症状　恶心甚至呕吐、腹胀、腹泻、消化不良、嗳气及咽部有异物感等。
5. 心血管症状　心悸、心率变化、心律失常、血压变化等。
6. 面部或肢体症状　面部或某一肢体多汗、无汗、畏寒,有时感觉疼痛、麻木但又不按神经节段或走行分布。
7. 临床体征　颈部活动多正常、颈椎棘突间或椎旁小关节周围的软组织压痛。有时可伴有心率、心律、血压等的变化。

(四)椎动脉型颈椎病

椎动脉第二段通过第6颈椎横突孔,在椎体旁走行,当钩椎关节增生时,可对椎动脉造成挤压和刺激,引起脑供血不足,产生头晕头痛等症状。

1. 眩晕　头颅旋转时引起眩晕发作是本病的最大特点。正常情况下,头颅旋转主要在寰枢椎之间,椎动脉在此处受挤压。
2. 头痛　由于椎-基底动脉供血不足,使侧支循环血管扩张引起头痛。头痛的部位主要是枕部及顶枕部,也可放射至两侧颞部深处,以跳痛和胀痛多见,常伴有恶心呕吐、出汗等自主神经紊乱症状。
3. 猝倒　是本病的一种特殊症状,发作前无预兆,多发生于行走或站立时,头颈部过度旋转或伸屈时诱发,反向活动后症状消失。倒地时意识清楚。
4. 视力障碍　有突然弱视或失明,持续数分钟后逐渐恢复视力,此为双侧大脑后动脉缺血所致。
5. 感觉障碍　面部感觉异常,口周或舌部发麻,偶有幻听或幻嗅。

(五)食管型颈椎病

颈椎前缘巨大的骨赘挤压食管并且对食管的蠕动运动造成明显影响,以病人出现吞咽困难为临床特征的颈椎病。

第二节 颈椎间盘突出症

颈椎间盘突出症的发病是在椎间盘发生退行性改变的基础上，受到一定的外力作用后使纤维环和后纵韧带破裂，髓核突出而引起颈髓或神经根受压。

一、病因

（一）椎间盘退变

椎间盘是人体各组织中最早和最易随年龄发生退行性改变的组织，髓核丧失一部分水分及其原有弹性，退变的颈椎间盘受轻微外伤即可引起椎间盘突出。

（二）创伤

急性创伤性颈椎间盘突出以 $C_{3,4}$ 椎间隙多见，主要原因是颈椎过伸性损伤时剪切应力大，$C_{3,4}$ 椎间隙较下位颈椎更接近于着力点。C_3 和 C_4 小关节突出关节面接近水平，更易于在损伤瞬间发生一过性前后移位，类似于弹性关节。慢性颈椎间盘突出以 $C_{5,6}$ 及 $C_{6,7}$ 为好发部位，因该部位为头颈活动、劳损的主要应力集中区。

（三）炎症

退变的椎间盘蛋白多糖含量下降，胶原类型发生转换，基质降解酶活性升高等，这一系列生化改变构成了椎间盘退变的基础。

二、临床表现

（一）首发症状

颈椎间盘突出症的首发症状可有以下 4 种表现。
（1）单侧上肢及手部剧烈疼痛、麻木、无力。
（2）跨步无力、步态不稳，经常打软腿。
（3）颈部不适，疼痛伴肩部酸痛疲劳。
（4）双手麻木无力和步态不稳，容易摔跤。

（二）分型

根据颈椎间盘向椎管内突出位置的不同，可分为下述 3 种类型。

1. 侧方型颈椎间盘突出　突出部位在后纵韧带的外侧，钩椎关节的内侧。该处是颈脊神经根通过处，突出的椎间盘压迫颈神经根而产生根性症状。

（1）症状

1）颈痛、颈部僵硬，活动受限，犹如落枕。
2）颈部过伸可产生剧烈疼痛，疼痛放射至肩胛或枕部，疼痛可因排尿或咳嗽加重。
3）一侧上肢有疼痛和麻木感，但很少两侧同时发生。

4）根性疼痛是最常见的症状，疼痛范围与受累椎节的脊神经分布区相一致。

5）与根性痛相伴随的是该神经分布区的其他感觉障碍，其中以麻木、过敏、感觉减弱等为多见。

6）在发作间歇期可以无症状。

（2）体征：头颈部常处于僵直位，下颈椎棘突及肩胛内侧可有压痛，病变节段椎旁有压痛、叩击痛；脊神经牵拉试验和压颈试验可阳性。

2. 中央型颈椎间盘突出症

（1）症状

1）很少有颈部疼痛及颈部僵硬。

2）病变程度不一，可出现下肢无力，步态不稳等症状。

3）病情严重者可出现四肢不完全性或完全性瘫痪，排尿、排便异常。

（2）体征：肢体肌张力增高，腱反射亢进，髌阵挛、踝阵挛及病理征可出现阳性；可有不同程度的下肢肌力下降；本体感觉受累，但痛觉和温度觉很少丧失。

3. 旁中央型颈椎间盘突出症　除有侧方型的症状、体征外，尚有不同程度单侧脊髓受压症状。此型常因发生剧烈的根性疼痛而掩盖了脊髓压迫症，一旦表现脊髓压迫，病情多较为严重。

第三节　颈椎管狭窄症

一、病因

发育性、退变性或其他原因所致颈椎骨性或纤维增生使一个或多个平面管腔狭窄，引起脊髓血液循环障碍、脊髓压迫症，为颈椎管狭窄症。在临床上，腰椎管狭窄最常见，其次是颈椎管狭窄，胸椎管狭窄最少见。

二、临床表现

颈椎管狭窄引起颈髓受压，出现颈髓损害的症状与体征，临床表现如下所述。

（一）感觉障碍

感觉障碍主要表现为四肢麻木、过敏或疼痛。四肢可同时发病，也可以单侧肢体先出现症状，但大多数病人的感觉障碍先从上肢开始，尤以手臂部多发。躯干部症状有第2肋或第4肋以下感觉障碍，胸腹或骨盆区发紧，谓之"束带感"，严重者可出现呼吸困难。

（二）运动障碍

运动障碍多在感觉障碍之后出现，表现为锥体束征，为四肢无力、僵硬不灵活。大多数从下肢无力、沉重、脚落地有踩棉花感开始，重者站立步态不稳，易随着症状的逐渐加重出现四肢瘫痪。

（三）排尿、排便障碍

排尿、排便障碍一般出现较晚。早期为排尿、排便无力，以尿频、尿急及便秘多见，晚期可出现尿潴留、尿失禁、大便失禁。

第四节 治疗原则

颈椎退行性疾病的治疗，大体分为保守治疗和手术治疗两大类，还有介于保守治疗和手术治疗之间的微创治疗。

一、保守治疗

保守治疗适合于神经根型、椎动脉型、交感神经型颈椎病，对脊髓型颈椎病治疗价值不大者。全身情况差，不能耐受手术者，或脊髓型颈椎病晚期，脊髓已变性坏死，脊髓病变已属不可逆性，无手术治疗价值者，只能采取保守治疗。

（一）保守治疗的禁忌证

保守治疗的禁忌证主要是针对颈部的推拿、按摩、颈部牵引疗法等治疗方法而言。
1. 颈椎骨质破坏性疾病。
2. 明显的节段性颈椎不稳定。
3. 发育型颈椎管狭窄。
4. 后纵韧带与黄韧带骨化症。
5. 明显的骨赘增生。
6. 脊髓型颈椎病。
7. 对于椎动脉型颈椎病，也应视为相对禁忌。

（二）保守治疗的方法

1. 颈部的休息和制动。
2. 物理疗法　如颈椎牵引疗法、推拿按摩疗法等。
3. 硬脊膜外腔的注药疗法。
4. 药物疗法。
5. 针灸与穴位封闭疗法。
6. 自我保健疗法。

二、微创治疗

对于保守治疗无效或效果不良的颈椎病，采用手术治疗可获得良好效果，但传统的颈椎手术也存在诸如手术创伤、出血、脊髓神经根损伤、植骨块脱落、植骨不融合、内固定松动、手术切口感染等并发症，或者一部分病人全身情况差，不能耐受手术和麻醉，从而限制了手术的开展，而微创治疗则具有针对性强、切口小、损伤小、安全和恢复快等优点，病人更容易接受。但是虽然微创治疗在近期发展较快，目前仍只是传统开放手术的补充，并不能取代传统开放手术。

三、手术治疗

当证实有致压物如突出的椎间盘、骨折块或血肿等存在时，应及时施行减压手术，并重建颈椎稳定，其手术的目的是摘除致压的椎间盘组织，开大狭窄的颈椎椎管，恢复椎间隙高度，解除脊髓神经根或椎动脉的压迫，通过植骨融合加钢板内固定，使不稳定的病变节段重新达到稳定。

颈椎退行性病变手术治疗的手术入路有前路、后路及前后联合入路方式。

第五节 护理要点

1. 术前护理 详见第六篇第二十六章相关内容。
2. 术后护理 详见第六篇第二十九章相关内容。
3. 出院指导 详见第六篇第三十一章相关内容。

（冯　岚　杨晓燕　钟赛琼）

第三十三章　颈椎骨折与脱位

颈椎从功能上分为上颈椎和下颈椎，上颈椎包括枕部、寰椎（C_1）、枢椎（C_2），下颈椎包括第 3 颈椎至第 7 颈椎（$C_3 \sim C_7$）。枕部、寰椎、枢椎构成复合体，负责 50% 的颈椎旋转活动，而 80% 的屈伸活动发生在下颈椎。颈椎损伤占所有脊柱损伤的 1/3，绝大多数发生在 C_2、C_6 和 C_7 椎体。颈椎骨折脱位一旦发生，各颈椎关节不再保持稳定，而且部分病人会有不同程度的脊髓受压症状，但少数病人只表现为头颈屈曲或旋转畸形，活动受限，常易忽视。

第一节　寰枕关节脱位

寰枕关节允许屈伸活动，限制旋转活动。屈曲受限于枕骨大孔前缘和齿状突尖的骨性连接及后纵韧带向头端延续的覆膜。头颈连接处的轴向旋转受限于骨性结构和韧带组织。

一、病因

寰枕关节脱位多为创伤导致。创伤性寰枕关节脱位是指寰椎和枕骨分离的病理状态，是一种非常罕见的致命性外伤，病人多在事故现场死于脑干惯性损伤。

二、临床表现

寰枕关节脱位的临床表现差异很大，可以没有任何神经症状和体征，也可以表现为颈部疼痛、颈椎活动受限、低位脑神经麻痹（特别是展神经、迷走神经和舌下神经）、单肢瘫、半身瘫、四肢瘫和呼吸衰竭。

三、治疗原则

寰枕关节脱位后由于韧带撕裂会出现非常严重的不稳定，有迟发性神经损伤的危险。纠正脱位的尝试可能会造成进一步损伤，应在 X 线摄片或透视监测下小心施行。对于寰枕关节不稳定的治疗有外固定和内固定植骨融合两种方法。儿童的组织愈合能力强，在 Halo-Vest 的制动下可以达到坚强的纤维愈合，不必手术治疗；对成年病例保守治疗效果不好，枕颈内固定植骨融合术才是更好的选择。

第二节　寰椎骨折

寰椎骨折各种各样，常伴发颈椎其他部位的骨折或韧带损伤。寰椎骨折占脊柱骨折的 1%～2%，占颈椎骨折的 2%～13%。寰椎爆裂骨折也称为寰椎椎弓骨折、Jefferson 骨折。

当头顶受到打击时，垂直暴力传导至枕骨髁，使双侧寰椎侧块分离，寰椎前后弓骨折。因椎管变宽，一般不发生脊髓受压。

一、病因

最常见的致伤原因是高速车祸，其他如高处坠落、重物打击及体育运动相关的损伤都可造成寰椎骨折。

二、寰椎骨折的分类

寰椎骨折的类型主要有以下几种。

1. 典型不稳定性寰椎骨折　即 Jefferson 骨折。C_1 环上四处骨折，前后弓各有两处分离移位，横韧带断裂，常伴寰椎脱位。此型骨折由于齿状突可明显向后移位，直接压迫脊髓而使得病人立即死亡，故在临床就诊患者中并不多见。

2. 非典型不稳定性寰椎骨折　包括双侧前弓骨折（前 1/2 Jefferson 骨折）、单侧前后弓骨折（半环 Jefferson 骨折）、寰椎横韧带撕脱骨折。

3. 稳定性寰椎骨折　单处骨折，可位于前弓、后弓（前 1/4、后 1/4 Jefferson 骨折）、双侧后弓。此型骨折中，寰椎稳定性未被破坏。

三、临床表现

颈部疼痛、僵硬，病人常以双手托住头部，避免其活动。第二颈神经（枕大神经）受累时，病人感觉枕部疼痛，颈肌痉挛，颈部活动受限，若伴脊髓损伤，可有运动感觉丧失。损伤严重者可致瘫痪，甚至立即死亡。

四、影像学表现

（一）X 线表现

X 线是诊断此类损伤必不可少的检查手段，但是普通的前后位和侧位 X 线片常因为该部位结构复杂，造成阴影重叠，影响对损伤部位的判断。因此在寰枢椎前后位开口摄片，能够集中显示该部位的解剖形态（图 7-33-1）。

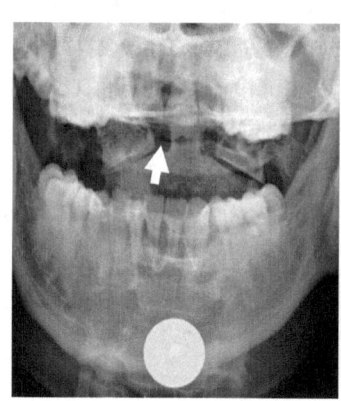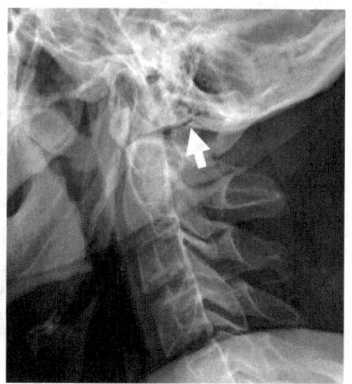

图 7-33-1　颈椎张口位正侧位片示寰椎骨折

1. 寰枢椎的两侧侧块位移，移动范围可在 2～4mm。判断侧块位移应当参照 C_2 的棘突是否维持在正中央。

2. 在侧位片上，如果寰椎前弓和齿状突的间距大于 3mm，常提示合并前弓骨折或横韧带的撕裂损伤。如果横韧带无损伤，则两侧侧块的分离位移是有限的，其两侧移位距离之和必须小于 6.9mm；如果横韧带断裂，则两侧侧块失去了韧带控制，离心性分离位移大于 6.9mm，造成该区域的不稳定。严重的不稳定骨折常造成寰枢椎半脱位。

3. 寰椎的稳定性取决于齿状突前方的寰椎前弓和齿状突后方的横韧带的完整性。齿状突前方失去了横韧带的阻挡，即发生寰椎向后脱位，多见于双侧前弓骨折和 3/4 Jefferson 骨折。

4. 断层摄片对于细微结构的变化有帮助，可发现寰椎侧块内侧的游离骨片，为横韧带撕脱所致。但这种小的撕脱骨片在普通 X 线片上无法显示。

5. 侧位片上见咽喉壁软组织的肿胀阴影，表示该处骨折合并出血、血肿形成。

（二）CT 表现

CT 横断图像扫描克服了 X 线片的局限性，可以排除各种重叠因素的影响，易于显示与周围结构相重叠的骨折及其分离移位的情况（图 7-33-2）。

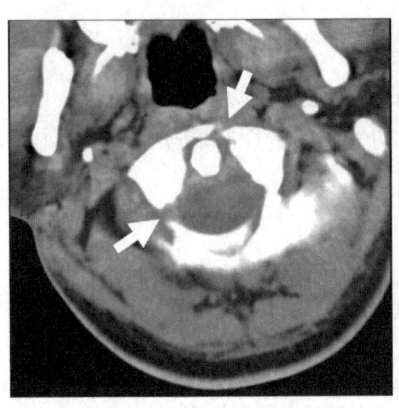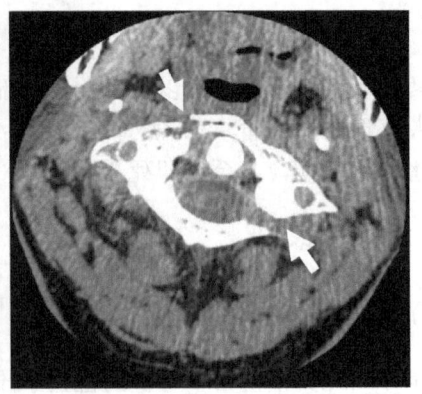

图 7-33-2　寰椎前、后弓骨折

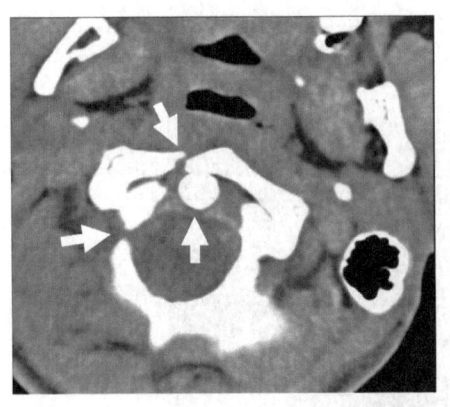

图 7-33-3　Jefferson 骨折合并寰枢关节脱位

CT 多平面重建和三维重建可以获得相当于颈椎整体位置的 X 线片图像，而无须搬动病人，并可检测出横断面 CT 扫描可能漏诊的骨折，在不同位置显示骨折块的形态和空间位置。进行厚度为 2mm 的 HRCT 薄层扫描时，可以发现一些细微骨折；但当骨折线与 CT 扫描平面平行而又无移位时，则 CT 难以发现。CT 的优势还在于可观察骨性椎管的大小和判断脊髓受压情况（图 7-33-3～图 7-33-5）。

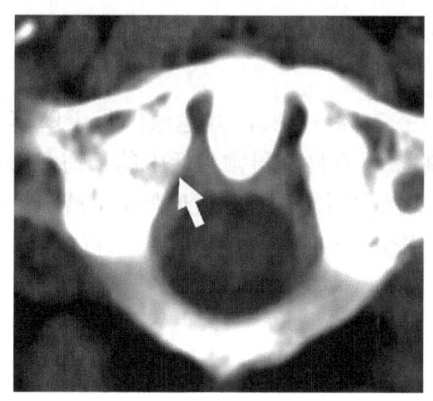
图 7-33-4　寰枢椎侧块骨折

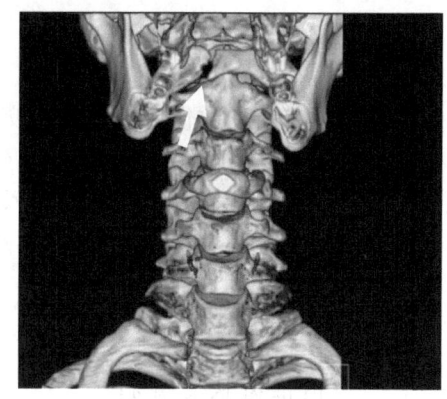
图 7-33-5　寰椎前弓骨折

(三) MRI 表现

MRI 主要用于寰椎韧带断裂、脊髓受压等软组织损伤的显示，对于骨折的显示不如 X 线和 CT 敏感。

五、治疗原则

(一) 单纯寰椎骨折

1. 非手术治疗　适于单侧侧块最小限度的移位，在颈椎动力位片上无可见的矢状寰枢椎不稳定。支具固定或 Halo-Vest 架复位固定 12 周是最合理的治疗方法。

2. 手术治疗　对于不稳定的两部分 Jefferson 骨折合并韧带撕脱。可通过颈椎后路关节螺钉固定 C_1、C_2，并植骨保持稳定性；亦可以选择寰枢关节融合术。

(二) 寰枢关节不稳定

1. 对于明显的寰椎矢状不稳，应行后路经关节螺钉固定寰椎融合术，以恢复局部稳定性。

2. 对于急性创伤性寰枢椎旋转半脱位应首先进行颅骨牵引复位，如果能成功复位，予颈椎矫形支架或 Halo-Vest 支架固定 6～8 周。若顽固性失稳或者长期畸形者可选择行关节融合术。

第三节　枢椎椎体骨折

枢椎椎体骨折又称为绞刑骨折（Hangman fracture），为第 2 颈椎上下关节突之间的椎弓峡部骨折。枢椎的上下关节突不在同一冠状面上。上关节突位置在前方，恰似椎体的双肩，凌驾于横突孔、横突和椎弓根之上，与寰椎侧块组成寰枢关节。而其下关节突位于后方，与下颈椎关节突一致。因此，枢椎的上下关节突间部特别长，称为峡部，是一个易受外力损伤的弱点。枢椎椎体骨折占枢椎损伤的 11%～19.7%，占上颈椎损伤的 10%～12%。

一、病因

枢椎椎体骨折的致伤原因多见于交通事故伤，占 71%～80%，其他原因见于坠落伤（13%～14%）、滑雪伤（6%）、跳水伤（4%），男性略多于女性。日常生活中的损伤多为交通事故或高处坠落所致，如面部或颏部受到打击，使头部向后旋转颈椎过度伸展，或撞车时驾驶员的前额撞在前方的窗缘上，是一种过伸和压缩损伤。有时合并寰椎后弓骨折。

二、枢椎椎体骨折的类型

（一）枢椎齿状突骨折

枢椎齿状突骨折在人颈椎骨折脱位中占10%～15%。齿状突起自枢椎椎体，因其形状而得名。病人有明确的外伤史，由剪切暴力造成的，如车祸、高处跌落、平地跌倒等。其主要分为齿状尖部骨折、齿状基底部与枢椎交界处（齿状突腰部）骨折和枢椎椎体上部骨折。无移位的齿状突骨折在早期容易漏诊。骨折移位者伴随寰枢关节脱位。向前脱位者远多于向后脱位者。

预后与骨折类型有关。Andersin-D'Alonzo 分类把齿状突骨折分为下述三型。

Ⅰ型：为齿状突尖部斜行撕裂性骨折，较少见，发生率约4%。骨折线常为斜行。该型是齿状突尖韧带或翼状韧带抵止部的撕脱骨折。纵然不发生骨性愈合也不会影响寰枢椎的稳定性。

Ⅱ型：为齿状突腰部骨折，即齿状突与枢椎椎体交界处的骨折，X线上可见其骨折线高于寰枢关节面；该型为最多见的类型，其不愈合率高达36%（有报道高达62.8%）。

Ⅲ型：为齿状突基底部骨折，其骨折线经过枢椎椎体，非手术治疗可获得90%的愈合率。每一种类型的骨折又分为移位和无移位两类。

（二）枢椎椎弓（峡部）骨折（Hangman 骨折）

枢椎椎弓骨折后，两骨折端分离，椎体可发生脱位，故又称创伤性枢椎滑脱。这种骨折最初在绞刑罪犯身上发现，故又称 Hangman 骨折。大部分枢椎椎弓骨折发生于车祸，急刹车时由于惯性，导致颈椎产生轴向负荷过度后伸，引起后面椎弓骨折。

Effendi 把 Hangman 骨折分为下述三型。

Ⅰ型为单纯 C_2 后部和椎弓的骨折，约占65%。

Ⅱ型为 C_2 后部及椎弓骨折，并 C_2 前移大于3mm或成角大于15°，常有 $C_{2,3}$ 椎间盘破裂，约占28%。

Ⅲ型除具有Ⅱ型骨折的特点外，还伴有单侧或双侧 $C_{2,3}$ 关节突关节的骨折。

（三）枢椎椎体骨折

枢椎椎体骨折的部位位于齿状突基底部和双侧椎弓根之间，按照骨折的形态，可分为下述三型。

Ⅰ型：骨折线呈冠状排列的垂直的枢椎椎体骨折。

Ⅱ型：骨折线呈矢状方向的垂直枢椎骨折，即枢椎侧块骨折或枢椎上关节突骨折，其损伤机制是轴向压缩和侧屈暴力通过枕骨髁传导到寰椎侧块再传递到枢椎侧块，引起压缩性骨折。

Ⅲ型：骨折线呈水平方向的枢椎椎体骨折，即齿状突Ⅲ型骨折。

三、临床表现

枢椎椎体骨折的临床表现特点依骨折类型而有所不同。

枕颈部疼痛是齿状突骨折最常见的症状。也可见枕大神经分布区域的放射痛，颈部僵硬，活动受限，头部不稳，呈强迫体位，病人常以手扶持头部。其主要分为齿状尖部骨折、齿状基底部与枢椎交界处（齿突腰部）骨折和枢椎椎体上部骨折。

Ⅰ型骨折的病人伴随神经损害的概率较高。因枢椎椎体前半部分连同寰椎向前移位，而枢椎椎体后侧骨折碎片仍留在原位，从而造成脊髓受压的危险，但也有神经功能完整仅有颈部剧烈疼痛的主诉。

Ⅱ型骨折的病人一般不伴有神经损害症状，仅有局部症状，颈部疼痛、僵硬。

四、影像学表现

常规摄片的 X 线典型表现枢椎椎弓部位断裂，骨折移位程度有所不同（图 7-33-6）。骨折线可为垂直或斜形，伴有枢椎椎体向前半脱位。当怀疑有损伤而未能显示者，须拍摄颈椎屈-伸侧位片，也有学者主张采用头部牵引摄片，这样既可以明确骨折，又可以明确骨折的稳定关系。CT 断层扫描可以显示椎弓根断裂、椎间盘的损伤，对骨性椎管的狭窄程度进行分析（图 7-33-7）；MRI 检查则能提供有关脊髓损伤的情况，对于韧带的损伤断裂也能清晰显示。

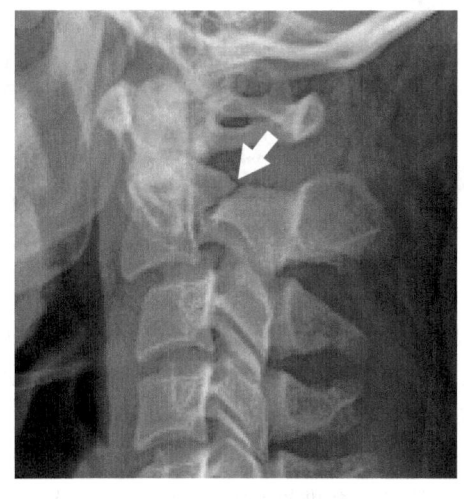
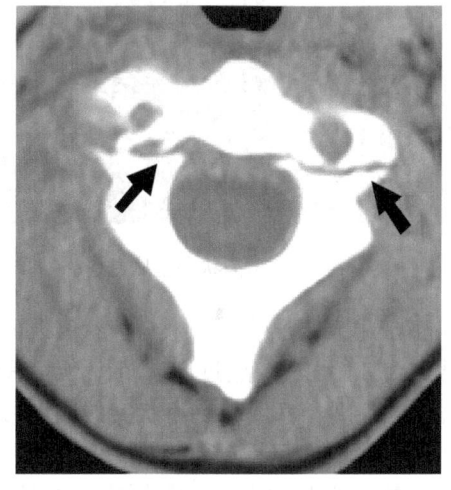

图 7-33-6　颈椎 X 线侧位片示枢椎椎弓断裂　　图 7-33-7　CT 断层扫描示双侧枢椎椎弓断裂

X 线是诊断齿状突骨折的主要手段和依据（图 7-33-8）。

常规检查包括正、侧位片和开口位片。当怀疑有齿状突骨折时，应行进一步断层摄片或 CT 扫描检查，MRI 对齿状突骨折的观察不如 CT 敏感（图 7-33-9，图 7-33-10）。

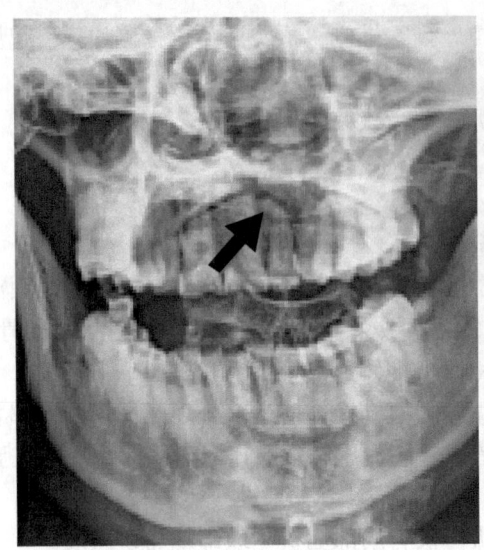 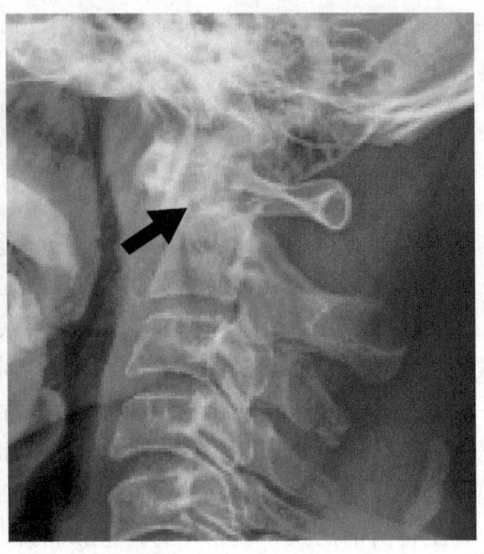

图 7-33-8　颈椎张口位正侧位片示枢椎齿状突骨折

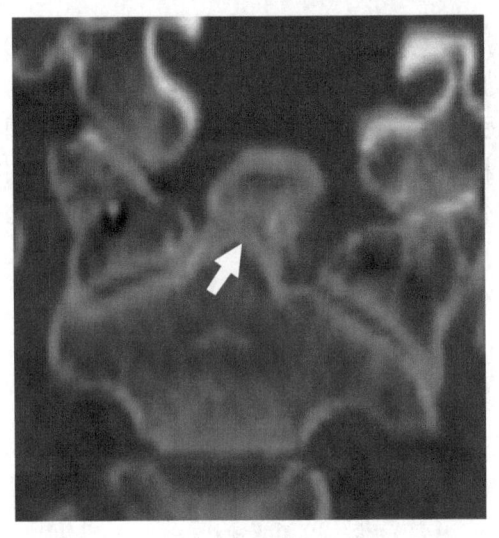 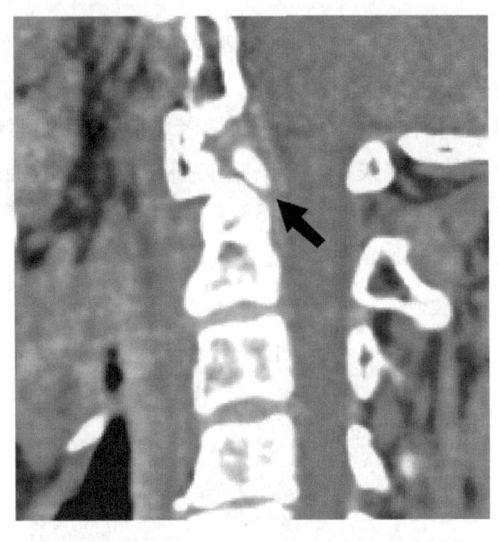

图 7-33-9　CT 示齿状突基底部骨折　　　　图 7-33-10　CT 示齿状突尖部骨折

正常成人寰椎前弓后缘与齿状突之间的距离（寰齿间距）一般为 2~3mm，而在儿童偏大，为 3~4mm。超过这一范围应考虑有齿状突骨折和韧带结构断裂。开口位 X 线片上可见齿状突骨折，或伴有齿状突的侧向移位，寰枢关节间隙、寰椎侧块大小的不对称及齿状突与侧块的间距不对称。

另外，小儿的齿状突骨折实质上是齿状突基底部与枢椎椎体间尚未骨化的软骨板损伤，一般没有明显的移位，或轻度的向前成角移位，极少有向后移位者，诊断时需要与正常发育的齿状突及先天性的齿状突发育畸形相鉴别。

五、治疗原则

绝大多数枢椎椎体骨折均可行非手术治疗获得痊愈。若骨折存在较多的成角或移位，可先行颅骨牵引复位后再行外固定。根据病人损伤的稳定性可选用颈围、枕颌胸支具或 Halo-Vest 头环背心，固定时间 8~16 周。保守治疗骨折愈合率 90% 以上。由于该节段椎管储备间隙较大，该病合并神经损伤的概率相对下颈椎椎体骨折少，保守治疗后大多预后较好。若症状无改善或症状改善后停滞，则根据影像学检查显示脊髓压迫的部位选择手术的入路及术式。对 II 型骨折不能复位者，为防止长期的不稳、畸形融合和退变性寰枢关节炎，也可考虑行后路融合手术。

（一）枢椎齿状突骨折

一旦明确齿状突骨折，应立即给予处理，防止进一步脱位及神经损伤。

1. 非手术治疗　对于无寰枕失稳的齿状突尖部骨折，则予外固定 3 个月。而枢椎椎体上的骨折一般愈合率较高，采用牵引复位后予颈椎外固定 12 周。

2. 手术治疗　齿状基底部与枢椎交界处骨折不愈合率高达 88%，平均 33%，此型骨折多主张早期行前路螺丝钉骨折端间加压内固定术。陈旧性骨折或者合并寰枢椎骨折可实施后路寰枢椎融合或枕颈融合术。

（二）枢椎椎弓（峡部）骨折（Hangman 骨折）

对于稳定性的椎弓峡部骨折，可采用枕颌带牵引 2~3 周，再以枕颌胸支具或 Halo-Vest 头环背心固定 2~3 个月。对于侧位片上椎体前脱位，或伴有 C_2 后下缘、C_3 前上缘撕脱骨折，C_2、C_3 椎间隙破坏的，手术治疗可以作为外固定治疗的替代疗法。侧位片上 C_2 前脱位伴有 C_2、C_3 小关节脱位的不稳定骨折，需进行后路切开复位，C_2、C_3 融合术。

第四节　寰枢椎脱位

寰枢关节的稳定性主要依赖寰椎的前弓、横韧带及枢椎的齿状突，还有寰枢之间的侧块关节。如上述结构的完整性受到破坏，或者某些原因造成寰椎与枢椎骨关节面失去正常的对合关系，就可能造成寰枢关节不稳定或脱位，发生关节功能障碍和（或）神经压迫的病理改变。

一、病因

寰枢椎脱位的病因很多，如外伤造成的陈旧齿状突骨折、齿状突的先天畸形、感染或炎症破坏了横韧带或侧块关节，甚至结核或肿瘤侵犯寰枢关节，都可以造成寰枢关节不稳定或脱位。寰枢椎脱位可分为先天性、外伤性及充血性三类。临床最常见的病因为外伤原因和先天畸形。先天性寰枢椎脱位主要是由于枢椎齿状突发育障碍和（或）寰椎横韧带的不健全，这是先天性寰枢椎脱位的病理基础改变。

二、临床表现

临床上见到的寰椎骨折脱位神经症状轻重不一，有的病人当场死亡，有的病人病情严重且伴有不同程度的脑干与脊髓高位损伤，有的神经症状轻微，仅为枕颈部疼痛及运动受限。多数病人呈慢性起病，症状呈间歇性，反复发作并逐渐加重；部分病人在轻微的外伤后明显加重。典型的临床症状包括以下几部分。

（一）颈神经根病的症状

颈神经根病的症状有颈部疼痛，颈部活动受限、僵直，尤其头颈部的旋转活动受限，头枕部疼痛等。

（二）延髓和脊髓交界区受压造成高位脊髓损伤症状

该症状有四肢无力、走路不稳、手不灵活、二便异常等，还包括躯干、四肢的麻木、针刺感甚至烧灼感等。

（三）呼吸功能障碍

呼吸功能障碍一般出现在严重的或晚期的病例。由于延髓和脊髓交界区受压，出现呼吸功能障碍是一个逐渐加重的过程。寰枢关节脱位的早期，呼吸功能是正常的；后来会表现为体力劳作时呼吸费力；严重的病人静息时即存在呼吸费力，或平静呼吸次数>30 次/分，咳嗽无力，咳痰费力；终末期的病人出现呼吸衰竭，直至死亡。

（四）其他症状

若合并颅底凹陷、小脑扁桃体下疝或脊髓空洞，影响延髓、脑干时，病人还可出现吞咽困难、构音障碍（口齿不清）、视物不清、眩晕、耳鸣等低位脑神经症状。

三、治疗原则

寰枢椎脱位的治疗目的是解除脊髓压迫，稳定颈椎关节，防止再脱位。

寰枢椎脱位的手术区域位于高位脊髓水平，手术治疗有一定危险性，主要是可能导致脊髓损伤的发生，可能引起呼吸肌麻痹，也可造成中枢性呼吸功能障碍而危及病人生命。另外，很多此类病人存在先天畸形，通常椎动脉也合并畸形，术中椎动脉损伤也是手术的危险因素之一。随着医疗水平和技术的不断提高和改进，接受手术的多数病人均比较安全，并发症不断减少，手术效果良好。

需要强调的是，寰枢关节不稳定或脱位，一旦发现应早期手术治疗。因为早期治疗相对手术风险小，手术简单；而严重的长时间的脱位，手术风险很大；有些晚期的病例，呼吸衰竭，就失去了治疗的机会。

第五节 下颈椎骨折与脱位

$C_3 \sim C_7$ 称为下颈椎，发生在此段颈椎的骨折脱位较上颈段多见。下颈椎的解剖结构特点与胸腰椎相似，但颈椎椎体较小，钩突关节和横突孔是颈椎特有的结构，且颈椎的活动度也明显大于胸腰椎。大约80%的颈椎损伤影响下颈椎。颈椎损伤和脱位呈年龄双峰分布，损伤最常见于青少年或年轻人（15~24岁）及中年人（55岁以上）。大约40%的颈椎外伤病人合并神经功能损伤。骨折及脱位的判定主要依据X线及CT扫描；但对软组织损伤情况及脊髓状态的判定，仍以MRI图像为清晰，应设法及早进行检查。

一、病因

临床病例观察表明，多种因素可以造成颈椎骨折，其中仍以交通事故（约占 38%）、高处坠落（约占 26%），以及运动伤（约占 14%，其中 80% 为潜泳伤）为多发。因受损机制不同，损伤类型也不一致，并与诊断、治疗关系密切，应加以重视。由于颈椎在脊柱上是唯一具有四个活动度的关节，即屈曲、仰伸、侧屈与旋转、一旦发生高载荷作用的意外，并通过关节时，则易引起超量的活动范围。屈曲外力常引起神经损伤。由于关节突关节的解剖特点，屈曲暴力较垂直、侧屈、旋转以及多数过伸力更容易引起一侧或双侧关节半脱位或脱位；如有两种以上的作用力同时出现，则常引起严重的脊髓损伤。

二、下颈椎损伤的主要类型

（一）过伸性损伤

过伸性损伤也称为挥鞭性损伤、脊髓中央管综合征。当颈椎过度伸展时，颈椎椎管的矢状径狭窄程度超过 50%，而且在极度狭窄的情况下，造成椎管相对缩小，致颈脊髓受压。颈椎过伸超过生理曲度时，可引起椎体间前纵韧带自椎间盘和椎体附着处撕裂，并可造成椎体下缘的撕脱骨折。暴力消失后，椎旁和颈部周围肌肉的弹性作用可以使移位的椎体关节迅速复位。

损伤后，X 线片通常不出现骨关节的异常征象。

1. 前纵韧带及椎节的撕裂　严重程度不一，从部分撕裂到完全撕裂。与纤维环相连的深层纤维可将纤维环撕裂、严重者椎间隙受累，以致前方增宽。由于创伤反应可将椎体前筋膜推向前方。

2. 椎体前筋膜下血肿　由于局部创伤所致的小血管破裂，在疏松的椎前筋膜下方形成血肿。X 线侧位片上椎前阴影增宽。

3. 脊髓中央管周围创伤性反应　可能是由于前后双侧对冲性暴力作用，在脊髓中央管周围实质内出现水肿和小的出血点，可影响传导束的生理功能。

4. 椎板和棘突等的损伤　当暴力加剧时，能够造成椎体后部结构的损伤，如椎板、棘突骨折。在这种情况下，脊髓可造成完全断裂，形成颈椎后脱位。

（二）屈曲型损伤

屈曲型损伤也是累及脊髓而无椎体骨折或脱位的机制之一。在损伤的一刹那，椎体向前移位造成脊髓损伤，瞬间的肌肉收缩使损伤水平的上位颈椎向后跳跃恢复原位，这称作屈曲-反跳理论。X 线片可显示正常的征象。

（三）椎体压缩性骨折

过度暴力伴垂直压缩暴力同时作用，导致受力椎体相互挤压，引起椎体楔形骨折，这种损伤多见于 C_4、C_5 椎体。除椎体压缩呈楔形变以外，椎间盘也有受累，表现为髓核的突出、膨出和整个纤维环的破裂。由于椎体的前方压缩，后方的小关节可出现程度不一的咬合变异而形成的半脱位改变，破坏脊椎的稳定性。

病理改变：

（1）椎管的矢状径变小，减小的程度和畸形的角度成正比，并容易引起椎管内组织的压迫。

（2）椎管延长。

（3）脊椎的稳定性降低。

（4）椎间盘后突。

（四）垂直压缩性骨折

垂直压缩性骨折（爆裂性骨折）是由于垂直纵向暴力所致。当椎体爆裂时，由于前方和侧方均有坚强的前纵韧带包绕阻挡，爆裂的骨折片易向较为空虚的后方椎管内发生移位，挤入椎管和椎间孔，易引起脊髓损伤。

（五）颈椎椎体附件骨折

1. 颈椎棘突骨折　好发于 $C_{6,7}$、T_1，由直接暴力引起，多伴有椎管骨折，常见于铲土工，故又称为铲土骨折，由于颈椎过屈所致。损伤多发生在棘突基底部的上方，骨折伴有棘间韧带和项韧带的撕裂时，撕脱骨折与下位椎体的棘突呈现序列排列。这种损伤通常不累及椎间孔和椎管，又不伴有神经的损伤。X 线侧位片上易于显示，好发于棘突游离缘以内 1～2cm 的棘突最细处。颈椎棘突骨折可单发也可合并椎体骨折或附件骨折，骨折片常有上下移位（图 7-33-11）。

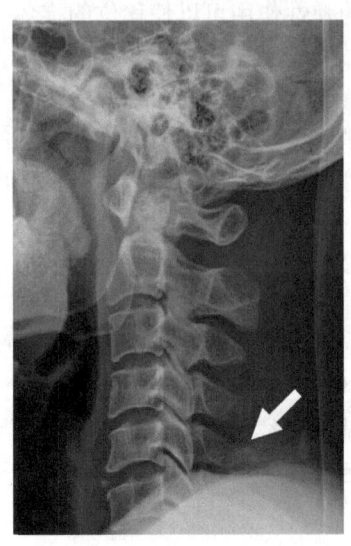

图 7-33-11　颈椎侧位片示
C_5 棘突骨折

2. 颈椎钩突骨折　主要是颈椎受到侧屈暴力所致。一侧的钩突关节受到张应力，另一侧受到压应力，并产生钩突骨折。严重者该侧椎体也可发生压缩骨折。同侧椎弓也可合并骨折，但很少有移位。骨折片如进入椎间孔会产生神经根受压，但通常不合并脊髓损伤。

X 线表现较为隐匿，断层摄影和 CT 可以清晰显示骨折移位情况。

3. 小关节突骨折　以下颈椎多见。大多数在脊柱处于前屈状态伴有水平向或斜向暴力所致。若有暴力持续下去，则引起关节脱位交锁。此类损伤常合并脊髓损伤或刺激症状。小关节突骨折、错位易在高分辨率 CT 二维或三维重建显示。

4. 横突骨折　主要由于附着在其上的肌群突然收缩所致，在颈椎较为少见。

三、临床表现

1. 病人有明显的外伤史，如车祸、高处坠落等。

2. 病人常表现为颈部症状，即颈部疼痛、活动障碍、颈肌痉挛、颈部广泛压痛，并且发麻发胀，局部症状严重。

3. 颈椎骨折时，屈曲运动和颈部旋转运动受限。

4. 检查时可有畸形，脊柱棘突骨折可见皮下淤血，棘突有明显压痛。伤处局部疼痛和叩击痛。

5. 颈椎骨折时常伴有脊髓损伤，出现完全或不完全性感觉、运动障碍。除少数幸运者之外，一般均有程度不同的瘫痪体征，且脊髓完全性损伤的比例较高。

四、影像学表现

（一）单纯椎体压缩性骨折

X 线侧位片显示受伤椎体前部压缩，整个椎体呈楔形，有时可见小关节骨折（图 7-33-12）。单纯椎体骨折常位于上缘，骨折线为横行，不易看清，仅可见椎体上缘骨密度增高，骨小梁密集紊乱。有时椎体楔形变不明显，但椎体边缘的骨皮质发生皱折断裂、隆起或嵌入成角，也是骨折的可靠征象。当椎体压缩明显时，颈椎可出现后突成角畸形，并伴有椎间盘髓核的突出。

CT 和 MRI 可以清晰显示损伤颈椎的骨质改变、椎体的压缩程度，对于椎间盘的突出压迫、脊髓的受压程度及骨性椎管的形态变化也可以清晰显示（图 7-33-13）。

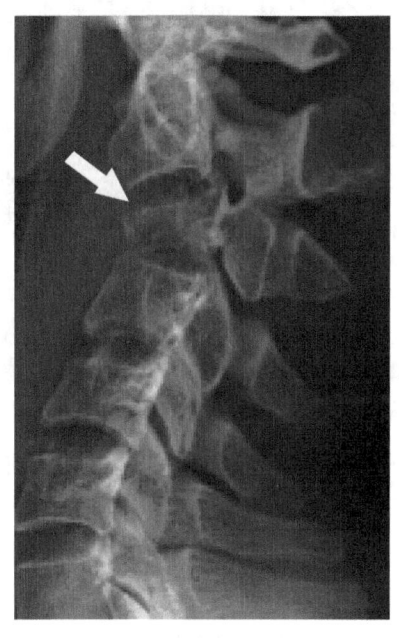
图 7-33-12　X 线示 C_3 椎体压缩性骨折

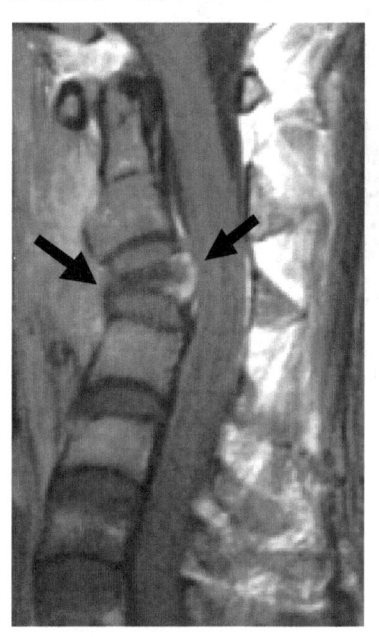
图 7-33-13　MRI 示 C_3 椎体压缩性骨折并脊髓压迫

（二）垂直压缩性骨折

X 线表现为椎体的粉碎性骨折，碎骨片向周围分离移位，向后突入椎管。正常颈椎的生理曲度消失。

CT 可以清晰显示椎体爆裂骨折的形态、骨折片分离移位的情况。重要的是可以显示椎管内碎骨折片的位置、对脊髓的压迫程度、椎管的形态改变及椎体关节突骨折、椎管骨折等（图 7-33-14，图 7-33-15）。

MRI 除可以显示椎体损伤的范围外，还可对脊髓的压迫损伤程度进行分析判别（图 7-33-16）。

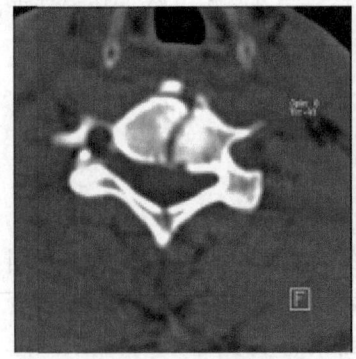 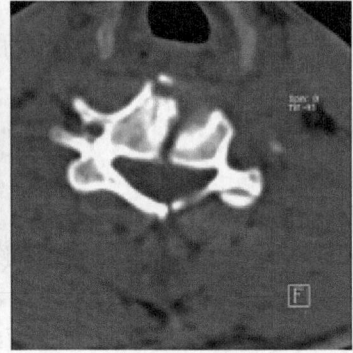 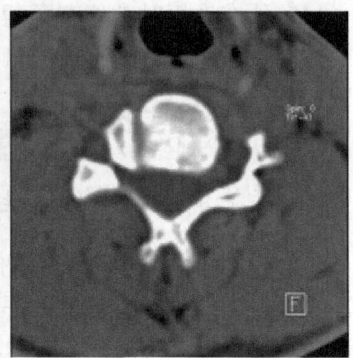

图 7-33-14　CT 断层扫描示颈椎体垂直压缩性骨折

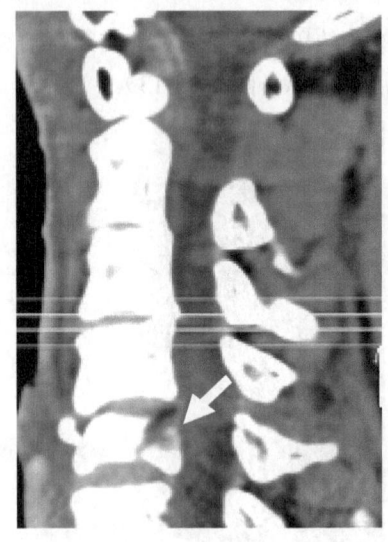 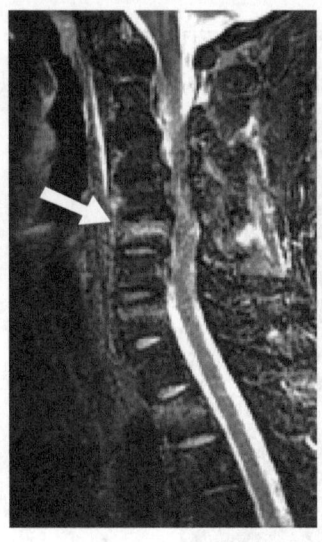 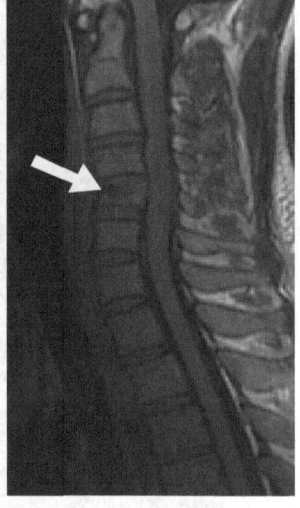

图 7-33-15　CT 断层扫描示颈椎体垂直压缩性骨折

图 7-33-16　颈部 MRI 示颈椎体垂直压缩性骨折

（三）过伸性损伤

由于过伸暴力的作用，椎体和小关节的脱位较为少见，而软组织损伤明显。进行颈椎屈伸动态位照片观察可见损伤颈椎的序列异常。骨性损伤小而隐匿，有时容易将椎体前下缘的撕脱骨折误认为前纵韧带的节段性钙化而被忽视。损伤椎体前下缘的撕脱骨折、颈椎椎间盘和椎前软组织损伤的发生率较高。

当颈椎椎前损伤、出血或水肿时，损伤处的软组织可增宽，表现为咽喉壁或喉室软组织肿胀。正常成人 C_4 以上椎前软组织厚度为 3～6mm；C_6 以下的较宽，为 10～15mm。

MRI 可以直接显示脊髓内部结构、椎间盘、韧带，是目前诊断颈椎过伸性损伤的最佳方法。MRI 所提示的前纵韧带-椎间盘-后纵韧带-后结构稳定性的丧失程度，对判断损伤的程度具有很大的价值。此外，还可以明确诊断椎动脉损伤，为脊髓损伤中的脊髓血供改变提供了研究手段。

（四）颈椎伸展性损伤

颈椎伸展性损伤常见于成年人，多由于外伤撞击前额部所致。可发生前纵韧带的断裂，MRI 表现为前纵韧带被掀起或中断，但后纵韧带通常保持完整，故属于稳定性骨折。有时在椎体前缘可见三角形撕脱骨折，称为泪滴形骨折。

MRI 可显示椎体前移、脊柱后凸及关节突关节脱位，后部复合韧带及椎间盘的损伤，脊髓受压、椎管狭窄等改变。

五、治疗原则

（一）保守治疗

保守治疗仅适用于稳定性骨折及无脊髓损伤的病人。

其适应证包括颈部软组织损伤；颈椎附件骨折包括单纯棘突、横突骨折；椎体轻度压缩（小于 25%），不合并神经损伤、椎间盘损伤及后方韧带损伤；因身体原因或其他技术原因暂时不能采取手术治疗或需要转移的病人。

治疗方法有颈围固定、颈胸支具或石膏外固定、颅骨牵引及佩戴 Halo-Vest 背心。

（二）外科手术治疗

颈椎外伤后如出现不稳定性骨折脱位（或）脊髓神经根损伤均应进行手术治疗。

手术指征：继发脊髓损伤；椎体滑移≥3.5mm；后突成角≥11°；椎体高度丢失≥25%；椎间盘损伤；任何形式的脱位；双侧关节突、椎板、椎弓根骨折；后方韧带结构损伤伴前方或后方骨性结构损伤。

根据骨折脱位的类型，可采用 3 种手术入路：前路、后路及前后联合入路。

（三）不同类型下颈椎骨折的治疗原则

1. 屈曲压缩性骨折　单纯的屈曲压缩性骨折可行颈部支具固定 8~12 周。
2. 爆裂骨折　为垂直压缩暴力或屈曲压缩暴力所致，呈严重的楔形骨折或粉碎性骨折，常累及椎管并脊髓损伤。治疗前应了解脊髓损伤情况、椎管受累情况和椎骨后结构情况。此类病例应先行前路手术，将骨折椎体切除，再做内固定植骨融合。
3. 关节突关节脱位　若无椎间盘突出可行颅骨牵引复位或经颈后路手术复位，颈椎固定。若合并急性椎间盘突出，在复位前需经颈前路椎间盘切除，关节突复位并内固定植骨融合。
4. 颈椎后结构骨折　是指颈椎椎板、椎弓根、关节突骨折。治疗方法为用颈托或支具固定 12 周。
5. 颈椎过伸性损伤　对于无移位的过伸性损伤，可颈托或支具固定 8 周。若有明显移位，则为不稳定性骨折，应予以手术复位，植骨融合内固定。

第六节 护理要点

颈椎骨折脱位常同时伴有脊髓的损伤，且损伤平面较高，易发生四肢瘫痪，如果膈肌和肋间肌瘫痪，可发生呼吸困难，常致迅速死亡。因此，及时救治，妥善固定，采取正确的护理措施是防止二次损伤及保护脊髓功能的重要手段。

一、院前急救

对疑似颈椎损伤病人的救治应从受伤现场开始。首先，应人工保持病人头部稳定直至给其佩戴硬质颈围，不可强行复位。严禁盲目搬动或活动伤员头部，绝对禁止一人扶肩、二人抬腿的搬运方法或一人背拖的方法。颈椎外固定支具有很多种，但所有支具都应带有前部窗孔以便容纳气管切开套管及易于经此行紧急环甲膜切开术（图7-33-17）。

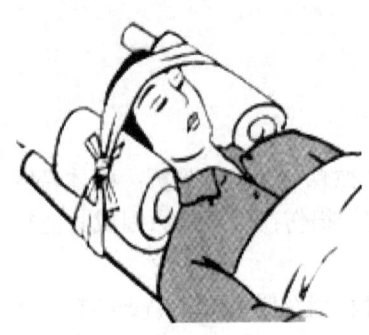

图 7-33-17 颈椎损伤临时性固定示意图

其次，保持呼吸道通畅和维持血流动力学平稳对保证病人生命极为重要，可给予面罩通气。非紧急情况下气管插管通常在急诊室进行。气管插管时需要人工保持颈部稳定在躯干正中线上，以免造成不稳定性颈椎骨折或加重原有的颈椎脱位，直至气管插管完成。对于高度怀疑存在颈椎不稳的病人，环甲膜切开是保持病人通气最安全的选择。

如果颈椎损伤病人戴有头盔时，应注意在进行损伤初期评估，头颈固定时应保持头盔位置不变，直至完成颈椎影像学检查，可先取下口罩、眼镜等物品，方便观察其眼、鼻和口腔情况。

二、院内救治

病人到达医院后需进行初期的通气、呼吸和循环评价，以及进行必要的急救。搬运病人或暂时去除病人颈围时需注意不可移动颈椎的位置，采用硬质的过床板在担架及病床间搬运病人。气管插管时要动作轻柔，避免过度粗暴操作，以免导致原有的颈椎骨折脱位或神经损伤进一步加重。

脊髓损伤病人常会出现神经源性休克。神经源性休克在导致血压下降的同时伴有心率减慢，这是由于交感神经对低血压的发射调节丧失所致。此时，可通过调节体位（头低足高位）、适量补液及联合使用血管升压药物等维持血压稳定。切勿将神经源性休克当成低血容量性休克进行治疗，导致输液过多造成循环血量负荷过重，出现肺水肿与其他系统反应。

对清醒的病人进行全面检查，询问既往病史、受伤过程及疼痛部位。对于昏迷的病人，其损伤机制应询问事故目击者和到达事故现场的急诊医护人员。随后是对病人的脊柱进行全面系统的检查。对清醒的病人进行详细的神经系统功能检查，包括所有肌节和皮节分布区域的运动、感觉和反射检查。

三、护理措施

(一) 生命体征的观察

给予持续心电监护,持续吸氧 3L/min,监测血压、心率、心律,特别是观察呼吸的频率、深浅度及呼吸的音调有无异常,有无憋气、呼吸困难等;观察口唇、甲床、耳廓有无发绀缺氧表现,注意血氧饱和度是否在正常范围内;必要时记录 24h 尿量,评估出入量是否平衡,观察有无血容量不足征象,发现异常及时汇报,及时处理。

其他观察措施详见第六篇第二十九章第二节相关内容。

(二) 脊髓神经功能观察

术前、术后密切观察病人四肢感觉、运动、肌力及大小便情况,评估感觉平面有无上升、下降的进展情况。

(三) 保持呼吸道通畅

持续监测 SpO_2,观察呼吸的频率、节律、深浅,有无异常呼吸音,有无呼吸困难表现等。备吸氧装置、吸痰装置、气管切开包等急救物品,以及药品。有痰及时吸出,记录排出痰液量、性状。鼓励病人咳嗽、咳痰,定时翻身叩背,促进痰液排出。若为不稳定性颈椎骨折,则需在外固定保护装置下进行叩背排痰,力量适当。若病人呼吸频率>22 次/分、鼻翼扇动、摇头挣扎、嘴唇发绀等,则应立即吸氧,寻找和解除原因,必要时协助医生行气管插管、气管切开或呼吸机辅助通气等。气管切开者按气管切开术后常规护理。

1. 妥善固定气管插管　固定导管的纱带要松紧适当,以容纳一手指为宜。

2. 适当支撑与呼吸机相连处的管道,以免重力作用于导管,引起气管受压而造成气管黏膜受损。

3. 气管插管气囊的护理　适当充气,防止漏气或因压力过高而影响气管黏膜血液供应。气囊充气后可使导管和气管之间不漏气,从而避免口鼻分泌物、胃内容物误吸入气道,并能防止气体由上呼吸道反流,从而保证有效通气量。由于气囊压力是决定气囊是否损伤气管黏膜的重要因素,因此调整气囊压力就显得非常重要。气囊压一般为 2.26～2.66kPa,当没有压力表不能测气囊压时可向气囊注入空气 3～5ml,以手触之如鼻尖硬度。现临床上大多采用压力表来测定,其测压更为准确。以往认为,气管切开套管气囊应常规定期放气、充气,即每 2～3h 放气 1 次,每次放气 5～10min,其目的是防止气囊压迫导致气管黏膜损伤。目前认为气囊定期放气是不需要的,主要理论依据:①气囊放气后 1h 气囊压迫区的黏膜毛细血管血流也难以恢复;②气囊放气导致肺泡充气不足,危重病人通常不能耐受;③常规的定期气囊放气、充气,常使医务人员忽视充气容积或压力调整,反而易出现充气过多和压力过高情况。虽不需常规放气、充气,但非常规性放气和调整仍然十分必要,放气前,应吸净口腔和咽部的分泌物;放气后,气囊以上的分泌物可流入气管,应经导管吸出。

4. 气管切开后切口护理　气管切开后由于受周围皮肤细菌和呼吸道分泌物的污染,气管切口很容易形成感染。可采用碘伏对切口周围皮肤进行消毒,再使用生理盐水清洗,每日 2 次，清洗后在气管切口处放置一无菌纱布套管垫的方法来预防感染，当纱布块被分泌物污染或浸湿时应及时更换。现临床也采用新型切口敷料——抗感染气管垫，能更有效地预防切口感染。文献报道还可对气管切口采用氧疗法，即每天 2 次消毒清洗切口后，用 45%的氧气距离切口 1cm 处，对准切口直吹 20min，同样也可以较好地预防和治疗切口感染，且经济方便，无任何反应和不良作用。经常检查切口及周围皮肤有无感染、湿疹等；局部涂抗生素软膏或凡士林纱布；若使用金属内套导管，其内套导管须每日取出，煮沸消毒 2 次。

5.拔除气管导管后，及时清除窦道内分泌物，经常更换纱布，使窦道逐渐愈合。

（四）体位护理

搬运病人时注意保持颈部中立位，需专人固定头部，沿纵轴线上略加牵引，使头、颈、躯干一起搬运，切忌扭转、过屈或过伸，防止加重颈脊髓损伤。翻身时保持头、颈、胸成一条直线。病情允许时，可遵医嘱取坐位或站立位，但必须佩戴护具，限制颈部的活动度，初次活动应有医护人员在旁指导和保护。

（五）牵引护理

颅骨牵引的作用是固定与复位，通过牵引力和反牵引力之间的相互平衡，使头颈部相对固定于生理曲线状态，从而使颈椎曲线不正的现象逐渐改变。适用于颈椎骨折和脱位，特别是骨折脱位伴有脊髓压迫症状者。

牵引期间应注意：严格执行无菌操作原则；牵引重量要根据伤情、年龄、体质等决定；定期复查 X 线，以了解牵引复位情况；牵引针孔每日检查，清洁消毒，避免感染；抬高床头，并保持床固定，以免滑动；牵引方向一般与脊柱轴线相一致；非经医生同意，不可任意取下牵引锤，不可自行改变重量；牵引绳要确实定位在滑轮沟内；牵引绳、牵引锤保持悬空，勿任意摆动牵引锤。

其他护理措施详见第五篇第二十一章第二、三节相关内容。

（六）疼痛评估与护理

疼痛评估与护理详见第四篇第十三章相关内容。

（七）手术后切口部位观察及术后引流管的管理

手术后切口部位观察及术后引流管的管理详见第六篇第三十章第三节相关内容。

（八）饮食指导

饮食指导详见第六篇第二十九章第四节相关内容。

（九）并发症护理

1.颈部血肿的观察　颈部血肿是颈前路手术较危急的并发症，处理不及时可造成病人窒息死亡。主要由于血管结扎不牢固、止血不彻底、术后引流不畅、病人凝血功能不良所致的创口出血而引起的血肿。因此在手术后 48h，尤其是在 12h 内，除严密观察生命体征外，应密切注意颈部外形是否肿胀，引流管是否通畅，引流量，有无呼吸异常，另外要认真听取病人主诉，严密观察，及时巡视。对有高血压病史者，因为本身血管弹性低下，应注意控制血压，预防和减少创口出血。若发现有颈部逐渐肿胀增粗的表现，需警惕是否有颈部血肿的发生，应严密动态观察并及时报告医生，做好血肿压迫气管引起呼吸困难的防护。

2. 睡眠型窒息的观察　是一种罕见并发症，常于术后48h内发生。主要表现为睡眠时出现呼吸障碍，甚至窒息，伴有紧急从睡眠中清醒。其原因为术中牵拉气管或刺激咽喉部出现水肿，上呼吸道阻力增加所致；另外与腭垂、扁桃体肥大引起上呼吸道阻塞或气道壁塌陷有关。术后48h，尤其是24h内要加强巡视，注意观察呼吸变化，确保睡眠安全。加强呼吸道管理，保持呼吸道通畅是十分重要的。

3. 预防肺部并发症　颈椎骨折并截瘫后，病人长期卧床，活动减少，抵抗力下降，且由于颈脊髓功能受损，呼吸肌力量减弱，通常病人采取腹式呼吸为主，导致肺部活动度减弱，自主排痰力量减弱，易引发坠积性肺炎。呼吸困难行气管插管、气管切开、呼吸机辅助治疗的病人，由于气管开放，细菌可直接侵犯气管、肺脏，而更易引起肺部感染。

（1）定期进行室内空气消毒，通风透气，保持室内清洁卫生，严格控制陪护及探视人数。

（2）指导病人进行呼吸功能训练，如腹式呼吸训练、吹气球、床上扩胸运动、利用呼吸训练器进行呼吸功能训练等方法。

（3）促进有效排痰：进行有效咳嗽、咳痰训练，利于肺部扩张，增加肺活量，预防肺部感染。有效咳嗽的方法：尽力进行深呼吸，收缩腹部，在吸气末屏气片刻，然后喷射状进行咳嗽，这样，可以使痰液从气道深部向大气道移动，而后咳出。每 2h 协助病人咳嗽排痰一次。

（4）协助排痰的方法

1）方法1：双手打开，双手大拇指相对，手掌沿双肋弓下缘方向，置于病人上腹部，嘱病人做咳嗽动作，在咳嗽的同时双手同时向下、向上方用力，推压膈肌，使腹腔容量缩小，膈肌上升，形成一股爆发力，每次冲击可以形成一定的气量挤压肺脏，促使肺下部痰液向上排出（图7-33-18）。

2）方法 2：叩击胸背部，注意叩击时手掌应保持空心状击打背部，沿着从下向上的方向叩击背部。叩击震动背部，间接地使附着在肺泡周围及支气管壁的痰液松动脱落而排出，操作时须面对病人，观察病人面色、呼吸状况，有无窒息等情况。

3）方法 3：使用排痰机促进排痰，但需注意调节好颤动的强度，预防肺部感染。

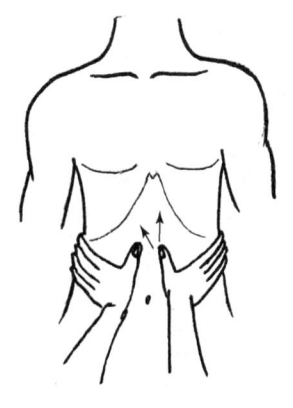

图 7-33-18　辅助排痰方法示意图

（5）变换体位与体位引流：长时间采取一种体位，可引起肺低垂部位淤血，分泌物潴留，应每1～2h给病人翻身1次，防止肺泡萎缩及肺不张，翻身期间配合叩背排痰，可采用头低足高床尾抬高 15°～30°的平卧位。

（6）如有呼吸困难、痰多黏稠者，可予雾化吸入，遵医嘱应用化痰药。吸痰是保持呼吸道通畅，预防肺部并发症的重要措施。必要时行气管切开，人工呼吸机辅助通气。吸痰操作的注意事项详见第九篇第五十八章相关内容。

（7）对于高位颈脊髓损伤或颈椎骨折行前路手术后的病人，应评估吞咽功能，防止进食时误吸引起肺部感染或窒息，具体评估方法详见第四篇第二十章相关内容。

（8）注意冬季保暖，在翻身、做检查及进行护理操作时应注意遮盖病人，并保持被单衣服干燥，避免着凉而诱发呼吸道感染。

（9）保持口腔清洁，协助进食后漱口，口腔护理 2 次/日，以清除口腔内食物残渣和致病微生物。

4. 预防泌尿系感染与结石

（1）妥善管理尿管

1）选择粗细适宜的尿管，太粗易压迫尿道黏膜，阻碍尿道腺体分泌物的排泄，日久易发生溃疡或炎症，太细会被尿沉渣堵塞而引流不畅。尿袋应低于膀胱水平，以免引流受阻或发生尿液反流，使用抗反流尿袋。

2）定期更换尿管，根据尿管材质不同，留置时间不同，更换尿管时应在上午排空尿液后拔出，这样有利于分泌物的流出，使尿道黏膜得以恢复。上午减少饮水量，待下午膀胱有胀满感时再行插管更换。导尿时严格遵守无菌操作。

（2）正确进行膀胱冲洗：一般不推荐常规进行膀胱冲洗，但怀疑有感染或尿沉渣较多，发生堵管情况时，可考虑使用膀胱冲洗。冲洗的目的是把膀胱内积存的沉渣冲洗出来和局部使用抗感染治疗。常用的有两种：密闭式和开放式。密闭式冲洗污染概率低，但冲击力和吸引力较缓和，沉渣较多者不易冲洗干净；开放式即用注射器冲洗，压力和抽吸力较大，容易将混悬的沉渣抽吸出来。

（3）尽早拔除尿管：防止尿路感染的最好办法是不插尿管。对于脊髓损伤病人给予间歇性清洁导尿康复护理，有利于改善病人膀胱肌肉萎缩，加速膀胱反射性收缩功能的恢复，促进其自主排尿，对减少泌尿系统感染等并发症的发生，改善病人生活质量、促进病人尽快回归社会具有重要的意义。间歇性清洁导尿前可给予病人半小时自主排尿时间，采取按摩、热敷病人腹部等方式促使病人自主排尿。

（4）预防尿路结石：注意经常变换体位，进行力所能及的主动和被动锻炼，减少摄入含钙量高的食物，如乳类，并自觉减少食盐量，增加饮水量，保持尿管通畅，控制泌尿系感染，防止尿路结石发生。

（5）其他护理措施详见第六篇第三十章第四节相关内容。

5. 预防压力性损伤　详见第八篇第四十六章第三节相关内容。

6. 深静脉血栓预防与护理　深静脉血栓（DVT）是指血液非正常地在深静脉内凝结，属于下肢静脉回流障碍性疾病。致病因素有血流缓慢、静脉壁损伤和高凝状态三大因素。血栓形成后，除少数能自行消融或局限于发生部位外，大部分会扩散至整个肢体的深静脉主干，若不能及时诊断和处理，多数会演变为血栓形成后遗症，长时间影响病人的生活质量；还有一些病人可能并发肺栓塞，造成极为严重的后果。DVT 的评估方法详见第四篇第十七章相关内容。

（1）早期进行肢体功能锻炼：指导病人卧床期间定时进行下肢的主动活动及被动活动，包括踝泵运动、股四头肌等长收缩、屈膝、屈髋等活动。对于 DVT 风险评估高的病人，应按医嘱予抗凝药物治疗，或者气压泵等物理治疗。病情允许后尽早下床活动。

（2）长期输液或经静脉给药者，应避免同一部位、同一静脉反复穿刺。

（3）观察双下肢有无色泽改变、水肿、浅静脉怒张和肌肉有无深压痛，重视病人主诉，若病人站立后下肢有沉重、胀痛感，应警惕下肢深静脉血栓形成。

（4）饮食宜清淡、低脂，忌辛辣、刺激，多纤维素丰富的食物。

（5）保持大便通畅，避免因排便困难引起腹压增高，影响静脉回流。

（6）衣服宽松，勿过紧，避免淤滞，以利于静脉回流。

（7）戒烟，烟中尼古丁可刺激血管收缩，影响静脉回流。

（8）其他措施详见第八篇第四十七章第二节相关内容。

7. 预防体温失调　颈脊髓损伤时，因自主神经系统功能紊乱，对周围环境温度的变化丧失了调节和适应的能力，病人常产生高热（体温＞40℃）或低体温（体温＜35℃），体温异常是病情危险的征兆。治疗主要针对高热，采取物理降温，如冰敷、醇浴、冰水灌肠等，也可采取药物降温，持续高温时还可使用降温毯控制体温。同时应调节室温，治疗并发症，使用抗生素，也可应用激素或氯丙嗪一类药物进行降温。体温过低时，常伴有低血压，可采取加盖棉被、调节室温、按摩、加温输注液体等措施，对于截瘫的肢体禁止使用热水袋保温。

8. 保持大便通畅

（1）术前进行床上排便训练，指导病人进食高膳食纤维的食物。少量多次饮水，每次200～300ml，每天2000～3000ml。合理选用镇静镇痛药及缓泻药，如开塞露、麻仁软胶囊、番泻叶等。

（2）截瘫病人因长期卧床，肠蠕动减弱或消失，易出现便秘。指导病人及家属进行腹部按摩（顺结肠走向），促进肠蠕动，必要时应用缓泻剂。每天让病人坐立，按压下腹部，帮助病人定时扩张肛门，通过适当刺激，训练反射性排便。

9. 防止关节僵直　将功能锻炼的方法教会家属及病人，以帮助完成训练。防止肢体关节挛缩僵硬和肌肉萎缩，保持各个关节的功能位。功能锻炼包括瘫痪与未瘫痪部位肌肉和关节的活动，特别强调未瘫痪部分的主动活动。早期鼓励病人进行主动或被动的各大关节活动和按摩肌肉，每日3次，每次15～30min，保持各个关节的功能位，双足用枕头垫起，防止足下垂，避免发生肢体关节挛缩僵硬和肌肉萎缩，急性期病人术后2～3个月可坐起后用哑铃或拉簧锻炼上肢及胸背肌，以后逐步练习站立扶行。

（十）术后功能锻炼

术后功能锻炼详见第六篇第二十九章第五节相关内容。

（十一）出院指导

出院指导详见第六篇第三十一章第一节第一点。

（冯　岚　钟招明　张玉娴）

第三十四章 胸腰椎损伤

12个胸椎和4个腰椎组成胸腰椎脊柱。椎体之间借椎间盘、前纵韧带、后纵韧带相连，椎弓之间则借黄韧带、棘间韧带、横突韧带相连。胸廓由胸椎脊柱与两侧肋骨和胸骨构成，使胸椎的稳定性增加，同时使胸椎的伸屈活动相对较小，旋转活动度也相对较小。相反腰椎由于其结构特点，如椎体大而厚，因而腰椎既有良好的稳定性，又有较好的活动性，活动范围大，且可做屈伸、侧屈、旋转运动，故腰椎损伤发病率高于胸椎。

胸腰段，此为临床骨科的习惯用词，一般是指 $T_{12}\sim L_1$ 或 $T_{11}\sim L_1$，也有指 $T_{11}\sim L_2$ 者。此处是较固定的胸椎向较活动的腰椎的转换点，是胸椎后突向腰椎前突的转换点，也是胸椎的关节突关节面向腰椎的关节突关节面的转换之处。研究表明，关节突关节面由冠状面转为矢状面处容易遭受旋转负荷的破坏，因此胸腰段在胸椎、腰椎损伤中发病率最高。

骨折是指由于外力造成胸腰椎骨质连续性的破坏。由于生物力学的原因，脊柱骨折经常位于胸腰椎交界处。胸腰段（$T_{11}\sim L_2$）脊柱骨折脱位是最常见的脊柱损伤，L_1 最易受损，其次是 T_{12}；约有50%的椎体骨折和40%的脊髓损伤发生于 $T_{11}\sim L_2$ 节段。在青壮年病人中，高能量损伤是其主要致伤因素，占65%以上，如车祸，高处坠落伤等。老年病人由于本身存在骨质疏松，致伤因素多为低暴力损伤，如滑倒、跌倒等，约60%为跌倒造成。15%~20%胸腰椎骨折病人常合并神经功能损伤。胸腰椎骨折男女发生比例为2∶1，好发年龄为20~40岁。

一、病因

脊柱受到外力时，可能有多种外力共同作用，但多数情况下，只是其中一种或两种外力产生脊柱损害。作用于胸腰椎的外力包括压缩、屈曲、侧方压缩、屈曲-旋转、剪切、屈曲-分离、伸展。胸腰椎骨折损伤常见，原因很多，主要有下述几种。

（一）间接暴力

绝大多数是间接暴力所致，如高处坠落，足、臀部着地，使躯干猛烈前屈，产生屈曲型暴力，也可因弯腰工作时重物打击背、肩部，同样产生胸腰椎突然屈曲，所以屈曲型损伤最为常见。也有少数为伸直型损伤，身体自高空落下，中途背部因阻挡物而使脊柱过伸，属于伸直型损伤，但极为少见。

（二）直接暴力

直接暴力所致的胸腰椎损伤很少，如工伤、交通事故中直接撞伤胸腰部，或枪弹伤等。

（三）肌肉拉力

横突骨折或棘突骨折或棘突撕脱性骨折，是因肌肉突然收缩所致。

（四）病理性骨折

脊椎原有肿瘤或其他骨病，其坚固性减弱，轻微外力即可造成骨折。

二、胸腰椎损伤的分类

胸腰椎是人体的中枢支柱，胸腰椎交界处活动较多，是最易产生损伤的部位，维持其稳定性是首要的，没有稳定性就没有脊柱的正常功能，因此在胸腰椎损伤发生后是否能够维持稳定是必须认识的问题，从而为选择合理而有效的治疗提供依据，尤其是院前处理，根据损伤后的稳定性，可决定采取何种临时处理手段及转运方式，避免发生人为的二次损伤。

胸腰椎损伤的分类方法很多，其目的是为选择合适的治疗方法，估计其预后，因此任何分类方法均应包括临床、病理和损伤机制，目前虽然分类方法很多，但都不够完善。

（一）单纯压缩性骨折

单纯压缩性骨折常发生于一个或两个椎体的前上方或侧方。由于传导的屈曲暴力，椎体被压缩成程度不等的楔形。前纵韧带多完整，属于稳定性骨折。后柱承受张力，严重时可导致棘上韧带、棘间韧带撕裂，而中柱不受累，神经损伤较为少见。

（二）爆裂性骨折

在垂直压缩性暴力或垂直压缩合并屈曲压缩暴力的作用下，使脊柱突然向前极度屈曲，使椎体受压后变宽变扁，或向四周膨出，呈粉碎爆裂状。前柱、中柱均受累。椎体后方的骨折块连同椎间盘组织挤入椎管造成椎管狭窄，引起脊髓或马尾神经损伤。

1. 脊柱的稳定性与 Denis 三柱概念　早在 1949 年 Nicoll 首先提出将胸腰椎损伤分为稳定性和不稳定性两种类型。1963 年 Holdsworth 修改和补充了 Nicoll 的分类方法，主张胸腰椎损伤的暴力分为屈曲型、屈曲旋转型、伸直型和压缩型，每型可以独立也可以两种以上同时存在，是否稳定视后方韧带复合结构的完整性而定。这种观点成为之后新的分类方法的基础。随着 CT 技术和病理机制研究的发展，出现了三柱分类学说，1983 年 Denis 根据 400 多例胸腰椎损伤的治疗经验，提出三柱分类概念，其前提是脊椎的稳定性决定于中柱的状况，而非决定于后方韧带复合结构。三柱分类即将胸椎椎体分成前、中、后三柱，前柱包括前纵韧带、椎体前半部、椎间盘的前部；中柱包括后纵韧带、椎体后半部、椎间盘的后部；后柱包括椎弓、黄韧带、椎间小关节和棘间韧带（图 7-34-1）。脊柱的稳定有赖于中柱的完整，当前柱遭受压缩暴力，产生椎体前方压缩者为稳定性，而爆裂性骨折、韧带损伤及脊椎骨折-脱位，因其三柱均损伤，则属不稳定性损伤。

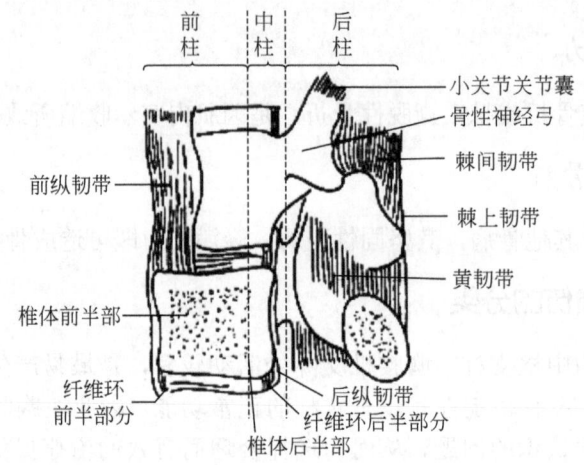

图 7-34-1 胸腰椎 Denis 三柱分类结构示意图

2. Denis 将胸腰椎爆裂性骨折分为 5 个亚型

（1）严重的完全垂直应力所致：椎体上下终板均破裂，多见于腰椎，一般不引起后凸成角畸形。

（2）垂直并略带前屈的应力所致：椎体上终板破裂，导致向后成角畸形，是胸腰椎爆裂性骨折中最常见的一种。

（3）损伤机制与第 2 型相同，但椎体下终板破裂，较第 2 型少见。

（4）垂直合并旋转应力所致：为压缩性骨折，多见于腰椎。此型不稳定，可导致骨折脱位。

（5）垂直合并侧方屈曲应力所致：椎体压缩侧的骨块常突入椎管内。

1984 年 Ferguson 进一步完善了 Denis 的三柱概念，认为前柱包括椎体和椎间盘的前 2/3 和前纵韧带；中柱包括后 1/3 的椎体、椎间盘和后纵韧带；后柱包括上、下棘间韧带、黄韧带、关节突和关节囊。然而，Roy-Canille、Saillant 的三柱概念略有不同，主张椎体前 2/3 是前柱，而中柱除椎体和椎间盘的后 1/3 以外，还包括椎弓根、关节突，后柱则指关节突后方的椎弓、椎板、横突、棘突，并且其概念较广泛，包括颈椎在内。同样认为中柱损伤属不稳定性，只是中柱的范围较大。至此三柱概念及其分类逐步完善，中柱损伤者属不稳定性已是一致的意见。

McAfee、Chapman 则将前中柱爆裂骨折而后柱完整者，称为稳定性骨折；合并后柱断裂者，称为不稳定性爆裂骨折。

（三）安全带型损伤

安全带型损伤为牵张性水平剪切力所致的损伤。好发于 $L_1 \sim L_4$ 椎体。其中柱、后柱呈张力损伤性改变，棘上、棘间、黄韧带甚至后纵韧带可发生断裂。由于前柱呈枢纽作用，故可无损伤，但也可由于承重过重而发生断裂。骨折线通过椎体腰部者（棘突、椎板、椎弓根、横突等），称为 Chance 骨折。

（四）骨折脱位损伤

此型最为严重。由屈曲旋转、剪切或屈曲牵张等综合暴力作用所致，其中以屈曲旋转骨折脱位最为常见。由于三柱同时受累，故最不稳定，常合并不同程度神经损伤。

（五）脊椎的稳定性分类

虽然经过多年的临床和基础研究，脊椎稳定性的概念仍有争议。有学者认为，神经功能已有或有潜在的危险者为不稳定性，有学者按照脊柱结构破坏的程度判断稳定性，也有学者将可导致椎体晚期塌陷和慢性腰痛的损伤判断为不稳定性。按照三柱学说，脊椎稳定性的关键是中柱，因此凡中柱破坏者为不稳定性，而非后方韧带复合结构。单纯的后方韧带损伤并非不稳定性，但若合并有后纵韧带破裂，则属于不稳定性。

按照 Denis 的意见，稳定性损伤是指：

（1）所有的轻度骨折，如横突骨折、关节突骨折或棘突骨折。

（2）椎体轻或中等度压缩性骨折。

不稳定性损伤分为下述 3 度。

Ⅰ度：在生理负荷下可能发生脊柱弯曲或成角者属于机械性不稳定，包括严重的压缩性骨折和安全带骨折。

Ⅱ度：未复位的爆裂骨折继发的晚期神经损伤。

Ⅲ度：骨折脱位和严重爆裂骨折合并有神经损伤者。

此外与损伤的部位也有关，胸椎损伤多为稳定性，若同样损伤发生在腰椎，则可能属于不稳定性。

（六）常用的胸腰椎损伤分类

1987 年饶书城将 Denis、Ferguson 等分类方法归纳为以下 5 种类型。

1. 屈曲压缩骨折　在临床上最为多见。前柱在压力下崩溃，后柱受到牵张，中柱作为活动枢纽，椎体后缘的高度保持不变。Ferguson 提出把屈曲压缩骨折分为下述 3 类。

Ⅰ类：为单纯椎体前方楔形变，压缩不超过 50%，中柱和后柱完好。

Ⅱ类：是椎体楔形变伴椎后韧带复合结构破裂，并有棘突间距离加宽、关节突骨折或半脱位等。

Ⅲ类：为前椎、中椎、后椎均破裂，椎体后壁虽不受压缩，但椎体后上缘骨折，骨折片旋转进入椎管，侧位 X 线片上可见此骨折片位于上椎与骨折椎的椎弓根之间。

2. 爆裂性骨折　此为垂直压缩暴力所致，受伤的瞬间脊柱处于直立位。伤椎前柱与中柱均崩溃，椎体后壁高度降低并向四周裂开，两侧椎弓根的距离加大，椎体后壁骨片膨出或倾斜进入椎管，常导致硬脊膜前方受压，但后纵韧带有时仍完整。其后柱亦可受累，椎板发生纵行骨折。爆裂性骨折可表现为一个椎体的全面破碎，或只是椎体的上半部或下部粉碎，也可能合并旋转移位，或表现为椎体一侧严重压缩。

3. 屈曲牵张型损伤　此类损伤常见于乘坐高速汽车腰系安全带，在撞车的瞬间病人躯体上部急剧向前移动并前屈，以前柱为枢纽，后柱与中柱受到牵张力而破裂张开，即典型的 Chance 骨折。骨折线横行经过伤椎棘突、椎板、椎弓根与椎体，骨折线后方裂开。亦可能是经过韧带结构破裂，即棘上韧带、棘间韧带与黄韧带断裂，关节突分离，椎间盘后部破裂。此型损伤也可见于高处坠落者。

4. 屈曲旋转型骨折脱位　屈曲旋转型骨折脱位较常见，其前柱受到压缩力与旋转力，中柱与后柱受到牵张力和旋转力，常导致关节突骨折或脱位。下一椎体的上缘常有薄片骨折随上椎体向前移位，前纵韧带从下椎体前面剥离，后纵韧带亦常破裂，椎体后方骨折片可进椎管。此型极不稳定，几乎都伴有脊髓或马尾神经损伤，常发生进行性畸形加重。

5. 剪力型脱位　剪力型脱位也称为平移性损伤，椎体可向前、后或侧方移位。常因过伸使前纵韧带断裂，椎间盘方前撕裂，发生脱位而无明显椎体骨折。移位超过 25%则脊椎的所有韧带均断裂，常有硬脊膜撕裂和瘫痪。

三、临床表现

胸腰椎损伤是严重的外伤，但损伤的部位、程度、范围及个体特性不同，临床症状与体征通常有较大的差别，应仔细鉴别诊断。

（一）有严重的伤病史

例如，从高空坠下，或弯腰工作时头颈及胸背部被重物打击，或有严重的交通、工作事故等。

（二）局部疼痛

外伤后局部疼痛剧烈，多不能站立，翻身困难，搬动时疼痛感加剧。

（三）骨折部位有明显的压痛或叩击痛

若棘突骨折、棘间韧带断裂，而局部有血肿形成者，压痛尤为明显，同时有损伤部位的肿胀；若单纯椎体骨折，其压痛通常稍轻，但一般叩击痛较为明显。

（四）腰背部活动受限、肌肉痉挛

重者病人不能站立或坐起，轻者也有明显的活动受限，腰背部肌肉痉挛。

（五）腹胀、腹痛

胸腰椎损伤后，常因后腹膜血肿刺激自主神经，致肠蠕动减弱，常出现损伤后数日内腹胀、腹痛、大便秘结等症状。

（六）神经损害的表现

胸腰椎损伤病人可能同时损伤脊髓和马尾。主要症状是损伤平面以下的感觉、运动，以及膀胱、直肠功能出现障碍，其程度随脊髓损伤的程度和平面而不同，可以是部分性的，也可以是完全性的，也可以单纯马尾损伤的。伤后躯干及双下肢感觉麻木，无力，或者刀割样疼痛，损伤马尾神经可出现大小便功能障碍（无法自行排便或者大、小便失禁），严重者可以双下肢感觉运动完全消失，截瘫。

（七）X线、CT或MRI检查

病人行X线、CT或MRI检查有明确的骨折影像学表现。

四、影像学表现

（一）X线表现

1. 单纯压缩性骨折　X线侧位片显示损伤的椎体呈现楔形改变，特别是椎体上缘的压缩性骨折（图 7-34-2）。除了椎体的楔形变外，椎体前缘的骨皮质可发生皱褶、中断、嵌入、呈台阶状隆起。在胸段，由于其屈曲程度后凸，故可发生多节段的椎体压缩。

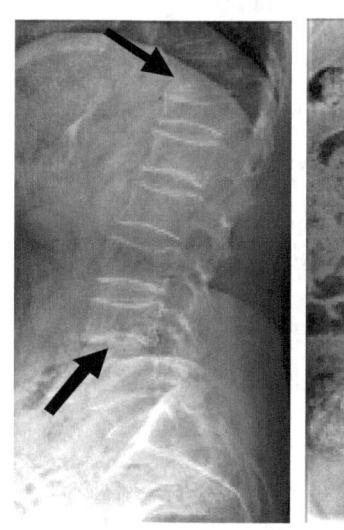
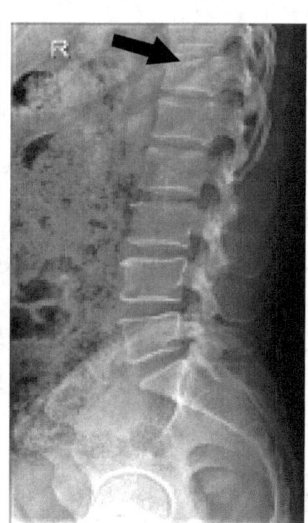
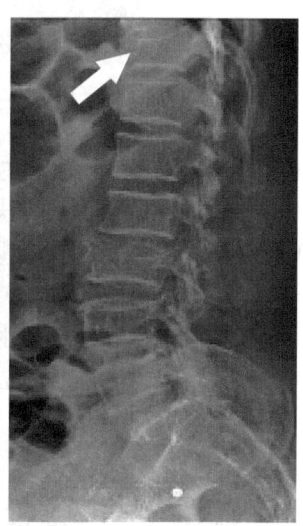

图 7-34-2　X线检查示单纯椎体压缩性骨折

根据椎体的压缩程度，可将骨折分为三型。

轻度：压缩骨折为椎体的压缩部分不超过椎体高度的 1/3。

中度：为压缩部分不超过 1/2。

重度：为压缩部分超过椎体高度的 1/2 或椎体全部粉碎。

轻中度者，脊柱的成角畸形不明显，脊髓多无受压；重度的压缩骨折，常合并多处附件骨折或粉碎骨折，脊柱后凸成角畸形，当椎体的后上角向后突出时，可压迫脊髓。合并有脱位时，上端椎体向前移位，棘突间裂开，间距增大，或向侧方脱位。棘突、关节突关节、椎弓根可错向一侧。

2. 椎体爆裂性骨折　受伤椎体除有楔形变外，还可出现程度不一的碎骨折片分离移位（图 7-34-3）。正位X线片可见两侧椎弓根间距增宽。骨折块向椎管内移位可通过体层摄片展示。侧位片上可见椎体后缘线的旋转、后移或中断消失，提示有后缘终板的骨折。棘间分离常提示后部复合韧带撕裂的可能性。Geekward 认为爆裂性骨折多合并有椎管的受累，约 50%，后纵韧带破裂，致脊髓严重损伤。其他还常有关节突关节的骨折脱位、椎弓、椎板、棘突等的粉碎性骨折。

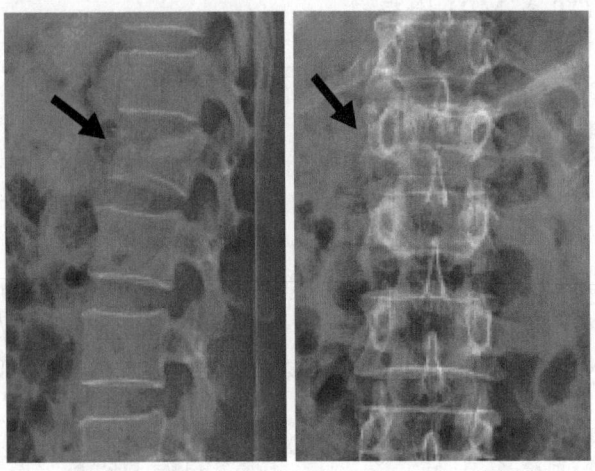

图 7-34-3　X 线检查示椎体爆裂性骨折

Daffner 分析了 491 例脊柱骨折认为，后突的骨折碎片是鉴别单纯压缩性骨折和爆裂性骨折的主要依据，但在常规 X 线检查中，有时难以发现。故国内学者认为爆裂性骨折和单纯压缩性骨折有时难以区别，特别是中度、重度的压缩性骨折，需要 CT 扫描进一步证实。

3. Chance 骨折　骨折线呈水平走行，由椎体前缘向后经椎弓根至棘突，发生水平骨折或棘间韧带的断裂。骨折的移位不大，脊髓损伤少见，典型的 Chance 骨折常累及一个椎体（图 7-34-4，图 7-34-5）。

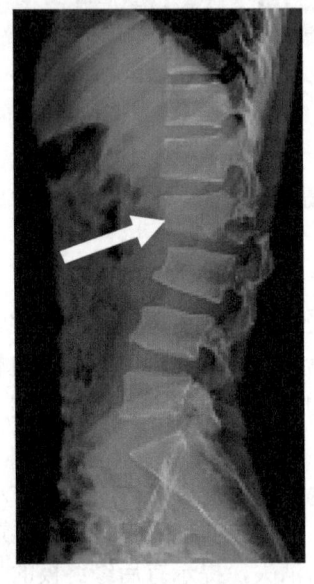
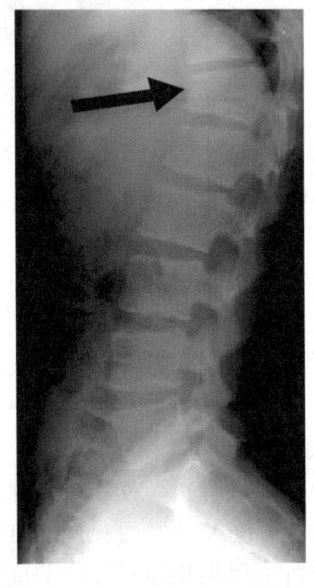

图 7-34-4　腰 2 椎体 Chance 骨折　　　　图 7-34-5　胸 2 椎体 Chance 骨折

4. 骨折脱位 主要表现为附件骨折和椎体脱位,而椎体的压缩变形常不明显(图 7-34-6)。其程度可分为。

(1) 脱位：表现为下关节突向上移位超过正常限度。

(2) 跳跃：下关节突正架于下位椎体的上关节突上。

(3) 交锁：下关节突移位于下位椎体的上关节突前方。

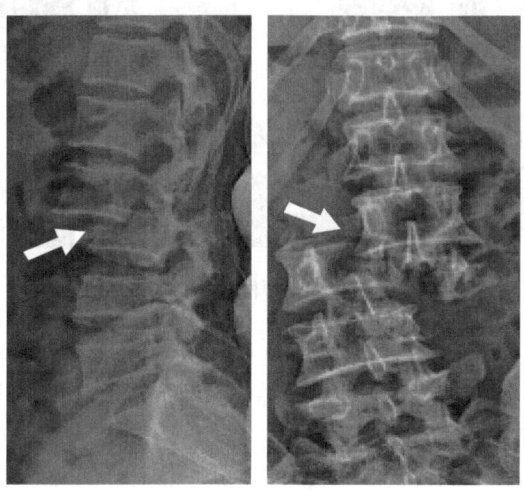

图 7-34-6 腰椎骨折伴脱位

(二)CT 和 MRI 表现

1. CT 检查 压缩性骨折为胸腰椎最常见的骨折类型,主要表现为椎体前部受压缩变扁(图 7-34-7)。CT 可以发现 X 线片显示不清的改变,如椎体骨折移位,特别是椎体后缘的骨折块,即 Denis 中柱的损伤,向椎管内移位的程度、关节突关节的骨折移位、椎板骨折下陷突入椎管的程度,均可清晰显示,并可测量椎管狭窄的程度。爆裂性骨折为一种不

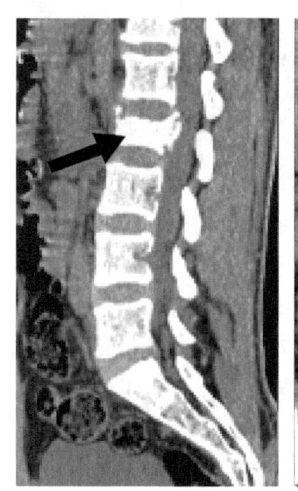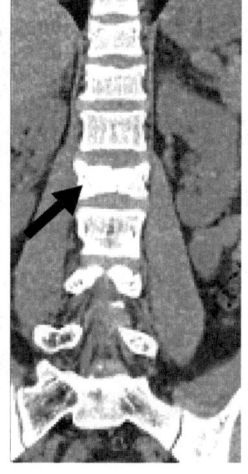

图 7-34-7 腰 2 椎体爆裂性骨折

稳定型骨折，与其他压缩性骨折不同的是，受损椎间盘嵌入粉碎的椎体内，椎体前后径明显增大，其椎体后上部常突入椎管，常伴椎弓根、椎板骨折和关节脱位（图7-34-8）。

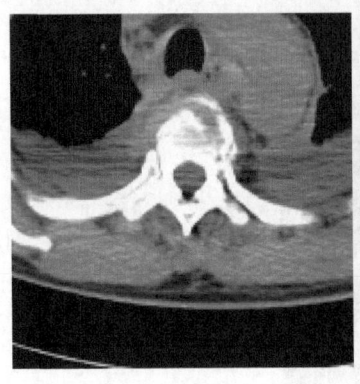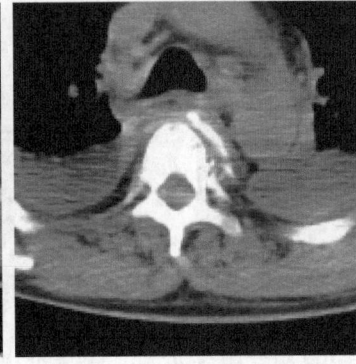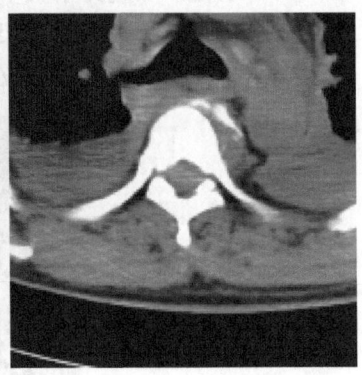

图7-34-8　腰椎爆裂性骨折

2. MRI检查　MRI可以各方向成像，可显示脊椎的立体关系，还具有软组织分辨率高、成像参数多等优点，对于脊柱外伤急性期损伤的定位、定量诊断具有其他影像学诊断无可比拟的优势。

压缩性骨折表现为典型的楔形变（图7-34-9）。椎体上、下的椎间盘常受累，T_1WI呈中等或偏低信号强度，T_2WI呈高信号，这是由于椎间盘损伤后水肿及渗出所致。

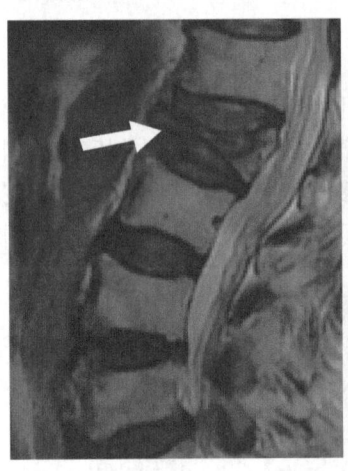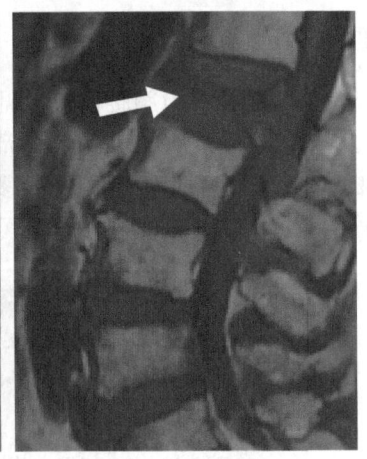

图7-34-9　腰1椎体压缩性骨折（T_2WI显示椎体内多发斑片状高信号影，T_1WI低信号）

椎体发生爆裂骨折时，椎体失去正常的轮廓，呈粉碎性，骨皮质的低信号失去完整性，并可见碎片嵌入松质骨中（图7-34-10，图7-34-11）。急性期由于脊髓的水肿，渗出，导致T_1、T_2延长，在T_1WI呈低信号，T_2WI呈高信号；在骨折的后期，T_1WI、T_2WI信号强度降低，这与骨折后椎体的修复有关。

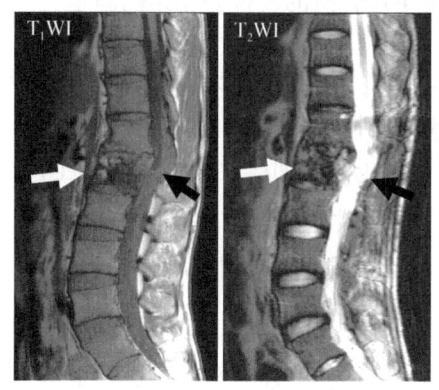
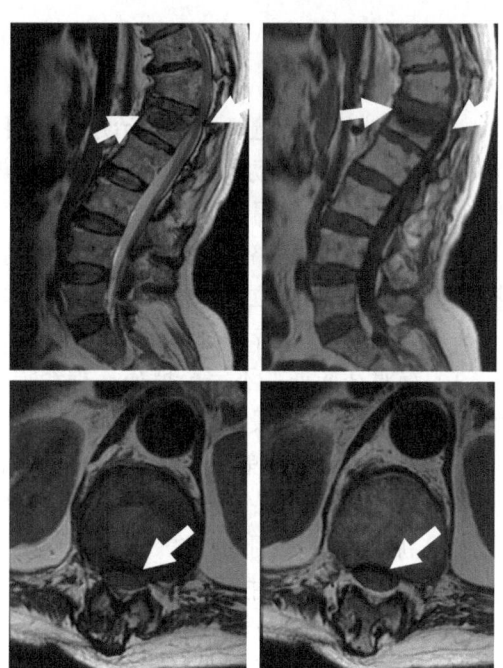

图 7-34-10 腰1椎体爆裂性骨折并脊髓损伤　　图 7-34-11 腰1椎体爆裂性骨折并椎管狭窄

后纵韧带由于椎体骨折碎片和血肿的影响而剥脱，表现为矢状面上椎体后缘条状低信号的连续中断，常伴有椎体严重变形压缩脱位及脊髓离断伤。棘间韧带的撕裂表现为 T_2WI 矢状面上棘间区域的高信号，而50%的爆裂性骨折可见前纵韧带的撕脱或松动。

MRI还可以显示脊髓的异常损伤、硬膜内外的血肿和椎间盘情况。

五、治疗原则

胸腰椎骨折的治疗应该为骨及软组织愈合提供良好的生物学和生物力学环境。不论采取手术治疗还是非手术治疗，治疗的首要目标除恢复脊柱的稳定性外，还要防止和减少神经损伤；次要目标包括矫正畸形，最大限度地减少运动功能的丧失，促进病人快速康复。对于不稳定型骨折和神经损伤病人，通常采取早期恢复稳定性并融合的治疗方法。对于相对稳定，中度畸形和无神经损伤病人最佳治疗方法的选择，目前缺少科学依据，仍存在争议。

（一）非手术治疗

越来越多的数据显示，手术和非手术疗法同样重要。保守治疗主要方法是支具外固定或卧床休息治疗，也可以先卧床休息一段时间后，待全身症状缓解，再应用支具外固定10～12周，并逐步进行功能锻炼。

非手术治疗指征：无神经损伤者；脊柱三柱中至少两柱未受到损伤；后凸角度小于20°；椎管侵占小于30%；椎体压缩不超过50%。非手术治疗有3种不同方式：复位并石膏塑形固定、未复位的应用支具功能性治疗、无支具的功能性治疗。

（二）手术治疗

不稳定性骨折普遍倾向手术治疗，主要是因为可以通过外科手术获得脊柱的稳定性，从而实现病人早期活动、减轻疼痛、易于护理（多发创伤病人）、尽早恢复工作及避免后期神经损伤并发症等目的。

1. 后路手术　后路手术是指经脊椎后侧入路的手术，具有手术显露好，出血少等优点，使用最广泛。后路复位固定是最常见的手术技术，可实现骨折的复位和稳定的固定。

（1）后路手术治疗的适应证

1）绝对适应证：不完全瘫痪；神经损伤进行性加重；脊髓压迫伴或不伴神经症状；骨折脱位；严重的节段性后凸畸形（>30°）；重要韧带受损。

2）相对适应证：单纯骨性损伤；主观希望尽早恢复正常活动；为避免继发脊柱后凸；合并损伤（胸、脑部）；便于瘫痪病人的护理。

（2）后路手术常用的方法

1）椎弓根内固定技术。

2）椎间盘摘除植骨融合内固定技术。

2. 前路手术　前路手术是指通过适当的手术入路，在椎体的前方和侧方进行手术。因椎体解剖部位深，故与后路手术不同，前路手术创伤大，出血也较多，技术也较复杂。

前路手术治疗的适应证：目前尚不统一，大多数学者表示，前路手术创伤较大，无脊髓损伤症状者应以后路手术为首选。前路手术适用于合并脊髓损伤者，但并非每例椎管压迫者都适用，如对合并完全性截瘫者是否进行前路手术仍有争议，因此，只有掌握好适应证，才能获得较好的疗效。

前路手术适应证：

（1）不完全性脊髓损伤，经放射线诊断确有前方压迫，而后方无骨块进入椎管者。

（2）有前脊髓综合征者，不论椎管是部分或完全梗阻。

（3）前柱损伤严重或爆裂性骨折，而后部结构未完全破坏的不全瘫者。

（4）某些瘫痪逐渐发生的晚期病例或陈旧性爆裂性骨折者。

（5）疼痛性进行性后凸畸形，伴有或不伴有神经功能障碍者。

（6）前柱、中柱骨不连者。

（7）已施行后路手术，但减压不彻底，仍有前方受压者。

六、护理要点

（一）院前急救护理

1. 迅速、准确地做全身检查，明确是否存在危及生命的紧急情况。处理严重的合并伤，以挽救生命。

2. 将病人尽快搬离可能再次发生意外的现场，避免重复或加重损伤。

3. 搬运伤员时，动作轻柔。胸腰椎损伤病人尽量平抬平放，应用木板床或无弹性担架进行搬运。运送途中密切观察生命体征变化。明确脊柱损伤部位及瘫痪平面，作为搬运的依据。

（二）心理护理

胸腰椎骨折病人多为青壮年，平时活动量较大，大多为家中的主要经济来源，伤后需绝对卧床，来自家庭及经济的压力，由此病人心理产生巨大的落差，加上对疾病的不了解、手术的未知性及不确定性、手术的高额费用、术后疼痛等，均可使得病人产生紧张、焦虑，甚至恐惧的心理，给疾病的治疗带来了困难。术前，医护人员应主动、充分与病人进行积极沟通，鼓励病人，详细讲述骨折的治疗原则、手术目的、手术时间、手术方法、手术并发症、术后康复计划、手术费用、围手术期营养要求等相关事项，对病人进行人文关怀和心理疏导，解除思想压力，帮助其尽快完成角色转化，提高其对手术治疗的依从性与耐受性。同时做好家属及陪护人员的工作，以取得配合，指导及协助家属做好护理工作，解除病人对生活、工作的后顾之忧，使之安心治疗。有脊髓损伤并截瘫的病人应帮助树立正确的人生观，发挥残存身体的最大功能。

（三）神经功能损伤的观察

胸腰椎爆裂性骨折，50%的病人合并有脊髓或马尾功能受损，及时彻底的减压，会对脊髓神经根功能的恢复产生良好的作用，但手术创伤或刺激脊髓，可出现血肿压迫或水肿而致肢体感觉、运动、括约肌功能障碍，术后应密切观察记录下肢感觉、运动及括约肌功能，了解症状缓解的程度，及早发现感觉和运动障碍，防止并发症的发生，为病人和医生赢得时间。

（四）胸腰椎损伤手术前护理

胸腰椎损伤手术前护理详见第六篇第二十七章相关内容。

（五）胸腰椎损伤并脊髓损伤截瘫术后的护理

1. 体位　平卧位或侧卧位，术后第2天可摇高床头10°～30°，但时间不可过长，以不超过10～20min为宜。术后4周可取半坐位，时间以病人能耐受为度。
2. 生命体征监测　详见第六篇第三十章第二节相关内容。
3. 疼痛评估与护理　详见第四篇第十三章相关内容。
4. 手术后切口部位观察及术后引流管的管理　详见第六篇第三十章第三节相关内容。
5. 饮食指导　详见第六篇第二十九章第四节相关内容。
6. 预防并发症　详见第七篇第三十三章第六节第三点（九）相关内容。

（六）康复护理

手术治疗是康复治疗的基础，术后正确的康复锻炼能巩固疗效，改善症状。胸腰椎骨折，特别伴有脊髓损伤的病人，功能锻炼是一个非常重要而且漫长的过程，应根据病人截瘫平面不同施于不同的功能锻炼，注意持之以恒。

康复锻炼的目的是促进肿胀消退，减少肌肉萎缩程度，促进骨折愈合，恢复脊柱的稳定性和柔韧性，防止胸腰椎畸形及关节僵直，保留和发挥残存肢体的最大功能。

康复锻炼遵循的原则：在早期治疗中，应着重于脊髓功能的恢复；在维持残存功能的基础上，对神经系统的指令和控制功能进行再训练，对残存肌肉原有功能进行再训练，对关节原有屈伸、旋转、"锁止"功能进行再训练，以达到代偿丧失部分的功能；根据解剖生理基础和损伤水平、程度，进行循序渐进的训练。

非截瘫病人康复以主动活动为主，被动活动为辅。主动活动是锻炼的根本，被动活动则是前者的准备和补充。被动活动不应该也不可能代替主动活动。在主动运动能力基本恢复之前，必须经常给患肢各关节做被动功能锻炼，以保持关节活动度，避免关节僵硬、肌肉萎缩。

经过康复锻炼争取让病人可以做到自己翻身、起床、下床、上下轮椅等。同时指导病人做腰背肌锻炼，通常有挺胸、背伸、五点支撑法、三点支撑法、四点支撑法。练习时要循序渐进，每次练习不可过多、过累。不完全瘫痪者，短期内可在床下活动；对完全性瘫痪者，指导并帮助他们练习上下轮椅；对截瘫病人还要注意防止跌倒。康复训练中还应加强日常生活能力训练，如穿脱衣服动作、进餐动作、个人卫生等。教会家属掌握基本康复知识和技能，说明训练的重要性，防止并发症的发生。为日后病人回归家庭做好准备。

康复锻炼的具体方法详见第六篇第三十章第八节相关内容。

（七）出院指导

病人出院时，对病人及家属进行宣教：卧硬板床休息；坐立或下床活动时，需佩戴护具保护；3个月内避免重体力劳动，不可背负或搬动重物；腰部活动不可过大，避免腰部过伸或过屈；继续加强功能康复锻炼及日常活动能力锻炼，逐渐增加活动量；定期复查。

其他详见第六篇第三十一章第一节第二点。

（冯　岚　钟招明　陈　晏）

第三十五章　胸椎退变性疾病

由于胸廓的保护，胸椎退变性疾病远不及颈椎、腰椎那么突出。但是，由于胸椎管较为细窄，胸脊髓的血液供给较为薄弱，脊髓更容易受到外周因素的影响而导致损害，且临床表现复杂多样。病因主要来自发育性胸椎管狭窄和后天退行性变所致的综合性因素，胸椎间盘突出是导致胸椎管狭窄的主要原因之一。

第一节　胸椎间盘突出症

胸椎间盘突出症多见于 40～50 岁成年人，男性多于女性，但无明显种族差异，常见的发病部位为 T_8～L_1，以 T_{11}～T_{12}、T_{12}～L_1 最多见。由于其临床表现多变，其诊断也较困难。近年来由于一些先进诊断方法的应用，如 CT、MRI，尤其是 MRI，使得本病能早期诊断。但胸椎间盘突出在临床上较为少见，表现缺乏特异性，容易发生延误诊断或漏诊。

一、病因

胸椎间盘突出症多见于胸腰段，由于此处胸椎退变最明显，因而大多数学者认为退变是胸椎间盘突出症的主要诱因，创伤在胸椎间盘突出症中的角色仍有争议，外伤的确在交通事故和坠落伤中导致胸椎间盘突出症，但在慢性、轻度损伤时是否是胸椎间盘突出症的诱因仍难定论。创伤因素包括脊柱的旋转扭曲或搬重物时受到的损伤。脊柱慢性劳损及姿势不正也可引发本病。

二、临床表现与体征

胸椎间盘突出的表现变化多样，其症状和体征由椎间盘突出的情况决定，包括椎间盘突出的节段、大小、方向、压迫的时间，血管受损程度和椎管的大小。巨大椎间盘突出快速压迫脊髓可导致进行性截瘫。逐步的慢性压迫会导致类似于脊髓型颈椎病的症状，区别在于没有上肢的症状。

（一）疼痛

疼痛为常见的首发症状，其特点可为持续性、间歇性、钝性、锐性或放射性。脊柱可有轻度侧弯及椎节局限性疼痛、压痛及叩痛。根据突出的部位和节段不同，疼痛可呈轴性、单侧或双侧分布。少部分病人主诉为一侧下肢疼痛。咳嗽、打喷嚏或活动增加均可加剧疼痛症状，而休息后上述症状可减轻。有时也会发生不典型的放射性疼痛、束带性的放射痛症状。中段的胸椎间盘突出可表现为胸痛和腹痛。

(二)感觉障碍

感觉改变,尤其是麻木,是仅次于疼痛的常见症状,也可表现为感觉异常及感觉迟钝。

(三)肌力减退和括约肌功能障碍

部分病人早期仅表现为脊髓源性间歇性跛行,下肢无力、僵硬、发沉感,可有或无疼痛、麻木,休息片刻症状减轻。有报道显示,病人就诊时29%的病人主诉有膀胱功能障碍(其中18%的病人同时伴有大小便功能障碍),60%的病人主诉有运动和感觉障碍。

三、治疗原则

(一)非手术治疗

非手术治疗适用于无长束体征和无严重神经损害的病人。具体措施包括卧床休息、减少脊柱的轴向载荷、限制脊柱的反复屈伸活动、佩戴胸腰骶支具等,同时配合应用非甾体抗炎药物控制疼痛症状。其他治疗还包括姿势训练、背肌功能练习和宣教工作等。

(二)手术治疗

手术治疗指征包括以脊髓损害(截瘫)为主要临床表现,或早期症状较轻但经系统非手术治疗无效者。鉴于胸段脊髓特有的解剖学特点,该节段的手术风险相对较大。因此,选择最佳的手术途径,尽可能地减少对脊髓和神经根造成的牵拉刺激,显得格外重要。其手术途径主要取决于椎间盘突出的节段,突出的病理类型,与脊髓的相对关系,以及术者对该手术途径的熟悉程度等。总的来说,手术途径可分为前路和后路两大类。

第二节 胸椎管狭窄症

脊椎管狭窄症多发生在腰椎和颈椎,胸椎管狭窄症较少见。随着诊断技术的发展和认识水平的提高,确诊病例逐渐增多。胸椎管狭窄症是胸椎管横断面减小而产生的胸段脊髓压迫综合征,多见于中年男性,其病因主要来自发育性胸椎管狭窄和后天退行性变所致的综合性因素。胸椎间盘突出可以引起脊髓损害及黄韧带骨化,均可导致胸椎管狭窄。

胸椎管狭窄症的发病年龄多在中年以上,好发部位为下胸椎,主要位于$T_7 \sim T_{11}$节段,但在上胸段,甚至T_{12}也可遇到。

一、病因

该病为退变性疾病,其病因主要来自于发育性胸椎管狭窄和后天退行性变所致的综合性因素。积累性劳损、代谢异常、炎症、家族性因素等也被认为是本病的发病原因之一。

二、临床表现

胸椎管狭窄症病人因病变节段高低、压迫来自前方或(和)后方、单侧或(和)双侧、是否合并颈椎和腰椎病变等不同情况而表现的临床症状和体征差异较大。

本病发展缓慢，起初多表现为下肢麻木、无力、发凉、僵硬不灵活，双侧下肢可同时发病，也可一侧下肢先出现症状，然后累及另一侧下肢。约半数病人有间歇性跛行，行走一段距离后症状加重，需弯腰或蹲下休息片刻才能再走。较重者存在站立及行走不稳，需持双拐或扶墙行走，严重者胸腹部有紧束感或束带感，胸闷、腹胀，如病变平面高而严重者有呼吸困难。半数病人有腰背痛，有的时间长达数年，但仅有 1/4 的病人伴腿痛，且疼痛多不严重，大小便功能障碍出现较晚，主要为解大小便无力，尿失禁少见。病人一旦发病多呈进行性加重，缓解期少而短。病情发展速度快慢不一，快者数月即可发生截瘫。

查体时可见病人呈痉挛步态，行走缓慢，脊柱多无畸形，偶有轻度驼背、侧弯，下肢肌张力增高，肌力减弱，膝及踝阵挛反射亢进等。

三、治疗原则

对退变性胸椎管狭窄，目前尚无有效的非手术疗法，手术减压是解除压迫恢复脊髓功能的唯一有效方法。因此，本病一经确诊，应尽快进行手术治疗，特别是对脊髓损害短期内呈进行性加重的病人，更应在脊髓发生不可逆性损害之前进行手术。

本病常用的术式为胸椎后路全椎板切除减压术，可直接解除椎管后壁的压迫。减压后脊髓轻度后移而间接缓解前壁的压迫，减压范围可按需要向上下延长，在直视下手术操作较方便和安全；对合并有旁侧型椎间盘突出者可同时摘除髓核。

第三节 胸椎后纵韧带骨化症

脊柱韧带骨化包括黄韧带骨化、后纵韧带骨化和前纵韧带骨化，是临床常见的一种异位骨化现象，早期可以没有任何症状，严重时可压迫邻近的脊髓、神经、血管等而引起相应的临床症状和体征，即临床常见的颈椎病、胸椎管狭窄等。

后纵韧带位于椎管内椎体的后面，起自枢椎并与覆盖枢椎椎体的覆膜相续，下达骶骨。后纵韧带可分为浅、深两层，浅层纤维可跨越 3~4 个椎体；深层纤维只连接相邻的 2 个椎体，与椎间盘纤维环及椎体上下缘紧密连接，而与椎体结合较为疏松，期间有椎静脉通过。后纵韧带的生理作用为限制脊柱过度前屈。

胸椎后纵韧带骨化症是一种因胸椎后纵韧带发生骨化从而压迫脊髓和（或）神经根，产生肢体感觉和运动障碍及内脏自主神经功能紊乱的疾病。本病病因未明、起病隐匿、病程漫长，常呈进展性。我国胸椎后纵韧带骨化症的患病率为 0.44%~8.92%，多发于中年女性的中上段胸椎。

一、病因

胸椎后纵韧带骨化症是一种多因素共同引起的疾病，其发病机制并不十分清楚，目前认为与年龄、性别、发育畸形、基因等因素有关，发病高峰年龄为 45~60 岁。一般认为其为软骨细胞的异位骨化所致，但亦有学者认为其与纤维软骨及膜内化骨有关，还有学者认为退变的椎间盘可影响后纵韧带骨化的形成。

二、临床表现

在疾病早期，骨化的韧带并没有压迫脊髓，病人可无任何症状，或仅有轻微的背部不适或疼痛。有些病人受到轻微外伤时才出现症状。当病变进展到一定程度就会压迫脊髓产生症状，因其病程、疾病严重程度、狭窄节段的平面，并存的颈椎、腰椎疾病而表现出多样性。

（一）胸背部疼痛

最常见的是以胸背部疼痛症状为主诉，但因其没有特异性，常被忽视。胸椎后纵韧带骨化症引起的胸髓病变从开始发病到完全性瘫痪可以仅经过很短的时间，但也有病人到医院就诊时仅主诉有持续性背部模糊痛，其病史可持续数月至数年。

1. 脊髓受压的上运动神经元损害 通常是下肢远端麻木，逐渐向上发展，伴有下肢无力、僵硬或脊髓源性间歇性跛行。严重者发生上运动神经元性瘫痪，行走不稳，双下肢行走无力，有踏空感或足踩棉花感，易跌倒。

2. 以肋间神经刺激性疼痛为主诉 并伴有胸腹部感觉异常，如束带感等，可能因为病变累及肋间神经根导致。

3. 胸腰段椎管狭窄 则可能同时存在上、下运动神经元性或神经根性损害；甚至只表现为下运动神经元损害。

4. 可有括约肌功能的改变 大、小便功能障碍。大、小便功能异常视病变程度不同，可有大、小便无力，亦可出现尿失禁、大便失禁。

5. 反射异常 脊髓受压明显时，可有下肢腱反射亢进、髌阵挛、踝阵挛，病理征可为阳性。

（二）治疗

1. 保守治疗 包括休息、支具制动、口服非甾体抗炎镇痛药物及神经营养药物等，但由于胸椎后纵韧带骨化压迫造成脊髓受压，保守治疗常无效。

2. 手术治疗 目前治疗胸椎后纵韧带骨化唯一有效的方式是手术治疗。

适应证包括胸椎后纵韧带骨化压迫脊髓产生临床症状或体征并进行性恶化，MRI、CT、脊髓造影可见脊髓前方压迫者。有学者认为胸髓压迫时，最影响病人生活质量的是步态异常和膀胱直肠功能障碍。因此，出现膀胱及直肠功能障碍应手术干预，仅有躯干或下肢感觉障碍及反射异常的轻型脊髓病不是手术指征。

第四节 胸椎黄韧带骨化

黄韧带是连接椎弓板之间的韧带，协助围成椎管，限制脊柱过度前屈，分左右两半，上方附着在上位椎板的前下方，下方附着在下位椎板的上缘。韧带内侧缘在中线上留有小孔，有静脉通过。外侧缘到达关节突，在腰部最发达，可达椎间孔的后缘。黄韧带增厚可使椎管管腔减小及椎间孔缩小，从而压迫脊神经根产生临床症状。

胸椎黄韧带骨化症多见于亚洲人，尤其是日本人常见，其发病率为 5%～25%。该病为退变性疾病，50～70岁发病率高，有随年龄的增长发病率增高的趋势，男女发病率比例约为2:1。以下胸段多见，约占67%，上胸段6%，中胸段较少。

一、病因

病因目前尚不清楚，大多数学者认为其可能与慢性损伤、退变、炎症及代谢等因素有关。研究表明，黄韧带骨化属软骨内骨化过程。病变由硬膜面开始，早期为纤维结构排列紊乱，弹性纤维减少，胶原纤维大量增生、肿胀、黏液样变性；进一步发展为黄韧带组织中的未分化间充质细胞软骨化生形成纤维软骨细胞；最终钙盐结晶体沉着钙化、骨化。骨化的黄韧带常存在由浅至深的四个移行区：韧带区、软骨样区、钙化软骨区、骨化区。

二、临床表现

绝大多数胸椎黄韧带骨化病人起病隐匿，进展缓慢，早期常无任何症状，部分病例可有背痛、背胀等非特异性症状，至晚期骨化严重后可继发胸椎管狭窄、胸脊髓受压而出现脊髓功能障碍。偶有病人因外伤而急性起病，表现为急性完全性或不完全性截瘫，行影像学检查后才确诊。

胸椎黄韧带骨化典型表现为双侧或单侧下肢的上运动神经元损害，即下肢无力、沉重、关节僵直、行走不稳等痉挛性瘫痪症状，可伴下肢麻木、踩棉花感、束带感等感觉功能障碍和二便无力或失禁等括约肌功能障碍。

体格检查可见下肢肌张力增高、肌容积正常、肌力正常、腱反射活跃或亢进，病理征阳性。当黄韧带骨化发生于胸腰段时，由于腰膨大或脊髓圆锥受累，可以表现为下肢的上、下运动神经元混合性损害或者广泛的下运动神经元损害。

临床资料显示，胸椎黄韧带骨化的病例中有近40%合并脊髓型颈椎病，或颈椎后纵韧带骨化，约20%合并胸椎后纵韧带骨化，约10%合并胸椎管狭窄症，约10%合并腰椎间盘突出或腰椎管狭窄，这一特征导致胸椎黄韧带骨化症病人的临床表现复杂多样。

三、治疗原则

（一）非手术治疗

对于黄韧带骨化症引起的椎管狭窄并脊髓、神经根压迫，至今仍无有效的保守疗法。因此，非手术治疗主要用于早期轻型病例，以及有外科手术禁忌证或是脊髓受损已形成完全瘫痪的晚期病例。

（二）手术治疗

基本原则：手术治疗的关键是力争早期、准确、彻底清除位于脊髓后方的致压物，同时应避免误伤脊髓。由于致压物来自后方，当脊髓或神经根受压症状明显时，均应行后路减压手术，彻底切除增厚骨化的黄韧带，解除压迫。

第五节 护理要点

一、术前护理要点

（一）心理护理

由于胸椎管管径狭小，脊髓缓冲空间小，该段脊髓的供血不太丰富等特点，使胸髓容易受到损伤，术后发生神经并发症及截瘫的可能性较大，比颈椎和腰椎发生率高，病人存在高度的精神紧张和情绪不安，担心治疗效果、害怕手术，产生紧张、恐惧心理，加之有些病人伴有进行性的肢体功能障碍，导致生活不能自理，心理负担更重。护理人员应主动热情地与病人交谈，给予其心理支持，向其解释有关疾病知识，同时讲解手术的方法、目的、意义，使病人充分了解手术过程，增加其对手术治疗的认识和信心。向病人和家属讲明手术的必要性，可利用多媒体手段介绍同类手术治疗效果好的病人情况，使其保持乐观的情绪，积极配合治疗和护理，同时以正确的心态对待手术治疗的效果，从而顺利度过围手术期。

（二）呼吸功能训练

呼吸功能训练详见第六篇第二十六章第二节第四点（一）。

（三）体位与活动

1. 卧硬板床休息。
2. 防止跌倒　因胸椎管内脊髓容积小，突出的椎间盘及骨化的韧带压迫脊髓，如不注意防护，即使轻微损伤也可造成病情的加重，甚至瘫痪。因此，应提高病人自我防护意识，特别注意防止跌倒。
3. 入院时即进行 Morse 评分及防跌倒宣教，具体内容详见第四篇第十四章相关内容。

二、术后护理要点

（一）生命体征的观察

生命体征的观察详见第六篇第二十九章第二节相关内容。

（二）激素和脱水药物的应用

为了减少术后脊髓反应性水肿及炎症反应，术后常使用甘露醇或糖皮质激素类药物，如甲泼尼龙。甘露醇需快速静脉滴注，每天 2 次，应防止药液渗出造成皮下组织坏死，注意低血钾的发生等。甲泼尼龙使用时，预防性地使用制酸剂，防止应激性溃疡，密切观察生命体征及大便颜色。

（三）常规术后护理要点

常规术后护理要点详见第六篇第三十章相关内容。

（四）并发症的观察

1. 脊髓神经功能的观察　及时和彻底减压会对脊髓神经根功能的恢复起到良好的作用，但手术创伤或刺激脊髓，可出现血肿压迫或水肿反应，而致肢体感觉、运动、括约肌功能障碍。一般手术24h内为血肿形成期，72h为水肿高峰期。此外，减压复位过程中，撑开力量或器械使用不当，甚至过度撑开，均可加重脊神经损伤。胸段脊髓对缺血及手术中刺激的耐受性差，也可能是脊髓损伤的原因。术后应严密观察双下肢感觉、运动及括约肌功能，与术前做对比，警惕迟发性损伤及并发症的发生。若病人主诉想睡觉，肢体沉重或肢体痛、麻木，不能活动，提示可能有脊髓水肿或血肿形成，应及时报告医生，密切观察症状进展情况。

2. 脑脊液漏的观察　胸椎后纵韧带骨化及黄韧带骨化最易出现脑脊液漏。由于骨化的韧带常与硬膜粘连，甚至与骨化的硬膜融合，手术中易造成损伤。若术中硬脊膜损伤而未及时发现或处理不当，术后会出现脑脊液漏。临床表现为术后切口渗出淡红色血性或黄色清亮液体。术后注意观察切口有无清亮的液体或淡红色血性的液体渗出，是早期发现脑脊液漏的关键。同时，重视病人的主诉，如有无头痛、头晕及恶心、呕吐情况。若出现脑脊液漏，严格卧床休息，并应立即取去枕平卧位或床尾抬高20~30cm，取头低足高位，这样可降低背侧漏口处液压。如病情允许，可取俯卧位，因俯卧位时脊髓漂浮于脑脊液上而位于椎管背侧，可起到封堵漏口的作用，并给予补充低渗葡萄糖液，嘱病人多饮水，增加脑脊液，也可根据医嘱定时夹闭引流管，放慢脑脊液丢失的速度，减轻头痛不适的症状。

同时需注意切口愈合情况，持续脑脊液漏会减慢切口愈合，治疗不及时或处理不当，可导致切口不愈合、感染，甚至危及患者生命。配合医生，遵医嘱积极处理脑脊液漏。保持切口敷料清洁干燥，随时观察切口及置管部位有无红、肿、热、痛等异常情况。严格遵守无菌操作规程，及时更换湿敷料，防止感染。保持床单位清洁干燥。必要时遵医嘱按时按量应用抗生素。

3. 硬膜外血肿的观察　脊椎和椎管内的创伤、硬膜外血管畸形、血液病等均可造成硬膜外血肿。因胸椎管缓冲空间小、对血肿压迫的代偿能力低，一旦发生胸椎硬膜外血肿，病情进展快，短时间内即可发生程度不同的瘫痪症状。观察要点：

（1）密切观察生命体征的变化，防止失血性休克和术后感染的发生。

（2）加强切口引流管护理，保持引流通畅是防止硬膜外血肿形成的主要手段。

（3）密切观察术后神经功能发展变化，及时发现早期症状和体征，如胸痛、切口胀痛，双下肢麻木、发胀，感觉减弱，肌力下降，小便无力等。

（4）术后采取合理体位，减少对脊髓的刺激。可采取俯卧位、仰卧位、侧卧位，其中侧卧位时胸腔和腹腔压力较低，既可避免仰卧时对胸椎椎管内脊髓的刺激和压迫，又克服了俯卧位因腹部和胸部受压引起腹腔和胸腔内压力升高所导致的椎管内硬膜外静脉丛压力增高，同时也可确保引流管位于最低位置，避免引流管受压，保持切口引流通畅。

三、出院指导

出院指导详见第六篇第三十一章第一节第二点相关内容。

（冯　岚　杨晓燕　易鸿玲）

第三十六章　腰椎退变性疾病

腰椎退行性变是指腰椎自然老化、退化的生理病理过程。腰椎是人体躯干活动的枢纽，所有的身体活动都会增加腰椎的负担，随着年龄的增长，过度的活动和超负荷的承载，使腰椎加快出现老化。严重的腰椎退行性变可引起腰腿痛，甚至神经损害。其病因包括椎间盘的退变、椎体的退变、腰椎小关节的退变、周围韧带的退变及骨质增生等。常见的腰椎退行性疾病：腰椎间盘突出、腰椎管狭窄、腰椎滑脱、腰椎峡部裂、退变性腰椎侧凸等。

第一节　腰椎间盘突出症

腰椎间盘突出症是因椎间盘的变性、纤维环部分或全部破裂，髓核突出刺激或压迫神经根、马尾神经所引起的一种综合征，是导致腰腿痛最常见的原因之一，也是临床上常见的一种脊柱退行性疾病。腰椎间盘突出最常发生于30～50岁的人群，男性多于女性，最常见于$L_{4,5}$和L_5～S_1椎间隙。MRI是诊断椎间盘突出症的常用影像学方法。

一、病因

腰椎间盘突出症主要与椎间盘退行性病变、过度负荷、急性扭伤、遗传等因素有关。除此之外，吸烟、糖尿病、妊娠、某些职业（如长期处于坐位及颠簸状态的司机）等也是导致腰椎间盘突出症的相关因素。

一般认为是在椎间盘退变的基础上发生的，而外伤则常为其发病的重要原因。20岁以后，椎间盘开始退变，髓核含水量逐渐减少，椎间盘的弹性和负荷能力也随之减退。日常生活中腰椎间盘反复承受挤压屈曲和扭转等负荷，容易在受应力作用最大处（纤维环后部）由里向外产生破裂，这种变化不断积累而逐渐加重，裂隙不断增大，纤维环逐渐变薄弱。在此基础上，外伤或日常活动腰椎间盘压力增加时，均可促使退变和积累性损伤的纤维环进一步破裂，髓核突出。

腰椎间盘突出以$L_{4,5}$和L_5～S_1水平最多，且突出部位多在椎间盘后部后纵韧带外侧，椎间盘突出物在后方或后外侧主要压迫下一节的神经根。如果脱出物较大或偏内侧时，也可压迫硬膜内再下一条的神经根，使两条神经根同时受压。一般情况下，$L_{3,4}$椎间盘突出压迫L_4神经根，$L_{4,5}$椎间盘突出压迫L_5神经根，L_5～S_1椎间盘突出压迫S_1神经根。如果中央型腰椎间盘突出或纤维环完全破裂髓核脱入椎管，可使马尾神经根广泛受压。最外侧突出可压迫同节段神经根。

二、分类

(一) 按突出部位分类

中央型、后外侧型及外侧型（椎间孔内/椎间孔外型）。

(二) 按突出程度及病理分类

1. 纤维环环状膨出　膨出在相邻椎体骺环之间，纤维环呈环形凸起，纤维环完整，不引起神经根受压。
2. 纤维环局限性膨出　纤维环局限性膨起，但纤维环仍然完整，产生临床症状。切开纤维环髓核并不突出。
3. 椎间盘突出　纤维环内层破裂，但最外层尚完整。髓核通过破裂的通道突向椎管，形成局限性突起，产生严重的临床症状，切开纤维环后髓核处突出。
4. 椎间盘脱出　纤维环完全破裂，髓核组织通过破口突入椎管，位于后纵韧带下，髓核可位于神经根的肩部、腋部或椎管前方正中处。髓核部分在椎管内，部分尚在纤维环内。
5. 游离型椎间盘　髓核组织穿过完全破裂的纤维环和后纵韧带，游离于椎管内甚至位于硬膜内蛛网膜下腔，压迫马尾神经或神经根。

三、临床表现

(一) 腰背痛

据有关统计，绝大多数的病人有腰背痛。疼痛时间短者数天，长者数年。部位在下腰部和腰骶部。这类疼痛的感觉部位较深，表现为起病缓慢且定位不准确的腰痛，部位局限或广泛的钝痛，活动时加重，卧床休息后减轻，且腰痛症状很少完全影响生活或工作。当椎间盘突发突出时，腰背痛急性发作，腰痛重且可有肌肉痉挛。腰痛严重者伴有坐骨神经痛和腰部各种活动受限，一般持续时间较长，需要3~4周才可缓解。

(二) 坐骨神经痛

95%的腰椎间盘突出症发生在 $L_{4,5}$ 或 L_5~S_1 椎间盘，因此病人多有坐骨神经痛。坐骨神经痛多为逐渐发生。疼痛多为放射性神经根性痛，部位有腰骶部、臀后部、大腿后外侧、小腿外侧至足跟部或足背部。病人常为了减轻疼痛，为了减轻坐骨神经受压所承受的张力而取弯腰屈髋屈膝位。因此，病人主诉站立时疼痛重而坐位时疼痛轻，多数病人不能长距离步行，但骑自行车时则无明显的困难，因为取此位置时，可使神经根松弛，缓解疼痛。有试验结果证实，在腰椎前屈时，椎管内容积增大；当咳嗽、喷嚏、排便等腹压增高时，则可诱发或加重坐骨神经痛。腰椎间盘突出症的病人，在突出后期常表现为坐骨神经痛重于腰背痛或仅有坐骨神经痛。

儿童和青少年的临床症状可与成年人的明显不同。在年轻的群体中，病人表现为明显的腰部疼痛、有或无放射性下肢痛、腘绳肌紧张、弯腰和拾物困难、跑跳受限和步幅变小。与成年人相比，儿童的症状主要是腰部疼痛。

(三）下腹部痛或大腿前侧痛

在高位腰椎间盘突出症，$L_{2\sim4}$ 神经根受累，出现神经根支配区的下腹部腹股沟区或大腿前内侧疼痛。

（四）麻木

当椎间盘突出刺激了本体感觉和触觉纤维，则引起肢体麻木而不出现下肢疼痛，麻木感觉区按受累神经区域皮节分布。

（五）间歇性跛行

病人行走时，随着距离的增多而出现腰背痛或患侧下肢放射痛或麻木加重，严重者可出现跛行，而距离短者仅 10 余米，多数为数百米，取蹲位或坐位休息一段时间症状可缓解，再行走时症状再次出现。这是由于椎间盘组织压迫神经根或椎管容积缩小，使神经根充血、水肿及发生炎性反应。当行走时，椎管内受阻的椎静脉丛逐渐扩张，加重了对神经根的压迫，引起缺氧而出现症状。这在老年人尤为明显，因为老年人腰椎间盘突出多伴有不同程度的腰椎管狭窄，容易引起间歇性跛行，而且症状较为明显。

（六）马尾神经综合征

这种症状出现在中央型腰椎间盘突出症，病人可有左右交替出现的坐骨神经痛和会阴区的麻木感。当马尾神经受压受损时，表现为会阴区麻木、排便和排尿无力或不能控制、双下肢不全瘫、括约肌功能障碍、男性出现功能性阳痿，女性出现尿潴留或反常性尿失禁。

（七）肌肉瘫痪

神经根严重受压时可使神经麻痹，肌肉瘫痪。

（八）患肢发凉

因患肢疼痛反射性地引起交感神经性血管收缩，或因为刺激了椎旁的交感神经纤维，引起坐骨神经痛并小腿及足趾皮温降低，尤以足趾为著。这种皮温减低的现象，骶1神经根受压较 L_5 神经根受压更为明显。

四、治疗原则

腰椎间盘突出症的治疗方法选择，取决于该病的不同病理阶段和临床表现，手术和非手术治疗各有指征，多数腰椎间盘突出症能经非手术治疗治愈或明显好转。

（一）非手术治疗

非手术治疗的目的是加速突出的髓核和神经根炎性水肿消退，从而减轻或缓解神经根的刺激和压迫。绝大多数的腰椎间盘突出症病人均可通过非手术治疗获得症状的改善。因此，非手术治疗应为首选治疗方案。

非手术治疗主要包括以下几种方法。

1. 卧床休息　是腰椎间盘突出症治疗的一项重要方法。卧床姿势无特殊要求，病人可以根据疼痛缓解的程度选择平卧或侧卧。卧床休息可以有效地减少椎间盘承受的压力，从而减轻神经根所受到的挤压，还可消除椎旁肌的紧张，以及由于下床活动所带来的神经根动态挤压和刺激，利于神经根炎症的消退。

2. 药物治疗　针对腰椎间盘突出症的药物治疗包括神经营养、镇痛、消炎及活血化瘀等药物。对于疼痛症状较重，但神经损害较轻的病人，还可以静脉应用脱水药及激素治疗。

3. 推拿按摩　在中医疗法中，推拿按摩是治疗腰椎间盘突出症的重要手段。该方法可以缓解局部肌肉痉挛，改善局部血运循环，松解神经根粘连，或者改变髓核与神经的相对关系，减轻对神经的压迫。但当腰椎间盘突出较巨大或已脱出，采用此方法则存在一定风险，有明确椎间盘突出者不建议进行推拿按摩。

4. 牵引　可使椎间隙增大及后纵韧带紧张，有利于突出的髓核部分还纳。此外，牵引也可以减轻腰部肌肉的痉挛。

5. 硬膜外或神经根封闭　神经受到突出椎间盘压迫后，会在其周围产生大量的炎症反应，大量的炎症介质会刺激神经根及椎管内分布的窦椎神经分支，从而引起腰痛和放射痛。局部注射治疗可抑制神经末梢的兴奋性，同时改善局部血液循环，使局部代谢产物易于从血液循环中被带走，减轻局部酸中毒，从而起到消炎作用，阻断疼痛的恶性循环，达到镇痛的目的。此方法属于疼痛治疗的一部分。但如果是巨大的椎间盘突出压迫神经根，因机械性刺激未能解除，局部血运差，炎症不易消退，故症状也难以缓解或消失。

（二）手术治疗

手术治疗的目的是减轻神经根的受压，缓解疼痛、麻木等症状。

1. 手术适应证

（1）腰椎间盘突出症病史超过半年，经过严格保守治疗无效；或保守治疗有效，经常复发且疼痛较重者。

（2）首次发作的腰椎间盘突出症疼痛剧烈，尤以下肢症状显著，病人因疼痛难以行动及入睡，被迫处于屈髋屈膝侧卧位，甚至跪位。

（3）出现神经症状或马尾神经功能障碍者。

（4）腰椎间盘突出并有椎管狭窄者。

2. 手术禁忌证

（1）腰椎间盘突出症影响生活和工作不明显。

（2）腰椎间盘突出症首次或多次发作，未经保守治疗。

（3）腰椎间盘突出兼有较广泛的纤维组织炎、风湿等症状。

（4）临床疑为腰椎间盘突出症，但影像学特殊检查未见有特殊征象。

3. 手术方式　腰椎间盘突出症的手术治疗方法主要包括单纯椎间盘髓核摘除术、腰椎间盘髓核摘除植骨融合内固定术及侧路、后路椎间盘镜腰椎间盘摘除等微创手术治疗方法。

第二节　腰椎管狭窄症

腰椎管狭窄是指腰椎中央管、神经根管、侧隐窝或椎间孔由于骨性或纤维性结构异常增生，导致不同范围管腔内径狭窄，从而造成神经血管结构受压引发相应的临床症状。主要症状是神经源性间歇性跛行。导致椎管狭窄的因素有很多，最常见的是退行性改变。

退变性腰椎管狭窄症是脊柱外科常见疾病之一。本病起病缓慢，老年人发病率较高，在 50 岁以上的人群中发病率为 1.7%～8.0%，女性高于男性，腰椎管狭窄合并腰椎滑脱的发生率女性明显高于男性。

一、病因

脊柱退行性疾病所引起的畸形或不稳是椎管狭窄的主要因素。退变性腰椎管狭窄是由于三关节复合退变所导致，包括椎间盘、与其相连的上下方椎体和关节突关节。退变可以起始于其中任一关节，但最终结局均为三关节同时受累。退变可起始于小关节突滑膜炎，滑膜炎进一步发展使关节软骨变薄、关节囊松弛，增加了脊柱的活动度，使椎间盘退变加速，由于腰椎活动度加大，椎间小关节骨赘增生加快，导致椎管狭窄，并且上关节突骨赘可导致侧隐窝狭窄，下关节突骨赘可导致中央椎管狭窄。退变也可起始于椎间盘，椎间盘塌陷时神经孔变窄，出现椎管狭窄，并且椎间盘高度降低、椎体周围韧带松弛、椎体异常活动增加，导致黄韧带肥厚、关节突关节退变和骨赘形成，加上突出的椎间盘，可导致侧隐窝狭窄和中央椎管狭窄。

二、分型

（一）解剖学分型

解剖学分型可分为中央型椎管狭窄、神经根管狭窄和侧隐窝狭窄。

（二）病因学分型

病因学分型可分为原发性和继发性两大类。继发性狭窄常见的病因有四种。
1. 退行性变的脊椎骨质增生、黄韧带肥厚、后纵韧带钙化、椎间盘病变等。
2. 创伤因素所致的脊椎骨折所遗留的畸形。
3. 椎弓峡部裂所致椎体滑脱。
4. 脊柱侧凸及其他一些骨病。

三、临床表现

腰椎管狭窄通常是一种慢性疾病，多数病人有长期的下腰部、臀部及大腿后部的疼痛史。起初疼痛不明显，开始时有肌肉疲劳感，个别时候会有轻微创伤或超常规的劳作之后发病，但通常发作都是比较隐匿的。

（一）神经源性间歇性跛行

腰椎管狭窄最典型的症状是间歇性跛行，表现在走路或长时间站立后，出现一侧或双侧腰酸、腿痛、麻木、乏力和不适，坐着和休息时症状可缓解，又可继续行走。行走后出现下肢疼痛，症状并不一定呈根性分布。因坐位时（身体向前弯曲）椎管变宽，减少了对马尾神经的压迫，因此症状可获得缓解。病人在骑自行车时可能无症状。

（二）腰背痛及下肢痛

腰椎管狭窄的病人常有腰椎下段、臀部和下肢后方的疼痛。这种腰痛常在活动后加重。这种疼痛可由于椎管本身狭窄，造成神经根的后支受累，也可能与节段性不稳有关，如退变性脊椎滑脱。

（三）马尾综合征

马尾神经受压的病人，会出现会阴区麻木、异常感觉和针刺样感觉，部分病人可出现排尿、排便障碍及性功能障碍。

四、治疗原则

病人治疗的目的在于缓解疼痛、维持或改善日常活动能力。对一些病人，非手术治疗可以很好地改善症状；而对另一些病人，经过非手术治疗仍然不能从事日常活动或工作，则应考虑手术治疗。

（一）非手术治疗

退变性腰椎管狭窄在确诊后首选非手术治疗，非手术治疗虽不能在解剖层面上改变椎管空间和神经的关系，但可以消除或减轻神经根、马尾神经、硬膜及软组织的炎性反应和水肿，从而减轻或改善症状。

1. 物理治疗

（1）卧床休息：发病初期卧床休息是一个较好的缓解症状的方法。卧床后局部的静脉回流改善，无菌性炎症反应（充血、水肿）消退，椎管内的狭窄得以缓解，使神经根与狭窄神经根管之间摩擦减少，从而炎性反应减少，减轻疼痛。

（2）推拿、按摩和针灸：可活血化瘀、疏通经脉，从而缓解症状。

（3）有氧运动和姿势锻炼：研究证实，有氧运动是腰痛的有效治疗措施；姿势锻炼是指加强前屈腹肌的锻炼，避免腰部过伸活动。腹肌加强后能自然地控制腰椎于过屈位，有助于增加椎管内容积，减轻神经压迫，促进静脉回流，缓解下肢症状。

（4）制动：佩戴弹力腰围等护具可以限制腰部活动，维持腰椎姿势，对抗后背肌肉收缩力量，缓解疼痛，但应注意佩戴时间，过长则引起腰背肌力量下降，失去治疗作用。

（5）心理治疗：心理社会因素是急性腰痛慢性化的相关因素之一，因此心理治疗有助于慢性腰痛的改善。

2. 药物治疗　目的在于缓解疼痛，减轻局部组织无菌性炎症反应，以及营养神经组织。目前用于控制腰椎管狭窄症疼痛的药物主要包括非甾体抗炎药、肌肉松弛药、麻醉类镇痛药和抗抑郁药。

3. 侵入性非手术治疗　硬膜外激素治疗用于治疗腰椎管狭窄症已有多年历史，最理想的适应证是有急性神经根症状或神经源性间歇性跛行，且常用的物理治疗或药物治疗均无满意疗效，已对日常生活产生显著影响者。硬膜外注射对急性疼痛有治疗效果，但中远期疗效尚有争议。

（二）手术治疗

腰椎管的骨纤维狭窄一般不会自行解除，对已产生的持续性压迫而症状较重者宜行手术治疗。手术的目的是解除椎管内神经组织受到的压迫。一个或多个节段的椎板切开减压术是腰椎管狭窄症手术的标准治疗方案。该手术要求在充分减压的同时维持脊柱的稳定性，尽量地保留腰椎小关节以减少医源性脊柱不稳的发生。

手术适应证：

（1）症状严重，体征经系统保守治疗3个月以上无明显改善者。

（2）神经根和马尾神经广泛被压受损或瘫痪者。

（3）腰椎间盘突出合并腰椎椎管狭窄者。

（4）椎管狭窄合并腰椎峡部不连与滑脱。

传统的减压手术主要有全椎板切除、半椎板切除，其创伤大，对脊柱稳定性影响较大，因此现在提倡以减少创伤、微创减压的手术方式为主，术式包括有椎板减压+椎间盘切除+椎弓根螺钉内固定+椎间融合器植入+植骨融合术、椎板选择性切除、椎板成形、显微减压等。总之，现在主张的是采取有限化术式，即以最小的创伤，在达到充分有效的马尾和神经组织减压的同时，维持脊柱的稳定性。

第三节 腰椎滑脱

腰椎滑脱是指因椎体间连接异常发生的上位椎体于下位椎体表面部分或全部的滑移。简单地说，腰椎滑脱是指一个椎体在另一椎体上向前或向后移位。在我国约占人口总数的4.7%～5%，峡部崩裂引起的滑脱约占15%，退行性腰椎滑脱约占35%。

腰椎峡部是指上、下关节突之间的狭窄部分，此处骨质结构相对薄弱。正常腰椎有生理前凸，骶椎呈生理后凸，腰、骶椎交界处成为转折点。上方腰椎向前倾斜，下方的骶骨则向后倾斜，因此，腰骶椎的负重力自然形成向前的分力，使 L_5 有向前滑移的倾向。正常情况下，L_5 下关节突和周围关节囊、韧带的力量可限制此滑移倾向，从而使 L_5 峡部处于两种力量的交点，因此峡部容易发生崩裂，这也是 L_5 峡部崩裂最多的原因。

峡部崩裂以后，椎弓分为两部分，上部为上关节突、横突、椎弓根、椎体，仍与上方的脊柱保持正常联系；下部为下关节突、椎板、棘突，与下方的骶椎保持联系。两部之间失去骨性连结，上部因失去限制而向前移位，表现为椎体在下方椎体上向前滑移，称为腰椎滑脱，也称真性滑脱。

退行性腰椎滑脱因无峡部崩裂，尚有正常关节突的阻挡作用，又称假性滑脱，是由于椎间盘退行性变，关节突关节紊乱，周围韧带松弛，椎间隙不稳，椎关节上一椎体后移，因而出现腰痛或腰腿痛等临床症状，但腰椎的后结构完整，且不伴椎弓峡部的缺损。退行性腰椎滑脱多发生在50岁以上的中老年人，男女发病率1：（4～6），妊娠、韧带松弛、激素的影响可能与女性多发有关。常发生在 $L_{4,5}$ 节段（85%以上），L_4 滑脱的发生率与其他节段比为1：（6～9），其他节段依次为 $L_{3,4}$、$L_{2,3}$ 和 L_5、S_1，退变性滑脱程度常较轻，多数为Ⅰ度。

一、病因

腰椎峡部崩裂的真正原因仍不能肯定。多年来人们进行了大量研究，发现先天性发育缺陷和慢性劳损或应力性损伤是可能的重要原因。

（一）创伤性腰椎峡部裂

创伤性腰椎峡部裂可因急性外伤，尤其后伸性外伤产生腰椎峡部急性骨折，多见于竞技运动现场或重体力搬运工。其特点为不局限发生在 $L_{4,5}$，而且有明显的外伤史。

（二）先天性

腰椎胎生时有椎体及椎弓骨化中心，每侧椎弓有两个骨化中心，其中一个发育为上关节突和椎弓根，另一个发育为下关节突、椎板和棘突的一半。若两者之间发生不愈合，则形成先天性峡部崩裂，又称峡部不连，局部形成假关节样改变。行走以后由于站立、负重等因素发生移位，尤其双侧峡部崩裂者，可使上方的脊椎向前滑动，称为脊椎滑脱。也可因骶骨上部或 L_5 椎弓发育异常，而产生脊椎滑脱，其峡部并无崩裂。

（三）遗传性

病因亦为先天性，但具有遗传倾向，同一家族发病较多。种族因素也较明显，如爱斯基摩人的发生率高达 60%，而一般人的发生率为 5%～5.7%，这种人常伴有其他腰骶部畸形，如过渡性腰骶椎、隐性脊柱裂等。

（四）疲劳性骨折或慢性劳损性因素

到目前为止，多数专家认为，大部分病人是慢性劳损或应力性损伤产生的疲劳骨折。腰椎后伸动作使峡部遭受应力最大，腰下关节突和骶上关节突压迫峡部，易导致峡部崩裂。

腰椎滑脱症是一种腰骶连接部的融合紊乱，其病因目前还不是很清楚，但下列因素可能与滑脱的发生有关：关节角（更偏向于矢状位）、椎弓根-关节突角、L_5骶化、腰椎过度前凸、椎旁肌或腹肌力弱、肥胖、妊娠、韧带松弛、骨质疏松、绝经或卵巢切除术后、糖尿病等。腰椎滑脱是各种不同病因的最终结果。

二、临床分型

1. 先天性腰椎滑脱
2. 峡部崩裂性腰椎滑脱

（1）峡部疲劳骨折：背伸时，腰椎峡部承受更大的压力和剪切力。峡部疲劳骨折致分离或吸收，使上位椎体向前滑出。

（2）峡部延长：这种病变也是由于峡部疲劳骨折而引起的，由于峡部反复多次的疲劳性微小骨折使椎体滑向前方，其愈合时使峡部延长但未断裂。

（3）峡部急性骨折：常继发于严重的创伤，可同时伴有椎体滑脱，但更常见的是仅有腰椎峡部崩裂而无滑脱。

3. 退行性腰椎滑脱 由于长时间持续的下腰部不稳或应力增加，使相应的小关节发生退行性改变而导致腰椎滑脱。

4. 创伤性腰椎滑脱 创伤引起椎体的各个结构如椎弓、小关节、峡部等骨折，不是峡部孤立骨折。由于椎体前后结构连续性破坏，导致滑脱。

5. 病理性腰椎滑脱 肿瘤、感染、关节弯曲病等病变导致峡部、椎弓根及小关节破坏或变弱，导致继发性滑脱。

6. 手术后腰椎滑脱 此类型滑脱随着脊柱外科手术的广泛开展，其发生率呈增长趋势。

三、腰椎滑脱分度

Meyerding 将骶骨的前后径分为 4 等份，滑脱在 1/4 以内称为 Ⅰ 度，如此递进即：

Ⅰ度：滑脱＜25%。
Ⅱ度：滑脱 25%～50%。
Ⅲ度：滑脱 50%～75%。
Ⅳ度：滑脱 75%～100%。
Ⅴ度：滑脱＞100%（腰椎脱离）。

四、临床表现

早期腰椎峡部崩裂和腰椎滑脱者不一定有症状。部分病人可有下腰部酸痛，其程度大多较轻，通常在劳累以后加剧，也可因轻度外伤开始。适当休息或口服镇痛药后多有好转，故病史多较长。对于儿童和青少年而言，慢性腰痛通常是首发症状。多数退变性腰椎滑脱可以有长期症状。对于有症状者，最常见的依次分别为腰痛、神经源性间歇性跛行、下肢放射性疼痛。

（一）机械性下腰痛

腰痛初为间歇性，以后则可呈持续性，严重者影响正常生活，休息也不能缓解。疼痛可同时向骶尾部、臀部或大腿后方放射。若合并腰椎间盘突出症，则可表现为坐骨神经痛症状，但根性症状在平卧后即可消失或明显减轻。

腰痛与姿势和活动有关，站立或行走时疼痛，卧床休息时缓解。其疼痛可能来源于退变的间盘，也可能因退变的椎间小关节引起。机械性腰痛是由于间盘退变和髓核的水分减少，引起椎体终板的应力分布异常所致。

（二）神经源性间歇性跛行

退行性腰椎滑脱可导致腰椎管狭窄，神经源性间歇性跛行是腰椎管狭窄特有的临床表现。

（三）单纯的下肢放射性疼痛、麻木

症状多因神经根通道狭窄致神经根受压所致，多为单侧。由于退变性滑脱常见于 L_4、L_5，因此症状常累及 L_5 神经根，疼痛放射至大腿后外侧、小腿后侧，有些可至足背。

（四）马尾神经损害

退变性滑脱合并严重椎管狭窄者，有些也可出现马尾神经损害症状，主要表现为鞍区麻木及大小便功能障碍，但其发病率不高。

五、治疗原则

对于无神经症状的单纯腰痛病人，首选非手术治疗。而对于有神经源性间歇性跛行或下肢放射痛病人，则更倾向手术治疗。

（一）非手术治疗

主要包括卧床休息、药物治疗及物理疗法等。卧床休息 3~5 周通常可使下腰痛及神经根症状得以减轻和缓解。适当的物理疗法可消除肌肉的痉挛与疲劳，对减轻或缓解腰痛是有利的。

对 I 度以内的滑脱大多数情况下非手术治疗是有效的，包括口服非甾体抗炎镇痛药、短期卧床休息、避免搬重物及剧烈活动、佩戴支具、腰背肌及腹肌锻炼。经过 6~8 周治疗，症状可得到改善，对发育未成熟的青少年尤其适合。并不是每一个腰椎峡部裂或腰椎滑脱病人都需要治疗，有相当一部分峡部崩裂及 I 度腰椎滑脱病人并无症状，不需要治疗。

（二）手术治疗

对腰痛症状持续，或反复发作非手术治疗无效，且为青年及中年病人均可行手术治疗，伴有椎间盘突出者，同时摘除突出的椎间盘髓核。若病人的主要症状是由于神经压迫引起，表现为下肢放射性疼痛或间歇性跛行，其手术目的应为减压；若病人是由于不稳引起，表现为机械性腰痛，其手术目的则应为融合。

退变性滑脱的手术适应证：持续或反复发作的腰痛和（或）腿痛或间歇性跛行以正规保守治疗至少 3 个月无效，影响工作和日常生活；进行性加重的神经功能损害；大小便功能障碍。

手术方式有前路、后路、前后联合入路三类。手术的基本原则为减压、滑脱复位植骨融合加适当的内固定。

第四节 退变性腰椎侧凸

退变性腰椎侧凸属于成年人侧凸，是指在骨骼发育成熟后由于脊柱退行性变而引起的侧凸畸形，又称为退变性侧凸或老年性腰椎侧凸。退变性腰椎侧凸的特点是随年龄增长而出现的节段性的失稳和由此引起的进行性畸形和疼痛。出现退变性侧凸的病人的平均年龄在 60 岁以上。

一、病因

关于腰椎退变性侧凸的具体发病机制可能与椎间盘退变、小关节退变、骨质疏松等综合因素有关。椎间盘的进行性退变可能是退变性腰椎侧凸的始动因素。随着年龄的增长，椎间盘发生退变，椎间隙高度丢失，引起两侧关节突不对称性损伤，椎间盘及小关节突等组成的功能单位不能维持脊柱正常的排列和运动，椎体向某一侧倾斜，发生侧方移位或前后滑脱等，脊柱失去正常的生理平衡，引发腰椎侧凸。骨质疏松也可能是腰椎退变性侧凸的重要发病因素之一。骨质疏松引起压缩性骨折，非对称性压缩性骨折可加重侧凸的程度。

作为腰椎退行性变的结果，退变性腰椎侧凸常伴有椎间盘突出、椎间隙狭窄、关节突肥大、椎体缘增生、椎间孔变小和黄韧带增厚等，引起中央椎管、神经根管狭窄，致使相应的神经根受到挤压或牵拉，出现腰椎管狭窄症的相应症状。神经根受压又会引发脊柱自身本能的对神经根的躲闪，保护而加重脊柱侧凸，因此形成了侧凸产生和椎管狭窄相互作用，加速病情的进展。

二、临床表现

成人退变性侧凸病人就诊的四大主要原因，亦即核心症状：腰背痛、跛行和（或）放射痛、神经功能障碍、畸形加重（弯曲进展）。

（一）腰背痛

腰背痛是成人侧凸最常见的临床表现，是一种表现多样的混合症状。腰背痛的位置可能在弯曲弧顶的凸侧或者凹侧，小关节疼痛的位置可以在弯曲两端的对弯侧。腰背痛可以伴有腿部放射痛，这是肌肉疲劳或机械性不稳的表现。肌肉疼痛部位是弥漫性的，分布于下腰部，在肌肉腱性附着的部位，如髂嵴、骶骨、尾骨和脊椎的骨性突起，肌肉疼痛通常持续存在。

（二）跛行

跛行是成人退变性侧凸的第二大症状，表现形式有神经根痛性跛行和椎管狭窄性跛行。站立或行走时症状会加重。由于局部压迫或神经根牵拉，病人可能会有真性神经根痛。神经根受压不一定是在凹侧狭窄的神经孔处，通常是在凸侧由于过度牵拉而形成。而且，可能有单个或多节段的椎管狭窄，或更多的是侧隐窝狭窄导致跛行症状。

（三）神经功能损害

神经功能损害是第三大临床表现，受累的可能是单个或多个神经根乃至整个马尾，表现为膀胱或直肠括约肌功能障碍。

（四）畸形加重

由于弯曲进展而导致畸形加重是退变性侧凸的一个标志性表现。弯曲的进展可能在病人年轻时弯曲出现的时候就开始了，不过是在弯曲达到一定程度和（或）非对称性骨质疏松性塌陷使弯曲才表现出来。当弯曲达到一定的度数时，因为某些小关节轴向负荷过大和（或）椎体骨质疏松，弯曲进展就必然会发生。弯曲进展是手术适应证之一。

三、治疗原则

当非手术措施无效或无法取得长期的缓解时,手术是唯一的选择。针对退变性侧凸的主要症状,治疗的总体目标是缓解疼痛、消除脊髓源性跛行、逆转神经受累及阻止弯曲进展。

(一)保守治疗

保守治疗适用于较轻的病人,表现为可耐受的腰背痛,无或较轻的下肢疼痛及间歇性跛行,脊柱在矢状面和冠状面上基本保持平衡。

治疗方法主要包括腰背肌功能锻炼及非甾体抗炎药物、肌肉松弛药物等的应用,理疗,硬膜外、关节突及选择性神经根封闭;治疗骨质疏松及预防骨量的进一步丢失。外固定支具可以提供暂时的帮助,但在防止脊柱侧凸进展方面缺乏明显的作用,且长时间佩戴可能引起腰背肌的失用性萎缩,故不推荐长期佩戴。

(二)手术治疗

不同于特发性脊柱侧凸,退变性腰椎侧凸的手术指征与侧凸度数关系不大,而主要取决于病人的症状。手术的目的也主要是解除神经的压迫、重建脊柱的稳定性、阻止畸形、重建脊柱的平衡,以及改善病人的疼痛症状。

1. 手术治疗的适应证
(1)进行性加重的腰背痛和间歇性跛行。
(2)双下肢有进行性加重的疼痛、麻木症状。
(3)侧凸进行性加重伴失稳,或合并冠状面和矢状面上的失衡。
2. 主要手术方式 单纯减压术、减压加短节段的固定融合术、减压加长节段的固定融合术。手术入路主要有单纯后路和前后路联合入路。

第五节 护理要点

护理要点详见第六篇第二十七、二十八、三十、三十一章相关内容。

(冯 岚 杨晓燕 陈 晏)

第三十七章 脊柱畸形

脊柱畸形有3种基本类型：脊柱侧凸、脊柱后凸和脊柱前凸。早在公元200年，Galen即已创造了这些畸形的名词。它们可以单独存在，也可同时发生。

第一节 先天性脊柱侧凸

先天性脊柱侧凸是指由于椎体形成障碍、分节障碍或两者共同存在而在脊柱冠状面上形成的脊柱畸形。通常先天性脊柱侧凸发生在胚胎发育早期5~7周，此时为胚胎体节、脏节形成时期，当一些致畸因素作用于胚胎时，不仅引起脊柱发育畸形，也同时伴有内脏和其他骨骼肌肉系统发育异常，60%以上的先天性脊柱侧凸病人都有其他器官的畸形，如先天性脊柱侧凸患儿可伴有先天性心脏病、胸廓畸形、肺功能异常、生殖泌尿系统畸形、高肩胛症等畸形。

先天性脊柱畸形的患儿由于不规则的先天性脊柱缺陷造成脊柱冠状面弯曲，脊柱三维畸形，进而造成脊柱生长过程中的失衡而被称为先天性脊柱侧凸。如果脊椎异常导致了矢状面畸形，还会引发先天性脊柱后凸或前凸。先天性的脊柱后侧凸比前侧凸更常见。有报道显示，男女患病比例为1：（1.4~2.5），但没有明显的种族或地域差异。大多数先天性脊柱侧凸是非遗传性的。先天性侧凸类型多样，畸形复杂，临床治疗难度较大。

一、病因

目前尚无法得知先天性脊柱侧凸的真正发病原因，大多数学者认为，环境、遗传、维生素缺乏、化学物质、有毒物质等诸多因素中的一种或几种均在脊柱生长发育不同阶段参与及影响了脊柱侧凸的形成。

不管何种病因所引起，先天性脊柱侧凸倾向在生长发育过程中持续加重。脊柱侧凸加重的风险与骨骺生长区数量的不平衡和椎体畸形的部位有关。在不进行任何治疗的情况下，大约85%的先天性脊柱侧凸病人在发育成熟时弯曲加重大于41°。双侧生长潜力越不平衡，其畸形发展越严重。

另外，畸形所在部位也对脊柱侧凸的进展产生影响。位于胸腰段的侧凸所引起的畸形最为严重，而上胸椎的畸形相对较轻。严重的胸廓畸形可使肺脏受压变形，由于肺泡萎缩、肺的膨胀受限，肺内张力过度，引起循环系统梗阻，严重者可引起肺源性心脏病。

二、临床表现

（一）早期轻型脊柱侧凸的征象

（1）两肩不等高。

（2）肩胛一高一低。
（3）一侧腰部皱褶皮纹。
（4）腰前屈时两侧背部不对称，即"剃刀背"。
（5）脊柱偏离中线。

此外，有下述情况也有可能发生先天性脊柱畸形：出生后就有下肢畸形或大小便不正常；背部皮肤（特别是脊柱区皮肤）有色素沉着、异常毛发或有包块时；小儿上半身短，与身体长度不成比例者。对有可疑征象者应行 X 线检查，即可发现有脊柱或肋骨畸形存在，并可测量及记录下脊柱畸形的程度，进行动态观察。

（二）辅助检查

1. X 线检查 应拍站立位的脊柱全长正侧位 X 线片，以便了解侧凸的原因、类型、位置、角度和范围。先天性脊柱侧凸的 X 线表现有以下两个"S"特点：即脊柱侧弯较短和侧弯角度较锐。

2. 曲度测量（Cobb 法） 是最常用的脊柱侧凸曲度测量法，头侧端椎上缘的垂线与尾侧端椎下缘的垂线的交角，即为 Cobb 角。Cobb 角越大，说明脊柱侧凸畸形越严重。

3. CT 对普通 X 线片显示不清的部位（枕颈、颈胸段等），CT 能清晰地显示椎体及其附件等骨性结构。近年来，脊柱 CT 三维重建更加直观地显示出一些异常的骨性融合、缺如、椎体旋转等细节问题，为手术方案的设计及操作提供了重要的影像学信息。

4. MRI 是一种无损伤性的多平面成像检查，对椎管内、外软组织结构及病变分辨力强，不仅有助于辨认病变部位、范围，而且对病变性质如肿瘤、水肿、血肿、囊肿、脊髓变性等可进行鉴别。MRI 检查骨性结构显影尚不如 CT 清楚。

5. 脊柱造影 先天性脊柱侧凸常伴有椎管内畸形，如脊髓低位、脊髓纵裂、脊髓空洞、脊髓栓系等，遇到脊髓畸形时常需要脊髓造影检查，有助于全面地了解病情、确定治疗方案。

6. 肺功能检查 由于先天性脊柱侧凸患儿常伴有胸廓畸形、肺功能异常等，因此肺功能检查的结果常作为手术风险的一个评价指标，因为肺活量的减少与侧凸的严重程度相关。

7. 电生理检查 对了解脊柱侧凸病人有无并存的神经、肌肉系统障碍有着重要的意义。

三、治疗原则

先天性脊柱侧凸的治疗目的包括矫正畸形，获得稳定，维持平衡，减缓或阻止进展。先天性脊柱侧凸的治疗有两种选择：对于静态的畸形进行临床观察；对持续加重的侧凸进行手术治疗。

（一）非手术治疗

先天性脊柱侧凸病人非手术治疗主要是弯曲度观察或佩戴矫形支具。

1. 观察 与特发性脊柱侧凸相比，先天性脊柱侧凸的保守治疗价值不大。仅对于蝴蝶椎、未分节的半椎体或完全阻滞的分节障碍及少数上下椎体多发半椎体正好位于两侧而具有相互代偿者，可以进行较长期的保守治疗并严密观察。观察的主要目的是观察脊柱侧凸畸形是否发展。对于非进展性的平衡的弯曲的观察要在生长发育过程中定期进行。观察方法：每 4~6 个月随诊 1 次，在临床观察中要注意对弯曲的进展进行评价，判断是否需要手术治疗。

2. 支具　先天性脊柱侧凸的畸形属于僵硬型，支具治疗多数无效。对于有一定柔韧度的弯曲，支具是唯一可能有效的保守治疗方法。对于少数有较长具柔韧性较好的弯曲的病人，可以采用支具治疗。然而，多数先天性脊柱侧凸的弯曲是较短且僵硬的。因为这一特点，并且在骨骼发育成熟之前需要较长的时间，所以支具常仅作为一个临时的处理方法。支具治疗期间侧凸仍然加重，则应行手术治疗。

（二）手术治疗

先天性脊柱侧凸的主要治疗手段是手术。目的是取得牢固融合，防止进一步进展，并尽可能地减小畸形，以便在生长停止时脊柱能尽量保持直立。然而，先天性脊柱侧凸的弯曲通常都是僵硬的，很难矫正，因此，最好的方法就是早期发现，密切监测。

先天性脊柱侧凸的进展原因是脊柱一侧的生长快于另一侧，所以手术治疗的主要原理是阻止这种不平衡的生长，同时进行畸形的矫正。目前的手术方式有原位融合；凸侧骨骺阻滞；凸侧骨骺阻滞+凹侧撑开术；后路脊柱矫形融合；前、后路联合脊柱矫形融合；半椎体切除脊柱矫形融合；非融合脊柱矫形固定；全脊椎截骨矫形融合。

第二节　特发性脊柱侧凸

特发性脊柱侧凸是生长发育期间原因不明的脊柱侧凸和旋转畸形，而无任何其他脊柱发育异常或神经肌肉等异常，是脊柱侧凸中最常见的一种，约占 70%。

在儿童和青少年中特发性脊柱侧凸是最常见的脊柱结构性畸形。80%~90% 的特发性脊柱侧凸在病人的青少年时期会进展，另有 10%~20% 在 3~10 岁时进展，而在 3 岁前进展的不足 1%。总的来说，青少年特发性脊柱侧凸的发病率占同龄人群的 2%~3%，而侧凸角度在 30°以上的只有 0.1%~0.3%。在弯曲小的病人中，男女比率大致相同，但随着弯曲角度增大，女性青少年受累比例增加。幼儿中（0~3 岁）男性更常见，并且可能出现心脏、颅骨、髋部或精神心理发育的病理改变。3~6 岁儿童男女比例为 1∶1，在 3~10 岁儿童男女比例为 2∶1 至 4∶1，10 岁时男女比例为 8∶1。

一、病因

对于特发性脊柱侧凸的病因已进行了很多的研究，但是仍然不明确。可能的病因包括结缔组织异常、中枢神经系统改变、内分泌失调、生长不对称和肌肉力量不平衡等。虽然病因还不能确定，但是可以肯定的是与遗传和基因因素有关。

（一）遗传因素

多项研究发现，特发性脊柱侧凸在受累家族中的发生率高于普通人群。在一项研究中显示，27% 的患有脊柱侧凸的女性的女儿同样患有脊柱侧凸。

（二）结缔组织和骨骼肌异常

脊柱侧凸和一些结缔组织病有关联，如马方综合征。椎旁肌肉组织的改变也可能是发病的因素之一。

（三）血小板异常，钙调素和褪黑素

骨骼肌收缩系统异常导致脊柱侧凸时，血小板也出现异常。研究显示，较高的钙调素与青少年的进展性脊柱侧凸有关。褪黑素在进展性脊柱侧凸病人中减少，而在稳定的脊柱侧凸病人中含量正常。

二、分类

脊柱侧凸研究学会根据发病年龄将特发性脊柱侧凸分为：

1. 婴儿型（0～3岁）　年龄在0～3岁的脊柱侧凸主要位于胸椎，男孩居多，多数向左侧突出。其发展有两种可能：第一种随着患儿生长而自行减轻或停止发展，无需治疗，约占85%；第二种逐渐加重，需积极治疗，约占15%。

2. 少儿型（4～10岁）　年龄在4～10岁，约占所有特发性脊柱侧凸病例的15%，多凸向右侧，女性多见。一般来说，少儿型脊柱侧凸进展风险较大，通常比青少年型更需手术治疗。

3. 青少年型（11～18岁）　年龄在11～18岁，是手术治疗的最佳年龄段，占手术病例的绝大多数，部分由少儿型发展而来。

4. 成年型（＞18岁）　成年型特发性脊柱侧凸是一种在生长结束时已经存在的特发性脊柱侧凸，可出现进展性继发退行性变。

三、临床表现

在成年前表现出特发性脊柱侧凸的病人通常无严重的临床体征和症状，只表现为脊柱侧凸，偶然会因为背部或肩部的不对称而被家人或朋友发现。

严重的疼痛、功能障碍和神经功能缺陷很少发生于在青少年特发性脊柱侧凸病人。若由于弯曲导致肌肉失调，青少年特发性脊柱侧凸病人会有轻微的背痛症状。

成人脊柱侧凸还可因进展导致腰线不对称，引起相应症状，如疼痛及功能障碍等。

不管哪一类型的侧凸，从病人背部观察，都能发现病人背部畸形，肩胛一高一低，不等高；一侧腰部皱褶皮纹；腰前屈时两侧背部不对称，即"剃刀背"；脊柱偏离中线。

四、治疗原则

特发性脊柱侧凸在成年之前通常不表现出严重的临床症状（即无疼痛或神经功能障碍）。在这个年龄段，一般治疗目标是防止进展，矫正脊柱畸形，保持或恢复矢状面及冠状面平衡，尽可能减少融合范围，保留腰部运动节段功能，允许脊柱继续生长（仅婴儿及少儿侧凸）。特发性脊柱侧凸的治疗原则为观察、支具及手术治疗。

（一）治疗方法选择依据

1. Cobb 角<25°者应严密观察，若每年进展大于 5°并且 Cobb 角>25°，应行支具治疗。
2. Cobb 角 25°~40°者应行支具治疗，若每年进展大于 5°且 Cobb 角>40°则建议手术治疗。
3. Cobb 角 40°~50°者由于侧凸弯度>40°，进展的概率较大，因此如果病人发育未成熟，应建议其手术治疗。对于发育成熟的病人，如果侧凸弯度>50°，且随访发现侧凸有明显进展，也应手术治疗。
4. Cobb 角>50°者应采取手术治疗。

（二）非手术治疗

特发性脊柱侧凸属于相对良性的自然病史，手术治疗只适用于进展型严重侧凸，其他绝大多数病例可以采用非手术治疗的方法。保守治疗的方法包括下述几种。

1. 物理疗法　仍有争议。对于小于 25°的弯曲，非手术治疗包括观察的物理疗法。物理疗法是一种有助于减轻肌肉失调有关的症状，并可改善或维持背部功能的辅助疗法，但物理治疗不能阻止侧凸进展。

2. 支具疗法　是轻度进展性脊柱侧凸的最重要的非手术治疗方法。支具疗法适用于脊柱侧凸进展、骨骼未成熟的病人。婴儿型脊柱侧凸支具治疗的最低年龄为 6 个月。少年型脊柱侧凸小于 20°者可观察，并定期拍 X 线片，进行随访。20°~30°者，并有 5°以上进展时需用支具治疗。若支具使用 1~2 年后，脊柱侧凸矫形稳定时，可以部分时间使用支具，但在儿童生长期内，不能完全中止支具治疗。支具或其他保守治疗后，脊柱侧凸仍有进展，则需手术治疗。

（1）支具治疗的适应证和禁忌证

1) 20°~40°的轻度脊柱侧凸，婴儿型和早期少年型的，偶尔 40°~60°也可用支具，青少年型的脊柱侧凸超过 40°时，不宜行支具治疗。

2) 骨骼未成熟的患儿宜用支具治疗。主要依据不是年龄，而是骨龄。其中最重要的指征是椎体软骨骨骺闭合的状况，同时结合月经史，乳房发育及阴毛发育情况进行判断。

3) 两个结构性弯曲达 50°或单个弯曲超过 45°时，不宜行支具治疗。

4) 合并胸前凸的脊柱侧凸，不宜行支具治疗。因支具能加重前凸畸形，胸腔前后径进一步减少。

5) 节段长的弯曲，支具治疗效果佳。

6) 40°以下弹性较好的腰段或胸腰段侧凸，支具治疗效果好。

7) 病人及家长不合作者不宜行支具治疗。

（2）戴支具的方法

1) 开始穿支具时，宜每天带 23h，1h 允许病人洗澡和个人卫生。这样病人能很快调整、适应。否则将延长调整时间，病人更不易接受。

2) 每 3~4 个月，拍摄 X 线片随访，检查畸形的进展情况。

3) 支具结合理疗或体疗，效果更好。

4) 支具治疗 1 年后，若侧凸已减少 50%以上，可逐步开始间歇支具治疗，每天取下支具6~7h，戴3个月后，若矫形丧失未超过3°~4°时，再增加间歇时间，以此类推，直至可以仅为夜间佩戴支具。

大部分病人需完全戴支具2~3年。必须强调的是治疗方案因人而异，不能强求统一。一般支具治疗宜持续至骨成熟为止。

3. 牵引　牵引方法有枕颌带牵引、悬吊牵引及Halo-Vest头环牵引、骨盆环牵引等。牵引可使躯干伸直，使脊柱周围的软组织得到松解、韧带关节松弛，增加脊柱的柔韧性，降低手术的难度，提高手术矫正的效果；增加胸腔容积，配合呼吸功能锻炼有助于改善心肺功能，增强病人对手术的耐受性；缓慢拉伸脊柱，提供神经脊髓耐受矫形牵拉的能力，减少手术矫形时神经脊髓损伤的风险；增加腹腔容积，减少侧弯对胃肠的压迫，促进消化功能恢复，增加营养吸收，有助于增加全身营养，增强病人对手术的耐受能力。牵引可作为矫正手术前的准备，亦可作为保守治疗的方法，但需注意的是，牵引用于保守治疗时需与支具治疗配合使用。

(三) 手术治疗

手术治疗分两个方面：矫形和植骨融合。矫形方法发展很快，基本上分两大类：前路矫形与后路矫形。必要时需两种或两种以上手术联合使用。后路内固定融合术仍是金标准，可以矫正冠状面的畸形，恢复冠状面和矢状面的平衡和外形。

手术适应证对于特定的年龄组和各种类型的脊柱侧凸有所不同。

1. 婴幼儿和少儿特发性脊柱侧凸　对于年幼的病人，只有弯曲严重且经保守治疗仍进展时才适用手术。肺、胸和脊柱仍没有完全发育及年龄小于5~6岁的患儿禁止行多节段融合术。

2. 青少年特发性脊柱侧凸　骨骼未成熟的进展型侧凸＞40°~50°的病人通常要考虑进行手术治疗。

3. 成人特发性脊柱侧凸　由于成人特发性脊柱侧凸有继发退行性变，经常表现出一定的症状（疼痛、神经功能障碍），其手术策略很大程度取决于疼痛或神经功能障碍的根本原因。成人特发性脊柱侧凸的治疗目标是获得一个平衡的脊柱，缓解疼痛和神经功能障碍。

第三节　青少年脊柱后凸

典型的青少年脊柱后凸（Ⅰ型）是由于青春期椎骨楔形发育而导致的一种胸段或胸腰段脊柱过度后凸。文献记载的发病率是1%~8%。非典型的青少年脊柱后凸（Ⅱ型，腰椎型）主要影响腰椎，特点是终板改变，椎体没有明显的楔形变，可导致腰椎前凸丧失（平背）。青少年脊柱后凸的真实发病率尚不清楚。男性比女性更多见（比率为2:1~7:1）。

一、病因

青少年后凸的确切病因不明。对于遗传、激素和机械因素都有讨论。软骨内骨化异常可导致椎体楔形变，引起脊柱后凸增加。Ⅱ型青少年脊柱后凸在运动员中常见，应为轴向负荷过大造成。

二、临床表现

在疾病的初始阶段看不出姿态的改变，但可能表现出背痛和外观不佳。

青少年脊柱后凸常在发展出明显的畸形时，首先被家人或他人发现。在青春期，进行锻炼或久坐时，后凸区域可能出现疼痛。在稍后的成年期，继发的颈部和腰椎的过度前凸可能引起颈部和（或）腰椎区域的疼痛症状。背痛症状主要发生在日间和负荷状态下。这些症状在Ⅱ型中比Ⅰ型更常见。Ⅰ型脊柱后凸越严重且顶点越靠向头侧，疼痛对生活的干扰就越大。Ⅱ型病人则易发生腰椎管狭窄症，Ⅱ型病人腰椎僵硬，疼痛症状更为突出。

无论有无疼痛，都可能因为刚性的胸椎过度后凸而就诊。神经学异常体征很少。若脊柱后凸超过100°，会出现肺活量下降。

三、治疗原则

青少年脊柱后凸治疗的总体目标是预防后凸进展，纠正严重的畸形，减轻疼痛和改善外观。治疗方式的选择取决于病人的年龄、脊柱后凸的角度和主观症状。大多数病人可以采取非手术治疗。

（一）非手术治疗

非手术治疗包括锻炼，使用矫形支具。

物理治疗结合椎旁肌的强化训练，以及胸腹肌的拉伸，可帮助控制处于和度过了生长迸发期病人的疼痛。

佩戴矫形支具的指征：同本章第二节第四点（二）。但需注意，佩戴矫形支具可产生严重的心理影响，因此不是完全无害的。如果能够得到家人很好的支持，这些不良反应则可避免。

（二）手术治疗

由于青少年脊柱后凸的自然史是良性的，其手术适应证还不是很明确。但如果出现了神经损害，则是绝对手术适应证。另一手术适应证则是保守治疗无效的严重疼痛。

第四节 护 理 要 点

一、术前护理要点

（一）心理护理

脊柱畸形病人自卑心理严重，缺乏自信心，渴望得到手术矫正脊柱畸形，同时对手术又有担忧和恐惧心理。手术前应向病人讲解脊柱侧弯的有关知识、手术方式，针对性地介绍手术方案及手术成功的例子，并且多与病友交流，以减轻心理负担，增强手术治疗的积极性，增加病人对手术的信心，调整好心情，减轻紧张情绪给手术带来的风险。

由于脊柱畸形病人通常年龄小，不能较好地理解疾病治疗过程及结果，部分病人术前需经较长时间的保守治疗,应向病人及家属进行耐心地解释,取得配合,争取取得良好的治疗效果。

(二)完善术前特殊检查

1. 肺功能检测　严重的胸廓畸形和躯干塌陷造成的膈肌抬高可导致肺功能的降低,检查包括肺总量、肺活量,第1秒肺活量和残气量。肺活量用预测正常值的百分比表示,脊柱侧凸的肺总量和肺活量减少,与侧凸的严重程度相关,当减少至预计值的60%时即有意义。残气量正常者随着侧凸程度的进展,可能残气量也会不正常。严重侧凸的病人术前应做动脉血气分析。

2. 测量角度　用测角器检测后凸体表角度及身高。

3. 神经系统检查　检查深浅感觉,注意有无感觉分离、感觉障碍,检查肌力及括约肌功能,检查生理及病理反射,必要时行诱发电位检查。

(三)饮食指导

脊柱侧凸病人因脊柱畸形致内脏扭曲或受压迫,以致胃肠功能不全,以及矫形手术时间长、创伤大,因此术前病人需加强营养,多进食高蛋白、高维生素饮食,必要时请营养科会诊协助调整营养状况。

(四)呼吸功能锻炼

脊柱侧凸病人都存在胸廓畸形,有不同程度的呼吸功能受限导致限制性肺通气不足,肺活量低,甚至导致心脏功能差,常表现为跑步、上楼梯甚至稍微走快一点就会感到气短。因此,术前加强呼吸功能锻炼尤其重要,可改善肺活量。具体锻炼方法如下所述。

1. 吹气球法　给病人准备普通加厚型气球,指导鼓励病人一次性将气球吹得尽可能大,放松5～10s,然后重复上述动作,每次10～15min,3～4次/天。

2. 深呼吸运动　深吸气后屏气数秒后再用力呼气(尽量延长呼气时间),3组/天,50次/组。

3. 有效咳嗽　鼓励、指导病人深吸气,在吸气末屏气片刻再行爆破性咳嗽,将气道内的分泌物排出。

4. 扩胸运动　3组/天,50次/组。

5. 呼吸功能锻炼　用呼吸训练器进行呼吸功能锻炼。

6. 戒烟宣教　对吸烟病人进行戒烟宣教,劝导病人戒烟。

(五)牵引护理

病人行牵引治疗时需家人在旁陪同,注意安全,防跌倒及保持有效牵引,并随时观察和倾听病人的主诉,如有不适,立即报告医生,进行处理。

1. 枕颌带牵引　头部制动。注意观察病人呼吸形态,佩戴枕颌带时避免压迫气管,影响呼吸。因枕颌带大部分是以魔术贴固定,行枕颌带牵引时需随时关注魔术贴的粘合程度,避免突然断开造成脊髓损伤。另外需注意皮肤保护,避免引起颌面部的压力性损伤。

2. 悬吊牵引　是以枕颌带进行站立位牵引,枕颌带固定于高度高于病人身高的门框或支架上，佩戴好枕颌带后，病人双足离地，双手悬空，以病人自身身体重量进行牵引，反向拉伸脊柱。

牵引时需注意必须有人陪同。根据病人身高体重选择牵引绳的粗细及悬挂高度。不得随意增减牵引时间，如有不适，应立即停止牵引。牵引时需双足离地，双手悬空，保持有效牵引。

3. 头环牵引护理　　日间在牵引专用轮椅车上进行坐位或站立的牵引，牵引时需保持上身直立（不弯腰、不倚靠在轮椅背上，双手不撑在轮椅扶手上）与头环上的牵引绳在同一直线上，并放松全身肌肉，以确保最大程度地利用身体重量进行牵引（图 7-37-1，图 7-37-2）。

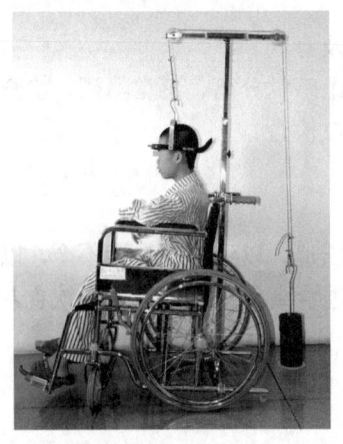
图 7-37-1　头环坐位牵引

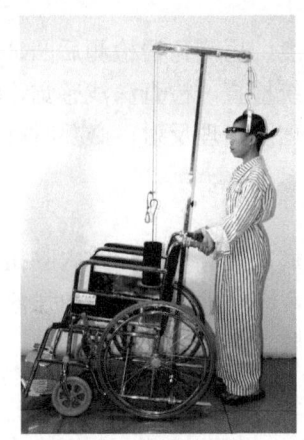
图 7-37-2　头环站立位牵引

夜间进行卧位牵引，卧位时，头枕部应垫置特殊枕头，防止头环与床垫接触，引起疼痛及螺钉松动。牵引重量要根据年龄、体质等决定；牵引针孔每日检查，清洁消毒，避免感染；抬高床头，并保持床固定，以免滑动；牵引方向一般与脊柱轴线相一致；非经医生同意，不可任意取下牵引锤，不可自行改变牵引重量；牵引绳要确保定位在滑轮沟内；牵引绳、牵引锤保持悬空，勿任意摆动牵引锤。

其他护理措施同第五篇第二十一章第三节相关内容。

（六）护理要点

1. 术前护理要点　　同第六篇第二十七章相关内容。

2. 术后护理要点　　同第六篇第三十章相关内容。

脊柱侧凸矫形手术时间长、难度大、创伤大、出血多，易发生血容量不足，因此术后需严密观察血压、脉搏、神志的变化，以及伤口敷料有无渗血和引流液的量及性状，防止严重并发症的发生。

3. 术后并发症的观察

（1）脊髓神经功能观察：脊柱侧凸手术矫形过程中，脊髓可能被牵拉或因缺血而受损，或者硬膜外血肿直接压迫脊髓，出现神经症状，甚至瘫痪，故病人麻醉完全清醒后，应立即指导病人活动双下肢，密切关注双下肢的感觉、运动情况，耐心倾听病人主诉，若病人主诉困倦、肢体发沉、肢端剧烈疼痛麻木，应立即报告医生行相应处理，以预防不可逆的神经损伤。一般情况下手术所致脊神经损伤在麻醉清醒后即有所表现。

（2）胃肠道症状观察：重度侧凸病人多有内脏扭曲或受压迫，使胃肠功能不全，加上全身麻醉或术中牵拉，刺激、震荡，可致肠蠕动减慢、肠道梗阻、肠内积气，消化系统功能减退，但大多在 48h 内肠蠕动恢复后可消失。若 72h 后仍有腹胀、胀痛、恶心、呕吐等症状加重，应警惕肠系膜上动脉综合征，及时对症处理，如禁食水、胃肠减压、肠外营养补充、腹部按摩等。

一旦病人胃肠自主神经调节功能恢复正常，可先饮水，若病人无不适反应后，给予流食→半流食→软食→普食进食方案，进食遵循少量多餐原则，多进食高热量、高蛋白、多维生素、清淡易消化食物，指导家属在病人脐周顺时针方向予以环行按摩 5～10min，禁忌进食牛奶、豆浆、含糖量高或甜类食物，多食水果、蔬菜。

（3）疼痛护理：侧凸手术切口大、创伤大、内固定植入物多，术后疼痛明显时，应及时进行疼痛评估，适当加强镇痛治疗，同时做好心理护理和指导。

（4）其他并发症：同本篇第三十五章第五节第二点相关内容。

4. 支具护理　脊柱侧凸矫形手术术后下床活动需佩戴支具保护。支具必须在床上佩戴，将支具松紧调节好后才可下床活动，上床后再将支具除去。佩戴支具位置要准确，松紧适度，使支具能与躯体紧密接触，建议内穿套头全棉内衣，利于汗液吸收，增加舒适感和保持支具内衬的清洁。佩戴期间，要注意倾听病人主诉，并经常检查局部有无压迫等不适，有不适的部位需进行局位修整，以病人合适为宜。支具佩戴时间不少于 3 个月。

5. 出院指导　同第六篇第三十一章第一节第二点相关内容。

下床活动时必需佩戴支具，适当增加活动量，同时进行深呼吸训练以增加肺活量，改善肺功能。加强营养，进食含蛋白质、维生素 C、钙、铁丰富和高热量的食物，以改善疾病消耗及手术创伤所引起的消瘦、乏力、贫血等症状，以利于术后恢复。

长期随访，侧弯矫形后随着病人年龄的增长，有可能发生矫形的丢失，侧凸的加重等并发症，需要告知病人术后进行长期的随访。一般术后 3 个月、6 个月、1 年拍片复查，有异常时及时复诊。

（冯　岚　杨晓燕　陈　晏）

第三十八章 强直性脊柱炎

强直性脊柱炎（ankylosing spondylitis，AS）是一类原因未完全明了，以中轴脊柱受累为主，可伴发关节外表现，可影响多器官、多系统的自身免疫性疾病。强直性脊柱炎是脊柱本身及其附属组织的一种慢性进行性炎症疾病，受累脊柱有发生屈曲畸形骨性强直的趋势。病变主要累及骶髂关节，病人有下腰痛，晨起腰部僵硬，弯腰受限。随着病程发展，疼痛逐渐加剧，病变也由腰骶部向上朝胸、颈段发展，脊柱活动越来越困难，最后发展为驼背畸形。同时伴有脊柱侧弯，严重者颈部也呈现屈曲性强直，病人不能抬头前视，不仅不能下地行走，甚至日常生活如起坐、躺下、穿鞋袜等也非常困难。

一、病因

强直性脊柱炎虽然确切的发病机制尚不明确，但与感染、遗传和自身免疫功能障碍及环境因素（寒冷潮湿地区等）有关。在遗传因素方面，病人亲属的发病率比正常人群高20～30倍。强直性脊柱炎主要发病于15～40岁的男性病人，男女比例为2∶1～7∶1。1973年Sohlosstein等发现强直性脊柱炎与人体组织相容性抗原$HLA-B_{27}$有关。强直性脊柱炎在早期通常没有明确的症状。在后期，本病的胸椎和腰椎炎症表现比较明显。

二、临床表现

强直性脊柱炎一般起病比较隐匿，早期可无任何临床症状，全身表现多数较轻，有些病人在早期可表现为轻度的全身症状，如乏力、消瘦、长期或间断低热、厌食、轻度贫血等。由于病情较轻和全身症状隐匿，病人大多不能早期发现，致使病情延误，失去最佳治疗时机。

少数重症者有高热、疲倦、消瘦、贫血或其他器官受累，可侵犯全身多个系统，包括心脏、肺、眼、耳及神经系统，可并发IgA肾病和淀粉样变性，并发慢性前列腺炎较对照组增高。部分病人初期临床表现为急性风湿热，或出现大关节肿痛，或伴有长期低热、体重减轻、以高热和外周关节急性炎症为首发症状的也不少见，此类病人多见于青少年，也容易被长期误诊。

（一）关节病变表现

绝大多数侵犯骶髂关节，之后上行至颈椎，少数病人先由颈椎或几个脊柱段同时受侵犯，可侵犯周围关节。

1.骶髂关节炎　约90%的病人最先表现为骶髂关节炎。之后上行发展至颈椎，表现为反复发作的腰痛，腰骶部僵硬感，间歇性或两侧交替出现腰痛和两侧臀部疼痛，可放射至大腿，无阳性体征，但直接按压或伸展骶髂关节可引起疼痛。有些病人X线检查发现有异常改变。

2. 腰椎病变　病人多数表现为下背痛和腰部活动受限。腰部前屈、后伸、侧弯和转动均可受累。体检可发现腰椎棘突压痛、腰椎旁肌肉痉挛，后期可有腰肌萎缩。

3. 胸椎病变　胸椎受累时，表现为背痛、前胸和侧胸痛，最后呈驼背畸形。肋棘关节、胸骨柄体关节、胸锁关节及肋软骨间关节受累时，则呈侧束带状胸痛、胸廓扩张受限、吸气咳嗽或打喷嚏时胸痛加重。严重者胸廓保持在呼气状态，胸廓扩张度较正常人降低50%以上，因此，只能靠腹式呼吸辅助。由于胸腹腔容量缩小，造成心肺功能和消化功能障碍。

4. 颈椎病变　30%的病人表现为颈椎炎，先有颈椎部疼痛，沿颈部向头部和背部放射。颈部肌肉开始时痉挛，以后萎缩，病变进展可发展至颈胸椎后凸畸形。头部活动明显受限，常固定于前屈位，不能上仰、侧弯或转动。严重者仅能见自己足尖前面的小范围视野，不能抬头平视。

5. 周围关节病变　约半数病人有短暂的急性周围关节炎，约25%的病人有永久性周围关节损害。病变多发生于大关节，下肢多于上肢。肩关节受累时，关节活动受限较疼痛更为明显，梳头、抬手等活动均受限。侵犯膝关节时则关节呈代偿性弯曲，使行走、坐立等日常生活更为困难。极少侵犯肘、腕和足部关节，侵犯手部关节者更为罕见。

此外，耻骨联合亦可受累，骨盆上缘、坐骨结节、股骨大粗隆及足跟部可有骨炎症状，早期表现为局部软组织肿、痛，晚期有骨性粗大。一般周围关节炎可发生在脊柱炎之前或以后，局部症状与类风湿关节炎不易区别，但遗留畸形者较少。

（二）关节外表现

关节外病变大多出现在脊柱炎后，偶有在骨骼肌肉症状之前数月或数年发生关节外症状。强直性脊柱炎可侵犯全身多个系统，并伴发多种疾病。

1. 心脏病变　心脏病变以主动脉瓣病变较为多见，据尸检发现，约25%的病人有主动脉根部病变，心脏受累在临床上可无症状，也可有明显表现。临床有不同程度主动脉瓣关闭不全者约1%；约8%发生心脏传导阻滞，可与主动脉瓣关闭不全同时存在或单独发生，严重者因完全性房室传导阻滞而发生阿-斯综合征。当病变累及冠状动脉口时可发生心绞痛。少数发生主动脉瘤、心包炎和心肌炎。合并心脏病的强直性脊柱炎病人，一般年龄较大，病史较长，脊柱炎及外周关节病变较多，全身症状较明显。

2. 眼部病变　长期随访，25%的病人有结膜炎、虹膜炎、眼色素层炎或葡萄膜炎，后者偶发可并发自发性眼前房出血。虹膜炎易复发，病情越长发生率越高，但与脊柱炎的严重程度无关，有周围关节病者较常见，少数可先于脊柱炎发生。眼部疾病常为自限性，有时需用糖皮质激素治疗，有的未经恰当治疗可致青光眼或失明。

3. 耳部病变　强直性脊柱炎病人发生慢性中耳炎的概率是正常人的4倍，而且，在发生慢性中耳炎的强直性脊柱炎病人中，关节外表现明显多于无慢性中耳炎的强直性脊柱炎病人。

4. 肺部病变　少数病人后期可并发上肺叶斑点状不规则的纤维化病变，表现为咳痰、气喘，甚至咯血，并可能伴有反复发作的肺炎或胸膜炎。X线检查显示双侧肺上叶弥漫性纤维化，可有囊肿形成与实质破坏，类似结核，需加以鉴别。

5. 神经系统病变　由于脊柱强直及骨质疏松，易发生颈椎脱位和脊柱骨折，而引起脊髓压迫症，如发生椎间盘炎则引起剧烈疼痛；强直性脊柱炎后期可侵犯马尾，发生马尾综合征，而导致下肢或臀部神经根性疼痛、骶神经分布区感觉丧失、跟腱反射减弱及膀胱和直肠等运动功能障碍。

6. 淀粉样变　淀粉样变为强直性脊柱炎少见的并发症。有报道 35 例强直性脊柱炎病人中，常规直肠黏膜活检发现 3 例有淀粉样蛋白的沉积，大多无特殊临床表现。

7. 肾及前列腺病变　与类风湿关节炎相比，强直性脊柱炎极少发生肾功能损害，但有发生 IgA 肾病的报道。强直性脊柱炎并发慢性前列腺炎较对照组增高，其意义不明。

此外，由于脊柱强直，中度外伤极易造成骨折，头颈部外伤，尤其易引发颈椎骨折。脊柱骨折的发病率在 5%左右，并且随着年龄增长不断增加。

三、治疗原则

与其他风湿性疾病一样，强直性脊柱炎的治疗主要以保守治疗为主，早期主要是控制症状，改善全身健康状况，减缓疾病进程和关节强直强度，防止畸形产生和发展；晚期对于严重屈曲畸形的病人可选择适当的手术治疗。常规治疗目标是炎症进程得到控制、疼痛缓解、预防疾病升级加重、保持脊柱平衡、保持脊柱活动性、改善生活质量。

（一）非手术治疗

已经证明，早期治疗能改善临床进程和总体治疗效果。非手术治疗的目的是改善临床症状，减轻炎症反应，并推迟疾病的进展，方法包括一般治疗和药物治疗。

1. 一般治疗　一般治疗主要有休息，适当运动锻炼，定期做背部伸展运动，注意保持良好的体位和姿势，主张睡硬板床并去枕平卧，建议取仰卧或伸背俯卧，避免卷曲侧卧。

2. 药物治疗　药物治疗包括非甾体抗炎药物，糖皮质激素，病情缓解药物，如柳氮磺胺吡啶、甲氨蝶呤、帕米磷酸盐、阿米替林及沙立度等。

3. 物理治疗　物理治疗的主要目的是减轻疼痛，预防受累的脊柱节段出现低活动性，以及改善日常生活。理疗一般可用热疗，如热水浴、水盆浴或淋浴、矿泉温泉浴等，以增加局部血液循环，使肌肉放松，减轻疼痛，有利于关节活动，保持正常功能，防止畸形。在临床治疗当中，物理治疗扮演着重要角色。应该采用持续的物理治疗，而且应为病人制订一个日常家庭锻炼计划。病人高度的行动性和依丛性能从实质上改善治疗结果。研究结果表明，在有指导下的集体的物理治疗优于病人单独在家锻炼的方式，而单独在家中锻炼优于不进行物理治疗。

4. 体育疗法　体育疗法可保持脊柱的生理弯曲，防止畸形；保持胸廓活动度，维持正常的呼吸功能；保持骨密度和强度，防止骨质疏松和肢体失用性萎缩等。

（1）深呼吸：每天早晨及睡前常规做深呼吸运动，可以维持胸廓最大的活动度，保持良好的呼吸功能。

（2）颈椎运动：头颈部可做向前、向后、向左、向右转动，以及头部旋转运动，以保持颈椎的正常活动度。

（3）腰椎运动：每天做腰部运动，前屈、后伸、侧弯和左右旋转肢体，使腰部脊柱保持正常的活动度。

(4) 肢体运动：既有利于四肢运动，又有助于增加肺功能和使脊柱保持生理曲度，是最佳的全身运动。

根据个人情况采取适当的运动方式和运动量，开始时可出现肌肉关节酸痛或不适，但经短时间休息即可恢复。若新的疼痛持续 2h 以上不能恢复，则表明运动过度，应适当减少运动量或调整运动方式。

（二）手术治疗

强直性脊柱炎引起的驼背畸形较为常见，手术矫形是唯一有效的治疗方法。外科手术的基本目标是重建脊柱平衡，把颌-眉垂直角矫正到能让病人重新向前方注视的程度，或者解决下颌-胸部碰撞的问题。近年来，随着脊柱外科的迅猛发展，各种内固定材料与方法相继问世，给以矫正畸形为目的的手术治疗方法提出了新课题。手术不仅为矫正脊柱畸形，更应考虑如何最大限度地减少手术并发症，如脊髓损伤、神经根损伤、大血管损伤、脊柱不稳滑脱等，以提高病人的生存质量，即在安全的前提下最大限度地、有效地矫正脊柱后凸畸形才是理想的手术方法。

常用的手术有脊柱截骨术。脊柱截骨术的目的：减轻脊柱后凸畸形，使病人直立，双目能直视前方；解除胸腹腔压迫，改善呼吸、循环和消化三大系统功能；从美学观点出发，改善外观，纠正病人体态，解除心理压力。

手术绝对适应证：脊柱不稳定性骨折，与脊柱后凸有关的渐进性的脊髓病，进展性椎间盘炎。相对适应证：矢状面上的脊柱失衡，不能水平注视，下颌-胸部碰撞，伴随骨延迟愈合的脊柱稳定性骨折，节段性不稳定。

手术禁忌证：心、肺、肝、肾功能差，严重贫血和高血压，体弱消瘦及高龄病人，无法耐受手术者。主动脉硬化及脊柱结核，有可能发生大血管与脊柱粘连，血管伸缩性差，此类病人不宜手术，腹部做过大手术者，禁忌手术。

四、护理要点

（一）心理护理

强直性脊柱炎好发于 15~40 岁的男性青年，以 20 岁左右多见，此时病人正处于生长发育的重要阶段，过度的关注自己的身体状况，容易出现心理问题，如恐慌、烦躁、焦虑、抑郁等，甚至对治疗失去信心，情绪的波动可以使身体的免疫功能降低，从而易引起强直性脊柱炎反复发作。因此护理人员要做到多关心、多理解病人，多与病人交流，及时给予心理疏导，指导病人相互鼓励，使病人保持积极、乐观的心态，树立战胜疾病的信心，坚持长期、正规的治疗非常重要。

（二）术前护理要点

1. 呼吸功能训练　强直性脊柱炎病人由于肋椎关节融合、膈肌抬高，胸廓的扩张受到限制，使病人的呼吸储备功能降低，为了提高病人对手术的耐受性，提高有效通气，改善肺功能，减少和避免术后并发症的发生，进行呼吸功能训练十分必要。训练方法有深吸气、呼气训练：病人平卧，护士将双手放在距离病人胸壁 1cm 处，病人用鼻深吸气，努力用胸壁去靠近护士的手，然后用口缓慢呼气，每日完成 2 组，每组深呼吸 15～30 次；有效咳嗽训练：病人先缓慢吸气，咳嗽时将腹肌收缩，腹壁内收，咳嗽训练一般控制在 5min 以内，并避免餐后或饮水时进行。进行呼吸功能评估及训练：术前进行肺功能检查，了解肺部通气功能。还可指导病人借助呼吸训练器、吹气球训练、腹式呼吸训练、进行扩胸运动 2 次/日，采用以上方法进行呼吸功能训练，以增加肺的通气量。吸烟者，术前应停止吸烟，以减轻对呼吸道的刺激，减少呼吸道分泌物。注意保暖，预防感冒。

2. 营养支持　由于病人伴有低热、乏力、食欲减退、消瘦等症状，以及骨折创伤或手术治疗，机体消耗大，贫血和低蛋白血症会影响病人对手术的耐受性、切口愈合和术后恢复。术前加强营养支持，指导病人进食高蛋白、高纤维素、富含钙和易消化的食物，以增强体质。与营养师沟通，予治疗饮食。

3. 饮食指导　免疫抑制剂、消炎镇痛药、激素、非甾体抗炎药都有胃肠道不良反应，告知病人饭后服药。指导病人合理搭配，规律饮食，避免暴饮暴食，多进食富含维生素、蛋白质的食物，如蔬菜、肉类、奶类、蛋类、水果等；易消化的食物，如纤维素、铁、钙等，以保持营养均衡性。忌食辛辣、肥腻、生冷等刺激性食物，同时戒烟戒酒。对于骨质疏松病人应停服激素，并配合服用钙片、鱼肝油等。过于肥胖的病人，应该适当节食，减轻体重，以减轻躯干及关节的负重。

4. 生活护理　注意保暖、避免寒冷刺激，预防感冒、感染。根据天气情况增减衣服，居住环境干燥通风，避免潮湿。经常暴晒被褥，切忌洗冷水澡。戒烟限酒。生活起居有规律。

5. 用药指导　由于病人需长期应用药物治疗，护理人员应向病人及其家属详细介绍药物相关知识、注意事项及药物的副作用，告知病人非甾体抗炎药易出现肝功能异常及胃肠道不良反应，为避免加重副作用，应防止两种或两种以上非甾体抗炎药同时服用。长期应用免疫抑制剂可能出现机体免疫力下降，内分泌失调，骨质疏松等不良反应，应定期抽查血常规、电解质、肝肾功能，注意补钾，减轻激素的副作用，并指导病人遵医嘱用药，以防止突然停药造成不良后果。

6. 功能锻炼　功能锻炼对病人缓解晨僵，减轻疼痛，恢复脊柱活动度，避免脊柱强直及失用性肌萎缩的发生及生活质量的提高均有很大的帮助。功能锻炼应坚持先慢后快，先小幅度后大幅度，先轻后重的原则，逐渐加大活动量、活动频率及活动时间。锻炼初始示范、指导病人掌握正确的方法。

在急性活动期，指导病人卧床休息，嘱病人取仰卧位，睡硬板床，枕头应放置于颈部中段，高度一般为 8～10cm，以能保持颈椎的正常前曲度但又不增加上胸椎后突为度，尽量减少在枕部垫枕头，避免在膝关节下垫枕头。老年病人卧床时应加强健康肢体的活动及肺部功能训练，如积极进行健侧肘、腕、踝及各指趾关节的活动，有助于加强血液循环，避免因长期卧床出现血栓；肺功能障碍的老年病人应多饮水，加强深呼吸及咳嗽练习，翻身拍背以防止产生肺炎。同时应避免长时间弯腰，减少负重，以免造成脊柱畸形。指导病人做适当的运动，进行四肢及躯干肌肉的等张练习，使病人在躯体适宜活动范围内，紧绷肌肉，达到肌力的训练目的，防止肌肉萎缩及关节强直。

在缓解稳定期，进行髋、膝关节的伸屈及外展、内收活动，脊柱前屈、后伸、侧弯、转向及背部伸展等活动，鼓励病人参加舞蹈、乒乓球、慢跑、游泳、太极拳等体育活动，功能锻炼应根据病人的体能，原则为运动时疼痛能耐受而症状不加重，运动应循序渐进，持之以恒。

日常生活中，应保持坐、立、行时正确的姿势，坐位时应保持腰椎的正常生理弯曲弧度，坐应靠垂直椅背并挺直躯干避免驼背，坐、立时避免弯腰屈背，并经常变换姿势及位置，避免腰背部肌肉疲劳；读报、看书时要使书报与视线保持在同一水平线上，避免颈椎过伸或过屈，行走时要保持躯干挺直，不宜步行过快，少上楼梯、爬坡。

（三）术后护理要点

1. 病情观察　强直性脊柱炎胸腰椎骨折病人对融合及稳定的要求高，固定范围广，病人手术创伤大，以及骨质疏松使术中出血较多，易发生血容量不足。因此术后生命体征监测是护理工作的重点，术后予持续心电监护，每15～30min记录血压、心率、心律、呼吸和血氧饱和度一次，特别注意血氧饱和度和呼吸的变化，必须保证血氧饱和度维持在95%以上，防止发生肺通气量不足，引起低氧血症。术后医嘱常规吸氧6h或根据病情需要延长吸氧时间。术后氧气吸入可增加动脉血氧含量，改善呼吸困难，嘱病人不能随意拔除鼻导管。

严密观察病人意识、面色、皮肤、黏膜变化，有无打哈欠、头晕等血容量不足早期征象。注意切口有无渗血、出血，观察引流液的量，记录尿量，评估出入量是否平衡。

2. 体位护理　术后绝对卧床休息，保持脊柱的稳定性非常重要。由于脊柱的后凸畸形致使病人不能平卧，仰卧时必须根据病人的生理曲度摇高床头保持自然体位，多数为半坐卧位，上半身垫适当高度的软枕，给予支撑，同时膝关节摇高15°～30°以防身体下滑保持舒适的体位；翻身时同时扶肩胛部及髋部轴向翻身，保持脊柱为一直线，避免上下扭转；侧卧位时将下腿伸直上腿屈曲，两腿之间垫以软枕，外踝垫水垫或啫哩垫，防止发生压力性损伤。

3. 并发症观察与护理

（1）伤口感染：病人因食欲减退、消瘦，常伴有不同程度的贫血，全身情况差，病人免疫力低下；局部软组织条件差，肌肉萎缩，加上此类手术难度大，手术时间长，易造成术后切口感染。遵医嘱使用抗生素，严格遵循无菌原则，保持切口敷料干洁，加强营养，严密观察手术切口局部情况，如有感染症状应及早处理。

（2）脑脊液漏：病人因胸腰椎应力骨折，致反应性骨痂形成，硬脊膜粘连，手术分离容易造成损伤，导致脑脊液漏。密切观察手术切口有无渗出及引流液的量、性状、颜色，是早期发现脑脊液漏的关键。同时观察病人有无头痛、头晕、恶心、呕吐等症状。一旦出现脑脊液漏，病人应取去枕平卧位或头低足高位，将负压引流改为普通引流，必要时夹闭引流管，及时更换敷料，保持床单清洁干燥，遵医嘱静脉应用抗生素及等渗盐水。

（3）神经系统损伤：病人椎体骨质疏松使术中出血较多，韧带的骨化使正常的骨结构变得难以辨认，这些均使手术的风险性增大，易造成脊髓神经损伤。此外，胸段脊髓对缺血及术中刺激的耐受性差，也是脊髓损伤的原因之一。硬膜外血肿可直接压迫脊髓，造成脊髓损伤，术中牵拉也可造成神经根水肿。上述原因均可导致双下肢麻木、疼痛、活动障碍及大小便障碍等一系列神经系统症状。术后密切观察脊髓神经功能，密切观察双下肢感觉、活动情况，观察肢体的温度、颜色，足趾的活动、感觉，观察排尿、排便情况，并及时记录。出现双下肢麻木、感觉减退、足趾运动障碍，或原有神经功能损伤进一步加重时，立即报告医生。

4. 其他护理措施　其他护理措施详见第六篇第三十章第二至七节相关内容。

5. 出院指导　出院指导详见第六篇第三十一章第一节相关内容。

（冯　岚　杨晓燕　张玉娴　陈　晏）

第三十九章 脊柱感染性疾病

脊柱感染是指特定病原微生物引起的椎体、椎间盘及椎体周围软组织的感染。脊柱感染通常发病隐匿，严重者会导致神经功能受损、脊柱畸形、瘫痪，甚至死亡。脊柱感染主要好发于老年人。近年来因免疫缺陷综合征和滥用静脉注射药物，年轻人发病率有上升趋势。

脊柱感染根据病原体类型可分为化脓性感染、肉芽肿感染、寄生虫感染。化脓性感染最常见的病原体是金黄色葡萄球菌，约占55%，肉芽肿感染的病原体有结核分枝杆菌、真菌、布氏杆菌、隐球菌等。除此之外，约有1/3的感染无法确诊其病原体。

根据感染原发部位不同，脊柱感染可分为椎体骨髓炎、椎间盘炎、硬膜外脓肿和椎旁脓肿。椎体骨髓炎最常累及腰椎，椎体、椎间隙的破坏能导致神经功能损害和脊柱失稳。若椎体感染未控制，可通过终板向相邻椎体播散。椎间盘炎通过血源性途径播散，葡萄球菌是常见病原体。硬膜外脓肿罕见，但具有高死亡率和致残率，可造成脊髓损伤。

根据感染途径不同，脊柱感染可分为血源性感染、直接接种感染、脊柱术后手术部位感染。其中血源性感染最常见，起始部位为椎体软骨终板下区域。直接接种感染发生率不高，主要原因是脊柱部位的侵袭操作，通常首发椎间隙感染，继而蔓延至邻近终板及椎体，导致椎体炎。脊柱术后手术部位感染因脊柱手术内置物的大量使用而呈上升趋势。

第一节 脊 柱 结 核

结核病是人类认识最早、最常见的传染病之一，它的病原体包括不同种类的结核分枝杆菌，我国菌型分布以人型菌（82.9%～95.4%）为主，少数为牛型菌（1.6%～7.5%）感染。结核分枝杆菌通过飞沫传播引起肺结核，通过血液或淋巴系统侵犯人体其他器官引起肺部以外的结核，即肺外结核。骨关节结核是最常见的肺外结核，占19.8%～26.5%。

脊柱结核占所有骨与关节结核的50%左右。在脊柱结核中，绝大多数发生在椎体，椎弓根结核仅占1%左右。在脊柱各节段中，以腰椎的发病率最高，依次为胸椎、腰骶椎、颈椎及颈胸椎。发病年龄以20～30岁最多，这正是女性生育及男子劳动强度最大的时期，体质较差者容易感染或病变加重及复发。

一、病因

脊柱结核为继发病，原发病为肺结核、消化道结核或淋巴结核等，经血液循环途径造成骨与关节结核。也有学者认为80%的脊柱结核为原发性病灶，且原发灶多无法找到。脊柱结核感染通常是由结核分枝杆菌引起的，但是任何种类的结核分枝杆菌都有可能引起该疾病。

脊柱结核以椎体结核较多见，因为脊柱结核的传播途径是血液传播或病灶直接扩散，且椎体主要为松质骨，滋养动脉为终末动脉，所以结核分枝杆菌更易停留此处。脊柱结核多数为单发，两处及以上病灶较少见。

脊柱结核可导致永久的神经损害和脊柱畸形。该病的发病率与人类生活环境及生存条件有直接联系。脊柱结核在营养不良和人口密度过高的发展中国家的发病率远高于发达国家。不同地区病人的发病年龄也各不相同，欧美等国主要见于成年人，亚洲、非洲等地区主要见于儿童。

二、临床表现

结核病可累及除了毛发和指甲外的几乎全身所有组织器官，而脊柱结核多由其他部位的原发结核播散或直接扩散而来，因此除了与脊柱相关的临床表现之外，还有复杂的原发灶的结核症状。

脊柱结核发病缓慢、病程较长，早期症状及体征不特异，晚期脊柱结核可导致一系列的并发症，因此，其症状表现极为多样化。

（一）全身症状

脊柱结核的全身症状主要为结核毒血症状，表现为午后低热、乏力、盗汗、食欲下降、体重减轻等。但在结核病病人中，有全身毒血症状表现的只占16%，其余表现出非特异性的全身或局部体征，无发热、盗汗或体重减轻等典型表现。有学者分析毒血症状不明显可能与生活水平的提高有关。

（二）局部症状

1. 疼痛　早期可出现疼痛，程度不等，持续性钝痛是脊柱结核的主要特征。背痛表现为深部的隐痛和钝痛。由于结核属慢性病，背部疼痛常很轻，多在劳累后加重，休息后可缓解，但不完全消失。病程长者，夜间也会疼痛。疼痛位置通常与疾病的部位相一致。颈椎结核则有颈项部疼痛、头颈部活动受限、病人喜用双手托住下颌以防震动等表现。胸椎和腰椎结核可有局限胸背部或腰骶部的疼痛，也可因刺激神经根而具有神经放射痛。

2. 活动受限　视病变部位不同，可发生相应的脊柱节段活动障碍。颈椎结核表现为颈部僵硬、斜颈、头颈转动受限或明显障碍，头不能抬起，眼睛不能平视，头颈部失去了正常的运动功能。胸腰段或腰椎结核的病人在站立或行走时，头与躯干向后倾斜，以减轻体重对患椎的压力。病人表现为拾物试验阳性（嘱病人弯腰拾物，可弯腰为正常，拾物时屈膝屈髋而不能弯腰者为阳性，多见于胸椎和腰椎结核）。胸椎的活动度很小，不易观察患椎活动受限的区域。

3. 畸形　由于相邻的椎体缘楔形破坏或椎体楔形压缩，脊柱的生理弧度发生改变，以向后成角畸形为多见。侧凸畸形少见。胸椎原已有后凸，病变时则后凸尤为明显，而腰椎后凸不明显。成角后凸的上下脊柱段常有代偿性前凸。

4. 叩击痛　叩击患椎棘突可引起疼痛。

5. 寒性脓肿与窦道　脊柱结核中期表现主要是寒性脓肿。脓肿通常不红、不热、有波动感，或积存于患椎的周围，或沿肌肉和软组织间隙流注到较远的部位，如腰三角、髂窝、腹股沟、臀部等，穿刺可抽出脓液和干酪样物质，以及结核肉芽组织。颈椎结核的寒性脓肿多见于颈前区和锁骨上窝，在脓肿压迫气管和食管时，可引起呼吸困难和吞咽障碍。

6. 脊髓受压症状 10%～47%的病人会在病程中出现神经损害的症状，包括下肢麻木乏力、瘫痪及括约肌功能障碍等，偶尔也可表现为坐骨神经痛和腰痛。胸椎结核发生脊髓压迫症状最常见。脊髓受压时，病人的病变平面以下部位的感觉、运动、腱反射及括约肌功能可有异常。胸椎及颈椎结核引起完全性截瘫，如不及时解除脊髓压迫，则预后不良。

三、治疗原则

脊柱结核的治疗也应遵循结核病的治疗基本原则，并按照加强营养、休息与制动、使用抗结核类药物、手术与康复疗法的顺序进行治疗。脊柱结核治疗的目的是消除感染，防止神经损害及脊柱畸形的发生。同其他肺外结核一样，脊柱结核的治疗须采取综合治疗的手段，才能达到最佳的治疗效果。绝大多数脊柱结核病人可以通过应用单纯抗结核药物或抗结核药物联合手术获得治愈。

（一）一般疗法

一般疗法包括营养支持、局部制动、中药治疗及心理治疗几个方面。

1. 营养支持 全身情况的好坏与结核的转归关系密切。脊柱结核为慢性消耗性疾病，病人大多有消瘦、贫血、低蛋白血症等表现，嘱病人应多补充蛋白质、维生素B及维生素C、高热量的饮食，增加食欲，增强抵抗力。尽量避免劳累，适当休息；并经常接受充足的日晒和呼吸新鲜空气。对于全身情况较差或行动不便者，应严格卧床休息。

2. 局部制动 是非手术治疗中的重要环节。适当的局部制动不仅可以保护病变部位免受进一步损害，预防或避免畸形加重，也可以减少因脊柱运动引起的局部疼痛和脊椎旁肌肉的保护性痉挛（即腰背僵硬），同时还能防止病变进一步蔓延，减少体力消耗。更重要的是，通过局部制动和佩戴支具，可以为脊柱提供一个相对稳定的力学环境，有助于结核病的治愈和恢复。但过多地卧床会增加病人的思想负担，影响食欲。动静结合治疗的原则优于以往强调的严格制动。

3. 颈围、腰围和躯干外固定支具 适用于病变已趋稳定或行手术治疗后该处尚未牢固愈合者。

4. 中药治疗 中医认为脊柱结核属于"骨痨""流痰"范畴。治法以温肾壮阳、益气健脾、滋阴养血、扶正祛邪、抗结核为主。

5. 心理治疗 因脊柱结核多病程较长，病人容易产生悲观、消极的情绪，所以应注意及时与病人沟通，了解病人的心理动向，继而辅之以心理疗法，促使其改善精神状态，增强战胜疾病的信心和对生活的向往，从而提高综合治疗的整体效果。经常采用的方法有心理分析疗法、暗示疗法及支持疗法等。

（二）药物治疗

不管是否需要进行手术，抗结核化疗都是脊柱结核治疗的一个重要组成部分。

1. 药物作用 目前的抗结核化疗一线用药有异烟肼、利福平、吡嗪酰胺、链霉素和乙胺丁醇。异烟肼和利福平对细胞内和细胞外的结核分枝杆菌都有杀灭作用。利福平对干酪组织中代谢缓慢的细菌有更强的杀灭作用。吡嗪酰胺仅对细胞内的结核菌或干酪组织内的结核菌起作用。链霉素只对细胞外结核杆菌起作用。乙胺丁醇对细胞内和细胞外的细菌均可产生抑制作用。

2. 药物不良反应　任何抗结核化疗药物都有可能产生毒性反应。毒性反应可导致化疗中止甚至危及生命。例如，利福平的不良反应是胃肠道反应和肝脏损害；异烟肼的主要不良反应是末梢神经炎、肝脏损害和精神症状。在联合应用异烟肼和利福平时，肝炎发生的概率是单纯应用异烟肼的4倍。链霉素的主要不良反应是听神经、肾功能损害及过敏反应；乙胺丁醇主要引起视神经炎；吡嗪酰胺主要不良反应是肝损害和胃肠道反应。用药过程中若出现眩晕、口周围发麻、耳鸣、听力异常、肢端疼痛、麻木、恶心、胃区不适、肝功能受损等症状，应及时停药及对症治疗，以免危及生命。

3. 用药注意事项

（1）及早用药：一旦确诊，即开始用药。

（2）联合用药：2种、3种甚至4种药物同时使用，以增强疗效、降低毒性、缩短病程。

（3）药量足，疗程够：初治者可选用2~4种药，量应足够大，连续用药。2~3个月后，病情改善则酌情减药、减量。6个月后，待病情稳定，再酌情减量，维持1~1.5年。

（三）手术治疗

脊柱结核手术治疗的目的是彻底清除病灶、重建脊柱稳定性、恢复神经功能和缩短疗程。手术方式根据病灶部位、椎体破坏程度、椎管受累及程度、脓肿的部位及大小选择不同的个体化术式。脊柱功能的重建是通过植骨或结合使用内固定来实现。早期稳定性主要通过内固定维持，后期主要依靠植骨融合。

1. 手术适应证

（1）脊柱结核有明显死骨或较大寒性脓肿。

（2）窦道流脓经久不愈。

（3）有脊髓压迫症或合并截瘫。

（4）病灶虽小，但长期治疗无明显改善者。

（5）后凸畸形需矫形者。

2. 手术禁忌证

（1）病人严重器质性疾病，体质虚弱，难以承受麻醉及手术打击的病人，如冠心病、房室传导阻滞、肝硬化、肾功能不全、出血性疾病、严重糖尿病等。

（2）有肺部等部位活动性结核病灶，未能被控制者。

（3）幼儿或病情较轻者。

四、护理要点

（一）术前护理要点

1. 心理护理　贯穿于治疗护理的全过程。脊柱结核病人因治疗时间长、手术大、费用高，存在着担心手术能否成功、效果是否好、是否会瘫痪、是否会传染给家人等顾虑，多数心理反应剧烈，表现为焦虑、恐惧、悲伤、抑郁、失助等负性情绪。护士要加强巡视病房,多解释、积极讲解药物治疗的重要性及副作用的观察,多鼓励,及时解决病人的心理生理需求,及时与家属做好有效沟通,为其讲解各方面的健康知识,共同讨论病人对手术的焦虑和感受,以及其所关心的问题,向病人及家属介绍成功的病例,使病人了解手术的必要性、可行性及安全性。向病人和家属讲解脊柱结核的发病原因和相关知识及注意事项,与传染性肺结核的区别,消除病人及其家属恐惧的心理。以解除病人的紧张、失助情绪,减轻心理恐惧,配合治疗,增强手术信心。

2. 体位护理 指导病人绝对卧床休息,且卧硬板床。胸椎、腰椎结核病人均有不同程度的中毒症状,局部因骨质破坏,椎体缺乏稳定性,术前应绝对卧床休息,其目的是减轻椎体压力,防止椎体进一步坏死,以利于病灶局限化;避免后凸畸形情况,避免发生截瘫;减少体力消耗,减少疼痛。同时严格执行正确轴线翻身方法。告知病人及家属绝对卧床的原因、必要性及轴线翻身的方法及意义,使病人及家属能够重视并积极配合治疗。

3. 化疗护理 结核手术前合理的药物治疗是取得良好疗效和避免病变复发的重要环节,抗结核治疗应早期、规律、足量、联合、全程,但因药物治疗的时间较长,而且还容易导致组织器官受到损害,因此很多病人不能坚持规律用药。护理人员要讲解相关的健康知识,治疗过程中与其多交流,针对病人存在的疑问进行解释,树立病人战胜疾病的信心。

用药期间需注意观察药物的用药效果及不良反应,告知空腹顿服可提高药物的治疗效果,使用利福平后唾液和尿液为橙红色,为正常现象,不必担心。告知药物治疗期间会有一定副作用,用药期间还需定期复查肝肾功能,若出现眩晕、口周围发麻、耳鸣、听力异常、肢端疼痛、麻木、恶心、胃区不适、肝功能受损等症状,应及时复诊,以便调整药物及对症治疗,不可私自停药或改药,以免影响疗效。

4. 改善营养状况 结核病是一种慢性消耗性疾病,应向病人讲解营养支持的重要性,保证必要的营养摄入,增强机体抵抗力,提高手术耐受力,促进疾病恢复和伤口的愈合。

(1) 饮食:饮食治疗也是贯穿于抗结核治疗的全过程的。有效的营养支持不仅能改善危重病人的体液免疫功能,还能改善细胞免疫功能。鼓励病人摄取高热量、高蛋白、高维生素饮食,注意膳食结构均衡、多样化,以及色、香、味,以增进病人食欲。每日热量应达到 2000~3000kCal,蛋白质 1.5~2g/(kg·d),保证牛奶、豆浆、鸡蛋、豆腐、鱼、瘦肉、蔬菜和水果的均衡摄入。

(2) 营养支持:若病人食欲差,经口摄入难以满足营养需要,可根据医嘱为病人提供肠内或肠外营养支持。

(3) 输血制品:对有贫血或严重低蛋白血症的病人,根据医嘱输入新鲜血制品或白蛋白,保持血红蛋白在 100g/L 以上。

病人因长期低热,盗汗,尤其是并发脓肿后,机体消耗增加;还因腹胀、便秘、长期卧床、情绪低落等原因导致食欲差,进食减少;还有些病人因经济状况较差,常在饮食上节省;部分病人尿失禁、大便失禁,为减少麻烦,自动节制饮食。这些情况都使病人的体质难以接受手术创伤,对手术后截瘫的恢复和结核病治愈极为不利。医护人员应及时向病人讲解合理饮食的重要性,指导病人食用易消化、富于蛋白质、高热量和纤维素的食物,可选择豆类、瘦肉、蛋类、麦片及新鲜的蔬果,避免吃刺激性的食物。保证必要的营养摄入,增强机体抵抗力,提高手术耐受力,有助于疾病治疗和伤口的愈合。

5. 其他术前护理措施详见第六篇第二十七章第二~五节相关内容。

（二）术后护理要点

1. 抗结核药物治疗的护理

（1）术后需要 12~24 个月的抗结核药物治疗，原则是早期、规律、全程、适量和联合用药；用药期间定期复查肝肾功能；保持充足的营养。

（2）观察抗结核药物的效果：用药后是否体温下降、食欲改善、体重增加、局部疼痛减轻及血沉正常或接近正常，如有上述改变，说明药物治疗有效。

（3）观察有无药物不良反应。同前述术前护理中"化疗护理"相关内容。

2. 疼痛护理

（1）环境和体位：保持病房整洁、安静、舒适、空气流通。疼痛程度较轻者，指导其采用合适体位、减少局部压迫和刺激，以缓解疼痛。

（2）局部制动：同前述术前护理中"体位护理"相关内容。

（3）合理用药：合理抗结核治疗，控制病变发展。疼痛剧烈时需进行疼痛评估，采取相应的措施，具体方法详见第四篇第十三章相关内容。

3. 体位护理 术后返回病房宜平卧 2h，以压迫伤口止血及减少麻醉后不良反应。平卧 2h 后可采取左右侧卧位交替变换，每 2h 翻身一次。有或怀疑脑脊液漏的病人应采取去枕或头低足高位，避免因颅内压降低引起头痛。

术后需卧硬板床，保持正确体位，维持脊柱的稳定性是获得良好愈后的关键。由于结核病灶清除，内固定的放置，手术操作脊柱节段多，脊柱稳定性受到破坏，虽有内固定器械，但强度仍欠缺，因此术后特别要注意保持正确体位及保护脊柱的稳定性。翻身时需两人同时操作，一般侧卧 30°~50°即可。注意保持脊柱水平直线位，避免扭曲、旋转。

翻身时采取轴线式翻身，背部及臀部各垫一软枕。在变换体位时要求头、颈、肩、背、臀部一起转动，保持脊柱在同一轴线水平位，使脊柱局部不弯曲、不扭转，肌肉达到完全放松，避免肩、臀分离，造成脊柱扭转性损伤。

4. 手术切口局部观察 观察手术切口有无红、肿、热、痛、波动感，警惕切口感染的发生。保持切口敷料清洁干燥，周围皮肤清洁，若有渗血或污染，应及时更换。保持切口引流管固定通畅，翻身时妥善固定，防止其扭曲或脱出；观察引流液的颜色、性状及量的变化；各种管道做好标识。

有持续切口冲洗者，应保持引流通畅，观察液体进、出是否平衡，如有异常及时报告与处理。

5. 胸腔闭式引流的护理 胸椎结核由于寒性脓肿的位置的特殊性，常会选择前路手术方式或前后联合入路手术方式，术后常带有胸腔闭式引流装置。胸腔闭式引流的目的是引流胸腔内渗液、血液及气体；重建胸膜腔内负压，维持纵隔的正常位置，以及促进肺的膨胀。

（1）应妥善固定引流管，避免扭曲、打折。指导病人深呼吸、咳嗽，并间断挤压引流管，保持引流管通畅。若水封瓶水柱无波动，需查明原因及时处理。

（2）观察病人呼吸情况，如发生呼吸困难应及时报告医生，并检查引流装置是否密闭，引流的切开处有无出血、气肿等。

（3）详细记录引流液的颜色、性状和量，一般术后 48h 夹闭引流管，如病人无不适，在夹管后24h可拔除引流管。

（4）更换水封瓶时严格无菌操作，需双重夹闭引流管，以防逆行感染，防止空气进入和漏气造成气胸。

（5）指导病人健侧卧位和平卧位为主，避免患侧卧位。翻身时注意防止胸腔引流管脱落。

（6）拔管后注意观察呼吸情况，有无胸闷、呼吸困难、切口漏气、皮下气肿等，警惕气胸的发生。如有异常，及时报告，及时处理。

6. 防止医源性交叉感染　脊柱结核病人经手术后，手术切口成为开放性伤口，结核菌可直接经空气传播，因此要做好消毒隔离工作。每日早晚进行病房通风换气1次，保持病房空气新鲜。做好病区管理，按规定时间进行探视，减少探视人数，降低交叉感染的风险。严格无菌操作，做好自我防护，同时向病人及家属讲解消毒隔离知识。

7. 功能锻炼　长期卧床者，非截瘫或脊柱不稳定的病人，应主动练习翻身、起坐和下床活动。鼓励截瘫和脊柱不稳定的病人做抬头、扩胸、深呼吸和上肢运动，以增强心肺的适应力和上肢的肌力，同时被动运动、按摩下肢及各关节，以防关节粘连、强直。早期需要佩戴支具，避免重体力劳动。

8. 其他护理措施详见第六篇第三十章相关内容。

（三）出院指导

出院后仍需注意营养，避免过度劳累，加强身体锻炼，保持愉悦心境。定期复查血沉及肝肾功能，每3个月复查一次X线或CT/MRI。

抗结核药物的化疗原则是早期、联合、适量、规律、全程用药。病人除术前行药物治疗外，术后还需继续用药一定的时间，用药护理同前述术后护理第1点。强调继续用药与疾病治疗、手术后治疗效果、防止复发的关系，使得病人及家属认识到遵医嘱继续用药的重要性，积极配合后续治疗。

在病情允许下可佩戴支具下地活动，掌握正确的起卧姿势，适当活动，注意休息，具体方法详见第六篇第三十章第一节第二点相关内容。继续加强营养支持，增强机体抵抗力。

第二节　化脓性脊柱炎

化脓性脊柱炎，又称化脓性脊柱骨髓炎。本病较少见，占所有骨髓炎的2%～7%，致病菌67%是革兰氏阳性球菌，其中金黄色葡萄球菌最为多见，占55%，其他如链球菌、白色葡萄球菌、铜绿假单胞菌等也可致病。该病可在各个年龄段发病，但主要见于老年人，在青壮年中常见于静脉毒品成瘾者，男女比例约2∶1。儿童感染集中在下段胸椎和腰椎，成人在各个节段都有发病，但腰椎多见，因腰椎体积较大及血流量多外，且与盆腔内血管与腰椎静脉系统交通支血管关系密切，约占1/2。胸椎次之，颈椎及骶尾段罕见。

本病虽然较少见，但病情严重，易因败血症或其他严重并发症而发生意外，因此应争取早日诊断，及早治疗。

一、病因

任何导致菌血症的情况都可以引起血源性的脊椎骨髓炎。化脓性感染主要来自以下 3 个途径。

（一）血源性感染

血源性感染多因全身某个病灶，如中耳炎、疖肿、毛囊炎等通过血液循环而抵达脊柱。此最为多见，且病情也较严重。

（二）邻近病灶感染

除椎旁化脓性炎症（椎旁脓肿等）由外向内侵蚀达椎管外，也可因盆腔内炎症，或泌尿生殖系统炎症通过盆腔静脉而达脊柱上静脉（两者之间无瓣膜）或静脉窦形成而感染，通过淋巴传播亦非常见。

（三）外伤后感染

除外伤如子弹贯穿所造成的继发感染，平日交通、工矿意外事故亦可发生，也可由脊柱手术、化学溶核、椎间盘造影及腰椎穿刺污染等引起。

（四）不明原因感染

仍有 37% 的病例的感染源不能明确。免疫抑制病人更容易发生脊柱感染，特别是伴有血糖增高、血管病变和外周神经疾病时，脊椎骨髓炎发生率增高。

二、临床表现

脊柱感染的临床表现取决于病原菌的毒力和机体的抵抗力。

（一）全身症状

除一般炎症性全身反应外，血源性者多起于菌血症或败血症后，因此常伴有高热、寒战，甚至昏迷等严重中毒症状，体温可达 40℃ 以上，一般持续 1～2 周。外伤性者全身症状多较轻。局部蔓延而来者，视原发灶情况全身反应不同而轻重不一，也可在不知不觉中发病。

（二）局部症状

局部症状与炎症来源类型相关，其中血源性者早期局部体征与症状多不明显，主要由于炎症性病变尚未完全局限于腰椎，加之全身反应剧烈而易掩盖局部症状，需详细询问，全面而仔细地检查；而局部蔓延型及外伤者则局部表现多明显。

1. 腰背痛　最常见为腰背部酸痛，以活动时显著。单纯椎骨感染者较为局限，如伴有椎管内感染时（或反应性病变），则可出现双下肢反射痛或其他根性症状。

2. 叩痛　多在早期出现，无论是直接叩击病变椎骨棘突处，还是纵向传导叩击均有较明显的疼痛。

3. 活动受限　也是早期出现症状，严重者甚至在床上翻身活动也感疼痛，且常伴有双侧椎旁肌痉挛，使脊柱处于保护性僵硬状态。

4. 其他 按感染途径，病程早晚，病变范围及机体反应等不同，可有乏力、食欲缺乏、腹痛、腹胀（腹膜后神经丛受刺激）等各种症状。

三、治疗原则

有明确诊断和病原菌的脊柱骨髓炎的治疗目的：清除感染灶；预防或减轻神经并发症；维持脊柱的稳定性；提供对抗感染所需足够的营养。

（一）保守治疗

脊椎骨髓炎的治疗通常首选保守治疗，包括选用恰当、足量、足疗程的抗生素和佩戴支具制动保护预防畸形。佩戴支具能够缓解疼痛、预防畸形、防止神经损伤。

1. 早期大剂量广谱抗生素 对本病转归及预后起决定性作用，应及早进行，并随时根据细菌培养结果和药敏试验及时调整抗生素的种类及用药方式。用药时间大多较长，一般不少于1个月。

2. 全身支持法 主要包括水电解质平衡、输血及其他增强机体体质的有效措施，鼓励病人进食高营养、高蛋白、易消化饮食。

3. 佩戴支具 局部制动是非手术治疗中的重要环节。通过局部制动和佩戴支具，可以为脊柱提供一个相对稳定的力学环境，有助于炎症的局限与治愈。

颈围、腰围和躯干外固定支具适用于病变已趋稳定或行手术治疗后该处尚未牢固愈合者。

（二）手术治疗

脊椎化脓性骨髓炎手术基本原则是彻底清除感染和坏死组织、脓肿引流、维持脊柱的稳定性，如出现脊髓受压的神经症状，需及时行减压手术。前路脊椎手术可直接达到椎体和椎间盘，方便清除感染灶和重建稳定性，适用于多数病例；后路手术方便脓肿引流和放置后侧内固定物。

有以下情况者可行手术治疗：

（1）神经系统改变。

（2）椎管内外空间改变，并且邻近椎体骨组织受损。

（3）脊柱形态改变，出现畸形。

（4）腰部可触及明显脓肿包块或者硬膜外出现脓肿。

（5）持续性疼痛（抗生素静脉滴注6周后，病人疼痛症状不减反而加重）。

（6）抗生素治疗效果欠佳及容易反复。

（7）难以确诊（手术方式和手术时机需要根据病人具体情况而定）。

四、护理要点

（一）生命体征的观察

化脓性脊髓炎临床表现常有高热及疼痛，护理人员要注意观察病人意识、体温、脉搏、血压等生命体征变化，如有异常及时给予相应的处理。严密观察体温变化，注意发热的过程、热型、持续时间、伴随症状。实施物理降温或化学降温后,评价降温的效果,观察降温过程中病人有无虚脱等不适表现。冰敷降温时,冰袋用干净的毛巾或软布包裹,避免发生冻伤。另外应在寒战、高热期抽血进行血培养,以提高细菌培养阳性率。

(二)疼痛护理

保持病房整洁、安静、舒适、空气流通。疼痛程度较轻者,指导其采取合适体位,减少局部压迫和刺激,以缓解疼痛;疼痛严重者,严格卧床休息,减少局部活动,行轴线翻身。必要时根据医嘱合理使用镇痛药,缓解疼痛,解除其痛苦。对症处理后观察疗效并记录。疼痛评估及处理措施详见第四篇第十三章相关内容。

(三)基础护理

1. 体位护理　感染急性期高热病人应绝对卧床休息、制动,以减少耗氧量,搬动时动作轻、稳,减少刺激,减少疼痛。

2. 保持病房适宜的温湿度,定期通风换气,保持空气清新和流通。病人大量出汗后,应指导或协助病人更换浸湿的床单、被褥和衣服,以保持皮肤的清洁及干燥,使病人舒适,防止皮肤继发感染。

3. 睡眠可增加食欲,保证病人足够的睡眠,改善营养情况。为病人创造安静的环境,合适的温度、湿度,必要时给予适当的镇静药物。

(四)合理用药

遵医嘱给予抗生素静脉滴注抗感染治疗原发病。抗生素应现配现用,以免降低疗效;注意药物配伍禁忌;合理安排用药时间,按计划滴入,以保持血液中抗生素的浓度。该病静脉用药时间长,应密切观察有无药物过敏、不良反应及毒副作用;注意保持静脉血管,观察有无静脉炎的发生;警惕发生双重感染。

(五)营养支持

化脓性骨髓炎消耗热量比较大,容易造成体质弱、贫血。若缺乏蛋白质,将影响组织修复,降低机体对感染的抵抗力。嘱病人应加强营养,合理的饮食调节,鼓励病人进食,以增强抵抗力,饮食以高蛋白、高热量、易消化的饮食为主,同时补充大量维生素。不能进食或进食少者,可采用鼻饲或静脉途径补充营养;必要时输入新鲜血纠正贫血,也可输入白蛋白、氨基酸等营养物质,提高机体免疫功能,减少并发症的发生,促进机体康复。鼓励病人多饮水,以补充大量水分,促进毒物和代谢产物的排出。

(六)术后护理

1. 切口冲洗　化脓性骨髓炎术后常留置引流管进行伤口持续冲洗。冲洗引流时注意引流管的接头部分要固定牢固。冲洗时需掌握适宜的药物冲洗速度。严格执行无菌技术操作,防止交叉感染。术后开始几天创面渗出较多,为避免血凝块堵塞引流管,冲洗液滴入的速度要稍快,并随时挤压引流管,保持引流管通畅。观察引流液的性质,正确记录冲洗液出入量,保持其出入量平衡。引流瓶应低于伤口,防止逆流。及时更换冲洗瓶和倾倒引流液,避免发生逆行感染。冲洗瓶上应有明显的标记，交班要清楚，以防误用于静脉。

注意切口敷料渗血、渗液情况，保持伤口敷料干洁，如有浸湿、污染、渗血等及时更换，保持床单位清洁，严格无菌操作，避免二重感染。

2. 其他护理措施详见第六篇第三十章、第三十一章相关内容。

第三节 感染性椎间盘炎

感染性椎间盘炎又称椎间隙感染，是一种可以侵及椎间隙或椎间盘的炎症。椎体间隙由椎间盘和前、后韧带构成，连接紧密，外源性感染在完整椎间隙不容易发生，但是一旦有外源性破坏时椎间隙感染容易引起。本病特征性临床表现为剧烈腰痛、相应节段神经根刺激症状和腰肌痉挛性疼痛。

一、病因

椎间隙感染分为原发性和继发性两种，原发性为无明显病因的椎间隙感染，目前国内外学者多认为是自身免疫反应所致。

临床上继发性椎间隙感染多见，多数因椎间盘手术或椎管内的操作之后继而发生椎间隙感染，此种椎间隙感染发生率为0.73%～4%。继发性椎间隙感染的致病菌以金黄色葡萄球菌和白假丝酵母菌最常见，其次还有铜绿假单胞菌、表皮葡萄球菌、大肠埃希菌、结核分枝杆菌等。

好发原因可能与以下因素有关：
（1）无菌操作不严格。
（2）术后经伤口感染，常见的为厌氧菌感染。
（3）血源性感染。
（4）术后残存破碎的椎间盘组织及血块。
（5）微创手术因切口小而使术后椎间隙血液及渗液不易引出和吸收，发生局部炎症。
（6）局部血液供应破坏，发生无菌性坏死。
（7）病人存在其他疾病，如糖尿病、营养缺乏、全身情况差、手术周边皮肤感染等。

二、临床表现

椎间隙感染特征性临床表现为阵发性痉挛性剧烈腰痛，相应节段神经根刺激症状和低热。

（一）疼痛

1. 椎间隙感染最突出的表现为腰肌痉挛性疼痛，可与体温升高同时发生，手术局部的脊柱节段疼痛加剧，且呈跳痛状，夜间较重，可向两侧下腹部、髋部、腹股沟区、会阴部和下肢放射。病人因剧烈疼痛常采取强迫体位，身体僵直，如"门板"状，翻身或稍有震动病人便会诱发痉挛性疼痛，疼痛到极处时甚至可产生精神症状，用较强的镇痛药才可镇痛。

2. 局部叩痛　主要由于炎性椎间隙受震动所致。

(二) 发热

起病多在手术后第 2~3 天，病人术后体温突然升高，多超过 38.5℃以上。严重感染者体温可骤升至 40℃。病人发热呈不规则型，下午和夜间较高。

三、治疗原则

椎间隙感染的治疗方法国内外一直存在争议，但多数人认为一旦怀疑椎间隙感染首先要积极行保守治疗，即严格卧床休息、支具固定、足量有效的广谱抗生素应用、对症治疗和营养支持等。保守治疗后 2 周病人症状不减轻或加重，以及实验室检查指标升高时，则应果断采取手术干预，缓解症状、清除感染灶，防止感染扩展造成严重后果。

（一）非手术治疗

(1) 严格卧床休息，以促进炎病的局限与消退。
(2) 局部制动，外固定支具保护，必要时行牵引治疗。
(3) 足量有效广谱抗生素应用。
(4) 对症治疗：剧烈疼痛给予镇痛药；腰痉挛给予止痉药和镇静剂；高热予降温等。
(5) 营养支持：嘱病人营养均衡，必要时予肠外营养支持。
(6) 其他：预防因长期卧床引起的并发症，如压力性损伤、肺部感染等。

（二）手术治疗

保守治疗后 2 周病人症状不减轻或加重、实验室检查指标升高时，则应果断采取手术干预，以彻底清除椎间隙内的炎性组织，反复冲洗，并局部应用高浓度的抗生素，同时应加强全身疗法。

四、护理要点

（一）心理护理

因为严重疼痛给病人造成巨大的痛苦，部分病人还会因对手术并发症的不理解，误以为手术失败，因此对医护人员产生不满情绪，甚至是敌对情绪，对医疗护理行为极不合作。此时医护人员应尽量理解病人的心理状态，早期发现病人的情绪变化，主动与病人交谈，耐心向病人及其家属解释疾病的治疗过程，关心、同情、体贴病人，生活上予以照顾，护理操作尽量争取在镇痛药起效后或在疼痛缓解期进行。对焦虑、紧张、情绪激动者，以稳定病人情绪为主。及时与医师沟通，给予针对性的心理疏导、安慰、关怀和体贴，使病人保持良好的精神状态，树立战胜疼痛的信心，取得病人的配合。

（二）其他护理

详见本章第二节第四点相关内容。

（冯 岚 杨晓燕 陈 晏）

第四十章 脊 柱 肿 瘤

第一节 概 述

脊柱肿瘤是指发生于脊柱的原发性和继发性肿瘤，占全身骨肿瘤的 6%～10%，原发性脊柱肿瘤的总体发生率约为 0.4%。绝大多数青少年脊柱肿瘤为良性，而中青年病人恶性肿瘤可能性大。各种类型的骨肿瘤几乎都可以在脊柱见到，如骨肉瘤、骨样骨瘤、动脉瘤样骨囊肿，而转移性骨肿瘤则占脊柱肿瘤半数以上。

脊柱肿瘤是一种危害性很大的疾病。由于肿瘤组织可直接破坏脊椎骨质，导致脊柱生物力学结构损毁，并常殃及脊髓、神经根等重要结构，造成神经功能障碍，故使脊柱肿瘤的致残率和致死率均较高。

脊柱肿瘤按其来源可划分为原发性和转移性。原发性肿瘤因其性质不同又可划分为良性和恶性。然而，由于肿瘤细胞学行为的差异及脊柱肿瘤生长部位的特殊性，无论用原发性或转移性的概念，还是用良性与恶性的概念，都难以准确描述脊柱肿瘤的实际危害和临床预后，除恶性程度以外，肿瘤在节段、侵犯范围大小及软组织或椎管受累情况等都是疾病转归至关重要的影响因素。

一、病因

脊柱肿瘤与骨肿瘤一样，其发病原因迄今不明，致病因素较为复杂，目前有以下五种学说。

（一）脊柱肿瘤的病毒学说

动物实验证明，病毒可诱发骨肉瘤。

（二）脊柱肿瘤的慢性刺激学说

物理因素中，凡发生电离辐射，如 X 线、镭、放射性同位素等，经体内或体外放射，均可导致肿瘤发生；长期接触 X 线（如在 X 线下进行骨折复位）可发生手指皮肤的恶性变，偶可诱发骨肉瘤；化学物质慢性刺激可发生癌变早已引起人们的注意，动物实验证明某化学物质（如甲基胆蒽）可诱发骨肉瘤。

（三）脊柱肿瘤的胚胎组织异位残存学说

强调因胚胎组织异位或残存，经某种刺激后向肿瘤转化；胚胎脊索组织残存可发生脊索瘤，胚胎软骨组织残存，可产生软骨肿瘤。

(四)脊柱肿瘤的基因(遗传)学说

正常细胞基因发生改变产生肿瘤,瘤细胞继续增殖,且将其生物特性遗传。临床所见遗传性多发性外生骨疣即具有遗传性。

(五)脊柱肿瘤的恶变学说

良性骨肿瘤及瘤样病损,如良性成骨细胞瘤、软骨瘤、骨软骨瘤等肿瘤可恶变为肉瘤,纤维异常增殖症及瘤样病损等亦可恶变为肉瘤。

二、临床表现

(一)疼痛

背部疼痛通常是脊柱肿瘤的最初症状,有时是病人就诊的唯一症状。疼痛主要是由于肿瘤侵犯局部组织造成组织内张力增高所致。当肿瘤侵及邻近神经根时则可出现相应神经根支配部位的疼痛。脊柱肿瘤引起的疼痛通常是持续性的,与运动无关,在休息和夜间时加重。

(二)神经功能障碍

除疼痛外,神经功能障碍是脊柱肿瘤最常见的临床症状。主要由肿瘤组织压迫脊髓或神经根所引起,少数情况源自肿瘤(如瘤栓)造成的脊髓血液循环障碍。

(三)局部肿块

局部肿块多见于位于脊柱后方结构上的较大肿瘤,可于背部看到皮肤和软组织隆起并触及包块。转移性肿瘤很少出现肿块。

(四)脊柱畸形

可由于肿瘤造成的局部神经根刺激出现脊柱侧弯,也可由于椎体病理性骨折而出现脊柱后凸。

(五)全身恶病质

与其他系统恶性肿瘤一样,在脊柱肿瘤晚期出现消瘦、乏力、贫血及低热等全身消耗症状。

第二节 脊柱原发性肿瘤

脊柱原发性肿瘤除骨髓瘤外并不常见,其症状和体征经常与退行性脊柱疾病很相似。原发性骨肿瘤的总体发生率约0.4%。绝大多数良性脊柱肿瘤发生于10~30岁,而30岁以上的病人恶性骨肿瘤的可能则更大。良性肿瘤多累及椎体后方结构,而恶性肿瘤多累及椎体。

原发性肿瘤的转移播散过程：原发肿瘤在原发部位增生，早期阶段开始肿瘤内血管形成或者血管生发，然后肿瘤细胞就会从相邻的细胞分离，再侵入附近的正常组织。它会寻找进入血液和（或）淋巴系统（内侵机会），附着在靶器官的毛细血管上。转移的肿瘤细胞就会爬出血管壁（外侵），侵入靶器官的组织中，最后可能形成转移性瘤结节。

一、良性肿瘤

发生于脊柱的良性肿瘤约占全身良性肿瘤的 8%，根据不同资料的统计，在所有脊柱肿瘤（包括转移性肿瘤）中，20%～40%为原发性良性肿瘤。60%的良性脊柱肿瘤发生于20～40 岁人群，但发生于骶骨的肿瘤例外，骶骨肿瘤以恶性居多。原发性脊柱肿瘤的另一特点为良性肿瘤多位于脊椎后方，而位于脊柱前方者则以恶性居多。

（一）骨样骨瘤

骨样骨瘤可见于全身骨骼，发生于脊柱者约占 40%，多见于 20～30 岁人群，发病以男性较多。肿瘤绝大多数位于脊椎后方，鲜见于椎体者。发生节段以腰椎最多，其次为颈椎和胸椎。骨样骨瘤生长为非侵袭性，一般直径<2cm，直径>2cm 者为骨母细胞瘤。

1. 临床表现　80%以上病人以疼痛为主要症状，疼痛以夜间为重，严重时可使病人痛醒。因肿瘤常位于椎弓与关节突部位，故除背部疼痛外，部分病人可出现神经根性疼痛。约 1/3 的病人可出现脊柱侧弯，其特点为痛性、进展性、脊柱僵硬，但一般不伴旋转。肿瘤多位于侧弯的凸侧。

2. 治疗　对症状不缓解或脊柱侧弯逐渐加重者应行手术切除。疼痛消失可视为治疗有效的标志。对于存在脊柱侧弯者，术后不一定能够得到恢复。

（二）骨母细胞瘤

骨母细胞瘤约占所有脊柱肿瘤的10%。与骨样骨瘤相仿，20～40 岁病人多见，男女发病比例为 2∶1，几乎所有病变均发生于椎弓根和脊椎后方结构，可累及相邻的两节脊椎。好发部位依次是颈椎、腰椎、胸椎和骶椎。肿瘤一般直径>2cm。

1. 临床表现　局部疼痛及神经根性疼痛为最多见。
2. 治疗　在可能的情况下进行广泛性手术切除是治疗骨母细胞瘤的适宜选择。骨母细胞瘤对放射治疗敏感性低，一旦复发，手术切除仍应作为主要治疗手段。

（三）骨软骨瘤

骨软骨瘤是最常见的原发性良性肿瘤之一。年轻人多见，20 岁以下病人占 1/2 以上，男性发病为女性的 3 倍。脊柱骨软骨瘤一般生长于脊椎附件部位，发生于颈椎和上胸椎达90%以上，发生于腰椎和骶椎者不足 10%。

1. 临床表现　发生于颈椎和上胸椎者多因脊髓及神经根压迫而出现相应症状，而发生于腰椎和骶椎者常因未引起症状而难以得到早期诊断。少数病人也可因无痛性包块为最初症状。

2. 治疗　出现临床症状可行肿瘤切除。切除范围包括与肿物相连的部分正常骨组织。骨软骨瘤恶变率不足 1%，原肿物突然迅速增大或软骨瘤>1cm 则提示有恶变的可能，应积极行手术切除。

（四）血管瘤

血管瘤比较常见，发生率可高达10%以上。血管瘤可以生长于整个脊柱，但在下胸椎和上腰椎相对较多。血管瘤可累及单节或多节脊椎，以发生于椎体者占大多数，10%～15%发生于脊椎后部结构，多为侵袭性病变。偶可见硬膜外海绵状血管瘤，其可造成脊髓损害。

1. 临床表现　大多数血管瘤并无临床症状。少数可引起疼痛，侵袭性血管瘤或病变椎体出现病理性骨折时可造成脊髓或神经根损害症状。

2. 治疗　大多数血管瘤不需要治疗。对少数出现症状的病例可进行放疗、血管栓塞、椎体成形手术治疗。

（五）动脉瘤样骨囊肿

所有动脉瘤样骨囊肿中约20%发生于脊柱。发病以20岁以下年轻人居多，男性略多于女性。动脉瘤样骨囊肿多位于脊椎后部结构，少数可位于椎弓根及椎体。

1. 临床表现　95%以上以背部疼痛为主要症状，有时可影响脊髓或神经根，并引起相应症状。多数起病缓慢，少数可伴随背部包块和脊柱侧弯等表现。

2. 治疗　动脉瘤样骨囊肿对放射治疗比较敏感，约50%的病人可经放疗得到良好疗效。经放疗未能获得预期效果者，应行手术进行病灶刮除及植骨。对于发育未成熟者，还应考虑单节段融合手术。

（六）嗜酸细胞性肉芽肿

嗜酸细胞性肉芽肿是一种瘤样病变，多发病于10岁以下儿童，可单发或多发，男女之比为2:1。全身骨均可发病，而发生于脊柱者约为10%。

1. 临床表现　脊柱患部疼痛及活动受限为多见症状，少数可由于病变组织压迫或局部脊柱后突等因素影响脊髓及神经根而引起相应症状，一般不严重。

2. 治疗　经确诊后，可行制动并观察随访。不少病人经过一段时间后可自愈，扁平椎体高度可部分恢复。因病人多为儿童，手术应慎重。

（七）巨细胞瘤

巨细胞瘤为最常见的原发肿瘤之一，占全身骨细胞瘤的10%左右，占脊柱原发性肿瘤近20%。该肿瘤以溶骨性病变为主，一般被归为良性，但其破坏骨皮质及周围软组织，具有侵袭性等恶性肿瘤特征。巨细胞瘤可累及脊柱各个节段，以侵及骶骨者相对较多，脊椎前后部结构均可受累，部分病例仅见椎体病变。据报道，巨细胞瘤有出现转移或转变成骨肉瘤的可能性，然而发生率较低。

1. 临床表现　疼痛为最常见症状，因肿瘤侵及椎管引起脊髓及神经根损害症状者也不少见。

2. 治疗　边界外切除为治疗巨细胞瘤比较可靠的方法。巨细胞瘤对放疗敏感。手术前或手术后行放疗也有利于减少肿瘤复发。手术前进行肿瘤血管栓塞则可减少手术中出血。

(八) 骨纤维异常增殖症

骨纤维异常增殖症也称骨纤维结构不良，一般被归类于瘤样病变。病变多发生于四肢长骨，少数发生于脊椎，位于颈椎者常累及上颈椎。该病好发于青少年，个别病例可恶变。

1. 临床表现　多表现为轻度疼痛，病程一般较长，也可因病理骨折影响神经而出现相应症状者。

2. 治疗　一般行病因刮除及植骨即可。对少数复发者，可再次手术。

二、恶性肿瘤

脊柱原发性恶性肿瘤多见于40岁以上病人，多发生于椎体。

(一) 骨肉瘤

骨肉瘤也称为成骨肉瘤，原发于脊柱者占全身骨肉瘤的2%～3%。10～20岁青少年好发，发病率男性略高于女性。肿瘤侵犯椎体者占95%，也可侵及脊椎附件结构。

1. 临床表现　开始为间歇性局部疼痛，随病情进展，疼痛转为持续性，并出现脊髓或神经根受累症状。患病局部可有叩痛，常伴有乏力、消瘦、低热及贫血等全身症状。

2. 治疗　骨肉瘤对放疗及化疗均较敏感，可作为基本治疗。边界外切除可使治疗效果提高，而采取病变内切除的方式很容易造成肿瘤局部复发。

(二) 软骨肉瘤

软骨肉瘤是发生于软骨细胞的恶性肿瘤，恶性程度不一。脊柱各个节段均可发病，椎体及附件均可受累。其多为成年人发病，男性多于女性。

1. 临床表现　局部疼痛，脊髓、神经受累症状。

2. 治疗　彻底性切除术是软骨肉瘤治疗最有效的手段。鉴于软骨肉瘤切除后容易复发的特点，力求以广泛性边界外切除的方式进行手术，对于降低复发率具有实际意义。于手术前、手术后辅以放疗或化疗，可能有利于提高疗效。

(三) 脊索瘤

脊索瘤起源于胚胎时期残留的脊索组织，均发生于中轴骨。脊索瘤为常见的原发性脊柱肿瘤之一，可发生于脊椎各个节段，但以发生于骶骨和上颈椎者居多。该病多见于中老年人，但发生于儿童者常具有更强的侵袭性。男性发病略多于女性。脊索瘤可发生血行转移，但发生率很低。

1. 临床表现　起病缓慢，位于骶骨者可先出现伴有轻度疼痛的局部肿物，直肠指诊可触及骶前肿物。随肿瘤生长及对骶神经的影响可出现相应症状。位于上颈椎者早期多出现局部疼痛和颈部活动受限，当肿瘤侵及椎管后可出现脊髓压迫症状。

2. 治疗　迄今，手术切除仍然是脊索瘤最有效的治疗方法，但脊索瘤是一种复发性很强的肿瘤，行病变切除后的复发率较高。因此，发生于骶骨者应争取行肿瘤的整块切除，发生于其他部位者，应力争行肿瘤的边界外切除，以减少肿瘤的复发机会。脊索瘤对放疗似不敏感，但近年来不少临床研究则显示，放疗有明显疗效，手术结合放疗可提高脊索瘤的 5 年生存率。

（四）浆细胞性骨髓瘤

浆细胞性骨髓瘤是骨髓浆细胞的单克隆性瘤样增殖，通常为多中心性，能最终浸润到全身各个器官。浆细胞性骨髓瘤是第一好发的原发于骨内的肿瘤，起源于骨髓造血细胞，一般为多发性，单一部位发生病变者仅为 3%～5%。骨髓瘤发病以 40～60 岁人群居多。于脊椎发病者占全身发病的 15%，胸及腰椎为好发部位，几乎不发生于骶骨。

1. 临床表现　最常见的症状是骨痛，程度和持续时间不尽相同，可以向脊柱和前胸放射。最初的症状通常是下腰部和髋部疼痛，有时可以伴有神经症状。椎体压缩性骨折后肿瘤会进入椎管，引起脊髓和神经根受压。50% 以上的病例伴有贫血、异常出血倾向、乏力、消瘦等全身症状。

2. 治疗　化疗是治疗本病的基本方法，疗效明显。鉴于骨髓瘤本质上为多发性，化疗应视为基本治疗。对于脊柱骨髓瘤，放疗也能获得较好疗效，而对于出现脊髓和神经损害症状者，则应积极行手术清除肿瘤组织，术后再辅以放疗、化疗。

三、治疗原则

脊柱肿瘤的治疗同其他部位的肿瘤一样，应遵从早期发现、早期诊断、早期治疗的原则。目前，除部分转移瘤外，多数脊柱肿瘤仍以手术切除为主要的治疗方式。但任何单一治疗手段都有不足之处，难以彻底治愈肿瘤，特别是恶性肿瘤。因此，对脊柱肿瘤的治疗应遵循多学科综合治疗的理念，有计划、合理地应用现有的治疗手段，达到提高治愈率、减少复发和转移；延长无瘤生存期和总生存期；减少不必要的组织结构损害和相关不良反应；提高病人生活质量；获得最佳治疗成本效益的目的。

（一）非手术治疗

与全身其他系统的肿瘤一样，彻底治疗脊柱肿瘤，并预防其发生和复发，需放疗、化疗、免疫治疗、生物治疗等各治疗手段相结合，而绝非外科手术一种方法所能完成的。

1. 放疗　分为外照射和近距离放疗两种，其原理都是利用放射线电离辐射的生物学效应来"杀死"肿瘤细胞。

放疗可以单独使用，也可和外科手术联合使用。术前放疗的目的是缩小肿瘤侵袭范围和体积，使某些不能手术的病例可以手术治疗；使血管栓塞，减少术中出血；降低肿瘤细胞活性，减少术中操作带来的肿瘤种植和转移。术中放疗的目的是杀伤残存的肿瘤细胞，避免或延缓术后肿瘤复发。放疗也具有镇痛作用，有效率达 60%～80%。

放疗适应证：对放疗敏感的肿瘤类型；手术切除困难，肿瘤术中未能完全切除者；失去手术治疗机会的病人；多发转移瘤、机体无法耐受手术者；以及小的复发性肿瘤病人。

2. 化疗　是利用化学药物杀死肿瘤细胞、抑制肿瘤细胞生长、促进肿瘤细胞分化的一种全身性治疗手段。化疗对于肿瘤原发病灶、转移灶及微小转移灶均有治疗作用。

全身化疗的作用：降低肿瘤分期，使手术方便顺利；晚期不能手术的可以化疗，控制全身转移，使病人带瘤生存，延长生存期；手术前、中、后应用化疗，提高手术这一局部治疗效果；杀死全身的微转移灶，避免远处转移；综合治疗的一部分。

3. 疼痛治疗 疼痛是脊柱肿瘤最常见，也是令晚期恶性肿瘤病人最痛苦的症状。晚期恶性肿瘤病人中至少80%伴有疼痛，其中50%属于剧烈疼痛，30%为难以忍受的疼痛。剧烈持续的疼痛严重影响肿瘤病人的生活质量、身体状况和治疗信心，降低病人生存率和生存时间，同时也给病人家属带来了很大的痛苦和负担。因此无论作为综合治疗的一部分，还是出于人道主义、临终关怀的需要，都应该积极、安全、有效地控制脊柱肿瘤所引起的疼痛。

脊柱肿瘤源性疼痛的药物镇痛遵循的是WHO推荐的三阶梯疗法，即根据疼痛程度由弱到强，按阶梯式选择镇痛药物。

（二）手术治疗

主要目的是彻底切除肿瘤组织并建立脊柱的长久稳定性，最终使病人得到治愈；保持或恢复脊髓及神经根功能，并有效延长病人的生存期；减轻痛苦，改善病人生存质量。

脊柱肿瘤手术分为开放手术和微创手术两类。手术指征应以病人全身状况能够耐受手术作为前提。

第三节 脊柱转移瘤

能在远离原发病灶的身体其他部位产生转移病灶，是癌症最显著的特点。每年数以百万的新诊断癌症病例中，约2/3的癌症病人将出现转移。各种原发肿瘤的最常见转移部位是肺和肝，骨骼系统是第三常见部位。脊柱是骨转移的最常见部位，约70%病例的转移病灶位于胸椎或胸腰椎，腰骶节段转移占22%，颈椎占8%。病人可能发生脊柱病理性骨折，以及有症状的脊髓压迫伴神经受累。最常见的脊柱转移原发病灶位于乳腺、肺、前列腺和肾。多数转移病人年龄在50～60岁，无明显性别差异。

一、病因

恶性肿瘤有4条转移途径：动脉血流、直接扩散、淋巴转移和静脉转移。

动脉系统内的瘤栓经由滋养动脉进入椎体，是肺癌常见的转移方式之一，也是前列腺癌的潜在转移方式。位于后腹膜和纵隔的肿瘤组织可在扩张过程中直接侵袭椎体。

经静脉系统是最常见的脊柱转移途径。发育良好的静脉系统连接椎管内缺少瓣膜的硬膜外静脉丛，是发生转移栓塞的潜在原因。腹内压增高时血液被引流至硬膜外静脉丛，也提供了发生椎体转移栓塞的潜在途径。椎体是最常见的转移播散部位，较后方结构受累风险高出20倍。

脊柱转移病灶常位于椎体，表现为溶骨或成骨性。溶骨性脊柱转移瘤可能造成椎体塌陷和脊柱不稳，而成骨性肿瘤较少导致椎体完整性缺失或脊柱畸形。一般认为椎间盘可抵御转移病灶的侵袭。

二、临床表现

脊柱转移瘤可能在较长时间内无临床症状，且36%病人的转移病灶为偶然发现。局部疼痛是转移性最常见的始发症状，在96%的转移病例中均存在疼痛。

脊柱转移瘤的核心临床症状为缓慢进展的持续性和局限性背部疼痛，静息状态和夜间疼痛加重。

其他相对少见的临床表现包括神经根痛（单侧或双侧），咳嗽、躯体移动（不稳定）时疼痛加重，脊髓受压导致的脊髓病症状。

仅有5%的病人，疼痛与神经功能障碍有关。颈椎和腰椎转移病人出现疼痛与进展为神经功能受损的间隔时间较长（可达 6 个月），但胸部转移病人在始发症状出现后不久即可并发与之相关的典型神经学改变。

三、治疗原则

脊柱转移瘤根据转移来源及其肿瘤细胞生物学特性，在危害程度和临床转归方面存在较大差异。对于不同类型的脊柱转移瘤，或虽然类型相同但处于不同时期的脊柱转移瘤，在治疗方法的选择上也不尽相同。

但治疗的总体目标是缓解疼痛，逆转或预防神经功能障碍，恢复脊柱稳定性，矫正脊柱畸形，治疗疾病和改善生活质量。

制订治疗目标时应尊重现实情况。对有症状的转移病灶可采用多种治疗方法，包括激素治疗（内分泌激素、糖皮质激素）、化疗、放疗和手术治疗。对大多数病例而言，合并应用多种方法才是最佳选择。

（一）放疗

大多数转移性脊柱肿瘤对放疗比较敏感。放疗通过减少肿瘤血运、直接杀伤肿瘤细胞等作用使肿瘤体积缩小，减轻由肿瘤软组织团块对脊髓和神经根所产生的压迫或刺激，从而使疼痛与神经损害症状得到不同程度的缓解。

（二）化疗及激素治疗

不少脊柱转移瘤对药物具有较高敏感性，如乳腺癌、肺癌转移等，对这类肿瘤应积极发挥化疗的作用。某些肿瘤则对激素治疗比较敏感。

（三）手术治疗

对于原发肿瘤已得到很好控制，而脊柱转移瘤仅局限于单一部位者，仍不应放弃彻底切除肿瘤的机会。选择手术治疗的其他指征包括病理性骨折造成脊柱不稳和畸形、疼痛无法控制及椎管内侵占者；对化疗不敏感的脊柱转移瘤，如消化道或肾来源的转移瘤等；已做过放疗、化疗或其他辅助性治疗神经损害症状仍继续加重者；脊柱有潜在不稳定倾向者；需切开活检者。手术方式有如下几种。

1. 经皮椎体成形　椎体成形术最初用于治疗椎体血管瘤，现在手术适应证已扩展至骨质疏松导致的椎体骨折和脊柱转移性肿瘤。手术目的是缓解疼痛和稳定椎体，以免塌陷加重。

2. 椎板切除减压　由于转移病灶通常起于椎体，在硬膜囊前方或侧方产生硬膜外压迫，因此很少单纯行椎板切除减压。但当肿瘤位于椎体后方结构，从后面压迫硬膜囊，或多节段椎体受累，无脊柱不稳，或肿瘤分期较高，截瘫进展迅速时可考虑不做固定，行单纯后路减压。

3. 肿瘤切除和脊柱固定　与椎板切除减压相比，转移瘤切除和脊柱固定可达到神经减压，切除/减灭转移灶，恢复脊柱的正常力线，重建脊柱稳定性的治疗目标。

第四节　脊髓肿瘤

脊髓肿瘤亦称椎管内肿瘤，是指生长于脊髓及与脊髓相近的组织，包括神经根、硬脊膜、血管、脊髓及脂肪组织等的原发性或继发性肿瘤。在原发性中枢神经系统肿瘤中，脊髓肿瘤占10%。

脊髓肿瘤可为髓外肿瘤和髓内肿瘤。髓外肿瘤位于硬膜内，但却在脊髓外，约占65%，其中约80%的髓外肿瘤为脊膜瘤和神经鞘膜瘤（神经鞘瘤和神经纤维瘤），15%的髓外瘤是位于马尾区域终丝的室管膜瘤，剩下5%是一些较罕见的肿瘤，如神经节细胞瘤、转移瘤和肉芽肿。髓内肿瘤位于脊髓内，比较少见，大部分生长缓慢。约70%的肿瘤位于颈段脊髓或上胸段脊髓。

常见的髓外肿瘤有脊膜瘤、神经鞘膜瘤、终丝室管膜瘤和神经节细胞瘤等；髓内肿瘤有室管膜瘤、星形细胞瘤（恶性神经胶质瘤少见）、成血管细胞瘤和其他转移瘤等。

一、病因

脊髓肿瘤尚无清楚病因，推测并非单一病因所致，可能与遗传、外伤及环境关系密切。脊髓肿瘤仅10%起源于脊髓内神经细胞，2/3是脊膜瘤和神经鞘膜瘤（亦称施万细胞瘤），两者均为良性肿瘤。恶性脊髓肿瘤包括胶质瘤和肉瘤，起源于结缔组织。神经纤维瘤是神经鞘瘤的一种类型，可以由施万细胞和其他周围支持细胞发生。

最常见的脊髓转移瘤常起源于肺、乳腺、前列腺、肾、甲状腺。淋巴瘤也可扩展到脊髓。

二、临床表现

由于脊髓有很好的适应性，所以生长缓慢的肿瘤其主要特征为其所引发的症状和体征存在的长期性。症状和体征的出现可以是长期而隐匿的，但也可由于室管膜瘤和海绵状血管瘤的出血而突然出现。突然发病伴蛛网膜下腔出血只是脊髓肿瘤的少见表现，可出现在神经细胞瘤、海绵状血管瘤和室管膜瘤等。

一般来说，髓内肿瘤可导致节段性功能障碍，而髓外肿瘤可导致根性功能失常和节段性功能障碍。两类肿瘤在终末期均可引发纤维束症状和体征。早期躯体单侧或呈不对称的症状或体征提示肿瘤位于脊髓侧面。

脊髓肿瘤主要症状为疼痛及神经功能障碍，表现为：
（1）某部位渐进性的疼痛（颈部僵硬或背痛）。
（2）静息痛（夜间痛）。
（3）神经根型或脊髓型疼痛。
（4）非疼痛性感觉功能障碍。
（5）运动功能减弱（步态不稳）。

(6) 动作迟缓及运动失调。

(7) 括约肌功能障碍（通常为泌尿生殖系统的括约肌，其次为肛周括约肌）。

节段性痛或脊髓性痛（非根性的，弥漫无法描述的）可以是持续性的，放射到整个下肢或躯体一侧，但不影响运动功能。

三、治疗原则

脊髓肿瘤目前唯一有效的治疗手段是手术切除。对所有良性脊髓肿瘤，外科手术治疗的目的为完整切除。而对于不能切除的恶性神经胶质瘤的治疗目标为减少瘤体并保存功能。

而非手术疗法有放疗、化疗、血管内介入栓塞术等。

第五节 护理要点

一、心理护理

80%以上的肿瘤病人对于患病情况、临床治疗方案等相关内容均不了解，担心病情加重或手术风险，加之如为恶性肿瘤则发展较快，局部疼痛明显，病人均有不同程度的抑郁、恐惧、焦虑和情绪低落等不良情绪，甚至绝望使其失去生活的信心，因此，护理人员要加强与病人的沟通，认真聆听病人倾诉，适时对具有不良情绪病人进行心理疏导。向病人详细介绍脊柱肿瘤的患病机制、典型临床症状表现及具体的治疗方案、手术流程和术后临床效果等，丰富病人对于脊柱肿瘤相关知识的了解，从根本上缓解病人的不良情绪，提高其治疗依从性。适时鼓励关心病人，向病人介绍脊柱肿瘤治疗的成功案例，帮助病人树立战胜疾病的信心。沟通时护理人员要充分考虑病人的家庭背景、文化水平程度及理解能力，尽可能降低医学专业术语的使用，使病人能够听懂并理解，使其正确面对疾病及手术，病人有能力、有信心正视疾病，增强战胜疾病的信心。对不知情的病人必要时实施保护性医疗措施。

二、疼痛护理

疼痛是脊柱肿瘤的主要表现，强烈的疼痛折磨着病人身心。护理人员要通过询问沟通和疼痛评估，明确病人的疼痛程度，具体方法同第四篇第十三章相关内容，根据评估的情况给予病人缓解疼痛的护理，如摆舒适体位、聊天、看电视或听音乐等方式转移注意力；对于疼痛难忍的病人，必要时可遵医嘱给予药物镇痛。使用镇痛药物后需观察用药后效果及不良反应。

三、营养支持

由于肿瘤和手术创伤使机体消耗大，化疗和精神压力使得病人食欲差，病人的营养状况通常处于较低水平，导致贫血和低蛋白血症等营养不良，表现为皮肤弹性差、脱水、体重减轻等。营养不良会影响病人对手术的耐受能力、切口愈合能力和机体恢复。需向病人解释营养支持的重要性，针对具体情况，指导进食高蛋白、高热量、丰富的维生素类食物；

多进食香菇、菜花、大蒜、银耳等抗癌食物,让病人保持良好的营养状况。对食欲差、消瘦、贫血、水电解质平衡紊乱者,可请营养科会诊,根据病人病情配置营养液,补充机体营养物质。必要时选择肠外营养支持。

四、生命体征监测

因肿瘤组织血运丰富,出血、渗血较多,而在椎体前方钝性剥离时,容易损伤大血管,且后路植入椎体间钛网时也可能引起椎旁静脉丛破裂大出血,导致血容量不足,而低血容量常会影响脊髓功能的恢复,因此,监测生命体征是护理工作的重点。术后给予持续心电监护,密切观察意识、血压、脉搏、呼吸等生命体征变化;观察切口引流液的量、性状、颜色并记录;观察病人的面色、皮肤黏膜色泽和尿量,评估24h出入量是否平衡,有无恶心、哈欠、头晕等血容量不足的早期征象,及时发现,及时处理。

五、脊髓功能观察

脊柱肿瘤手术由于瘤体的不规则造成局部组织的破坏与压迫不同、肿瘤对骨质破坏的不一致性,导致手术方式及入路均需个性化设计,为达到彻底切除肿瘤,使脊髓、神经充分减压的目的,在手术切除脊柱相邻组织结构时,极易对脊髓或邻近神经组织结构造成牵拉、震荡损伤,导致脊髓、神经根水肿,引起双下肢麻木、疼痛、活动障碍及大小便功能障碍等一系列神经系统症状。术后应密切观察双下肢末梢血运,肢体温度、颜色和足趾的感觉活动情况,评估病人四肢感觉运动是否存在,与术前相比较,询问病人感觉、运动恢复情况。若出现下肢麻木或感觉消失,肌力减退或运动消失等情况应及时报告医生。

六、脑脊液漏的观察

脊柱肿瘤,尤其是髓外硬膜内肿瘤切除,手术过程中常出现脑脊液漏。具体观察护理详见第七篇第三十五章第五节第二点(四)-2。

七、放疗的护理

放疗就是通过放射线(X线或γ射线等)的电离辐射直接对肿瘤组织进行照射,达到杀灭肿瘤细胞,治疗肿瘤的作用。放疗是现代肿瘤治疗的重要手段之一,具有适用范围广、过程简单、无痛、副作用少等优点,被广泛应用于恶性肿瘤的治疗。在治疗期间,放射照射范围之内的皮肤因射线照射会出现红、肿、热、微痒、皮肤变黑或脱屑等症状,告知病人需注意下述几项。

(一)保护皮肤

保持皮肤清洁干燥;禁用碱性肥皂、酒精、碘酒及对皮肤有刺激性的药物;禁止大力抓、挠,避免皮肤破损;选择宽松、棉质衣物;避免过度的日光照射。必要时可使用一些皮肤保护剂。

(二)保持口腔清洁

保持口腔卫生,餐后漱口,预防感染和龋齿;选用软毛牙刷,建议用含氟牙膏;清淡饮食，禁烟酒。

（三）监测血液指标

放疗可造成骨髓抑制，表现为白细胞及血小板减少，易引发感染，需定时监测血常规、血生化指标的变化，并观察有无发热等感染迹象。

（四）观察全身反应

放疗病人易出现疲劳、虚弱、食欲下降、恶心、睡眠障碍等，予对症处理，同时注意增加营养，提供安静的休养环境，给予精神鼓励。

八、化疗的护理

化疗是癌症病人比较常用的一种治疗方法。抗恶性肿瘤药物（化学药物）虽有较强的抗癌作用，但对癌细胞和正常细胞还缺乏选择性，即在杀灭癌细胞的同时，常对正常细胞，特别是对增殖旺盛的细胞、骨髓、胃肠黏膜、皮肤、生殖细胞等都表现出明显的抑制作用，因此应注意做好病情观察与护理。

（一）消化道反应

恶心、呕吐是最常见的化疗不良反应，常在用药后数小时发生。可遵医嘱预防性或对症使用止吐药物，注意休息，减少活动；改善进餐环境，少量多餐，饮食以清淡易消化为主；呕吐后及时清理，立即漱口，观察呕吐物的颜色、性状及量，做好记录。保护口腔黏膜，有溃疡者对症处理，进食时可喷涂0.5%普鲁卡因溶液或1%丁卡因溶液以减轻疼痛。

（二）骨髓抑制

嘱病人注意自我保护，在白细胞低于正常值时，尽量避免外出，减少探视人员，病人戴口罩，预防感冒；注意保护皮肤、黏膜完整，有破损或破溃及时处理，以免引起感染；必要时行保护性隔离；血小板下降期间少活动，多卧床休息，避免磕碰；注意个人卫生，加强口腔护理。

（三）用药护理

了解药物不良反应，正确、合理安排用药顺序；化疗药物现配现用，保证药效；保护血管，有计划地使用血管；使用深静脉置管，保护外周血管；及时巡视，查看输液部位有无药物外渗，发生外渗时及时处理，避免组织坏死。

（四）心理护理

化疗期间，病人会有不同程度的脱发，严重影响自我形象，护士可告知病人，脱发是化疗药物的毒副作用，停药后可再生；脱发严重者可予戴假发；与病人多沟通，鼓励家属给予病人关心和爱护。

(五）饮食指导

因化疗药物的作用，病人食欲减退，可根据病人的喜好调整饮食，提供可口、不油腻、高营养、易于咀嚼的清淡饮食，注意少量多餐，如感到恶心、呕吐，暂停进食。必要时遵嘱给予肠道外营养支持。

（冯　岚　杨晓燕）

第四十一章 骨质疏松症

骨质疏松症是指骨矿物质和骨基质随年龄增加（或妇女绝经期后）等比例的减少，或称骨量减少。骨组织结构发生变化，使得骨的正常负载功能减弱，骨折危险性增加的一种症候群。随着人口老龄化的增长，骨质疏松的发生率逐渐增加，其发病隐匿，直至出现骨折才引起人们注意，典型骨质疏松性骨折经常是由于很小的创伤或者根本没有创伤而发生骨折。骨质疏松症是现代社会中流行最广泛的代谢性骨病，给社会和家庭带来了巨大的危害。与所有的代谢性骨病一样，骨质疏松症也不仅限于脊柱，其引起的髋部骨折和腕部骨折也十分常见，而髋部骨折亦是老年人致残的主要原因之一，并常因并发症而死亡。研究发现，65岁以上妇女合并有椎体压缩骨折的病人中，死亡率比同年龄对照组高23%，且随椎体骨折数量的增加而上升。椎体压缩性骨折可导致病人慢性背痛、失眠、活动减少、意志消沉、甚至生活难以自理。它严重危害人们的健康，被称为无声的流行病。

在人类常见疾病中，骨质疏松症的发病率在女性中占第一位，在男性中居于第二位。我国骨质疏松症的发病率约为6.6%，总患病人数达到6000万～8000万，居世界之首，男女患病率之比为1：（2～3），病人主要是60岁以上的老年人及绝经期后妇女。

一、病因与病理

（一）骨质疏松症的病因

骨质疏松是由于骨形成与骨丢失之间的失衡所致。骨质疏松症分为原发性和继发性。原发性骨质疏松症包括绝经后骨质疏松及老年性骨质疏松；继发性骨质疏松可由骨代谢疾病、药物治疗或者生活方式（饮食、吸烟）导致。

骨质疏松症的发生与以下因素有关。

1. **内分泌因素** 性激素直接影响骨的代谢，雌激素、雄激素和孕激素抑制骨吸收，促进骨形成，对维持骨量起重要作用。雌激素可作用于肠和肾小管，增加钙的吸收；还可作用于成骨细胞和破骨细胞，能阻止骨的再吸收。因此，绝经期雌激素迅速下降可引起早期快速骨丢失。雄激素可阻止男性性功能低下者骨质进一步丢失，但不能充分恢复骨量，须有雌激素的协调作用。孕激素可减少骨皮质的丢失，维持骨皮质骨量但不能增加脊柱骨密度。降钙素抑制破骨细胞活性，减少骨吸收，同时通过神经中枢起镇痛作用。

2. **营养因素** 老年人由于牙齿脱落及消化功能降低，多有营养缺乏，致使蛋白质、钙、磷、维生素及微量元素摄入不足。

3. **失用因素** 随着年龄增长，户外活动减少也是老年人易患骨质疏松症的重要原因。长期坚持有规律的负重行走或跑步、爬楼梯，可以增加椎体的骨密度。若卧床1周椎体骨矿信号降低0.9%，当骨矿物质含量减少30%时极易发生骨折，因此，老年人手术后或脑卒中等，要避免长期绝对卧床，提倡早日下床活动。老年人行动不便，户外活动及日照减少,使维生素 D 合成降低,维生素 D 合成降低可使肠道钙磷的吸收下降,使骨形成及骨矿化降低。

4. 遗传因素 遗传性成骨不全染色体异常可继发骨质疏松。

(二) 骨质疏松症的病理

骨质疏松病是在骨矿物质缺陷基础上的骨质丢失,骨还保持正常的基质和钙化水平。有学者认为这是一种骨老化的表现,一般从 35 岁开始出现骨质丢失。骨质丢失分为两个阶段,即慢速阶段和快速阶段。慢速阶段是指骨吸收和骨形成不平衡所致的钙负平衡阶段,在这一阶段内无性别差异,每年丢失骨总量的 0.3%～0.5%;快速阶段多发生于女性,开始于卵巢切除手术后或自然绝经后,每年丢失骨总量的 1%～2%,并维持 6～10 年。后一阶段的出现与雌激素的减少有关。

脊柱骨是由初级骨小梁组成,其表面/容积比率高,代谢活动强,因此,脊柱骨常优先被吸收,表现出骨小梁的大小和数量的减少。外力作用于脊柱时,产生压缩力通过椎间盘传导到椎体终板,由骨小梁中心向四周扩散,在椎体内部形成应力,一旦应力超过骨小梁能承受的强度,骨小梁的结构就会破坏,失去稳定性,局部的裂隙进一步发展就会发生椎体骨折。

二、临床表现

(一) 腰背部疼痛

腰背部疼痛是骨质疏松症在脊柱最常见的症状。初为由安静状态开始,活动时出现疼痛,以后逐渐发展成持续性疼痛。疼痛在长时间保持固定姿势时加重,在并发新鲜椎体压缩性骨折时,疼痛可变得十分剧烈。

(二) 身长缩短和驼背

身长缩短和驼背是骨质疏松症的又一重要症状。由于脊柱椎体由松质骨组成,且负重大,因此,在骨质疏松时变得很脆弱,在重力下多个椎体缩短,导致身长缩短。在胸腰段由于生理后凸的关系,当受压变形时可使脊柱前倾,形成驼背。随着年龄增长,骨质疏松加重驼背,曲度加大。老年人骨质疏松时椎体压缩,每节椎体可缩短 2cm 左右,身长平均可缩短 3～6cm。

(三) 椎体压缩性骨折

骨质疏松症椎体压缩性骨折的发生可在轻微外力(扭转身体、跌倒、室内日常生活等)作用下即可发生骨折。主要发生在胸或腰椎移行部,以 T_{12} 最多见,骨折表现为双凹镜状的"鱼嘴"样,成楔形或扁平状变形。此外,骨折常见部位还有股骨上端、桡骨远端、肱骨近端和踝关节骨折。

(四) 神经并发症

越来越多的椎体压缩性骨折的病人表现为跛行及坐骨神经痛。通常,这些症状在平卧位时较轻，直立位时加重，如果继发椎管狭窄，则病人可表现为神经根性痛、跛行及步态异常和（或）共济失调等脊髓疾病症状。

（五）呼吸系统障碍

骨质疏松症、腰椎压缩性骨折导致胸廓畸形，可引起多个脏器的功能变化，其中呼吸系统的表现最为突出，肺功能测定发现肺活量和最大换气量减少。

（六）其他慢性影响

其他慢性影响包括适应性丧失、畸形、腹部受压-食欲减退、失眠及抑郁，并导致器质性、功能性和心理性损害。

三、治疗原则

骨质疏松症的治疗必须分类对待，这是由于该症具有多种病因和表现的多样性。例如，许多病人虽然有明确的骨质减少，却没有症状；也有有症状者，未经治疗也能缓解。这就给治疗效果的评价带来了困难。治疗骨质疏松症有一点已经达成共识，即若要改善疾病的状况，就应该除去生活中所有危险因素。骨质疏松症的预防和治疗的目的是统一的，即限制骨质丢失，增加骨量，以避免骨折。

椎体压缩性骨折的治疗原则是根据骨折部位、骨折类型、受累椎体数量及神经是否受压来决定。目前，骨质疏松性椎体压缩性骨折的治疗方法包括保守治疗和手术治疗。

（一）保守治疗

保守治疗的首要目的是监测病情变化，缓解疼痛，早期活动，防止椎体塌陷、畸形和矢状面失衡及预防晚期的神经压迫。疼痛是重要的观察指标。

1. 骨折保守治疗　2/3 的骨质疏松性椎体骨折的病人急性疼痛未经治疗也会得到改善。传统的非手术治疗包括卧床休息、镇痛及支具治疗，限制活动及卧床休息常可改善症状。然而，这类治疗不能恢复脊柱的序列、纠正矢状位失衡或者恢复椎体的高度，同时因为其限制运动会导致骨质疏松的恶化、肺膨胀功能不全、深静脉血栓、压力性损伤及肺栓塞等并发症。

传统的胸腰部支具长期被用作治疗脊柱压缩性骨折，外固定支具能够减少躯干的前屈、背伸、旋转和侧屈活动，能减轻急性期疼痛、预防后期的脊柱侧凸等。

2. 药物治疗　近年来随着对骨代谢研究的进展，对骨质疏松症的病因、病理有了进一步的了解，其治疗药物的研究和开发也日益增多。骨质疏松症的治疗药物大多是代谢因子，可分为骨吸收抑制剂和骨形成促进剂。药物治疗效果的判断应以骨量增加和防止骨量减少为标准，同时也应考虑减轻腰背症状及预防骨折。

药物治疗包括钙剂、维生素 D、降钙素、双磷酸盐类、氟化物、激素替代疗法及甲状旁腺素等。正常人每天应该至少摄入 1g 的钙，如果饮食中的钙不足，则需补充钙剂。每天应摄入维生素 D 200～400IU。通过药物治疗，相对骨折风险可降低 30%～60%，绝对骨折风险可降低 5%～10%。

3. 物理治疗　骨质疏松症的物理治疗主要是光线疗法，即人工紫外线疗法和日光浴疗法,日光的照射可促进体内活性维生素 D_3 的生成,进一步促进骨矿化,使骨矿含量增加。骨质疏松症的发生与日光照射不足有密切的关系。

4. 运动疗法 现在人们已经认识到运动可维持和增强骨矿含量。运动通过肌肉活动产生对骨的应力,刺激骨形成。另外,运动通过神经内分泌的调节影响钙的平衡,对骨形成提供充分的矿物质。而静止和固定,如长期卧床和失重会导致骨质疏松。在临床上最简单易行的运动体操,包括脊柱的伸展和腹肌力量的锻炼,以及压力负荷活动(如步行)。一些前瞻性的研究表明,每周 3 次持续 1h 的锻炼,能够增加绝经期妇女腰椎骨矿含量和全身钙量。

(二)手术治疗

大部分的椎体压缩性骨折病人不需要手术治疗。然而,大约 1/3 的脊柱骨折病人表现为慢性疼痛,其中 10%的病人需要住院治疗。

手术方式:单纯经皮椎体成形术(PVP)、经皮椎体后凸成形术、减压内固定术、联合使用内固定术及骨水泥加固术。经皮骨水泥椎体成形术是目前一项治疗骨质疏松性椎体骨折疼痛的关键技术。PVP 为微创手术,并发症整体较少。其中主要并发症有骨水泥外漏、肺栓塞、气胸、骨水泥聚热效应、出血及感染等。

四、护理要点

(一)预防骨质疏松

1. 均衡营养,适当补钙 注意从饮食中补充钙,每日钙摄入量不小于 1.0g,需要一定量的维生素 D。食品中含钙最多的是牛奶、小鱼和海带,牛奶不仅含有丰富的钙也含有相应比例的磷,对骨骼生长十分有益。

2. 坚持体育锻炼,增加成年骨的储备 年轻人的骨骼对运动的敏感性比老年人强,所以 35 岁时就应开始进行有规律的锻炼,建议是负重活动,增加骨量储备。运动可促进人体的新陈代谢,平时多做户外活动,多晒太阳,有利于钙的吸收。运动中肌肉收缩直接作用于骨骼的牵拉,会有助于增加骨密度。

3. 禁烟禁酒 吸烟会影响骨量峰值的形成;过量饮酒不利于骨骼的新陈代谢;浓咖啡增加了尿钙排泄,影响身体对钙的吸收;摄取过多的盐及蛋白质过量亦会增加钙流失。

4. 积极治疗与骨质疏松症有关的疾病 相关疾病有糖尿病、类风湿关节炎、甲状腺功能亢进、甲状旁腺功能亢进症、慢性肝炎、肝硬化等。

5. 保护肝、肾功能 保护肝、肾功能有利于活性维生素 D_3 的形成,有利于骨骼的矿化。

6. 预防骨折 对老年病人应进行跌倒评估与防跌倒宣教,具体方法详见第四篇第十四章相关内容。如已发生骨折,应积极治疗,避免长期卧床。

7. 饮食指导 骨质疏松症病人需合理均衡搭配膳食,多进食含丰富钙、磷、维生素 D 及微量元素(锌、铜、锰)、蛋白质、低钠的饮食,如鱼类、蘑菇类、蛋类、牛奶、奶制品、蔬菜、藻类等。

（二）保持良好心态

骨质疏松病病人要保持良好的心情，不要有过大的心理压力，压力过重会导致酸性物质沉积，影响代谢的正常进行。适当的调节心情和缓解自身压力可以保持弱碱性体质，从而预防骨质疏松的发生。

（三）加强监测

加强对骨质疏松高危人群的监测，如有遗传因素、过于消瘦、子宫卵巢切除术后、闭经早、嗜好烟酒、患有内分泌疾病及长期服用皮质激素等药物、长期卧床等，都属高危人群，要定期监测骨密度。女性在绝经后有一个骨密度快速下降的时期，要注意补充雌激素。

（四）安全防护

骨质疏松症病人绝大部分为老年人，老年人生理性老化，视力、听力减退，平衡功能差，自我保护应变能力减退，容易跌倒，所以要为老年人提供安全的生活环境。

1. 居住环境应适合老年人的特点，室内灯光明亮，光线分布均匀，地板平坦，使用防滑地砖，避免碰撞、滑倒。物品摆设不宜太高。卫生间设坐厕并安置扶手，床的高低也要考虑到方便老年人起卧。避免因居住环境因素引发跌倒，进而导致骨折。
2. 疼痛急性期或有神经损害症状时，尽量卧床休息，下床活动时须有人搀扶，或使用助行器，在外活动时要有陪伴。
3. 增强家属及病人的防跌倒意识，加强防跌倒知识和技能学习。
4. 衣服舒适，长短适宜，裤腿不可拖地。
5. 穿防滑鞋，浴室垫防滑垫；保持地面干燥，无杂物。
6. 起床做到3个30s，醒后30s再坐起，坐起后30s再站立，站立后30s再行走。
7. 出现头晕，应及时扶物站立或蹲下，以防跌倒。
8. 如果感到疲劳、睡眠不足、身体不适时，不应勉强活动。
9. 下雨下雪天尽量不要外出。

（五）术前体位训练

椎体成形术采用局部麻醉，手术时间需 0.5～1h，如多个节段，手术时间相对延长，手术全程病人均为清醒状态，且全程俯卧位，为提高术中体位耐受能力，减少术中误伤，因此需指导病人术前行俯卧位的耐受训练。

向病人及家属讲解体位训练的作用及方法，取得配合。指导病人俯卧，头偏向一侧，胸及下腹部各垫一软枕，使腹部悬空，双手自然弯曲平放于头侧，平稳自然呼吸。训练时间每次10min，每天可2～3次，每次逐渐延长俯卧位时间，也可视病人耐受能力调整卧位时间，直到能达到俯卧 1h 为宜。期间需家属陪同，床旁上床档，防止坠床，如有不适，及时终止训练。

（六）术后护理

术后护理主要根据可能的并发症有针对性地进行护理。

1. 生命体征的观察　经皮椎体成形术大多在局部麻醉下完成，由于术中听到器械的操作声，有些病人会产生恐惧的心理，因而导致血压升高，心律增快等表现。发生在胸椎或上腰椎的病变，尤其是肺气肿严重的病人，因穿刺刺破胸膜可引起气胸并发症，因此术后应观察病人生命体征的变化，必要时予以心电监护，严密观察呼吸和血氧饱和度的变化。

2. 并发症的观察

(1) 骨水泥渗漏：是椎体成形术最常见的并发症，与注射骨水泥的量呈正相关，大多数无临床症状。发生率可达20%～40%。骨水泥渗漏有几个方向：①椎体旁；②椎间盘；③椎弓根及周围；④椎管内。多数骨水泥渗入椎旁软组织及椎间盘一般不会引起临床症状，但渗漏至椎间孔或椎管内的骨水泥可对脊髓及神经造成直接压迫，骨水泥聚合反应时产生高温对脊髓的"热损伤"均可造成神经功能损害，有的可能瞬间发生，严重者甚至截瘫。手术穿刺过程中也可出现刺伤脊髓的情况，出现神经功能障碍的表现。要严密观察病人双下肢的感觉、运动功能和足趾活动度，注意双下肢肌力变化，出现双下肢麻木、疼痛、感觉异常、肌力下降、活动障碍甚至感觉运动丧失等表现，疑为渗漏引发则需紧急手术减压，以抢救脊髓神经功能。

(2) 出血：极少见，术后多听取病人主诉，如出现腹痛、辅助检查提示腹膜后血肿，则考虑继发于穿刺针穿刺引起的渗出，渗血明显者可适当延长平卧时间，以达到压迫止血的目的。观察伤口局部情况，一般在穿刺针的入口处仅有少量渗血，如发现伤口敷料有明显的新鲜渗血时，应及时报告医生，并观察病人的下肢体活动情况，及早发现血肿压迫脊髓或神经的症状，及早处理血肿。

(3) 疼痛：一般情况下发生压缩性骨折的椎节经骨水泥填充后，骨小梁不再发生新鲜骨折，病人感觉术前的疼痛能立即减轻。但如果骨水泥发生渗漏，渗漏至椎间盘，则会引起相邻椎体应力增加导致邻近椎体骨折，病人主诉手术部位邻近区域的疼痛，则应拍X线检查，以排除此类原因导致的疼痛。手术后并发椎间隙感染也可表现为局部的剧烈疼痛，如病人诉疼痛仍较明显，应进行准确地评估，给予心理安抚，嘱其卧床休息，减少活动，必要时予以镇痛药物干预。

(4) 肺栓塞：为椎体成形术罕见的、严重的、致命性并发症。由于椎体内有丰富的静脉回流系统，若骨水泥向静脉丛渗漏或穿刺针头误入静脉内，骨水泥可能沿着静脉走行，进入上腔静脉，发生肺栓塞、心搏骤停，甚至死亡等严重并发症。PVP术后6h内要严密监测生命体征变化，尤其是呼吸和血氧饱和度的变化，及早发现肺栓塞的发生，若病人一旦出现低血压、胸部不适、胸闷、胸痛、呼吸困难、咳嗽、发绀，甚至晕厥或休克等症状，应给予仰卧位，绝对卧床，保持呼吸道通畅、吸氧、心电监护等处理，抽血气分析及拍胸片检查，备好抢救物品，同时报告医生进行抢救处理。

(5) 感染：多发生于术后1周左右，是最少见的并发症，通常在病人出院后发现，教育病人应注意观察穿刺部位有无红肿、压痛及渗血，及时复诊。

3. 功能锻炼　经皮骨水泥椎体成形术术后病人从手术室返回病房后，根据病人情况一般平卧1～2h，即可进行活动，但活动量不宜过大，完成基本生活需要即可。术后当天允许病人在床上坐起活动，进行腰背肌功能锻炼及下床活动，根据病变的性质酌情考虑是否佩戴腰围或支具。起床时需注意防止跌倒。严重骨质疏松的病人活动时注意动作幅度，避免发生其他部位的无损伤性骨折。

（七）唑来膦酸钠使用指导

治疗骨质疏松症使用唑来膦酸钠时应注意以下几点。

1. 用药前

（1）严重肾功能不全病人、肌酐清除率＜35ml/min、血清钙浓度＜2.5mmol/L、妊娠、对双膦酸盐过敏、近半年使用唑来膦酸≥4mg 的病人禁用；肌酐清除率及血清钙浓度恢复正常可用药。

（2）以下情况不建议使用：有其他严重并发症（如恶性肿瘤、心脏病等）；短期内有牙科手术史（如拔牙等）；存在影响肾功能的危险因素（如接受化疗的肿瘤病人）。

（3）给药前必须对病人进行适当的补液或嘱多饮水，用药前 2h 补液量或饮水量需达到 500ml 以上，对于老年病人和接受利尿剂治疗的病人尤为重要。

（4）药物滴注时间至少在 15min 以上，建议为 1h。

2. 用药后

（1）每日遵医嘱补充钙剂和维生素 D。

（2）如有抽搐、手足麻木等低钙血症表现，需立即检测血钙水平。

（3）部分病人用药后会出现发热、肌肉痛、流感样症状等，一般 3d 可自行缓解，也可使用非甾体抗炎药缓解症状。

（4）用药后一年需复查骨密度以明确治疗效果。

（5）此药物需连续使用三年效果最佳。

3. 不良反应

使用唑来膦酸钠（密固达）的主要的不良反应：发热（18.1%）、肌痛（9.4%）、流感样症状（7.8%）、关节痛（6.8%）、头痛（6.5%），多数出现于用药后 3d 内。如在给药后短时间内服用对乙酰氨基酚或布洛芬，可以使本品给药后前 3d 内出现的用药后症状的发生率降低约 50%。

（冯　岚　杨晓燕　左海梅）

第四十二章 脊髓损伤

第一节 概 述

脊髓损伤（spinal cord injury，SCI）是指由于各种致病原因引起的脊髓结构功能损害，造成损伤水平以下运动、感觉及自主神经功能障碍。脊髓损伤是脊柱损伤最严重的并发症，通常导致损伤节段以下肢体严重的功能障碍。脊髓损伤通常是由脊柱骨折、脱位或火器伤引起，多见于车祸、跌倒、高处坠落、运动创伤、挤压伤和枪伤，表现为脊髓损伤平面以下的感觉、运动障碍或丧失，甚至危及生命。脊髓损伤不仅给病人带来身体和心理的严重伤害，还给其家庭及社会造成巨大的经济负担。

第二节 脊髓损伤的分类与分级

一、脊髓损伤的分类

（一）脊髓震荡

脊髓神经细胞遭受强烈刺激而发生超限抑制，脊髓功能处于生理停滞状态，脊髓实质无损伤。临床表现：损伤平面以下感觉、运动及反射完全消失。一般经过数小时至2~3周，感觉和运动开始恢复，不留任何神经系统后遗症。

（二）脊髓休克

脊髓与高级中枢的联系暂时中断以后，断面以下的脊髓反射暂时的消失，处于无反应状态。脊髓休克表现为断面以下的脊髓所支配的感觉丧失，骨骼肌张力和运动消失，外周血管扩张，血压下降，括约肌功能障碍及发汗反射消失，内脏反射减退或消失。脊髓休克是暂时现象，损伤后不久可逐渐恢复，一般持续1~6周，但也可更长时间。脊髓休克过程中，原始简单的反射先恢复，复杂高级的反射后恢复。反射活动中最早出现的是球海绵体反射和肛门反射，并从尾端向头端恢复。

（三）不完全性脊髓损伤

损伤平面以下保留某些感觉和运动功能，并具有球海绵体反射。分为下述四种。
1. 前脊髓综合征　表现为受损平面以下无运动功能和痛温觉消失，轻触觉、位置觉、震动觉良好。前脊髓综合征是不完全性损伤中最差的一种类型。
2. 后脊髓综合征　表现为受损平面以下运动功能和痛温觉、触觉存在，但深感觉全部或部分消失。

3. 中央脊髓综合征　表现为上肢功能丧失重于下肢功能丧失，手的功能丧失重于上臂功能丧失，肛门周围感觉存在。

4. 脊髓半切综合征　表现为一侧受损，伤侧的运动和本体感觉丧失，而对侧的痛觉和温觉丧失。

（四）完全性脊髓损伤

完全性脊髓损伤是指脊髓实质完全性横贯性损害，损伤平面以下的最低位骶段感觉、运动功能完全丧失，包括肛门周围的感觉和肛门括约肌的收缩运动丧失。

（五）脊髓圆锥综合征

脊髓圆锥指 S_1~S_5 脊髓段，其位于 L_1 椎节。当其损伤时表现为支配下肢神经的感觉和运动功能存在，而会阴、骶区表现为马鞍区感觉障碍，尿道括约肌、肛门括约肌、膀胱逼尿肌瘫痪，跟腱反射消失，肛门反射和球海绵体反射消失。

（六）马尾损伤

腰椎以下椎管内为马尾神经，损伤后表现为周围神经损伤。

二、脊髓损伤严重程度分级

脊髓损伤严重程度分级可作为脊髓损伤的自然转归和治疗前后对照的观察指标。依据脊髓损伤的临床表现进行分级，目前较常用的有国际 Frankel 功能分级和美国脊髓损伤学会（ASIA）分级。

1. Frankel 功能分级（表 7-42-1）

表 7-42-1　Frankel 功能分级

级别	脊髓损伤类型	临床表现
A	完全损伤	骶段（S_4~S_5）无任何感觉或运动功能
B	不完全损伤	损伤平面以下包括骶段有感觉但无运动功能
C	不完全损伤	损伤平面以下存在运动功能，大部分关键肌肌力 3 级以下
D	不完全损伤	损伤平面以下存在运动功能，大部分关键肌肌力≥3 级
E	正常	感觉或运动功能正常

2. ASIA 分级（表 7-42-2）

表 7-42-2　ASIA 分级

级别	临床表现	脊髓损伤类型
A	完全瘫痪	完全性损害
B	感觉功能不完全丧失，无运动功能	不完全性损害
C	感觉功能不完全丧失，有非功能性运动	不完全性损害
D	感觉功能不完全丧失，有功能性运动	不完全性损害
E	感觉、运动功能正常	正常

第三节 临 床 表 现

脊髓损伤可因损伤部位和程度不同而表现不同。

一、颈髓损伤

上颈髓损伤病人出现四肢瘫，由于 C_4 以上颈髓损伤，膈肌和腹肌的呼吸肌全部瘫痪，病人表现为呼吸极度困难，出现发绀，若不及时气管切开辅助呼吸，将危及病人生命。下颈髓损伤病人可出现自肩部以下的四肢瘫，胸式呼吸消失，由于膈肌运动存在，腹式呼吸变浅，二便功能丧失。由于颈髓损伤后出现交感神经紊乱，失去出汗和血管收缩功能，病人可出现中枢性高热，体温可达40℃以上，也可表现为持续低温。较低位的颈髓损伤，上肢可保留部分感觉和运动功能。

二、胸髓损伤

病人表现为截瘫、心率慢、血压低。损伤平面以下感觉、运动和大小便功能丧失，浅反射不能引出，包括腹壁反射、提睾反射，但膝腱反射、跟腱反射活跃或亢进，下肢肌张力明显增高，出现髌阵挛、Babinski征、Chaddock征阳性。

三、腰髓、脊髓圆锥损伤

腰髓和脊髓圆锥位于 T_{10}~L_1 椎体间。

1. L_1~S_1 脊髓损伤后，下背部和腹股沟以下感觉障碍。
2. L_1 节段以上的横贯性损害表现为下肢肌张力增高，腱反射亢进，出现病理征。
3. L_2 节段以下损伤，表现为下肢肌张力减低，腱反射消失，无病理征。
4. 脊髓圆锥损伤，下肢感觉、运动功能正常。会阴部皮肤呈马鞍状感觉减退或消失，逼尿肌麻痹，呈无张力性膀胱，形成充盈性尿失禁，大小便失去控制，肛门反射及球海绵体反射消失。

四、马尾综合征

L_2 以下为马尾神经。在此平面以下所受损神经的感觉和运动功能障碍，膀胱和直肠功能障碍。

第四节 脊髓损伤急救与治疗

一、院前急救与转运

正确及时的院前急救和转运是降低完全性脊髓损伤的重要因素之一，也是提高脊柱脊髓损伤病人治疗效果的关键因素之一。院前急救和转运的重点是尽量保持脊柱的相对稳定性，避免脊髓受到继发性损伤。

1. 将病人尽快搬离可能再次发生意外的现场，避免重复或加重损伤。

2. 迅速、准确做全身检查,明确是否存在危及生命的紧急情况。处理严重的合并伤,以挽救生命。

3. 保持呼吸道通畅,必要时行紧急气管插管或气管切开。

4. 建立静脉通道,根据情况可静脉给予糖皮质激素、20%甘露醇脱水,输血,抗生素等药物。伤后 8h 以内是急性脊髓损伤治疗的黄金期,在伤后 8h 以内使用甲泼尼龙冲击治疗能有效改善不完全性脊髓损伤的神经功能。

5. 伤员经过现场初步急救处理后,要尽快用合适的方法和震动小的交通工具将伤员送到医院做进一步的诊治。搬运过程中要随时注意观察伤员的伤情变化。常用搬运方法有徒手搬运法和担架搬运法。

(1) 徒手搬运法:适用于病情较轻且搬运距离短者。

1) 双人搬运法是用双人椅式、平托式、拉车式等方法。

2) 多人搬运法是用平卧托运的方式搬运。

(2) 担架搬运法

1) 脊柱损伤者需 3 人以上同时统一操作,有专人保护损伤部位,注意保持伤者身体呈一直线,避免扭曲、移位和震动(图 7-42-1)。

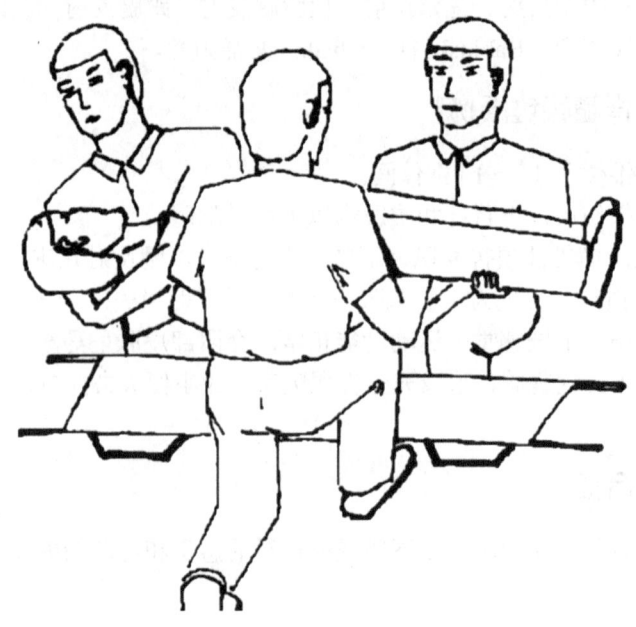

图 7-42-1 脊柱损伤伤员搬运法(3 人)

2) 颈椎损伤者应有专人托住头部,稍做牵引,在颈旁置沙袋制动,保持头部与躯干呈一直线。

3) 保持呼吸道通畅,取仰卧位,头偏一侧(颈椎损伤者除外)。

4) 双人抬担架时病人头部朝向后便于观察;使用四轮担架上下坡时病人头在高处。

5) 心脏停搏、窒息、大出血、休克未施行基本生命支持者不宜搬运。

6) 脊柱骨折时要用硬担架或木板,并要填塞固定,颈椎和高位胸脊椎骨折时,除要填塞固定外,还要有专人牵引头部,避免晃动。

运送途中需密切观察生命体征变化，明确脊柱损伤部位及瘫痪平面，这是确定搬运后送的依据。

二、院内救治

病人到达医院后需进行初期的通气、呼吸和循环评价及进行必要急救。搬运病人或暂时去除病人颈围时需注意不可移动颈椎的位置，采用硬质的过床板在担架及病床间搬运病人。气管插管时要动作轻柔，避免过度粗暴操作，以免导致原有的颈椎骨折脱位或神经损伤进一步加重。

脊髓损伤病人常会出现神经源性休克。神经源性休克在导致血压下降的同时伴有心率减慢，这是由于交感神经对低血压的发射调节丧失所致。此时，可通过调节体位（头低足高位）、适量补液及联合使用血管升压药物等维持血压稳定。切勿将神经源性休克当成低血容量性休克进行治疗，导致输液过多造成循环血量负荷过重，出现肺水肿与其他系统反应。

对清醒的病人进行全面检查，询问既往病史、受伤过程及疼痛部位。对于昏迷的病人其损伤机制应询问事故目击者和到达事故现场的急诊医护人员。随后是对病人的脊柱进行全面系统的检查。对清醒的病人进行详细的神经系统功能检查，包括所有肌节和皮节分布区域的运动、感觉和反射检查。

三、脊髓损伤的治疗

目前认为，对于不完全性脊髓损伤使用手术减压或药物治疗，均有神经功能改善的可能。因此，目前的治疗甚至急救转运的重点均是针对不完全性脊髓损伤而言。但对于完全性脊髓损伤病人，早期的手术固定，有助于重建脊柱的稳定性，有助于翻身拍背等后续的护理工作，有助于降低病死率。

（一）早期治疗

急性脊髓损伤的早期治疗包括早期的药物治疗及外科手术治疗。

通过激素等药物的积极治疗可抢救保持残存的脊髓功能，防止脊髓的进一步损伤，促使残存脊髓功能的恢复；同时应积极预防及治疗早期并发症，以改善病人的预后，降低病死率。

手术减压应当越早越好，及早手术减压，有助于减轻脊髓水肿或使水肿尽早消退，有助于减轻脊髓的继发性损伤，改善脊髓损伤的预后。

1. 早期药物治疗

（1）甲基泼尼松龙冲击治疗：美国脊髓损伤协会规定，对脊髓损伤进行大剂量的甲基泼尼松龙治疗必须在伤后 8h 内进行，3h 内最好，持续 24h。糖皮质激素具有稳定溶酶体膜、抑制脂质过氧化、维持细胞内外正常离子的平衡、减轻脊髓水肿、改善血液循环、降低毒性物质释放等作用，可减缓或终止脊髓损伤后的继发性损伤，改善其功能恢复。

在使用糖皮质激素治疗的同时需注意：①12 岁以下儿童慎用；②患有结核、艾滋病或严重糖尿病，有溃疡病史、妊娠期及哺乳期妇女慎用；③甲基泼尼松龙可发生免疫抑制继发感染、延缓伤口愈合、急性应激性溃疡、心律失常、心脏停搏等危险；④应密切观察病人有无消化道出血的症状。

（2）单唾液酸四己糖神经苷脂（GM-1）：神经节苷脂能减轻神经细胞水肿，对损伤后继发性神经退化有保护作用，对神经细胞的凋亡有明显抑制作用。

（3）阿片受体拮抗剂：大剂量的阿片受体拮抗剂通过增加脊髓血流量、提高血压、维持电解质平衡、改善能量代谢，从而保护和恢复神经功能，能显著改善继发性脊髓损伤的预后。

（4）钙通道阻滞药：可减轻损伤介导的血管痉挛，防止周围血管舒张导致的系统性低血压，改善损伤后的脊髓血流，达到阻止继发性脊髓损伤发展的目的。

（5）维生素 B_{12}：能增强神经细胞内核酸和蛋白质的合成，促进髓鞘主要成分卵磷脂的合成，有利于受损神经纤维的修复。

（6）脱水剂：脱水剂和利尿剂能排除脊髓损伤后脊髓细胞外液中过多的水分，减轻脊髓组织的水肿。

（7）高压氧舱疗法：在高压氧环境里，损伤脊髓局部组织内的氧分压可显著升高，从而改善脊髓组织的缺氧状况，调整酶系统因缺氧导致的破坏，减轻由此引起的继发性损伤。

（8）其他药物：如低分子右旋糖酐、神经生长因子、东莨菪碱等。

2.外科手术治疗

（1）手术目的：保护残存的脊髓组织，减少和防止继发性损伤，尽可能促进脊髓功能的恢复。

（2）手术原则：骨折复位、解除脊髓压迫、重建脊柱的稳定性。

（3）手术的意义：①重建脊柱的稳定性，使病人能够早期活动，预防长期卧床并发症的发生；②手术脊柱稳定后，防止骨折的骨块对脊髓造成继发性损伤；③手术减压后，解除对脊髓的压迫，为脊髓神经恢复创造宽松的内环境。

（二）后期治疗

通过积极的康复锻炼措施，有助于提高瘫痪肢体的功能，改善病人的生存质量，部分病人能够提高其生活自理能力。

第五节 护理要点

一、心理护理

脊髓损伤多由突发外伤引起，病人突遭严重创伤致肢体的运动功能障碍，卧床不起，甚至尿失禁、大便失禁，病人既担心病情发展导致死亡，又担心长期瘫痪在床、生活无出路、家属厌烦，因此表现出焦虑、恐惧、悲观、抑郁、暴躁、冲动等心理状态，甚至有自杀倾向，此时护士应多与病人进行交流、沟通，全面了解病人的思想动态及其家庭的实际情况，根据病情的发展与转变，动态分析病人心理变化，关心尊重病人，尽量让其宣泄和诉说内心的感受和不满，来保持病人的心理平衡；用鼓励性的语言来激励病人，帮助病人顺利地进行角色转换，从而积极主动地配合治疗，树立起战胜疾病、达到生活上部分自理的信心，以提高自己的生存质量。

同时也需做好病人家属的思想工作，随时主动向家属介绍其病情，提出指导性意见，教会家属必要的护理措施，满足病人出院后的居家生活照顾。引导家属保持积极乐观的态度去面对病人，通过家庭社会关系帮助病人解除疑虑，消除悲观情绪，帮助树立正确的人生观，发挥残存身体的最大功能。

二、饮食指导

根据受伤部位和腹胀程度决定进食时间。一般先进流质或半流质食物，逐渐转换为普食。鼓励病人多饮水、多吃粗纤维素食物及高蛋白食物，注意防止便秘。

三、病情观察

在脊髓休克期，病人可能会出现低血压或心排血量降低、心动过缓、体温降低及呼吸功能障碍等表现，因此需密切观察生命体征的变化，持续监测神志、血压、脉搏、呼吸、血氧饱和度，并记录。若病情允许可抬高床头15°~30°，颈部双侧以沙袋制动，保持颈部处于中立位。注意保暖，防止感冒。截瘫病人禁止使用热水袋，以防烫伤；遵医嘱补充液体。

四、预防并发症

脊髓损伤一般不直接危及生命，但其并发症是导致病人死亡的主要原因。截瘫病人常见的并发症有呼吸衰竭与呼吸道感染、泌尿系统感染和结石、皮肤压力性损伤、深静脉栓塞与肺栓塞、水电解质紊乱、体温失调、排便异常（便秘或失禁）、废用综合征等并发症。

（一）呼吸衰竭与呼吸道感染

呼吸衰竭与呼吸道感染是颈髓损伤的严重并发症。颈髓损伤时，由于肋间神经支配的肋间肌完全麻痹，胸式呼吸消失，病人能否生存很大程度上取决于腹式呼吸是否存在。支配膈肌的膈神经由颈髓3~5节段组成，其中颈4是主要部位，因此损伤越接近颈段，因膈神经麻痹引起膈肌运动障碍，从而导致呼吸衰竭的危险越大。另外，任何阻碍膈肌活动和呼吸道通畅的原因均可导致呼吸衰竭，如脊髓水肿继续上升至近颈4节段、痰液阻塞气管、肠胀气和便秘等。

呼吸道感染是晚期死亡的常见原因。由于呼吸肌力量不足，或者病人因怕痛不敢呼吸和咳嗽，使呼吸道的阻力增加，分泌物不易排出，久卧后易产生坠积性肺炎。气管插管、气管切开、吸痰等操作，破坏了呼吸系统的第一道防线，使呼吸道不能正常发挥其防御功能，也易引发呼吸道感染。吸烟者也易发生呼吸道感染。病人常因呼吸道感染难以控制或痰液阻塞气管窒息而死亡。

护理措施：

1. 保持呼吸道通畅，备吸氧、吸痰装置、气管切开包等急救物品及药品。有痰及时吸出，吸痰是保持呼吸道通畅、预防肺部并发症的重要措施。

2. 观察呼吸频率、节律、形态有无异常，有无憋气、呼吸困难等不适。若病人呼吸>22次/分、鼻翼扇动、摇头挣扎、嘴唇发绀等，则应立即吸氧，寻找和解除原因，必要时协助医生行气管插管、气管切开或呼吸机辅助通气等。行气管切开者护理同本篇第三十三章第六节第三点（三）。

3. 给氧　给予氧气吸入，根据血氧饱和度及血气分析结果调整给氧浓度、流量和持续时间，改善机体缺氧状态，及时处理肠胀气、便秘，不用沉棉被压盖胸腹，以免影响病人呼吸。

4. 鼓励病人深呼吸，有效的咳嗽及咳痰　对于高位颈脊髓损伤病人，呼吸功能受到影响，应特别注意协助病人咳嗽排痰，常规每2h至少要协助病人咳嗽排痰一次，具体协助排痰的方法同本篇第三十三章第六节第三点（九）。痰多黏稠者，可予雾化吸入，遵医嘱予祛痰药。

5. 注意冬季保暖　在翻身及做检查与护理时注意遮盖病人，并保持被服干燥，避免着凉而诱发呼吸道感染。已经发生肺部感染者应遵嘱选用合适的抗生素治疗。

6. 保持口腔清洁　协助进食后漱口，口腔护理2次/日，以清除口腔内食物残渣和致病微生物。

（二）泌尿系统感染和结石

排尿的脊髓反射中枢在 $S_2 \sim S_4$，位于脊髓圆锥内。圆锥以上脊髓损伤者由于尿道外括约肌失去高级神经支配，不能自主放松，因而可出现尿潴留；圆锥损伤者则因尿道外括约肌放松，出现尿失禁。由于病人需长期留置导尿管，容易发生泌尿系感染与结石，男性病人还会发生附睾炎。

护理措施：

1. 留置导尿或间歇性清洁导尿　在脊髓休克期应留置导尿，持续引流尿液并记录尿量，以防膀胱过度膨胀。脊髓休克期过后应夹闭尿管，每4～6h开放1次，以防膀胱萎缩。病情稳定或出院后可采用间歇性清洁导尿，日间每4h导尿1次，夜间每6h导尿1次。

2. 保持局部清洁　注意尿道口的清洁消毒，每日清洁尿道口至少2次，如分泌物较多或女性病人生理期，可适当增加清洁频次，减少泌尿系感染的机会。

3. 导尿管的管理　见本篇第三十三章第六节第三点（九）。

4. 预防尿路结石　病人因长期卧床，全身的骨骼缺少适当的活动，骨骼处于脱钙状态，大量的钙由骨骼中游离出来，通过血液从肾脏排泄而进入尿液，使尿中钙的浓度迅速增加，如加上尿道感染、尿潴留等因素，很快即会在尿路内形成结晶结石，其中尤以膀胱结石最常见。此期间要注意经常变换体位，进行力所能及的主动、被动锻炼，减少摄入含钙量高的食物，如乳类，并适当减少食盐量，增加饮水量，保持尿液通畅，控制泌尿系感染，防止尿路结石的发生。

5. 正确地进行膀胱冲洗　当已经发生泌尿系感染或尿液沉渣较多时，可适当选用膀胱冲洗。冲洗应在尿液排空后进行，以利于将膀胱内积存的沉渣冲洗干净，必要时可进行持续膀胱冲洗。

6. 预防泌尿系感染　鼓励并建议病人每日饮水量达到2000～3000ml，以稀释尿液；尽量排尽尿液，减少残余尿；根据需要定期更换尿袋及导尿管；定期检查残余尿量、尿常规和中段尿培养，及时发现泌尿系感染征象。一旦发生感染，应抬高床头，增加饮水量或输液量，持续开放导尿管，遵医嘱使用广谱抗生素。需长期留置尿管而无法控制泌尿系统感染者，应教会病人遵循无菌操作的原则进行间歇性清洁导尿，也可做永久性耻骨上膀胱造瘘术。

（三）预防压力性损伤

病因、护理及预防见第八篇第四十六章第三节。

（四）预防深静脉血栓及肺栓塞

血栓是指血液非正常地在深静脉内凝结。下肢深静脉血栓属于下肢静脉回流障碍性疾病。脊髓损伤病人下肢瘫痪，长期卧床，血液速流慢；血管处于失神经支配状态，弹性差，不利于远端静脉血回流，因此易出现下肢深静脉血栓，深静脉血栓脱落多导致肺栓塞，可直接危及生命。

护理措施：

1. 嘱病人主动活动存在自主运动的肢体，家属协助被动活动运动丧失的肢体，促进血液循环，保持肌肉收缩。定时翻身，防止腓肠肌受压；适当抬高双下肢，促进下肢静脉回流。

2. 予低盐、低脂、低胆固醇饮食，嘱多饮水，降低血液高凝状态。

3. 保护静脉血管，避免在下肢或截瘫肢体进行静脉穿刺。

4. 必要时可使用梯度压力弹力袜、足底静脉泵、下肢气压泵进行物理治疗预防血栓形成。

5. 监测双下肢腿围，观察皮肤的温度、颜色及末梢血运情况，有无胀痛感，及早发现深静脉血栓的形成，注意保暖。

6. 动态进行评估，及时发现下肢深静脉血栓的征象，及时采取措施，预防肺栓塞的发生。具体评估方法及预防措施详见第四篇第十七章，第八篇第四十七章第二～三节。

（五）预防水、电解质紊乱

脊髓损伤后的水、电解质紊乱主要表现为顽固性的低钠血症和多尿，并可长期存在，其发生机制不明，一般认为，可能与颈髓损伤和上胸髓损伤后的交感神经受抑制有关，或者与脊髓损伤后的抗利尿激素分泌异常有关。

护理措施：

1. 遵医嘱定期化验血生化指标，及时掌握电解质的变化水平。

2. 严密观察病人精神状态，准确记录24h出入量。

3. 指导病人进行均衡饮食，不可过于清淡，鼓励病人进食含盐食物。必要时遵医嘱进行输液治疗，补充电解质成分。

（六）体温失调

1. **中枢性高热** 颈髓损伤病人交感神经受损，与副交感神经系统失去平衡，皮肤排汗及体温调节功能丧失，特别是四肢瘫的病人，躯干及下肢失去出汗散热功能，如因盖被等体表热散不出去，尤以在夏季室温较高时，即可出现高热，39～40℃体温持续较长时间，并且这种发热对解热药物敏感度差。

护理措施：主要采取物理降温的方法，如降低室温，加强病室通风，鼓励病人多饮水，使用降温机，冰块或冰袋冷敷前额、颈部及体表有较大血管流经处，4℃冰盐水灌肠，50%乙醇溶液擦浴等。

2. 体温不升　颈髓损伤病人还可出现低体温，由于失去体温调节功能，而受环境低温影响发生低体温，体温可低至35℃以下，常同时伴有低血压。体温及血压过低，低于32℃以下，则血液中血红蛋白的氧解离曲线左移，凝血机制障碍，引起血浓缩，可导致主要脏器血灌流不足，直至死亡。

护理措施：可通过提高室内温度、加盖棉被、使用液体加温器及电热毯、饮温热水等方式进行保暖，但是截瘫肢体禁用热水袋进行保暖，以防烫伤。

（七）排便异常（便秘或失禁）

1. 便秘　因长期卧床，肠蠕动减弱或消失，病人可出现便秘。

（1）指导病人多食富含膳食纤维的食物、新鲜水果和蔬菜，多饮水，每日饮水量大于2000ml。在餐后30min进行腹部按摩，从右至左，沿大肠走行的方向，以刺激肠蠕动。

（2）制订排便训练计划

1）训练前一晚口服促进肠蠕动药物，次日协助病人左侧卧位，用开塞露润滑肠道，清除肠内大便。清除大便后用温水清洗肛周，保持肛周皮肤清洁干燥。

2）大便清除后连续三晚给予病人口服促进肠蠕动药物。

3）次日上午病人早餐后行顺时针方向按摩下腹部20min，再用20ml注射器抽开塞露10~20ml接普通吸痰管沿直肠壁插入7~10cm注入，可同时进行直肠刺激，即用手指伸入直肠内顺时针360°旋转。刺激肛门括约肌数圈，观察半小时未排便，则配合下腹按压并用手指挖出大便，直至完全清除大便（训练结束后用温水清洗肛周，保持肛周皮肤清洁干燥）。

4）通便3天后，隔日进行排便训练，促进肠蠕动药物改为隔晚1次，再重复"步骤3"，可根据病人饮食量和习惯来定，也可进行每日训练。

5）评估病人排便情况，如大便松软，可尝试停用药物，只按摩下腹部，直肠刺激即嘱病人用力做排便的动作，配合按压左下腹解出大便（必要时可用开塞露）。病情许可时病人坐起，应指导病人自行施行上述计划，鼓励病人坐起或在厕所内自行腹部顺时针按摩20min后戴手套伸入肛门刺激括约肌再用力排便。

2. 大便失禁　可表现为两种形式。

（1）成形软便或烂便：可予清洁灌肠法，一次性排净大便；或使用肛袋接收粪便。

（2）稀水样便：可使用卫生棉条塞入肛门，定时更换卫生棉条。使用时注意事项：卫生棉条放置时间不可过长，位置不可过深（尾端齐肛门外括约肌），尾端棉线（拉绳）需留在肛门外，避免棉条无法取出。还可用肛袋加持续负压吸引，这种方法适用于住院病人，肛周用肛袋贴合，肛袋尾端接负压吸引装置，并保持连接处密闭，防止渗漏，调节负压为0.02~0.04MPa，接负压引流瓶。这种方法可使水样便流出后即刻被吸纳入引流瓶中，而不在肛周皮肤处停留，从而保持肛周皮肤不被粪水浸渍。

失禁病人应注意保护肛周皮肤，可使用皮肤保护剂，如赛肤润液体敷料喷涂肛周皮肤，防止发生失禁性皮炎。保证饮食卫生，避免发生腹泻。

（八）失用综合征

病人因长期卧床不活动或很少活动，就会出现以生理功能衰退为主要特征的症候群，称之为失用综合征。脊髓损伤截瘫的病人最常见的表现有失用性萎缩、失用性骨质疏松、关节挛缩畸形与僵硬、皮肤压力性损伤。早期进行功能康复锻炼是预防废用综合征的有效方法。

1. 肢体功能锻炼　根据病人截瘫平面不同施于不同的功能锻炼，注意持之以恒。进行功能锻炼时要保持瘫痪肢体的功能位，防止关节挛缩畸形，可采用沙袋、夹板、软枕、支具来维持所需的功能位。鼓励病人主动活动残存有自主运动的肢体，指导家属协助病人做瘫痪肢体关节的全范围被动活动和肌肉按摩，每日2～3次，每次15～30min，防止关节僵硬。胸腰段脊髓损伤病人急性期手术后2～3个月可坐起后用哑铃或拉簧锻炼上肢及胸背肌，以后逐步练习站立扶行。

功能锻炼应在医护人员的指导下循序渐进地进行，运动范围由小到大，次数从少到多，时间由短到长，强度由弱到强，活动度以不感到疲劳为准。

2. 床上锻炼是康复的基础，应在早期进行，鼓励病人进行四肢主动或被动活动，如上肢扩展、扩胸运动，深呼吸，两手做捏橡皮球的训练，以及手指的各种动作。双上肢的锻炼有双上肢上举、肩关节内收外旋、屈伸肘、腕关节旋转、手指屈伸活动等。可不必限制锻炼的次数，指导病人休息时可随时进行锻炼，以不感到疲劳为宜。

下肢关节行主动、被动活动，如足踝、足趾的运动；膝关节、髋关节的屈伸运动；按摩下肢肌肉；防止足下垂。

3. 生活自理能力的训练　在功能锻炼的基础上，尽早恢复病人自理能力，如自行穿脱衣裤、鞋袜、刷牙、洗脸、进食等，并在医护人员指导下进行床与轮椅的体位转换，正确使用轮椅、外固定支具、拐杖等特殊设备，掌握在轮椅上能够完成生活必需的技能，提高病人的生活质量。

（冯　岚　杨晓燕　陈　晏）

第八篇

脊柱外科护理相关知识

第四十三章 快速康复理论

快速康复外科（enhanced recovery after surgery，ERAS）的概念是由丹麦哥本哈根大学 Henrik Kehlet 教授于 1997 年提出的。Henrik kehlet 教授被誉为"快速康复外科"之父。2001 年欧洲 5 国（苏格兰、荷兰、瑞典、挪威、丹麦）率先成立了 ERAS 合作组。2010 年 ERAS 学会在瑞典成立。近年来，ERAS 理念在全球的应用已逐步拓展至骨科、心胸外科、妇产科、泌尿外科、普通外科等领域，均取得了良好效果。但目前 ERAS 理念在国内尚处于不断完善与发展的过程中，正在逐步形成中国特色的 ERAS 路径。在此背景下中国加速康复外科专家组专家结合文献及 ERAS 在国内开展的实际情况，共同制订了《中国加速康复外科围手术期管理专家共识（2016）》，进一步规范并促进了多学科综合诊疗模式下 ERAS 理念在国内临床实践中的应用。

一、定义

ERAS 理念是指为使病人快速康复，在围手术期采用一系列经循证医学证据证实有效的优化处理措施，以减轻病人心理和生理的创伤应激反应，从而减少并发症，缩短住院时间，降低再入院风险及死亡风险，同时降低医疗费用。

应激是指机体受到物理、化学性损害或情绪因素，而引起机体神经、内分泌和内环境改变。影响应激的因素有很多，包括疼痛、恶心、呕吐、肠麻痹、失眠疲劳、分解代谢和免疫系统紊乱等。ERAS 利用现有手段对围手术期各种常规治疗措施加以改良、优化和组合，旨在减少外科应激，维持病人内环境稳定，加快术后康复，缩短住院时间。

二、具体内容

1. ERAS 利用多学科技术采取多形式的干预方式。外科医师、麻醉医师、护士和理疗师的沟通合作是 ERAS 成功的关键，而且这种合作要贯穿治疗始终，要进行术前评估并改善病人状态（如营养、心肺功能等），并随之制订快速康复方案，在术中及术后还要根据病人的状态对方案进行适时调整。

2. ERAS 要求对病人进行术前宣教。多数病人在术前存在不同程度的恐慌与焦虑情绪，担心手术的成功与安全，害怕术中和术后的疼痛及并发症，个别病人还会产生严重的紧张、恐惧、悲观等负面情绪，均会造成不良的应激反应，妨碍手术的顺利进行与术后的康复。加强与病人沟通，术前告知病人及家属围手术期的治疗相关知识及促进康复的各种建议，可以帮助病人减轻恐惧和焦虑，使病人能更好地配合医护人员，促进术后快速康复。个体化的宣教是 ERAS 成功与否的独立预后因素。宣教的方式包括个人辅导、提供宣传手册或多媒体信息等。

3. ERAS 要求优化病人术前的身体状况。术前适当增加体育锻炼可以提高病人抵抗力，建议术前戒烟戒酒。

4. 优化麻醉，手术麻醉方式的选择直接影响病人术后的恢复。全身麻醉一般选择起效快、易于控制麻醉深度和苏醒快的药物。局部神经阻滞可减少内分泌分解代谢反应导致的蛋白质丢失。持续硬膜外麻醉被认为是减少术后肠麻痹最有效的方法。全身麻醉、区域阻滞及两者的联合使用等均为 ERAS 理念下可选的麻醉方式，既能满足镇静、镇痛、提供良好的手术条件等基本要求，亦能有效减少手术应激，有利于促进病人术后康复。

5. ERAS 不推荐常规进行术前的肠道准备，但对于直肠等特殊手术肠道准备是必要的。

6. ERAS 关于术前禁食的要求 传统外科要求病人自术前一日晚上开始禁食，以防麻醉时气管插管引起肺部误吸。但长时间禁食使病人处于代谢的应激状态，可致胰岛素抵抗，不利于降低术后并发症发生。ERAS 建议术前无需长期禁食。建议无胃肠道动力障碍病人术前 6h 禁食固体饮食，术前 2h 禁食清流质。若患者无糖尿病史，推荐手术 2h 前饮用 400ml 含 12.5%碳水化合物的饮料，不仅可改善术前口渴、饥饿、烦躁，减少术后胰岛素抵抗发生率和手术诱导的分解代谢，且不会增加麻醉过程中的肺部误吸。糖尿病患者同时给予降糖药物。

7. ERAS 建议术前若病人严重营养不良，应给予口服营养补充或术前肠内营养。营养不良是术后并发症的独立预后因素，筛查与治疗营养不良是术前评估的重要内容，在促进快速康复方面具有重要意义。

8. ERAS 不推荐术前常规使用长效或短效镇静药物。

9. ERAS 建议术前预防镇痛来积极控制病人的疼痛。疼痛是病人术后主要的应激因素之一，可导致病人术后早期下床活动或出院时间延迟，阻碍外科病人术后康复、影响病人术后生活质量。因此，疼痛治疗是 ERAS 非常重要的环节，其目标包括良好的镇痛效果；较小的不良反应和并发症；维护良好的器官功能；有利于病人术后康复；较高的性价比。预防镇痛是通过对病人术前、术中和术后全程的疼痛管理，达到预防中枢和外周敏化的效果，从而减少急性疼痛向慢性疼痛的转化。

10. 英国国家健康与临床优化研究所（NICE）2008 指南指出围手术期病人的体温不应低于 36.0℃。术中监测体温，可采用预加温、提高手术室室温、使用液体加温装置、加温毯、暖风机等措施维持病人术中中心体温＞36.0℃。

11. ERAS 要求引流管的合理使用。一般不推荐常规使用鼻胃管，仅在发生胃排空延迟时选择性使用。应避免使用导尿管或尽早拔除，无特殊情况下，术后 24～48h 即可拔除导尿管。尽管短期使用各种引流管并不会引起并发症，但其限制术后下床活动，延迟进食时间和心理状态恢复，增加感染风险，是住院时间延长的独立预后因素，故应谨慎选择或不常规使用各种引流管。

12. ERAS 成功的关键在于最小化术后疼痛。有效控制病人的疼痛是鼓励病人尽早下床活动锻炼的前提，推荐术后采用多模式镇痛。多模式镇痛就是联合应用不同作用机制的多种镇痛药物或采用机制不同的多种镇痛措施，以达到减少阿片类药物的用量及其不良反应，取得更好的镇痛效果的目的。

13. ERAS 主张术后应早期活动。长期卧床不仅增加下肢静脉血栓形成的风险，还会产生其他不良影响，如胰岛素抵抗、肌蛋白丢失、肺功能损害及组织氧合不全等。研究结果显示，术后 1～3 天早期下床活动与 ERAS 成功与否明显相关。应积极鼓励病人早期下床活动，预防下肢深静脉血栓和肺部感染的发生，缓解术后疲劳和睡眠障碍，利于胃肠功能的恢复。

14. 胰岛素抵抗和高血糖与术后病人发病率和病死率密切相关，ERAS 要求加强术后病人的血糖控制，改善病人胰岛素抵抗，避免低血糖发生。

15. ERAS 鼓励病人术后早期经口进食。

16. ERAS 建议术后刺激肠蠕动，防止肠梗阻，可以术后给予口服缓泻剂和咀嚼口香糖，这是安全的，可能会增加胃肠蠕动。

17. 输液过多会延迟胃肠功能的恢复，增加术后并发症及住院时间，应开展以病人的需求为目标的导向治疗，以口服为主。

18. 微创外科技术的应用可以最大程度地减轻病人的全身炎症反应和术后疼痛，加快术后恢复。

近 20 年来，微创理念的普及、腔镜技术的广泛应用、循证医学模式的建立等，都为 ERAS 提供了临床应用的可能性与可行性。ERAS 理念的实施是一项系统工程，涉及诊疗活动的各个环节，提倡建立由外科医师、麻醉医师、护士、理疗师、甚至心理专家共同参与的规范化的管理团队，制订明确、标准化的目标。既要遵循循证医学证据，也要尊重医院特别是病人的客观实际。特别应强调，在临床实践中不可一概而论，更不可机械、教条地简单化理解 ERAS 理念及各种优化措施。践行 ERAS 仍需坚持个体化原则，以使患者最大获益。

（冯　岚　张雪梅　莫晓红）

第四十四章 伤口类型概述

伤口是指正常皮肤组织在受到各种致伤因素或致病因素作用下造成的皮肤及其他组织发生不同程度的损伤，或其完整性遭到破坏，或部分正常组织丢失，以致皮肤的正常功能受损。伤口的分类方法有很多，常见的有如下几种。

（1）按照伤口开放与否：可分为闭合性损伤和开放性损伤。
（2）按照伤口自身的污染程度：可分为清洁伤口、污染伤口、感染伤口。
（3）按照伤口受伤类型：可分为机械性外伤伤口、冷热损伤伤口和化学损伤伤口。
（4）按组织的解剖层次：可分为浅层伤口、半层伤口和全层伤口等。
（5）按伤口愈合时间：可分为急性伤口和慢性伤口。然而急性伤口与慢性伤口暂时还没有一个统一规范的定义和分类方法，有学者认为急性伤口是指两周内能自行愈合的伤口；而由于感染、异物、缺血等内在和外在因素影响伤口愈合，使伤口愈合缓慢、延迟、中断或停滞则为慢性伤口，其愈合时间超过两周。

一、急性伤口概述

（一）定义

机体遭受创伤后所造成的组织的损伤或缺损，常形成伤口或创面，愈合较快，通常在两周内自行愈合。择期手术切口、Ⅱ度烧烫伤伤口、Ⅱ期压力性损伤、供皮区创面和浅层皮外伤等多为急性伤口，此类伤口可发生于任何年龄。

（二）愈合过程

急性伤口常呈现出较为有序的生理性愈合过程，包括止血期、炎症期、增生期和重塑期。如果处理得当，修复的细胞多以原来的细胞为主，再生修复过程较为迅速，结构与功能修复良好。若处理不当，可能会导致伤口感染等并发症，最终可能为瘢痕愈合、色素沉着，或转为慢性伤口等不良后果。

（三）影响急性伤口愈合的因素

影响急性伤口愈合的因素包括病人自身基础情况、伤口发生的环境和伤口本身的因素等多个方面。

1. 病人自身基础情况 年龄越大，机体自身修复功能越差，致使伤口愈合速度减慢，感染概率增加。此外，病人如合并糖尿病、营养不良、皮肤病等基础疾病时，也会影响急性伤口的愈合。

2. 伤口发生的环境 对于手术切口来说，手术室的环境管理，如通风、陈设及各种标准技术规范的落实情况等均可能会影响手术部位感染的发生率，从而影响到手术切口的愈合。

3. 伤口本身的因素　手术种类、手术时间的长短、伤口的大小、伤口的位置等因素，都会对手术切口的愈合有较明显的影响。污染性伤口感染风险较高。

大多数急性伤口经过及时、正确的处理，都可以实现生理性愈合。对急性伤口的处理以往多以酒精、碘酒、纱布、凡士林纱布等传统干性治疗为主。干性治疗可能导致伤口与敷料粘连，换药时引起疼痛和二次损伤，且干性环境不利于上皮细胞的爬行。因此，临床可根据情况选择透气性能良好的生物薄膜、水胶体敷料等湿性敷料，以降低病人不适及减少瘢痕形成。

二、慢性伤口概述

（一）定义

一般认为皮肤组织损伤经过治疗，但因各种因素导致伤口未按预期时间愈合、或停滞在某一愈合阶段，或愈合时间超过2周的伤口称为慢性伤口。也有学者认为愈合过程大于4周甚至8周才能称为慢性伤口，如压力性损伤、糖尿病性溃疡、静脉性溃疡、开放性损伤及脓肿切开引流伤口等。

（二）愈合过程

此类型创面损伤程度重、范围大、坏死组织多且常伴有感染，创面生长多停滞在某个阶段长期不愈合。此类伤口愈合多以纤维组织修复为主，结构功能恢复受到不同程度影响，通常需要采取综合性治疗。

（三）形成慢性伤口的原因

形成慢性伤口的原因包括系统性因素（如营养不良、糖尿病）和局部因素（如局部感染、局部机械压力或局部用药刺激），还有一些原因不明。研究发现，慢性伤口的渗出液体外培育有表皮细胞、成纤维细胞的再生抑制现象。

三、延期愈合的创面分类与处理原则

1988年《美国护理学杂志》编者Cuzzell和Blanco从欧洲引进了创面的RYB分类方法。RYB方法将Ⅱ期或延期愈合的开放创面（包括急性创面和慢性创面）分为红（red）、黄（yellow）、黑（black）及混合型。该分类方法具有直观、易学、可操作性强的特点，且按创面愈合过程的分期进行分类治疗，便于伤口治疗方案的选择。

（一）红色创面

红色创面是指治疗过程中有健康血流的肉芽组织伤口或增生期外观红色的伤口，清洁伤口或正在愈合中的伤口也属于此类伤口。红色创面涵盖了伤口愈合过程的任何阶段，如炎症期、增生期和塑形期。红色创面是含新生肉芽和上皮形成的创面，必须保持清洁，保护创面，提供湿润环境，即使创面已全面完成上皮化，仍然需要加以保护，避免压力、摩擦力和剪切力等机械因素造成的损伤。

（二）黄色创面

黄色创面是指伤口外观有坏死残留物，伤口基底多有黄色分泌物和脱落坏死组织。此类伤口中的坏死组织通常较为松散，容易被机械方式去掉。黄色创面通常为感染伤口或容易继发感染，无愈合的准备。处理的目标是清创和控制感染。

（三）黑色创面

黑色创面是指缺乏血液供应而坏死，并有干硬痂，如糖尿病足干性坏疽、深度压力性损伤表面的黑色坏死痂皮，同样无愈合倾向。黑色创面应进行彻底清创，由于黑色痂壳通常与基底组织连接紧密，故一般采用自溶性清创和外科清创相结合的方式来治疗。但若伤口局部血供不良，或肢体远端的稳定性干性黑痂，局部无感染征象，则不建议积极清创处理。

（四）混合型创面

混合型创面是指一个伤口同时包含两种以上颜色的混合型创面，如红色和黑色混合型伤口，或黑色和黄色混合型伤口。慢性伤口愈合过程中常同时存在黑、黄、红混合的情况。创面的愈合过程是由黑到黄再到红的变化过程，即便是慢性创面也同样重复着这一过程。无论如何，伤口处理的目的就是去除掉黑色、黄色创面，使创面尽快达到红色创面期，促进伤口愈合。

（冯　岚　杨晓燕　张雪梅）

第四十五章 伤口愈合的基础理论

伤口愈合是指由于致伤因子的作用造成组织损伤后,局部组织通过再生增殖,对损伤和缺损的组织进行填充、连接或替代的一系列病理修复过程。

一、伤口愈合的病理生理

损伤造成的伤口破坏了正常的组织结构和化学环境,并激活了很多基本的生理、生化反应和细胞复制机制。正常的修复过程包括凝血、炎症反应、血管生成、基质沉积、伤口收缩、上皮化。伤口愈合是一个连续的过程,可分为 3 个时期,但每期都有可能存在相互重叠的阶段。

(一)炎症期/渗出期(清创期)

伤口形成初期即进入炎症期,在生理条件下持续 3~6 天,而慢性伤口则持续时间较长。此期参与的细胞有血小板、中性粒细胞、巨噬细胞。细胞活动现象表现为凝血、缺血、炎性反应、利用蛋白溶解酶溶解清除坏死组织,为组织再生和修复奠定基础。急性伤口表现为红、肿、热、痛;慢性伤口表现为伤口床覆盖黑色或黄色坏死组织。

(二)增生期

一般在伤口形成的 1~21 天,即开始于创伤后的第 1 周内,持续 2~3 周,慢性伤口的时间可延长。主要参与的细胞为巨噬细胞、成纤维细胞。细胞活动现象表现为肉芽组织出现、伤口填补缩合、上皮细胞再生。此期的特征是血管形成和肉芽形成并开始上皮化,新生血管和血管化是肉芽组织生长的基础。浅表损伤一般通过细胞的增殖、迁移修复创面。软组织损伤则需要通过肉芽组织生成来完成。伤口特征为鲜红色,伤口缩小,上皮增生覆盖。

(三)稳定期

稳定期又称修复重塑期、成熟期(上皮形成期)。伤口修复开始于伤后 2~3 周,一般出现在伤口形成的第 21 天至数月。主要的参与细胞为成纤维细胞、胶原蛋白。细胞活动现象表现为血管萎缩、胶原蛋白重组。伤口特征为伤口瘢痕收缩、上皮覆盖完成、颜色变浅、抗拉力增强。

二、伤口愈合判断标准

机体的创伤修复是一个连续的过程,其中组织恢复的完整程度和张力程度是判断愈合情况的指标之一。

（一）伤口愈合的形式

1. **一期愈合** 指清洁伤口，对合良好，无并发症的修复过程。其为外科术后伤口主要的愈合方式。这类伤口通常伴有轻微的水肿，没有感染灶或者严重的渗出，愈合时间最短，瘢痕形成也最少。

2. **二期愈合** 指开放性伤口肉芽组织形成，填充组织缺损，最后上皮组织移行覆盖创面的愈合方式。大多数感染伤口、严重创伤、组织缺损和对合不良不能一期愈合时以此种方式愈合，如压力性损伤、糖尿病足、下肢溃疡等。

3. **延迟性一期闭合** 是前两种愈合方式的结合，方法是先将伤口敞开，待清除异物或失活的坏死组织后再行一期愈合。用于污染伤口的处理，其感染的可能性低于立即缝合的伤口。

（二）伤口愈合的判断标准

当局部缺氧和乳酸堆积消除后，损伤部位新的微循环建立，生长因子停止释放，伤口愈合即停止。此时伤口特点为上皮覆盖完成、创面无渗液、可呈现粉红色。但此时的伤口仍较脆弱，需经过3周以上的重塑期，伤口瘢痕收缩、颜色变浅、抗拉力增强，才能达到完全愈合。

三、影响伤口愈合的因素

伤口的愈合类型、时间、修复程度，与创面大小、受伤原因、病人自身健康状况等多种因素有关，一般来说可以将影响伤口愈合的因素分为全身因素和局部因素两大类。这两种因素相辅相成，决定伤口的愈合速度。

（一）全身因素

1. **年龄** 机体各个组织细胞自身的再生能力随着年龄的增长会逐步减弱，高龄人群较青壮年的炎症反应减慢，血管硬化使局部供血减少，新血管与胶原蛋白合成减少，真皮的附着力减低，皮脂腺功能降低致皮肤干燥，成纤维细胞的细胞周期延长，这些均可导致伤口愈合速度减慢。

2. **营养状况** 蛋白质的缺乏或消耗增加使机体处于营养不良状态，导致胶原蛋白合成受影响，伤口缺乏愈合必需的基质，影响愈合。伤口愈合过程需要维生素及微量元素的参与，包括维生素A、维生素C、维生素B_6、维生素B_{12}、叶酸、铁、锌。其中维生素A缺乏可导致伤口炎症期正常的炎症反应不充分；锌参与伤口愈合的各时期，其含量不足时创伤后机体成纤维细胞增生数减少，胶原蛋白合成量降低，蛋白质代谢不良，其缺乏则会影响愈合的每一步。铜、铁、锰、碘等微量元素也参与了机体蛋白的合成过程。

3. **血管功能不全** 动脉功能不全时局部组织没有足够血液供应，导致缺血缺氧、伤口愈合延迟、不愈合；静脉功能不全时，下肢回流受阻、静脉压力升高、水肿，纤维蛋白原渗出至局部组织，阻挡组织中氧气运输、营养交换及废物排出。

4. **组织氧气灌流不足** 需组织的氧分压$\geq 32mmHg$才能维持细胞的再生、胶原蛋白合成及白细胞的活性。

5. 药物　过量的抗炎药物抑制炎症反应期，导致中性粒细胞及巨噬细胞无法进入伤口组织，成纤维细胞和表皮细胞活动受阻；化疗药物则导致炎性细胞、血小板数量降低，相关生长因子不足；大剂量的肾上腺皮质激素能明显抑制新生毛细血管的形成、成纤维细胞的增生和胶原合成，并加速胶原纤维的分解，导致愈合不良；类固醇药物稳定溶酶体膜，阻止蛋白水解酶及其他促炎因子释放，使血液中锌浓度降低，影响伤口愈合。

6. 免疫力低下　白细胞减少，无法引导正常的炎性反应，影响伤口愈合的正常进程。

7. 神经系统障碍　感觉受损病人无法保护伤口，导致再损伤；活动受损导致血流缓慢。

8. 大、小便失禁　导致伤口污染，影响愈合。

9. 心理因素　长期压抑、紧张、焦虑等社会因素，可导致机体免疫力下降，从而间接地影响伤口的愈合。相反，积极的心态会有利于伤口的愈合。

10. 凝血功能障碍　伤口出血时间延长，导致巨噬细胞、成纤维细胞等不能正常发挥作用，影响伤口愈合。

11. 肥胖　肥胖病人有广泛的皮下脂肪，在术后容易形成死腔和血肿，妨碍血氧向伤口释放，为感染提供了基础；脂肪组织的血液供应相对较少，伤口血供不足，易发生液化坏死；太多的脂肪组织会导致伤口张力增加，这样会阻碍伤口局部的血液循环，影响伤口愈合。

12. 吸烟　吸烟者的血液循环中一氧化碳浓度增加，一氧化碳与血红蛋白结合降低了氧的释放，使伤口组织氧供给减少。此外，尼古丁会使周围血管收缩，血流减慢，增加血小板黏附，形成血栓，致微循环障碍；还可抑制红细胞、纤维原细胞、巨噬细胞的生成，影响伤口愈合。

13. 放射治疗　离子射线不仅对恶性肿瘤具有杀伤力，同样对正常组织细胞也具有强大的破坏性，同时，放射治疗所带来的副作用，如恶心、呕吐及消化道功能障碍（腹泻）会引起营养吸收障碍，从而影响伤口的愈合过程。

14. 全身性疾病　糖尿病病人表皮中负责免疫应答的朗格汉斯细胞受损，容易形成伤口；血糖过高可导致初期炎症反应受损，增加感染机会，糖尿病易并发周围神经病和血管性疾病，导致血液供应障碍。肾衰竭致全身血液废物排出、血压调节、凝血功能障碍、水和电解质紊乱，伤口感染机会增加。高脂血症使伤口中成纤维合成胶原功能降低。心力衰竭或动脉硬化会导致周围组织供血不足。贫血病人血液携氧能力下降，导致周围组织缺氧。恶性肿瘤病人的肿瘤组织的快速生长、营养平衡的破坏（负氮平衡），以及治疗时的药物（化疗及放疗），均可影响伤口的愈合。

（二）局部因素

1. 伤口感染　所有伤口都会存在被微生物污染的可能，少量的细菌活动于创面，伤口自身可直接清洁、去除，通常不会影响伤口的愈合，但当菌落数超过 10^5 个/cm^2，白细胞不能抑制大量细菌活动，中性粒细胞吞噬细菌后释放蛋白酶和氧自由基破坏组织，导致胶原溶解大于沉积，渗出增加，局部张力增加，伤口裂开等不良后果。

2. 伤口过分肿胀　伤口缝线或周围组织受压，血流受阻，导致伤口肿胀，营养物质及氧气因此不能输送到伤口组织，废物不能排出影响伤口愈合。

3. 局部摩擦、牵拉、压迫　造成表皮和深部肌肉、骨骼受损，邻近关节的伤口过早活动,加重炎性渗出反应。还可因摩擦、牵拉造成新生的细胞与肉芽组织的损伤,影响愈合。

4. 伤口过于干燥 可使表皮移行困难,同时缺乏促进血管及表皮生长的生长因子及蛋白溶解酶。有研究证实,保持伤口局部一定的湿度及温度(37℃),可加速细胞的有丝分裂,使酶处于最佳状态,促进伤口愈合。

5. 局部缺氧 伤口组织的氧分压足够大时,机体才能维持白细胞杀死细菌的能力和维持成纤维细胞的增生及胶原蛋白的合成。需说明的是,只有全身给氧,组织才能利用。

6. 无效的血纤维蛋白分解 如果血纤维蛋白没有被分解而覆盖在伤口上,会阻碍伤口氧气、营养物质的输送和废物的排出,不利于伤口愈合。

7. 异物、结痂、坏死组织 痂皮影响伤口收缩过程。坏死组织是细菌培养的温床,会将细菌包裹,不利于抗菌敷料起作用。

8. 局部药物的使用 伤口床使用消毒剂会伤害肉芽组织,减低白细胞的活性。因此,不建议局部使用抗生素,以免造成耐药性,影响伤口愈合。

9. 伤口的局部处理方式 正确合适的治疗能促进创面愈合,了解伤口愈合的病理生理、熟悉各种因素对愈合过程的影响,充分评估创面及全身情况,对不同类型伤口选择最合理的治疗方案至关重要。

(冯 岚 杨晓燕 张雪梅)

第四十六章　压力性损伤

2016年美国国家压疮咨询委员会（National Pressure Ulcer Advisory Panel，NPUAP）曾公布了一项术语更改声明，将"压力性溃疡"（pressure ulcer）更改为"压力性损伤"（pressure injury），并且更新了压力性损伤的分期系统及示意图。

在 NPUAP 公布的压力性损伤分期系统中，"压力性损伤"替代了"压力性溃疡"。这一更改更加准确地描述了完整或溃疡皮肤处的压力性损伤。

除了术语的改变，新的分期系统中，用阿拉伯数字（1、2、3、4）替代了罗马数字（Ⅰ、Ⅱ、Ⅲ、Ⅳ），"可疑深部组织损伤"名称中去除了"可疑"二字。另外还增加了"医疗器械相关性压力性损伤"及"黏膜压力性损伤"两个定义。

第一节　压力性损伤的定义及分期

一、压力性损伤的定义

压力性损伤是位于骨隆突处、医疗或其他器械下的皮肤和（或）软组织的局部损伤，可表现为完整皮肤或开放性溃疡，可能会伴疼痛感。损伤是强烈和（或）长期存在的压力或压力联合剪切力导致。软组织对压力和剪切力的耐受性可能会受到微环境、营养、灌注、合并症及软组织情况的影响。

二、压力性损伤的分期

1期：指压不变白的红斑。皮肤完整，局部皮肤完好，出现压之不变白的红斑。局部呈现的指压不变白的红斑，或者感觉、皮温、硬度的改变可能先于视觉的变化。此期的颜色改变不包括紫色或栗色变化，因为这些颜色变化提示可能存在深部组织损伤（图 8-46-1）。

2期：部分皮层缺失伴真皮层暴露。伤口床有活性，呈粉色或红色，湿润，也可表现为完整的或破损的浆液性水疱。脂肪及深部组织未暴露。无肉芽组织、腐肉、焦痂。该期损伤通常发生于骨盆或足跟，是骨盆皮肤微环境破坏和受到剪切力，以及足跟受到的剪切力导致。该分期不能用于描述潮湿相关性皮肤损伤，如失禁性皮炎，皱褶处皮炎，以及医疗黏胶相关性皮肤损伤或者创伤（皮肤撕脱伤、烧伤、擦伤）伤

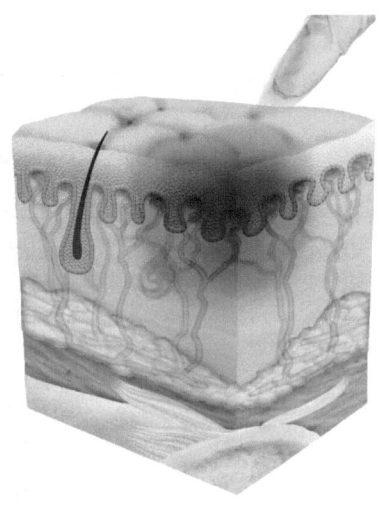

图 8-46-1　1期指压不变白的红斑

扫封底二维码获取彩图

口（图 8-46-2）。

3 期：全层皮肤缺失。该期常可见脂肪、肉芽组织和边缘（上皮）内卷，亦可见腐肉和（或）焦痂。不同解剖位置的组织损伤的深度存在差异，脂肪丰富的区域会发展成深部伤口，可能会出现潜行或窦道，无筋膜、肌肉、肌腱、韧带、软骨和（或）骨暴露（图 8-46-3，图 8-46-4）。

4 期：全层皮肤和组织缺失。不同解剖位置的组织损伤的深度存在差异，可见或可直接触及筋膜、肌肉、肌腱、韧带、软骨或骨头，可见腐肉和（或）焦痂，常会出现边缘（上皮）内卷、窦道和（或）潜行。（图 8-46-5）。

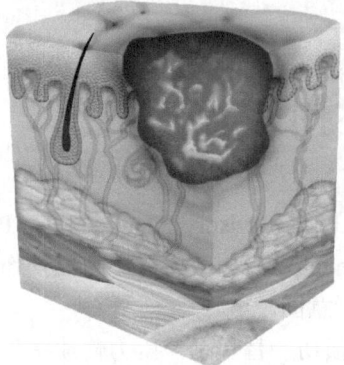

图 8-46-2　2 期压力性损伤
扫封底二维码获取彩图

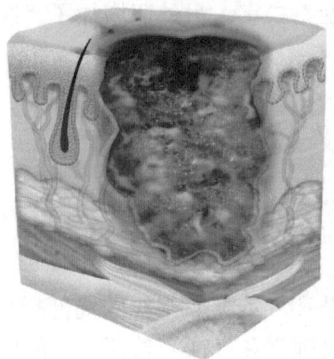 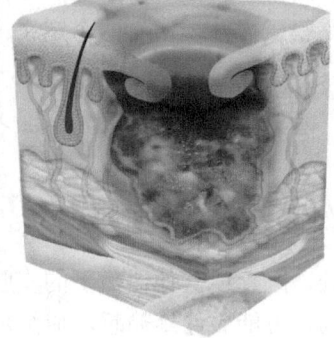 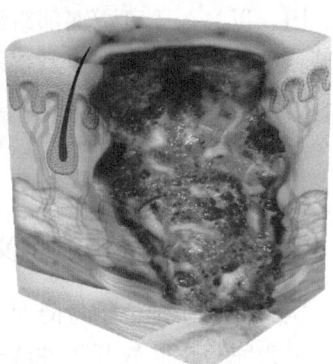

图 8-46-3　3 期压力性损伤　　图 8-46-4　3 期压力性损伤（边缘内卷）　　图 8-46-5　4 期压力性损伤
扫封底二维码获取彩图　　　　　扫封底二维码获取彩图　　　　　　　　　扫封底二维码获取彩图

不可分期：被掩盖的全层皮肤和组织缺损。由于被腐肉和（或）焦痂掩盖组织缺损的深度，不能确定伤口具体程度，则为不可分期压力性损伤。去除腐肉和（或）焦痂后可表现为 3 期或 4 期压力性损伤。缺血肢端或足跟的稳定型焦痂（表现为干燥，紧密黏附，完整且无红斑和波动感）不应去除（图 8-46-6）。

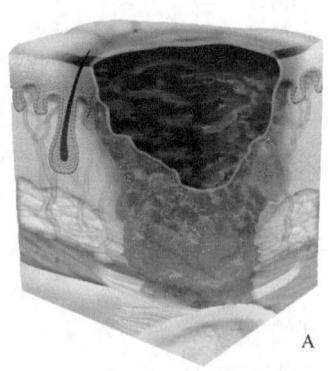 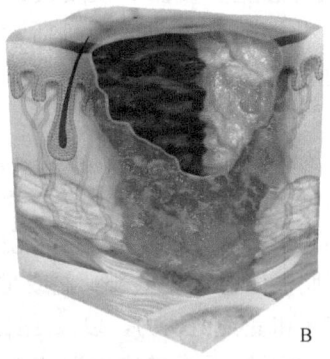

图 8-46-6　不可分期压力性损伤
A.焦痂；B.焦痂+腐肉
扫封底二维码获取彩图

深部组织损伤：完整或破损的局部皮肤出现持续的指压不变白的深红色、栗色或紫色，或表皮分离呈现黑色的伤口床或充血性水疱。疼痛和温度变化通常先于颜色改变出现。深色皮肤的颜色表现可能不同。此类损伤是由于强烈和（或）长期的压力和剪切力作用于骨骼和肌肉导致。该期伤口可迅速发展，暴露组织损伤的实际程度，也可能自行消失而不出现组织缺损。如果创面出现坏死组织、皮下组织、肉芽组织、筋膜、肌肉或其他深层结构，则表明全皮层组织损伤（为不可分期、3 期或 4 期）。该分期不可用于描述血管、创伤、神经性伤口或皮肤病（图 8-46-7）。

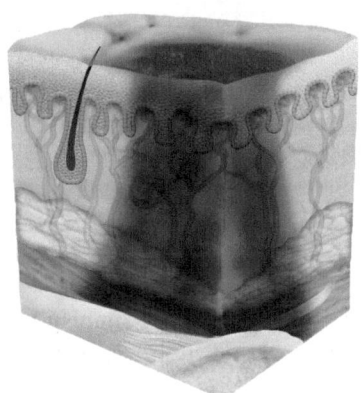

图 8-46-7　深部组织损伤

扫封底二维码获取彩图

三、其他压力性损伤的定义

（一）医疗器械相关性压力性损伤

1. 定义　是指由于使用用于诊断或治疗的医疗器械而导致的压力性损伤，损伤部位形状通常与医疗器械形状一致。此类损伤可以使用压力性损伤分期系统进行分期。该概念描述了损伤的原因。

常见引起此类损伤的设备包括支架、夹板、石膏、呼吸气囊面罩、引流管、负压治疗设备等。

2. 预防措施　对于器械相关性压力性损伤，最重要的就是预防。常见的预防措施包括避免由于设备摆放位置不恰当或者安全固定的措施造成的损伤；至少每班都需放松管道或相关设备检查皮肤问题；高危区域用敷料缓冲压力并保护皮肤；避免将器械放在原有或现存的压力性损伤的部位；提高医护人员及家属的防范意识等。

（二）黏膜压力性损伤

由于使用医疗器械（吸氧管、气管插管、胃管、导尿管等）导致相应部位黏膜出现的压力性损伤。由于这些损伤组织的解剖特点，98% 的专家认为此类损伤无法进行分期。其预防措施同医疗器械相关性压力性损伤。

第二节　压力性损伤的病因与好发部位

压力性损伤是活动障碍、慢性病及老年病人常见的严重并发症之一，可能导致病人疾病恢复的延期，严重感染，甚至死亡，不仅造成病人巨大的痛苦，也带来了大量医疗资源的耗费。

压力性损伤的易患因素有运动减退、皮肤改变和年龄增加等，因此长期卧床病人、脊髓损伤病人及老年人特别是老年卧床病人成为发生压力性损伤的高危人群。压力性损伤发生是多种因素共同作用引起的复杂病理过程，包括外在因素和内在因素。

一、外在因素

外在因素包括压力、摩擦力、剪切力和潮湿环境。压力与剪切力同时存在时,压力性损伤发生率增高。

(一)压力

压力是引起压力性损伤最主要的原因,与持续时间的长短有关。当组织承受的压力超过毛细血管压力(32mmHg)时,受压部位的皮肤和组织的血供受阻甚至中断,造成缺血性坏死。研究表明,肌肉及脂肪组织比皮肤对压力更敏感。压力经皮肤由浅入深,呈现圆锥形分布,最大压力在骨突出处的周围。

(二)剪切力

剪切力是引起压力性损伤的第二位原因。剪切力是不同层次或部位的组织间发生不同方向运动时产生的一种力。由于剪切力通常作用于深部组织,在引起组织的相对位移时能阻断相应部位较大区域的血液供应,因此,剪切力比压力更具有危害性。实验表明,剪切力只要持续存在超过 30min,即可造成深部组织的不可逆的损伤。

(三)摩擦力

摩擦力是指两个物体接触时,发生不同方向的移动或相对移动时所形成的力,摩擦力可破坏皮肤的角质层,造成皮肤破损,从而增加压力性损伤的发生概率。当病人床单褶皱不平、有渣屑,或搬运时拖、拉、扯、拽,均能产生较大的摩擦力。

(四)潮湿

皮肤受潮湿刺激后,表面弱酸性遭破坏,角质层屏障保护作用减弱,有害物质易于通过,利于细菌繁殖。潮湿皮肤比干燥皮肤发生压力性损伤概率高 5 倍。

二、内在因素

内在因素包括年龄、皮肤情况、运动性因素、营养状况和组织灌注等。

(一)年龄

压力性损伤的发生率与年龄呈正相关。因为随着年龄的增加,身体功能和修复能力逐渐衰退,表皮变得菲薄、皮肤相对干燥、皮下组织减少、组织血供减少、毛细血管更脆弱及感觉迟钝等生理性因素的改变,老年人更易受压力、摩擦力、剪切力的作用,发生压力性损伤的风险增大,成为高危人群。

(二)皮肤情况

清洁、有弹性、无损害的皮肤,能对压力、剪切力、摩擦力有较好的忍受力,任何原因使皮肤功能受损均可导致皮肤完整性受损,从而增加发生压力性损伤的概率。

（三）运动性因素

活动力与移动能力的减退与丧失是导致病人发生压力性损伤的重要原因之一。活动能力与移动能力障碍使病人受压部位血液循环障碍，静脉回流延缓导致水肿，进一步减少了皮肤的血供；神经障碍降低皮肤对痛觉、压觉的敏感性，长时间受压后，局部组织坏死，压力性损伤的发生不可避免。

（四）营养状况

平衡饮食可维持组织健康、促进组织修复、预防感染。营养摄入不足可导致全身营养障碍，进而出现蛋白质合成减少、负氮平衡、严重贫血、皮下脂肪减少、肌肉萎缩，皮肤对外来性压力感受性减弱。因此，当局部皮肤受压时，由于骨突出部位皮肤缺乏肌肉和脂肪的保护，更易发生局部缺血性坏死。有研究表明，血白蛋白低于 35g/L 的病人患压力性损伤概率为 75%，而血白蛋白高于 35g/L 的病人只有 16.6% 发生压力性损伤。而营养过度或缺乏运动导致肥胖的病人，也因影响血液循环及活动困难而容易发生压力性损伤。

（五）组织灌注

促进血液供应和组织的氧合作用是维持组织活力的关键。因各种原因造成的血流动力学改变，使舒张压下降至 8kPa 以下，致血管收缩功能减弱、血管受压和血容量减少导致缺血，水肿则减少了组织灌注，使皮肤及皮下组织处于缺血缺氧状态，而使压力性损伤发生的危险性增大。

（六）其他因素

心理因素与压力性损伤的形成密切相关，当病人处于精神压力之下，肾上腺素水平发生变化，导致皮肤的耐受性下降；吸烟病人压力性损伤发生率较高；脊髓损伤的病人，体温变化时缺氧的组织对氧的需求增加，加速了压力性损伤的形成。

三、好发部位

压力性损伤好发于机体缺乏脂肪组织保护、无肌肉包裹或肌层较薄的骨突出部位及受压部位，而且会随着卧位的不同、受压点不同而有所不同（表 8-46-1）。

表 8-46-1 不同体位压力性损伤的好发部位

体位	好发部位
仰卧位	枕骨粗隆、肩胛部、肘部、椎体隆突处、骶尾部、足跟
侧卧位	耳部、肩峰、肘部、髋部、膝关节内外侧、内外踝
俯卧位	颊部、前额、下颌、肩部、女性乳房、男性生殖器、髂嵴、膝部、足趾
坐 位	坐骨结节、骶尾部

四、并发症

压力性损伤的并发症有感染、败血症、骨髓炎和鳞状上皮细胞癌等。压力性损伤创面极易发生感染,尤其是大小便失禁会污染伤口,细菌可通过血行传播引起败血症。感染还可通过直接蔓延或血行传播而引起骨髓炎,一旦怀疑骨髓炎,必须及时确诊与治疗,否则压力性损伤伤口难以愈合。若压力性损伤伤口长时间不能愈合,加之反复摩擦和刺激,可能会并发鳞状上皮细胞癌,其概率为0.5%。

第三节 压力性损伤的预防

一、风险评估

正确、客观地评估病人风险是预防压力性损伤关键性的一步,目的是使临床护士早期了解病人是否存在发生压力性损伤的危险,积极预防,以减少或杜绝压力性损伤的发生。

风险评估的目标是筛查高风险病人的特殊高危因素,以及需要采取的预防措施。风险评估应作为临床判断的辅助工具,而不是单独的判断工具。临床上常用的风险因素评估表有Braden评估量表、Norton评估量表、Waterlow评估量表等。

(一)Braden评估量表

该表的优势是有明显的预测价值,计分标准详细,可操作性强,护士容易掌握;但也有不足之处,如营养指标只包含了摄入,对营养代谢障碍及吸收不良等不能体现,不适用于拒绝翻身及强迫体位的病人等。Braden评分量表较适用于卧床、截瘫、大小便失禁、坐轮椅、大手术术后、营养不良、病情危重及意识不清的病人。详细Braden评估量表使用方法、注意事项同第四篇第十五章相关内容。

2003年香港理工大学的彭美慈、汪国成等重新修订了Braden评估量表,删除了原量表中"营养状况"项目,增加了"体型/身高"和"皮肤类型"两项内容。修订者提供的诊断界值为<19分。修订后的量表见表8-46-2。

表8-46-2 Braden评分量表中文修订版

评分内容	1分	2分	3分	4分
感觉	完全受损	非常受损	轻微受损	未受损
潮湿	持续潮湿	经常潮湿	偶尔潮湿	很少潮湿
活动度	卧床不起	局限于椅	偶尔行走	经常行走
活动能力	完全不能	非常限制	轻微限制	不受限
摩擦力和剪切力	有	潜在危险	无	
体型/身高	肥胖	消瘦	偏瘦/偏胖	标准
	超过标准体重的30%或更多	低于标准体重的20%	标准体重上下10%~20%	
皮肤类型	水肿	皮肤增厚变粗糙	干燥	正常
	皮下有过多的液体积聚	表皮水分丢失增多,且角质增多	皮肤缺乏水分或油脂,有明显皱褶、皮屑或瘙痒	

（二）Norton 评估量表

该评估量表是 1972 年 Norton 在如何预防老年病人发生压力性损伤时提出的，是一个特别适用于评估老年病人的压力性损伤危险因素的预测工具。评估量表评估了 5 个方面的危险因素：身体状况、精神状况、活动能力、移动能力和失禁情况。此表评分范围 5~20 分，分数越低，预示发生压力性损伤危险性越高，反之则危险性越低。得分 12~14 分表示中度危险，而 12 分以下则表示高度危险。由于 Norton 评估量表欠缺营养评估，因此，临床使用时，必需另外增加病人的营养评估。Norton 评估量表及评估指引见表 8-46-3。

表 8-46-3　Norton 评估量表及评估指引

身体状况：包括目前的身体状况和体格健康情况		
（需考虑营养状况、肌肉丰满程度和皮肤状况）		
1 分	非常差	身体状况很危险，急性病面容
2 分	瘦弱	身体状况不稳定，看起来健康尚可
3 分	尚好	身体状况大致稳定，看起来健康尚好
4 分	良好	身体状况稳定，看起来很健康，营养状况很好
精神状况：指意识状况和定向感		
1 分	麻木	意识丧失，无自主活动，对周围事物及声光刺激无反应
2 分	混乱	语言反应接近消失，不理解别人语言，经常对答不切题，无法遵嘱睁眼与伸舌，痛感反应存在，偶有烦躁或喊叫，与环境失去接触能力，思维活动缺失
3 分	冷漠	对人、事、地点认识只有 2~3 项清楚，反应迟钝、被动
4 分	灵活	对人、事、地点方向感非常清楚，对周围事物敏感
活动能力：个体可行动的程度		
1 分	卧床不起	因病情或医嘱限制留在床上，不能下床
2 分	依赖轮椅	因病情（无法站立、不能承受身体重量）或医嘱限制，仅能以轮椅代步
3 分	需协助	无人协助则无法走动
4 分	自由活动	行走自如，包括使用手杖或扶车
移动能力：自行移动躯体的能力		
1 分	难以移动	如果没有协助，身体或四肢不能做任何甚至微小的位置改变
2 分	非常受限	能做很微小的身体或肢体位置的改变，但不能经常或独立做明显的移动
3 分	有些限制	能经常独立地做微小的四肢或身体移动
4 分	完全自主	不需要协助就能完成较大的和经常的体位改变
失禁：个人控制排尿、排便能力的程度		
1 分	完全失禁	无法控制排尿、排便，24 小时内有 7~10 次失禁发生
2 分	经常失禁	在过去 24 小时内有 3~6 次尿失禁或腹泻
3 分	偶尔失禁	在过去 24 小时内有 1~2 次尿失禁、大便失禁（与缓泻剂或灌肠无关）之后使用尿套或尿管，但排便尚可控制
4 分	无失禁	指大小便完全自控或尿失禁已留置尿管

二、预防措施

压力性损伤的预防主要包括识别处于危险状态的病人，以及对已经识别处于危险的病人采取有效的预防措施。研究认为，有效的预防措施包括识别危险因素、降低压力作用、评估营养状态、避免过多的卧床和长期坐位、保持皮肤完整性，以及提高防范意识等。

（一）健康教育

对所有参与病人护理的人员进行健康教育是成功预防压力性损伤的关键。病人、家属或陪护、医护人员均应了解皮肤损害的原因和危险性，掌握压力性损伤的预防措施，并不断更新。

（二）减轻局部压力与剪切力

间歇性解除压力是有效预防压力性损伤的关键。在形成压力性损伤的多项因素中，局部组织长期受压是致病的关键。因此，避免或减少压力对组织的损伤是首要的预防措施。适时的体位变换是最基本、最简单、最有效解除压力性损伤的方法。每隔1~2h翻身一次，护士除了需要掌握翻身技巧外，还需根据力学原理，减轻局部压力。病人侧卧时，让身体与床成30°角，以减轻局部所承受的压力，并用软枕支撑，避免髋部受压。当病人半坐卧床或坐位时，如床头抬高则会产生剪切力和骶尾部受压，因此，床头抬高不应超过30°，并注意不应超过30min。

1. 减轻皮肤摩擦　保持床单位清洁、平整、无渣屑，减少其对局部的摩擦。使用保护膜（如透明薄膜）可减少皮肤摩擦力。

2. 避免按摩局部发红皮肤　软组织变红是正常保护性反应，因氧气供应不足引起，如受压时间1h以内变红者，应及时更换体位，30~40min内可褪色，不会使软组织受损，不需按摩。如果发红持续30~40min仍不消褪，则表明软组织已受损，按摩将会导致更严重的损伤，甚至使皮肤破溃。

3. 皮肤护理　恰当的皮肤护理是预防皮肤破损的关键。护士需密切注意观察皮肤情况，特别是容易发生压力性损伤的部位；同时指导病人及家属如何观察皮肤。需保持皮肤清洁、干燥，清洁后可予润肤霜外涂。但也需避免皮肤过度干燥，当寒冷或温度过低时，可能导致皮肤干燥、脆性增加，易受损，所以需注意房间温度及湿度，以减少环境因素的影响。

4. 营养　营养不良是压力性损伤发生的危险因素之一，因此，保持均衡的健康饮食和适当的液体摄入是压力性损伤预防中不容忽视的要素。美国医疗保健机构政策研究（AHCPR）的指南指出，血清蛋白水平<35g/L、总淋巴细胞计数<$1.8×10^9$/L或体重减少超过15%即可认为存在明显的营养不良。加强饮食补充，尤其丰富的蛋白质摄入可明显减少压力性损伤的发生，而某些矿物质、维生素在构成新组织对损伤的愈合十分重要。根据病情，给予合适的热量与蛋白质饮食。在增加蛋白质摄入时，必须评价肝功能和肾功能，在肝肾功能不良时，可通过保证病人获得足够的热量来降低蛋白的摄入。必要时，请营养师会诊，全面评估病人的营养状况，制订合理的饮食。同时监测病人的摄入与排出，以保持机体营养的动态平衡。

（冯　岚　杨晓燕　张雪梅）

第四十七章　深静脉血栓的预防与护理

第一节　深静脉血栓概述

近年来，随着医疗器械的精进和医疗水平的提高，脊柱外科手术难度也在不断提高，手术量不断增加，术后并发深静脉血栓的病例随之增多，已成为脊柱外科术后较为常见的危险并发症之一。

深静脉血栓（deep venous thrombosis，DVT）是指血液非正常凝结、堵塞静脉管腔，从而引发静脉回流障碍，属下肢静脉回流障碍性疾病。主要临床表现包括疼痛（局部深触痛和足背伸性疼痛，可导致行走困难）、患肢肿胀、僵硬、皮肤发热、发红或变蓝，Homans征（+），浅静脉扩张，尤其集中在一侧肢体。严重者可出现下肢青肿，脉搏消失等，若出现胸闷、口唇发绀、呼吸困难时，应警惕并发肺栓塞。但临床上约半数以上患者不会表现出任何症状，这是深静脉血栓容易被忽略的原因之一，易被漏诊、误诊。

一、DVT的辅助检查方法

DVT的诊断手段呈现多样化、精准化。多种手段相结合可以早期、快速、精准诊断DVT。DVT的辅助检查方法：

（1）彩色多普勒超声探查：敏感度、准确性均较高，是DVT诊断的首选方法，但是对于腹部、盆腔DVT诊断性较差。

（2）螺旋CT静脉造影：可同时检查腹部、盆腔、下肢深静脉情况。

（3）血浆D-二聚体测定：是反映凝血激活及继发性纤溶的特异性分子标志物，对诊断急性DVT的敏感度较高。结果阴性可证实无血栓，结果阳性则证实纤溶亢进，但并不能证明血栓形成。

（4）静脉造影：是DVT诊断的"金标准"。在其他检查难以确定诊断时，如无静脉造影禁忌证，则应立即进行。

二、DVT的致病因素

高凝状态、血流缓慢、静脉壁损伤是DVT三大致病因素。DVT一旦形成，除极少数能自行消融或局限在发生部位外，绝大部分会扩散至整个深静脉主干，如不能得到及时诊断和妥善处理，多数会演变成血栓形成后遗症，长时间影响患者的生活质量，最严重的情况是血栓脱落导致肺栓塞（pulmonary thromboembolism，PE），病死率高达50%，且一旦发生，无特效治疗。

第二节　深静脉血栓的预防

脊柱外科手术患者是 DVT 的高危人群。血流缓慢、血流淤滞常见于手术麻醉、瘫痪、长期卧床等；静脉壁损伤分为机械性损伤（手术、静脉穿刺、长时间捆绑等）和化学性损伤（输注高渗或强刺激药物）；高凝状态常见于外伤、手术及输血等，脊柱外科手术三方面因素均有涉及且密切相关，预防的根本即阻断 DVT 三大致病因素。骨科大手术围手术期 DVT 形成的高发期是术后 24h 内，故预防应尽早进行。

根据 2016 年最新发布的《中国骨科大手术静脉血栓栓塞症预防指南》，DVT 预防措施可分为基础预防、物理预防和药物预防。该指南以 2009 版指南为基础，以 ACCP（American College of Chest Physicians，美国胸科医师学会）《抗栓及溶栓治疗循证医学临床实践指南》（第 9 版，ACCP-9）和美国医师协会（American Association of Orthopaedic Surgeons，AAOS）指南为参考，收集近年来相关循证医学证据，经骨科专家及相关领域专家共同讨论完成。虽然指南中的"骨科大手术"特指人工全髋关节置换术、人工全膝关节置换术和髋部周围骨折手术，但所涉及的预防措施仍值得借鉴。对于 DVT 高危患者应采用基本、物理和药物预防联合应用的综合措施，有高出血风险患者应慎用药物预防措施。

一、准确评估，筛选高危人群

应用科学、有效的血栓相关评估工具对在院病人进行及时而准确的危险因素评估，筛选出高危人群，及早采取干预措施，不仅能降低 DVT 发生率、减少医疗资源浪费、减轻病人负担，同时为建立健全临床 DVT 护理预防与管理提供依据，提升医护人员预防干预效果具有十分重要的意义。评估方法见第四篇第十七章相关内容。

二、基础预防措施

1. 手术规范操作、减少静脉内膜损伤。
2. 注重预防静脉血栓知识宣教，指导早期康复锻炼，尤其是下肢早期活动。
3. 围手术期适度补液，避免血液浓缩。

三、物理预防措施

足底静脉泵、间歇充气加压装置及梯度压力弹力袜等，利用压力促使下肢静脉血流加速，减少血液淤滞，可降低术后下肢 DVT 形成的风险，且不增加肺栓塞的发生概率。

下列情况禁用或慎用物理预防措施：
1. 充血性心力衰竭、肺水肿或下肢严重水肿。
2. 下肢 DVT 形成、肺栓塞发生或血栓（性）静脉炎。
3. 间歇充气加压装置及梯度压力弹力袜不适用于下肢局部异常（如皮炎、坏疽、近期接受皮肤移植手术）。
4. 下肢血管严重动脉硬化或狭窄，其他缺血性血管病（糖尿病性等）及下肢严重畸形等。

四、药物预防措施

由于骨科大手术后初级血小板血栓形成稳定血凝块的时间约为 8h，故越早进行药物预防发生出血的风险也越高，因此，确定 DVT 形成的药物预防开始时间应当慎重权衡风险与利益，合理选择抗凝药物。对于出血风险高的患者，只有当预防血栓的获益大于出血风险时，才考虑使用抗凝药物。药物治疗包括普通肝素、低分子量肝素、Xa 因子抑制剂类、维生素 K 拮抗剂及抗血小板药物。脊柱外科手术病人为避免发生应用抗凝药物后导致手术部位出血，形成血肿，出现脊髓、神经压迫症状，一般不采用药物预防 DVT。

第三节 深静脉血栓的护理

一、护理目标

1. 让病人及家属相信安全和正确的预防及护理，有助于减少 DVT 的发生和进一步的损害。
2. 让病人了解自身病情，预防 DVT 的发生或减少 DVT 发生带来的损害。
3. 为病人提供优质安全的护理服务。
4. 提高骨科护士对 DVT 预防的意识、相关知识和实践技能。

二、护理要点

（一）常规护理

在术前对患者进行详尽的血栓风险评估，如根据 Autar 评分进行低、中、高危分组后给予针对性的预防干预。具体评估方法见第四篇第十七章相关内容。嘱术后多饮水，禁烟禁酒，尽早下床，避免长时间坐位。下肢，尤其是足、趾经常主动活动，活动不便者加强被动活动。增加体液摄入，合理调配饮食，宜食清淡、易消化富含纤维素的食物，保持大便通畅，避免便秘，以免用力排便而使血栓脱落导致栓塞。对于吸烟的患者劝其戒烟。因尼古丁对血管有强烈的收缩作用，使血液黏稠度增加，多做深呼吸动作。尽量避免下肢行静脉穿刺。

严密监控高危患者，一经发现绝对卧床，患肢抬高 30°，立即报告值班医生，及时给予处理等。

（二）DVT 症状的评估与判断

1. 疼痛 是 DVT 的主要症状。注意观察患者下肢疼痛情况，认真记录疼痛的部位、程度和游走方向。触摸肢体足背动脉的搏动情况，指压毛细血管的充盈度，如按压部位的肤色在 15s 内转红，说明该部位侧支循环已有改善。
2. 下肢肿胀（腿周径） 肿胀是下肢 DVT 形成的主要体征。每天测量双下肢肢体同部位周径，并做好测量记录。测量部位为髌骨上缘 10cm，髌骨下缘 10cm，踝上 5cm。正常情况下，患肢与健肢周径相比不超过 1.5cm，当周径超过 1.5cm 时，避免热敷，以免增加局部耗氧量，加重病情。并与以前的记录相比较，以判断治疗效果。

3. 皮肤温度　发生 DVT 后，皮肤温度逐渐由暖变冷、厥冷，尤以肢端为重，皮肤出现发绀、花斑。

（1）需采取保暖措施，不宜用热敷方法。

（2）禁忌按摩患肢或做激烈运动，防止血栓脱落。病人需绝对卧床休息，使患肢高于心脏平面 20～30cm，膝关节置于 5°～10°微屈曲位。

（3）保持室温 20～22℃，患肢保暖，以缓解血管痉挛，有利于侧支循环建立，减轻疼痛及促进炎症的吸收。

4. Homans 征　平卧时将足用力背伸，小腿肌肉疼痛出现 Homans 征（+）。其原因是因为腓肠肌和比目鱼肌被伸长时，刺激了血栓引起炎症而产生痛感。

（三）DVT 针对性护理

在术前对病人进行详尽的血栓风险评估，如根据 Autar 评分进行低、中、高危分组后给予针对性的预防干预。

1. 低危组　主要以强化健康宣教，术后尽早开始功能锻炼，并适当配合使用医用加压弹力袜。其中早期功能锻炼包括翻身训练、直腿抬高训练、股四头肌等长收缩锻炼、踝泵运动、髋膝关节屈伸等，具体方法：病人取平卧位，进行下述功能锻炼。

（1）术后 1～2h，双下肢被动屈伸/踝泵运动，30～50 组/次，每小时 1 次。

（2）术后 2～6h，踝泵运动+双下肢主动屈伸运动，30～50 组/次，每小时 1 次；协助病人进行轴线翻身，每 2 小时 1 次。

（3）术后 6～12h，双下肢主动屈伸运动，30～50 组/次，每 2 小时 1 次，并协助病人进行轴线翻身，每 2 小时 1 次。

（4）术后 1～2 天，双下肢主动屈伸运动，30～50 组/次，每 2 小时 1 次；双下肢直腿抬高训练，20～30 组/次，3～5 次/天；协助轴线翻身，每 2 小时 1 次。

（5）术后 3～6 天，自主轴线翻身，双下肢直腿抬高训练，20～30 组/次，3～5 次/天；鼓励病人遵医嘱下床活动。以上功能锻炼基础上循序渐进，增加仰卧蹬车训练，30～50 组/次，3 次/天，并指导进行五点式腰背肌功能锻炼。

（6）对下肢肌力不足 3 级的患者，应在临床护理人员的协助下做好各关节的被动活动，嘱病人家属从旁学习，同时按摩肌肉以防肌肉萎缩和僵硬。

2. 中危组　在上述基础上同时加用医用加压弹力袜和下肢间歇性充气压力泵（pneumatic sequential compression device，PSCD）进行预防。医用弹力袜要求 24h 穿着。充气压力泵 30 分/次，2～4 次/天。

3. 高危组　除物理性预防外还要遵医嘱开始使用抗凝药物。药物预防中，在用药期间应严密监测病人临床体征和相应的实验室指标，注意切口敷料渗血情况、引流液的量和性状，注意观察四肢肌力及肌张力变化、预防切口内血肿甚至硬膜外血肿的发生，注意病人有无口鼻、牙龈或胃肠道出血，注意病人有无头痛、呕吐等颅内出血表现，一旦发现异常及时上报值班医生进行处理。

（四）并发肺栓塞的护理

肺栓塞的典型症状为呼吸困难、胸痛、咳嗽、咯血。三大体征为肺啰音、肺动脉瓣区第二心音亢进、奔马律。

1. 严密观察生命体征的变化，予以心电监护，高流量氧气吸入、建立静脉通道。
2. 病人绝对卧床休息，减少搬动和翻身，避免剧烈咳嗽。
3. 及时报告医生，完善相关检查。
4. 观察、记录和报告病人的主诉和给予的处理措施。

（五）特殊护理——"5A"护理

"5A"护理要在常规护理的基础上进行，是一种有效的护理干预手段，可帮助临床护理人员全面有效地掌握病人术前术后病情变化，对DVT采取针对性的护理措施，可将脊柱外科术后DVT的发生率降至最低。主要内容包括：

1. 问询（ask）　病人入院时积极与之交流并详细记录，力求对病人病情清晰了解，准确地进行病情评估。
2. 建议（advice）　术前向病人充分告知DVT发生的可能性，并针对不同病人明确具体的预防措施，同时予以积极的支持和鼓励，促使病人积极配合。
3. 评估（assess）　深入分析和评价病人对DVT预防的个人意愿，如不愿积极配合，可将DVT的具体危害详细告知；如愿意配合，则将DVT的具体预防措施及相关注意事项详细告知。
4. 帮助（assist）　向病人发放DVT相关宣传资料，帮助树立正确有效的DVT预防观念，并协助制订完整的DVT预防方案，在临床护理过程中遇到困难时积极帮助病人解决问题。
5. 随访（access）　可采用多种有效形式（短信、电话、网络等）对病人进行跟踪随访，掌握病人出院后DVT的发生情况并详细记录，建立健康档案。

三、护理评价

1. 给予的护理及解释，病人及家属能够明白。
2. 早期辨别病情的异常变化，并及时做出正确的处理。
3. DVT发生后，通过正确的处理病情没有出现进一步的加重。
4. 护理记录完整、准确、及时。

（郑明辉　冯　岚　邹　琳）

第四十八章 评判性思维在护理工作中的应用

从20世纪80年代初评判性社会理论被引入护理,经过多年的发展,评判性思维(critical thinking,CT)已成为当今国际护理中的研究热点之一。国际护理界已通过大量研究证实评判性思维在护理教育、临床实践及护理科研中的重要意义。评判性思维是临床决策和解决问题的思维基础,是护理职业能力的重要组成部分。因此,在临床护理实践中,要求护士应具备一定的评判性思维能力,以便能更好地观察、发现、分析和解决护理对象的健康问题,提高护理质量。

第一节 评判性思维

一、概述

思维是人们认识客观世界的重要手段,是认知活动的最高级形式。科学思维是人类智力系统的核心,参与支配其他一切活动。科学思维与护理学的发展有着不可分割的联系,在护理工作中,护士可应用科学思维解决实践问题。

(一)思维

1. 概念 思维最初是人脑借助于语言对客观事物的概括和间接的反应过程。思维以感知为基础又超越感知的界限。它探索与发现事物的内部本质联系和规律性,是认识过程的高级阶段。

2. 思维的特征

(1)概括性:在大量的感性材料的基础上,把一类事物的共同特征和规律抽离出来加以认识,此即思维的概括性。这种事物的共同属性或规律是可通过概括实现的,如不同组织部位出现的红、肿、热、痛、功能障碍的病理改变可概括为炎症。

(2)间接性:思维是建立在过去的知识经验上的对客观事物的反映,具有间接性。因思维的间接性,人们超越了感知觉提供的信息,可认识没有直接作用于感官的事物的属性,揭示事物的本质和规律,实现对未来的预测。若脊柱手术后,病人的引流液量明显增多且稀薄,颜色变淡,可以间接判断病人出现了脑脊液漏。

(3)物质属性:人们进行思维,必须具备思维的物质基础,即大脑这一思维器官。因此,思维具有物质属性,而当大脑有疾病或功能不健全时个体常不能进行正常思维。

3. 思维的过程 从感性认识上升到理性认识是通过一系列思维过程实现的。思维的过程主要有分析、综合、比较、抽象、概括。

(1)分析和综合:是思维最基本的过程。分析是指在头脑中把事物的整体分解为各个组成部分的过程,或者把整体中的个别特性、个别方面分解出来的过程;综合是指在头脑中把对象的各个组成部分联系起来,或把事物的个别特性、个别方面结合成整体的过程。

(2) 比较与分类:比较是在头脑中确定对象之间差异点和共同点的思维过程。分类是根据对象的共同点和差异点,把它们区分为不同类别的思维方式。比较是分类的基础。比较在认识客观事物中具有重要的意义。只有通过比较才能确认事物的主要特征和次要特征,共同点和不同点,进而把事物分门别类,揭示出事物之间的从属关系,使知识系统化。

(3) 抽象和概括:抽象是在分析、综合、比较的基础上,抽取同类事物共同的、本质的特征而舍弃非本质特征的思维过程。概括是把事物的共同点、本质特征综合起来的思维过程。抽象是形成概念的必要过程和前提。

(二)科学思维

科学思维是人类智力系统的核心,是人类在学习、认识、实践和其他活动中所表现出来的理解、分析、比较、概括、综合、抽象、推理、讨论等所组成的综合思维。科学思维参与支配其他一切活动。科学思维的两个基本要素:尊重事实和遵循逻辑。

(三)评判性思维

1. 概念 早在2400年前,苏格拉底就曾经对评判性思维进行过解释和探究,20世纪30年代德国法兰克福学派的学者把它作为一种评判理论和思维方式又重新提出,并引起广泛重视。在文史哲学科评判性思维多被翻译成批判性思维。从字面上理解,该词包括"批判的"和"思维"两层意思。"批判的"(critical)源于希腊文Kriticos(提问、理解某物的意义和有能力分析,即辨明或判断的能力),Kriterion(标准),该词暗示发展"基于标准的有辨识能力的判断";而"思维"一词则要求有分析、综合、抽象、概括和对比等具体的过程。

评判性思维是指个体在复杂的情境中,能灵活地应用已有的知识和经验,对问题的解决方法进行选择,在反思的基础上加以分析、推理,做出合理的判断和正确取舍的高级思维方式。

护理学者Katao-Yahiro认为,护理学科中的评判性思维是对解决护理问题的方法的反思和推理过程,侧重于决定相关信息的可信度及采取何种措施。评判性思维应渗透到护理工作的各个方面。

2. 评判性思维的特点

(1) 自主性:评判性思维是一个主动思考过程,评判性思维的主体不是被动的、不加评判的全盘接受外来的刺激和别人的观点或"权威"的说法,而是对面临的问题、刺激等进行积极的思考,主动地、独立地运用自己的理智能力和知识去分析,做出自己的判断,有选择地接受外部刺激。

(2) 严谨性:评判性思维要求护士应在思考与解决问题的过程中,广泛收集资料,分析寻求问题发生的原因和证据,经过仔细思考后,再得出结论。

(3) 系统性:评判性思维要求护士针对服务对象的问题进行全方位、多角度的审视,提供系统的护理服务。

(4) 开放性:在进行评判性思维的时候,个体具有高度的开放性,愿意听取和采纳别人的不同观点,也能够把自己的观点与他人进行沟通。

二、护理评判性思维的层次

评判性思维的层次是影响临床问题解决的重要因素。个体处于评判性思维的不同层次时，对相同护理问题解决的方式、有效性可有较大差别。因此，护士应了解自己在评判性思维中所处的层次，并促进自身评判性思维向更高层次发展。Kataoka-Yahiro 及 Saylor 提出护理评判性思维包括三个层次：基础层次、复杂层次和尽职层次。

（一）基础层次

评判性思维的基础层次是一种具体的思维，建立在一系列规则之上。在此层次中，思维者相信专家对每个问题都有正确答案，并且相信所有问题只有一个答案。在对服务对象进行护理操作时，处于此阶段思维的护士会严格遵循操作规范流程的步骤进行操作，不能调整步骤以满足服务对象的独特、具体的需要，缺乏灵活性和特异性。此期显示个体缺乏足够的评判性思维经验，是个体推理能力发展的早期阶段，这时可通过接受专家的不同观点和价值观指导来学习和提高评判性思维能力，使其向更高层次发展。但当护士缺乏经验、能力不强或态度固执时会限制评判性思维能力向更高层次发展。

（二）复杂层次

处于该层次的思维者开始走出权威，对问题会依据具体的情况而定，独立地分析问题和检验选择方案，思维能力得到一定的提高。主动性增强，认识到问题可以有不同的解决方法，认识更加深入，而且相信不同的方法各有利弊。在做出最终决策前会仔细对不同方法的利弊进行权衡，然后选择恰当的解决方法。在面临复杂情况时，愿意脱离标准规程进行思考，并在一定程度上用不同的方法来创造性地解决同一问题，为服务对象提供个性化的护理。

（三）尽职层次

处在此层次的护士开始在护理专业理念的指导下，以维护服务对象的利益为基础，进行专业决策，并承担相应的责任。此阶段的护士能对解决各种复杂临床问题的备选方案进行思考，选择最佳方案，根据方案的可行性来选择行为，判断行为的结果，并以专业要求的原则来执行方案。有时护士甚至会按照专业经验和知识选择延迟行动或不采取行动，但必须在专业所允许的范围内，充分考虑后果后再做出决策。

三、护理评判性思维的组成

评判性思维由评判精神（心智特征）、智力技能（认知技能）和评判性思维的自我调节三部分组成。评判精神（心智特征）就是有意识地进行评判的心理准备状态、意愿和倾向，是个体在评判性思维过程中应具备的个性特征。它能够激活个体的评判性意识，从而促使个体朝某个方向去思考，并用审视眼光来看待问题。具有评判精神的个体表现为独立自主、充满自信、头脑开放、态度灵活、乐于思考、不迷信权威、好质疑、客观公正、持之以恒、诚实谨慎、尊重他人等。

评判性思维的智力技能（认知技能）是指思维活动的技术，人们在反省性的、推理性的评判性思维过程中，交替使用这些技能，对产生知识的证据、背景、理论、方法和衡量知识的标准做出合理的判断。

评判性思维的自我调节是一种有目的性的判断过程，是在思维过程中自我意识作用的结果，人能够通过控制自己的意识，相应地调节自己的思维和行为。评判性思维的自我调节，主要表现在主体根据活动的要求，及时地调节思维的过程，从而使思维更加有利于问题的解决，思维活动更加有效率，思维过程更加主动，思维结果更为正确。

四、评判性思维的标准

评判性思维的标准包括智力标准和专业标准。明确评判性思维的标准可使护士的思维更为可靠、有效，从而做出恰当的临床护理决策。

（一）智力标准

智力标准是指评判性思维应具有的智力特点，评判性思维普遍适用的智力标准包括14项内容，即评判性思维应具有清晰、准确、正确、详尽、相关、可靠、合理、一致、深入、概括、完整、有意义、适当和公正的特点。护士对服务对象健康问题分析判断时，应运用以上标准进行临床护理决策。

（二）专业标准

评判性思维的专业标准包括伦理标准、评价标准和专业责任标准。

1. 伦理标准　随着科学技术的不断发展，对服务对象的护理已不仅仅局限于单纯用科学知识，更要考虑相关的伦理问题。伦理标准指护士在护理实践中以关怀、人道及负责的方式面对服务对象，以职业道德标准作为行为指南。护士在护理实践中的伦理决策必须遵守相关的职业伦理规范。在护理工作中，护士面临着越来越多的伦理问题，这就要求护士在评判性思维过程中要有意识地明确自己的信念及价值观，了解服务对象、家、同事对临床具体问题的不同观点，在专业价值观及伦理要求指导下，做出公正、符合服务对象意愿，并有利于服务对象健康的护理决策。在进行评判性思维时，护士需要运用自主、公正、诚实、保密、负责的伦理原则对临床护理决策进行指导。

2. 评价标准　是指以相关医疗机构和专业组织发展所设定的护理标准为基础。护士在日常工作中经常用到的评价标准可分为三类：第一类是对有关临床现象的正确识别标准，如护士在评价服务对象呕吐的特征时，要考虑呕吐的发作时间、方式、量、性状、颜色、气味、伴随症状、持续时间等评价标准；第二类评价标准是对药物治疗过程中相关现象的正确识别标准，如护士在评价药物治疗效果时，要根据病人症状和体征的改变、达到预期效果的程度及药物有无副作用等评价标准；第三类评价标准是对服务对象接受健康教育后，对其效果进行有效识别的标准，如服务对象是否能够复述所学知识，能否正确实施所学技能等。

3. 专业责任标准　明确护士在提供护理服务过程中的责任和义务，这类标准主要来源于四个方面：国家制定的相关指导方针、护理实践中明确规定要达到的标准、护理专业学会制定的实践指南及专业组织的实践标准。

第二节　评判性思维的培养

一、培养评判性思维的条件

(一) 转变角色，创造自由、平等的气氛

进行评判性思维需要一个开放的氛围，受训练者在练习评判性思维的过程中，心态是开放的、自由的、不受压抑的，可以自由地表达自己的观点、疑问、肯定或否定的判断，并向权威提出挑战。为了创造这种自由平等的气氛，需要教学双方转变角色。教师应从上级、长者的角色转变为学生的同伴或朋友的角色。在练习过程中，教师仅作为一名引导者与顾问，一位交换意见的参与者，一位帮助发现矛盾论点而不是拿出现成知识的人；而学生则应成为整个训练过程的主体。通过这种角色的转变，可以促进教学双方充分交流与理解各种观点，教师的主要作用是鼓励学生从多重角度思考问题，给予充分的自主权，鼓励思考、争论、表现，鼓励和提倡学生向权威或书本挑战，允许提出与权威或书本不同的意见和观点，并培养学生对不同思想和观点的理解与尊重。

(二) 教师本身要具备较强的评判性思维能力

在培养评判性思维的教学活动中，教师的行为具有很强的示范性，因此教师本身要具备较强的评判性思维能力，并在训练过程中充分展示自身的评判性思维能力。例如，可以通过交流自己对某些问题的思路、看法及质疑进行示范，潜移默化地影响学生用质疑的态度进行学习。

(三) 学生需具备特定领域的知识和信息

由于评判性思维是知识、态度和技能的综合体，因此进行评判性思维必须要以一定的专业知识为基础。研究表明，专业知识扎实与丰富的护理人员具有较强的评判性思维能力。因此，培养学生评判性思维能力，首先需要掌握扎实的基础医学、基础护理学、专科护理学的知识，以及心理、社会、行为等人文科学的知识，才能拓宽思维。

(四) 需要教学与临床实践相结合进行长期培养

评判性思维的培养是一个漫长的过程，需要贯穿于每一门护理课程的教学中和整个临床实践中。因此，每一位护理教师都应该具备培养评判性思维的意识，合理设计和组织护理课程及临床实践，为培养学生的评判性思维能力创造条件。

(五) 需要情感态度的配合

由于个体进行评判性思维活动时，首先必须具备一种积极的情感和态度，因此，培养评判性思维能力，除了要加强评判性思维技巧的培养外，还要同时加强其情感态度的培养，并且要注重发展个体勤奋、探索、公正等个性品质，才能达到培养评判性思维的目的。

二、培养评判性思维的方法

国内外护理专家认为，评判性思维能力是可以通过适当的方式进行培养的。G1ell S 认为，评判性思维是一个抽象的、概念性很强的思维技巧，因此在培养过程中，传统的灌输式授课培养方法是行不通的。目前，国内外对评判性思维的培养方法主要有下述几种。

（一）以问题为基础的教学法

以问题为基础的教学法（problem-based learning，PBL）是模拟现有临床案例的实际情境，运用个案护理进行讨论，这个个案要求是学生亲自护理过的，教师围绕个案提出相关问题，并引导学生展开讨论，当学生发现需要解决的问题时，就分头查找资料，然后再进行分享和讨论，持续改进和修正护理措施。在发现问题、解决问题的过程中使他们的评判性思维能力得以培养。通常以 3~9 人（建议 5~6 人）为一小团体，强调组内成员的团队意识，形成彼此互助互信的共同学习体。应用以问题为基础的教学法，一方面可以为学生提供独特的学习经验，使学生进入一个主动学习的过程，并为学生提供练习评判性思维的场所；另一方面，通过这种方法所获得的知识，印象深刻，记忆良久，有利于增强临床实际工作能力。

（二）实践反思法

美国护理学者 Boyd 和 Fales 于 20 世纪 80 年代提出反思学习的概念及策略。他们认为，反思学习可以使学习者更好地利用经验，从经验中发现新的观念和信息，通过反思增强自我意识、发展评判性思维能力。我国护理学者姜安丽等在护理教学中运用并发展了此方法。

1. 适用条件　此教学方法较适用于在临床见习或实习期间培养护生的评判性思维，也可用于培养年轻护士的评判性思维能力。要求带教者有较强的带教意识，明确评判性思维能力在护理实践中的重要性，鼓励学习者积极探究和质疑，宜选择有代表性的病例或病种。

2. 反思内容　要求学习者在实习或见习后书写日记，将自己印象最深的护理活动、感受、体会及思维过程记录下来。内容包括病人有哪些健康问题，依据是什么；临床情况与教学和自己的想象有无不同，如何评价；观察到哪些行为和态度，是否合理，理由是什么；采取什么方法和技巧与病人沟通，效果如何；运用所学知识解决了什么临床问题；自己的情感和态度有什么变化；产生了什么新观点或疑问等。通过自我反思的写作，对自己的思维过程进行质疑，同时带教者也可以从其记录中观察到学生思维中的问题，进行有针对性的教学。

3. 讨论和评阅　定期组织科室或实习组讨论会，讲述在实践中的收获与体会，重点讨论遇到的疑问和问题，自己的看法等。带教者在评阅学习者的反思日记过程中，也可挑选出有普遍性的经验与体会，汇编成"学习园地"，使个人的收获转化为大家共同的财富，提高临床见习或实习的效果。同时在评阅日记的过程中，重点应关注学习者分析、推理、判断及得出结论的思维过程，思维能力的成长状况，并及时反馈给本人。

（三）讨论法

研究表明，讨论能有效地发挥学习者评判性思维的作用，也最能锻炼和提高评判性思维能力。在讨论过程中，学习者一方面要全面辨析自己的论点，寻找支持的理论或依据，另一方面要思考他人的观点是否合理，学习者进行收集资料、分析、思考、解决问题、归纳等工作，然后进行讨论、补充、质疑和争论。对于讨论中出现的不同观点，引导学习者运用已学知识进行思索、分析，找出最合理的答案。在临床实践中，教师也可针对学生遇到的不清楚的问题和现象进行讨论，鼓励大家质疑、假设和推理。

（四）概念图法

概念图法也称为思想、知识地图或概念树。是以"同化理论"为概念框架的一种等级式的略图，是对一个既定情境下所需知识的一系列概念进行有意义的再现，也是一种通过对病人状态的描述来判断病人的诊断、护理评估、医嘱、实验室检查结果、护理措施和护理目标之间的联系的方法。

（五）案例分析法

教师在课程开课之初教授学生案例学习的方法及要求，特别是如何评判性地提出问题和如何进行案例学习，确认学生掌握此法后，案例分析会被作为每节课的任务，提出问题，课后分析总结，下一堂课进行讨论。

（六）框架性的临床准备法

框架性的临床准备法是由Decker护理学院的老师提出的，它是以一种设计成形的临床准备工具——Decker临床资料表来促进学生评判性思维能力的发展。具体操作方法：①教师根据学生学习的需要和课程目标选择病人，布置任务；②学生评估病人，收集资料；③学生利用Decker临床资料表对病人的资料进行分析、整理，并利用该表作为框架陈述病人的情况和护理计划，教师可据此评价学生能力，引导学生将课堂知识、以往的经验与病人的实际情况相结合起来，识别病人的共同和差异之处；④在完成病人的护理后，评价效果，修正资料表，反思整个过程，分析护理行为，写出自己的感受，然后上交；⑤教师进行反馈，引导学生进一步挖掘病人情况和已有知识的联系。

（七）参与科研活动

高年级学生加入研究小组，在反复巩固强化所学知识的同时，可以与教师和临床护理专家合作，在合作的过程中学习提出问题、解决问题时的思维方式和技巧，以达到思维训练技能化。

（八）访问交谈法

访问交谈法（访谈法）是一种让学生走出课堂，走向社会，亲自实践体验的教学方法。具体步骤：

1. 确定访谈对象　如残疾人、老年慢性病人、患儿或癌症病人及家属等。
2. 访谈前的准备　熟悉访谈对象的病种，准备采访内容，约定采访的时间和地点。
3. 采访　通过与访谈对象的交流，运用提问、分析、归纳和比较等思维技巧及沟通技巧，观察与收集被访谈者的语言与非语言资料，发现其现存及潜在的心理、生理及社会等健康问题，挖掘其产生的根源。

4. 写作交流或讨论交流　采访组间进行报告交流，分享采访心得，通过比较、讨论与分析，明确资料的收集是否充分，是否一致，有哪些不足，并进一步明确病人的健康问题及其产生原因。实践访问交谈能有效地培养沟通交流技巧、语言表达能力、综合思维能力、主动寻求问题和善于发现问题的能力。同时在访谈过程中通过体验到他人的情感与需要，深刻认识到学科的价值，有利于建立健康积极的职业道德观和价值观。

（九）写作

写作是一种综合能力，有利于培养学生对材料的收集、选择和加工能力，培养分析、总结、解释及抽象思维等能力，帮助其在实践中理解所学知识与概念，并培养其对语言的感悟和表达能力等。

（十）自学

工作中遇到疑难问题时，可通过主动查阅资料，积极思考，如病人有哪些健康问题，可以采取哪些措施来解决病人的问题，病人还有哪些需要。以扩宽思路，寻找解决问题的方法。自学能力的培养，不仅有利于发展评判性思维，同时也为今后的终身学习打下了良好的基础。

第三节　评判性思维在护理工作中的应用

随着护理事业的发展及人们对健康需求的不断增长，传统的护理模式已由功能制护理转变为以护理程序为框架，以全人理论为核心的责任制整体护理。护理程序作为一种解决问题的方法，其所有阶段都需要应用评判性思维的技巧和态度。护士在临床实践中应能独立判断服务对象的健康状况，执行相关的护理措施，这就要求护士必须具备一定的评判性思维能力。

一、护理评判性思维的评估

正确评价护理评判性思维能力，可以帮助护士了解自身的水平，促进护理评判性思维能力的发展。而选择恰当的评判性思维评估工具对评价个体的评判性思维能力尤为重要。目前，评判性思维的评估主要通过量表进行评价，通常使用的评估工具：加利福尼亚评判性思维技能测验（California critical thinking skill test，CCTST）、Wstson-Glaser 评判性思维鉴定量表（Wstson-Glaser critical thinking appraisal，WGCTA）等。

（一）加利福尼亚评判性思维技能测验

该量表是 Peter Facione 以美国心理协会（APA）的评判性思维定义为基础编制而成，共设计了 34 个测验项目，分 5 个子量表，分别是分析、评价、推理、归纳推理和演绎推理。前 3 个量表共同测验 APA 定义中提出的分析、解释、自我校准、推论、说明和评估等 6 种核心技能，后两个子量表用于测验传统的归纳和演绎能力。该测量工具不含有专业内容，可用于各类专业的学生，目前，已在美国 50 多所大学使用过，是美国护理学校使用较多的测量工具之一。该量表简体中文版经修订和测试亦具有良好的信度和效度。

（二）Wstson-Glaser 评判性思维鉴定量表

该量表于 1964 年由 Goodwin Watson 和 Edward M.Glaser 编制（最早发表于 1942 年），主要测试护理学生评判性思维能力中的逻辑推理能力及创造力。量表包括 80 个项目，5 个类别，代表护士在临床工作中遇到的各种问题和争议，适用于测量护理学生的评判性思维能力，是目前美国护理教育文献中评估护理学生及护理人员评判性思维能力使用最普遍的测量工具。

（三）其他方法

其他量表还有 Ennis-Weir 评判性思维短文测试（Ennis-Weir critical thinking essay test，EWCTET）、加利福尼亚评判性思维心智评估量表（The California critical thinking disposition inventory test，CCTDI）、Cornel 评判性思维测试（Cornel critical thinking test，CCTT）等。

二、评判性思维在护理中的应用

（一）评判性思维在护理实践中应用

评判性思维可以帮助护士有效地进行临床护理决策，为服务对象提供高质量的护理服务。在临床护理中实施以护理程序为框架的模式开展工作，评判性思维能使护士在护理程序的各个步骤中做出更加合理有效的决策。例如，病人发生便秘时，具有评判性思维的护士就应考虑病人为什么会便秘，评估导致便秘的原因，应该选择何种方法解决便秘问题，如何给病人开展健康教育等。评判性思维在护理实践中的应用主要表现在以下几个方面。

1. 帮助护士将其他学科和领域的知识应用于护理实践　面对复杂的临床情境，护士只有运用评判性思维，才能对服务对象不断变化的情况加以认真思考，对服务对象现存的或潜在的健康问题进行合理推理，做出适当的决策。在这过程中护士需要综合其他学科的知识才能全面理解服务对象的反应，做出准确的判断。因此，护士不仅要掌握医学基础知识、护理基础知识，还应掌握一定的人文科学、社会科学及生物科学等相关知识。

2. 帮助护士做出临床护理决策

（1）临床护理决策：决策就是做出决定，是对不确定的问题，通过定量分析方法，从众多备选方案中选定最优方案的过程。决策的基本含义有两层：一是备选方案有多种，二是通过选择消除不确定性因素。护理决策指的是护士在护理实践中，对所面临的各种现象或问题，从所拟定的若干个可供选择的方案中做出决断的过程。护理决策可以针对服务对象个体，也可针对服务对象群体，护士不仅自己需要做出决策，还要帮助病人做出决策。

（2）临床护理决策的类型

1) 确定型临床护理决策：是指在事件的结局已经完全确定的情况下护士所做出的决策。在此情况下，护士只需通过分析各种方案后做出选择。

2) 风险型临床护理决策：是指在事件发生的结局尚不能肯定，但其概率可以估计的情况下做出的临床护理决策。风险型临床护理决策有三个基本条件：一是存在两种以上的结局；二是可以估计自然状态下事件的概率；三是可以计算不同结局的收益和损失。

3）不确定型临床护理决策：是指在事件发生的结局不能确定，相关事件的概率也不能确定的情况下护士所做出的决策。

（3）临床护理决策的模式

1）服务对象决策模式：是护士提出各种方案的利弊等相关信息，服务对象自己做出选择。

2）护士决策模式：是以护士为主导，护士单独或与其他医务人员一起考虑方案的利弊而替服务对象做出选择，告知服务对象的信息量由护士决定。实施该决策模式的前提是护士知道哪种方案对服务对象最为合适，在此决策模式中，服务对象不参与决策过程。

3）共同决策模式：是护士向服务对象提供各种相关信息，服务对象提供自身的病情及价值取向等资料，然后双方对备选的方案进行讨论，结合实际情况选择最优的方案。在共同决策模式中，护士首先应向服务对象解释，使服务对象具有参与决策的基本知识。在此模式中，护士与服务对象是合作的关系，双方都是决策者。

（4）临床护理决策的步骤：护士在临床护理决策中，为了选择出最佳方案，应根据合理的护理决策步骤，包括明确问题、陈述目标、选择方案、实施方案、评价和反馈。

1）明确问题：是合理决策、正确解决问题的前提。在确定问题的过程中，护士首先要密切观察病情、有效地和服务对象沟通，多角度收集服务对象的信息，再对服务对象的问题进行评判性分析，注意将问题放在具体的临床情境中。

2）陈述目标：目标是护理决策者希望得到的决策效果，在临床护理决策时，问题一旦确定，就应陈述通过决策工作所要达到的目标。为了达到目标，进行决策时要考虑达到目标的具体评价标准。决策者根据具体临床情境对目标进行排序，建立优先等级。

3）选择方案：在陈述目标之后，决策者应先确定备选的方案，对备选方案进行综合、分析和比较，选出适宜方案。

4）实施方案：在实施方案阶段，护士要根据解决问题的最佳方案制订详细的计划来执行该决策。在此过程中，护士应制订相应的计划来预防、减小或克服在方案实施过程中可能出现的问题。

5）评价和反馈：在方案实施中和实施后，护士要对所用的策略进行评价，对策略积极和消极的结果进行检验，确定其效果是否到达预期目标或到达预期目标的程度。

（二）评判性思维在护理管理中的应用

护理管理是护理质量的保证，管理效率和质量的高低直接影响着医疗护理水平和服务对象的安危。护理管理者应该学会应用评判性思维，不断提高护理管理能力（在决策过程中能够有效地对传统的管理思想和方法进行质疑，对各种复杂的现象和事物进行有效分析、判断，做出正确的决策），以适应现代临床护理发展的需要。

（三）评判性思维在护理教学中的应用

现代护理教育中，立足于培养学生的评判性思维能力，以适应现代护理实践中日益呈现的整体性、独立性、复杂性和多样性发展的需要，是当今国际护理教育改革的新趋势。在培养评判性思维的教学活动中，教师本身应具备较强的评判性思维的能力，更新教育观念，转变角色，创造自由、平等的教学氛围。在教学时注意发挥自身主导作用的同时，充分发挥学生在教育过程中的主体地位，给学生充分的自主权和选择权，使学生明确自己的学习需要，提倡以问题为主的教学方法，引导学生参与评价学习。在专业课教学当中，评判性思维能力的培养应该贯穿于整个教学过程的始终，并且在实践中不断强化，才能全面提高学生的评判性思维能力，发展他们对临床复杂的问题严谨求实的质疑能力和分析推理技巧，满足现代社会对护理人才的需要。

（四）评判性思维在护理科研中的应用

护理科研本身就是对护理现象及问题探索和研究的过程，需要对各种观点、现象、方法、常规等进行思考和质疑，并在此基础上进行调查或实验，以新的、充分的证据得出新观点、新方法、新模式。因此，成功的护理科研要求护理科研者能够有效地运用护理评判性思维，对护理问题进行质疑、假设、推理、求证。

（冯　岚　朱永健　张　弘）

第四十九章 护理人际沟通

第一节 人际沟通的基本概念

一、人际关系

人际关系（interpersonal relationship）是在一定社会条件下，人与人在相互交往过程中所形成的心理关系，人与人交往关系包括亲属关系、朋友关系、学友（同学）关系、护患关系、同事及领导与被领导关系等。人际关系的产生、变化与发展决定了人与人之间的心理需要满足程度。人际关系是与人类同时产生的，历史久远，是人类社会中最常见、最普遍的一种关系。

当今社会人不仅需要健康的体魄和心理，而且需要和谐的人际环境。良好的人际关系不仅有利于提高人的基本素质，增强群体的凝聚力，促进整个社会的精神文明建设，也是提高工作效率、完成群体目标、实现自我价值的基础。矛盾紧张的人际关系必然导致人际冲突和人际内耗，不仅影响正常的生活、学习和工作，而且不利于人的身心健康。

二、人际沟通

人际沟通一般指人与人之间的信息交流过程。其过程就是人们采用言语、书信、表情、通信等方式彼此进行的事实、思想、意见、情感等方面的交流，以达到人与人之间对信息的共同理解和认识，取得相互之间的了解、信任，形成良好的人际关系，从而实现对行为的调节。

（一）沟通的概念

"沟通"一词来自英文的 communication，意指信息的传递、交流，即信息发送者凭借一定的渠道，将信息传递给接收者，并寻求反馈以达到相互理解的过程。沟通的概念可分为广义和狭义两种。广义的沟通泛指自然界中信息的交流，而狭义的沟通主要指在社会生活中的人际沟通。

其中里面的"信息"包括了消息、知识、思想、意见、观念、态度、情绪、情感等一切可以用来交流的内容，既可以是语言的，也可以是非语言的。而"交流"，就是信息的双向流动，沟通并非一种单向活动，它是一个双向互动的信息传递和反馈过程。在沟通中，沟通双方不仅能够彼此充分理解对方所发信息的实质含义，而且能将自己对信息的理解和认识传递给对方。我们经常听到这样的抱怨："他根本听不进去我的话，我无法和他沟通。"这说明沟通的一方或固执己见听不进对方意见，或不能充分理解对方信息的真正含义，以致沟通无法进行，即沟而不通，"对牛弹琴"。因此，真正意义上的沟通应具备这样四个层面的内容：①沟通是信息的传递；②沟通是对信息的理解；③有效沟通并不是沟通双方达成一致的意见，而是准确地理解信息的含义；④沟通是一个双向、互动的反馈和理解过程。

（二）沟通的基本要素

1. 信息的发出者（message sender） 信息的发出者是指发出信息的人，是沟通的主动方，是整个沟通过程中信息发送的源头。没有信息的发出者，就没有信息接收者可言，因此，信息的发出者是沟通的重要因素之一。信息发出者必须充分了解信息接收者的情况，以选择合适的沟通渠道以利于接收者的理解。要顺利地完成信息的输出，必须对沟通过程中的编码和解码两个概念有一个基本的了解。编码是指信息发出者将自己的想法、认识及感觉转化成信息的过程。解码是指信息接收者将信息转换为自己理解的想法或感觉的过程。

2. 信息的接收者（message receiver） 信息的接收者是指接收信息的人，是沟通的被动方，即对信息发出者所传递信息进行解码并加以理解的人。信息接收者与发出者相辅相成，相互制约。信息接收者必须从事信息解码的工作，即将信息转化为他所能了解的想法和感受。这一过程要受信息接收者的生活背景、价值观念、知识水平、推断能力和沟通技巧以及对信息发出者的期望等因素的影响。成功的沟通中，信息接收者的反应与发出者的意愿恰好相同。

3. 信息（message） 信息是指沟通时所要传递和处理的对象，它必须有一定的内容意义。思想和情感只有在表现为符号时才能得以沟通。所有的沟通信息都是由两种符号组成的：语言符号和非语言符号。语言符号是复杂的和被限定的，有时它是一个代表着物品的符号，如桌子、椅子等；有时又是表达思想的抽象符号，如爱、恨等。非语言符号是不用词语进行沟通的方式，如面部表情、手势、语调和外表等。

4. 信息的传递途径（route of message transmission） 是指信息传递所通过的渠道，是信息得以传递的手段和媒介，是连接发出者和接收者的桥梁。信息的传递必须是接收者所能接收到的，通常与感官通路有关，如视觉、嗅觉、味觉、听觉、触觉等。例如，语言声音通过听觉渠道传递，表情、手势、文字等信息通过视觉渠道传递，握手、抚摸是通过触觉渠道传递。值得注意的是，在人际沟通中，信息通常是通过多渠道传递的。

5. 信息的反馈（feedback） 是指信息接收者，把收到的信息经过判断、整理后，通过各种渠道传递给信息发出者。如果沟通者传达的意图不能被接收者所理解，即沟通不能实现。护士在与病人沟通交流中，反馈是非常重要的，只有通过反馈，护士才能确认所发出的信息是否被病人准确理解。只有当发出的信息与接收的信息相同时，沟通才是最有效的。

6. 引发沟通的背景（information background） 是指沟通发生的场所、环境及事物，是引发沟通的条件，是沟通过程中的重要因素。这些客观环境、事物、现象等反映在沟通者的大脑中，刺激其产生沟通的需要和愿望。客观存在的刺激是产生沟通的前提和依据。信息的产生受沟通者的经验、对环境的适应及对未来的预期等因素影响，相同的信息在不同的背景下有着不同的意义，脱离背景来理解沟通内容常会产生误解。

(三)沟通的形式

沟通的类型及媒介，根据不同的划分方式会有不同的类型。

1. 言语沟通和非言语沟通　按照沟通的不同信息符号，可以将沟通分为语言沟通和非言语沟通。

(1) 言语沟通：是以言语或文字进行的沟通，这是可能性最大的一种沟通方式。自人类产生语言后，言语沟通就成为人类社会交往中不可缺少的组成部分。例如，护理人员在收集资料、询问病史、实施护理措施等过程中，都必须使用语言与病人沟通。言语沟通是最准确、最有效，运用最广泛的沟通方式，包括口语沟通和书面沟通两种方式。

1) 口语沟通：沟通中的绝大部分信息是通过口头传递的。口语沟通方式灵活多样，它既可以是两人间的娓娓深谈，也可以是群体中的雄辩舌战；既可以是正式的磋商，又可以是非正式的聊天；既可以是有备而来，又可以即兴发挥。口语沟通是所有沟通形式中最直接的方式，它的特点：①快速传递；②即时反馈；③增强沟通效果；④灵活性大；⑤适应面广；⑥能控制局面；⑦可信度较高；⑧费时较多。由于口语沟通受时空条件和沟通双方条件的限制，以及沟通时双方说出的言语因不能反复斟酌而误会，因而在正式场合人们常采用口语沟通与书面沟通相结合，使信息更可靠，更具有法律依据。

2) 书面沟通：是借助于书面文字实现的沟通。书面沟通的优点：①长期保存；②有形展示；③准确性高；④阅读接受信息不失真，加深接受者的印象，提高沟通效率；⑤传播范围广；⑥成本低；⑦省时间；⑧由于缺乏信息提供者信息背景的支持，其信息对人的影响力也较低；⑨沟通效果也受沟通对象文化水平等因素制约。

(2) 非言语沟通：是指借助非语言符号，如肢体动作、面部表情、音调(副语言)、触摸、空间距离及位置、服饰等实现的沟通。主要分五大类：①视觉符号，如表情、手势、体态动作等；②听觉符号，如掌声、鼓声、铃声等；③触觉符号，如抚摸、亲吻、拥抱等；④嗅觉符号，如香水、烟酒的味道；⑤空间符号，如距离、位置等。这里仅就护理工作中常用的非言语沟通形式(表情、手势、体触、空间距离)进行阐述。

2. 正式沟通与非正式沟通　按照沟通有无组织系统，可以将沟通分为正式沟通和非正式沟通。

(1) 正式沟通：是指通过正式的组织程序，沿着组织规定的线路进行的沟通，如传达上级部门的指示精神、向上级汇报工作等。正式沟通是利用领导者与被领导者之间的正常渠道把各种消息传播开去，有的要做到家喻户晓，有的只传达到一定范围。这种沟通的优点是正规、严肃，富有权威性，参与沟通的人员普遍具有较强的责任心和义务感，从而容易保持信息的准确性和保密性。缺点是比较刻板，缺乏灵活性，信息传播范围受到限制，传播速度比较慢。在正式沟通中，常存在着"面具"效应，即人们试图掩盖自己的不足，行为举止也会变得更为符合社会规范。

(2) 非正式沟通：是指通过正式规章制度和正式组织程序以外的各种渠道进行的沟通。非正式沟通是人们自然愿望的产物，它通常是通过小团体等非正式组织的线路或者是人们私下之间闲谈的渠道而进行的，如同事之间的传闻，熟人间的闲谈等，信息无法控制其流向，通常被称作小道消息。非正式沟通的特点是沟通形式灵活、信息传递速度快，但准确性较差。人们在正式沟通中不便表达的思想、动机、态度、情感等，在非正式沟通中常真实地表现出来，行为举止也更接近于本来面目。

3. 上行沟通、下行沟通与平行沟通　按照沟通的组织关系，可以将沟通分为上行沟通、下行沟通和平行沟通。

（1）上行沟通：即自下而上的沟通，是下级向上级反映意见和情况，其目的是实现下情上传。上行沟通有两种沟通方式：一是层层汇报，即依据一定的组织原则和组织程序逐级向上反映，如病室护士长向科护士长汇报病室工作情况，再由科护士长向护理部主任汇报该病室情况。二是越级反映，这里指的是减少中间环节，让决策者和团体成员直接对话，如护士或科护士长直接向护理部主任反映工作情况及自己的意见、建议等。上行沟通既可以使上级了解下情，又可使下级获得心理上的满足，上下级之间建立起良好的关系。但有些下级因不良的目的和动机可能会投上级之所好，只报喜不报忧。因此，上级切忌偏听偏信，更不可闭目塞听。

（2）下行沟通：即自上而下的沟通，是指上级向下级传递信息。其主要目标是对下级明确行政目标，下达有关工作方面的指示，提供关于组织程序和行动的情况，提醒有关部门或工作人员对任务及其他关系的了解等。例如，护理部向各科室护士长下达任务、传达文件等。下行沟通要做到的是上情下达。在传递信息的过程中，既要注意不能死板机械地居高临下，以免影响士气，还要注意由于错误理解逐步导致的失真现象。上行沟通和下行沟通又被称为链式沟通，链式沟通存在两个明显的缺陷：一是首尾不相连，不能直接沟通，容易导致信息的失真和曲解。二是沟通的中间环节越多信息越容易丢失或失真。为避免以上问题的发生，最佳的策略是首尾能够直接进行沟通。例如，领导下基层调查研究，直接向基层群众了解情况，就可以避免坐在办公室只听汇报导致的偏听偏信。

（3）平行沟通：即横向的沟通，是指同级部门或同事之间的沟通，如护士间的工作交流或科室间的沟通。一个组织的部门和人之间，或多或少总是存在某种相互联系和依赖关系，通过有效的横向沟通可以避免互相"扯皮"现象，以便和谐同步地共同完成行政组织的大目标。平行沟通一般具有业务性质，与纵向的通过命令或指示等进行的沟通不同，它是通过协商、合作来解决问题的。

4. 单向沟通与双向沟通　按沟通的信息传递有无反馈系统，可将沟通分为单向沟通与双向沟通。

（1）单向沟通：是指在沟通过程中，信息由发出者传递至接收者，单向流动，不能及时获得反馈，如听报告、演讲等。

（2）双向沟通：是指沟通双方互为信息发出者和信息接收者。双方信息可以及时反馈，信息准确可靠，有利于联络感情，增强沟通效果，如护理人员与同事之间谈心、病史采集、健康指导等。但是，双向沟通所需时间多，传递速度慢。

5. 有意沟通与无意沟通　按照沟通的目的性是否明确，可将沟通分为有意沟通与无意沟通。

（1）有意沟通：通常情况下，沟通都具有一定的目的性，这种具有一定目的性的沟通为有意沟通，如教师上课，医生询问病情，护理人员进行护理体检，甚至打电话、闲聊等都是有意沟通。社会生活中人们在休息时间闲聊，也是为了排解烦恼或分享喜悦等，也具有一定的目的性。

（2）无意沟通：是指在进行信息交流时并没有意识到沟通的产生，它不容易为人们所认识，但又经常发生，其广泛程度常超过我们的想象。例如，护理人员在抢救病人时，会不自觉地加快脚步；夜间巡视病房，进入病房后会不自觉地放轻脚步。护生在操作比赛时，会不自觉地比平时更认真，习惯与同伴相比较，想做得比别人更好，彼此之间已产生了信息沟通。

（四）人际沟通的影响因素

在人际沟通中有很多因素会影响到有效沟通，概括起来有以下几个方面。

1. 个人因素　包括信息发出者和信息接收者两方面。

（1）生理因素：任何一方的身体不适都会影响沟通，如疼痛、疲劳、饥饿等，使沟通者难以集中精神而影响沟通。当身体有缺陷，如听力、视力障碍时，沟通会有一定的困难。

（2）情绪状态：情绪会影响到一个人对信息的理解。当个体情绪稳定、轻松自如时，能较系统地表达他的意见和想法；当处于情绪不稳定状态，如愤怒、激动时，常会出现词不达意或对信息的理解"失真"。所以，护士要学会控制自己的情绪，以良好的情绪状态为病人提供最佳的护理。

（3）知识水平：沟通双方的文化程度不同，会对事物有不同的理解，知识水平的差异常使沟通产生困难。一般来说，知识水平越接近，知识面重叠程度越大（专业相同或相近），沟通时越容易相互理解。所以护士在与病人进行沟通时，要注意考虑对方的知识水平、职业，尽量选用通俗易懂的语言。

（4）社会背景是指沟通双方的社会文化背景，如不同种族、民族、文化、职业、信仰的人由于生活习俗的不同，或其表达思想、感情的方式不同而容易产生误解。不同的地域、不同的民族文化在长期的发展中会形成许多特定的具有鲜明地域性、民族性的文化传统。当沟通双方的文化传统存有差异时，理解并尊重对方将有利于沟通，反之则影响有效沟通。

（5）其他因素：沟通双方的兴趣爱好、性格特征、价值观等也是影响沟通的重要因素。

2. 环境因素　人际沟通不可能在真空中进行，会受到客观环境中许多因素的干扰。直接的、面对面的沟通环境可能对沟通效果的影响更大。

（1）物理环境

1）噪声的干扰：如门窗开关的碰击声、各种机械噪声、邻街的汽笛声、邻室的音响声及与沟通无关的谈笑声等。

2）氛围因素：如房间的光线、气味、室温的高低、色彩的布置等。

3）隐秘因素：凡沟通内容涉及个人隐私时，护士要为病人创造一个安静整洁、舒适安全、有利于保护病人隐私的环境，这样有利于护患沟通。

（2）社会环境：融洽的气氛、良好的人际关系、适当的交往距离等会促进沟通的顺利进行。在社会交往中，人们会有意识或无意识地保持一定的距离。当个人的空间与领地受到限制或威胁时，人们会产生防御反应，从而减低沟通交流的有效性。所以，人应自觉地根据需要，通过不断调整人际距离激发情感、密切关系，使之达到预期目的。美国心理学家霍尔博士提出了代表不同意义的人际距离，将人际距离划分为四种，即亲密距离、个人距离、社会距离、公众距离。

第二节 护士与病人的关系

护士在从事护理工作中存在着与工作有直接联系的各种人之间的沟通,包括与病人、病人家属、同事(行政管理者、医生、护士、医技、后勤辅助人员等)的关系,发生在这些关系中的沟通受到关系中每个人承担的角色的影响,同时也受到关系中双方的相互期望的影响。因此,协调好各方面的关系,有利于提高护理工作的质量和效率。

一、护患关系的概念

护患关系(nurse patient relationship)是指在护理过程中护士与病人之间形成和发展的一种工作性、专业性和帮助性的人际关系。护患关系是护理人际关系的主体,是护士工作中最经常和最重要的人际关系。和谐良好的护患关系可帮助病人获得或维持理想的健康状态,也有助于护士顺利完成工作任务。

二、护患关系的分类

护患关系包括技术性关系和非技术性关系两个方面。

1. 技术性关系(technical relationship) 是指护患双方在进行一系列护理技术活动中所建立起来的行为关系。医疗和护理是连接护患双方的纽带,病人需要医疗护理,而护士掌握着帮助病人恢复健康的技术,能够满足病人对医疗护理的需要,是健康服务的直接参与者,如果没有这种基础,护患关系也就不复存在。

2. 非技术性关系(non-technical relationship) 是指护患双方由于社会、心理、教育、经济等多种因素的影响,在实施护理技术过程中所形成的道德、利益、法律、价值等多因素的关系,其中道德关系是最重要的因素。因为护患双方所处的地位、环境、利益不同,所受的教育及道德修养也不同,在护理过程中很容易产生矛盾冲突,所以护患双方要遵照一定的道德规范来约束自己的行为,尊重对方。

三、护患关系的性质和特点

护患关系是一种帮助性的人际关系,具有一般人与人之间关系的相同特点,是人际关系的一种类型,但是护患关系还具有其独特的性质和特点。

(一)护患关系是帮助系统和被帮助系统之间的关系

医生、护士及医院其他工作人员,他们拥有技术,并用所掌握的技术为病人服务,是提供帮助者,称为帮助系统。病人、病人家属及亲友、同事,是需要得到医疗护理服务的人,是接受帮助者,称为被帮助系统。某一护士为病人提供帮助,实际上是履行帮助系统的职责,而病人接受帮助,是体现了被帮助系统的需要。

(二)护患关系是专业性的人际关系

护理是连接护患双方的纽带,即与人之间的交往关系,包括护士与病人患病需要治疗和护理,而护士掌握着帮助病人恢复健康的知识和技能,护士履行其职责,为病人提供帮助,正是病人的这种需要,使双方形成了专业性的人际关系。

(三)护士是护患关系后果的主要责任承担者

病人由于疾病的折磨,来到医院就医,处于被动接受帮助的地位,而护士是提供帮助者,处于主动地位,是护患关系的主要方面,其行为在很大程度上决定了护患关系的后果,对护患关系的后果承担主要责任。护患关系的后果一般有两种,一种是积极的,病人逐渐康复,护患关系和谐;另一种是消极的,病人病情恶化,护患关系紧张。若护患关系出现扭曲,在多数情况下,护士要承担主要责任。因此,护士要争取积极健康的后果,避免消极的后果。

(四)护患关系中双方的相互影响是不对等的护患关系

护患关系是在病人患病这种情况下形成的,在这种关系中,病人依赖护士,护士也常以病人的保护者和照顾者身份自居,这与其他人际关系相互依赖的特点不同。这就决定了在护患关系中,主要是护士影响病人,病人接受护士的影响,并接受护士的意见和要求。但是,这一切都以病人的健康为前提,离开了这个前提,就是一种不健康的护患关系。

四、护患关系的模式

护患关系是护理过程中涉及范围最广、影响最复杂的一种关系,在其发展过程中,受医学模式和文化背景的影响而有所不同。根据美国学者萨奇和霍尔德的观点,可将护患关系分为三种基本模式。

(一)主动-被动型模式

主动-被动型模式(activity-passivity model)即纯护理型,是一种传统护患关系模式。该模式一般适用于婴幼儿、意识丧失、病情危重、休克、全麻等病人。其特点是在整个护理过程中护士处于主导地位,由护士决定为病人做什么,强调护士的作用,把病人置于被动地位。这种模式强调护士的权威性,不注重病人的主观能动作用,所以不能取得病人的主动配合,如果滥用在非此模式适用病人身上,甚至会产生严重后果,导致差错和事故。

(二)指导-合作型模式

指导-合作型模式(guidance-cooperation model)即指引型,是一种护士指导,病人有限度合作的模式。这种模式适用于一般病人,特别是急性病病人。其特点是护患双方都具有主动性,护士决定护理方案和措施,并做相应的指导,病人尊重护士的决定,并主动配合和提出建议与意见。这种模式中护士的权威性仍是决定性的,病人的主动配合,仍以护士的要求为前提,对病人的要求是"合作"。

(三)共同参与型模式

共同参与型模式(mutual-participation model)即自护型,是一种以平等合作为基础的护患关系模式。其特点是护士积极协助病人自我护理,以平等合作为基础,护患双方具有基本同等的权利,共同参与护理措施的制订和实施。病人不仅积极配合,还主动参与自己的医疗护理讨论，向护士反映自己的医疗护理情况，讨论某些护理措施的取舍，自己独立完成一些力所能及的护理措施，如洗头、沐浴、更换衣服、功能锻炼等，体现了护患双方的双向作用。

这种护患关系模式与前两种模式有着本质的区别，是一种较为理想的护患关系。虽然强调病人参与治疗护理工作，但不是让病人替代护士的工作，也不是把本应是护士完成的工作交给病人做，其目的是发挥病人的主观能动性，树立病人的信心，使其逐渐恢复独立生活的状态。这种模式多适用于患慢性疾病及恢复期、并具有一定文化知识素养的病人。

五、护患关系的发展过程

从病人入院或护士接触病人，到病人出院或因恢复健康与护士结束关系，护患关系的建立是一个动态的发展过程。根据佩普劳人际关系理论分为四期。

（一）认识期

认识期，明确病人的健康问题。护士与病人初次见面，互不相识，护患双方都要经历一个相互了解的过程。这一阶段是建立良好护患关系的关键时期。护士要通过诚恳待人，以亲切、温和的工作态度，端庄的仪态，得体的称呼，获得病人的好感，给病人留下美好的第一印象。在这一阶段，护士要主动介绍自己的姓名、职务、性格、对病人所承担的责任，并告诉病人遇到困难时如何寻求帮助等，使病人很快了解自己，彼此建立信任，为顺利开展护理工作奠定良好的基础。

（二）开始期

开始期，是护士与病人建立信任与了解的阶段。病人入院，护士与病人互不相识，是陌生人，护士要了解病人，如病人的一般情况、病情、家庭和社会背景等；病人也需要了解护士，如护士的业务水平、操作能力、脾气性格、工作责任心、个人经历等。护士通过直接询问病人及其家属、进行体格检查、查阅病人的病历等方式来了解病人情况；而病人对护士的了解，除了护士的自我介绍外，大多数是通过日常观察和侧面打听而获得的。

（三）工作期

工作期，是护患关系中最重要的阶段，也是护士完成各项护理工作，病人接受治疗护理的主要阶段。在这一阶段，护患关系会产生波动，彼此可能会发生不愉快和争执，如护士埋怨病人不遵守医嘱，不主动配合，过分娇气；病人对护士的护理技术熟练程度不满意，对病人的痛苦麻木不仁或不负责任的态度产生抱怨等。当遇到这些不和谐的情况，护士要高度重视并及时解决出现的各种问题，对病人提出的不合理要求、违背医院规定和治疗护理原则的行为，要做出耐心的解释和劝导，并尽可能地满足病人的正当要求，及时改进护理工作中的不足，建立和谐的护患关系。

（四）结束期

经过治疗和护理，病人病情好转或基本恢复健康，护理目标已经实现，护患关系也进入了结束阶段。护士要事先做好病人出院前的准备，包括巩固疗效，观察生命体征，了解病人心理状态,制订健康指导方案,写好出院总结。同时还要注意观察病人的病情,避免病情反复,及时发现和调整护患关系中出现的问题,杜绝不良后果的发生。

六、影响护患关系的因素

在医疗护理活动中,由于护士与病人接触的机会最多、关系最密切,所以发生冲突的可能也最大。因此,要认真分析引起护患冲突的原因,有针对性地予以解决,使护患关系健康发展。影响护患关系的主要有角色模糊、责任不明、权益影响、理解差异等方面。

(一)角色模糊

角色模糊是指角色扮演者对自己所承担的角色行为标准认识不清或缺乏真正的理解所出现的状态。每一个社会角色都有其特定的角色功能,都体现出一系列相关的行为规范和角色期望的特定功能。只有角色群体中的每个人都明确自己所承担的角色功能,并努力按这个角色的功能特征去行动,才能使自己的行为与人们的期望相一致,否则就会出现角色模糊,引起人际关系紧张,影响沟通。

1. 护士角色模糊　随着护理学科的发展,医学模式的转变,护士的角色有了新的扩展。在现代护理模式下,护士处于多元化角色,在护理工作中承担着多种角色功能。如果护士仍然坚持传统的护理观,认为护士仅仅是机械地执行医嘱和单纯地完成治疗工作,而不主动了解病人的身心和社会需要,不主动地为病人提供各种帮助,就会产生护士角色模糊的情况。

2. 病人角色模糊　病人在刚入院时会感到孤独,对周围的环境很陌生,其行为模式也会发生改变,如高度的以自我为中心、过多地关注自己的身体状况、过分地依赖他人,把自己当作被动的求助者,不主动参与和配合医疗护理,不服从管理,提出不合理的要求等,其行为表现与病人的角色功能不相符合,表现出了病人角色模糊的特征。

(二)责任不明

护患关系的责任不明主要表现在两个方面,一是由谁来承担病人的健康问题,二是由谁来负责病人的健康状况。这两个问题都会影响到护患关系。实际上,护患关系的众多矛盾都是因护患双方不能正确认识自己所承担的责任和义务而产生的。从病人角度看,病人不知道不良的生活方式、不良的心理状态、不良的社会因素,是导致疾病的因素,不知道自己对自己的健康状况承担什么责任,把疾病的治疗、护理和康复等问题一概推给医护人员,忽略了自己应承担的责任;从护士的角度看,部分护士因受功能制护理模式的影响,认为由心理、社会因素和病人个人不良行为引起的健康问题,医护人员不需要负责任。但是新的医学模式和整体护理模式下,医护人员有责任干预病人不健康的行为,纠正不良的心理状态。因此,解决由心理、社会和行为问题引起的健康问题是现代护士工作的重要内容。

(三)权益影响

在社会活动中每一个社会角色,都拥有其相应的权益,病人有权获得安全而优质的健康服务。但是,绝大多数病人不是医护人员,缺乏医学专业知识,加上疾病的折磨,失去了全部或部分自理能力和控制能力，不得不借助医护人员来维护自己的权益。而护士处于护患关系的主导地位，在处理护患双方的权益争议时，很容易倾向医护人员的自身利益和医院的权益，忽略了病人的利益。在护理过程中，为了增进护患关系，护士要以平等的态度对待病人，时刻关注和维护病人的合法权益。

（四）理解差异

由于护患双方的年龄、职业、生活环境及其社会文化背景不同，使护患对信息的理解存在差异。造成这种差异的原因主要有两方面：一是护士过多地使用医学专业术语，使病人难以理解，如常使用"尿失禁、尿频、咯血"等词语。二是护士语言表达与病人理解的不一致，如在恶性肿瘤的治疗护理中，说的"预后好"，对医护人员来说，是指存活的时间，但对病人来说，却认为自己的病已治愈了。再如在护理管理中，护士为了维护病人的治疗护理环境，让病人家属减少探视的时间，便于病人静心休养，但是病人却认为护士没有同情心等，这种理解上的差异，会影响护患之间的有效沟通，影响护患关系的正常发展。

七、护患沟通技巧

在护患关系的建立过程中，护士作为护患关系的主体，在维护和调节双方关系时，起主导作用。因此，在整个过程中，护士必须掌握以下要素，以促进护患关系的良性发展。

（一）明确护士的多角色功能

在整体护理模式下，护士处于一个多功能角色。例如，护士在提供护理服务时，是病人的照顾者和安慰者；在对病人的健康问题进行诊断和处理时，是计划者和决策者；在进行健康教育时，是教育者和咨询者；在维护病人的权益时，是代言人和维护者等。护士只有在对自己的角色功能全面而充分认识的情况下，才能很好地履行自己的角色责任，才能消除角色模糊的影响。

（二）指导病人认识角色特征

病人是出现了自己无法解决的健康问题，才来向医护人员寻求帮助的，接受护理服务是所有病人最主要的角色特征。对于病人来说，医院是新环境，医护人员是新伙伴，一时难以适应。因此，护士对于病人的角色期待要从实际出发，要承认病人适应角色需要一个过程，要包容病人出现的不适当行为，帮助病人分析角色适应中可能出现的问题和发生的原因，耐心指导病人尽快适应病人角色，鼓励他们积极主动地参与到自己的治疗护理活动中。

（三）主动维护病人的合法权益

获得安全而优质的医疗护理服务，是病人的基本权益。但是，由于疾病的原因和医学知识的缺乏，病人的权益只能依靠医护人员来维护。例如，病人希望及时了解自己的病情、治疗方案、护理措施、用药情况及预后，而这些信息的获得主要依靠医护人员的传递，若护士忽略了病人的权益，不能及时向病人传递信息，甚至拒绝回答病人所提的问题，病人就无法享有知情权，对护士的护理服务不满意，影响了对护士的信任。因此，护士要充分认识并主动维护病人的权益，减轻或消除权益影响。

（四）减轻或消除护患间的理解差异

当护患双方存在理解差异，对信息理解不一致时，会影响护患关系。因此，护士在与病人进行沟通时，应该根据病人的年龄、文化及社会背景的不同，注意语言的针对性、准确性和通俗性，选择使用便于病人理解的语言和方式，尽量避免使用医学专业术语或地方方言，同时还要营造一种平等交流的气氛，鼓励病人对不理解的问题及时提问，确保护患双方对信息理解的一致性。

八、护患关系沟通案例解析

【案例资料】

病人李奶奶，80岁，文盲，河北省唐山人。因颜面及双下肢水肿两周入院，王护士作为责任护士，接待了李奶奶。安排好病房后，就来到了李奶奶的床边，开始询问病史。

王护士："李奶奶，您好！我想问一下您的患病情况。"

李奶奶："你说吧。"

王护士："你每天小便有几次？"

李奶奶：（抬起头看护士）"啥是小便啊？"

王护士："你连小便都不知道吗？有没有尿频？"

李奶奶：（厌烦）"不知道。"

王护士："你什么态度？你什么都不知道，怎么诊断、怎么治疗？"

李奶奶："你说的那些我都不懂，这些事都是你们的，问我干啥？"

王护士："是在给你治病，不问你问谁？"

李奶奶："我要是知道，要你们干啥？"

王护士："不和你说了，真气人。"

李奶奶："这样的医院，我不住了。"

【案例解析】

李奶奶认为自己患病住院，医护人员就要负责任，一切治疗和护理的事都交给了医护人员，甚至认为治病的事是医护人员的，与自己没有关系，护士就不应该问她，而且问的话都是自己听不懂的，是故意难为她。作为王护士，及时询问病史，只问了几个简单的问题，病人就不好好回答，觉得病人对治病的态度不端正，却未考虑病人理解能力的局限，以为是故意不配合护理工作，使护患双方发生冲突，这是角色模糊和理解差异造成的。责任护士应该了解病人年龄大、文化程度低的现实情况，在沟通时选用通俗易懂的话语，并给病人讲清楚护士了解病情的目的，说明病人与医护人员共同配合，对治疗疾病所起的积极作用，病人明白了这些道理，认识到治疗疾病不仅仅是医护人员的事，个人的配合也很重要，就会自愿接受护士的询问，并积极配合了。

第三节 护士与病人家属的关系

在护理工作中，护士常与病人家属发生着沟通关系，而病人家属在提高护理效果和促进病人康复中起着很重要的作用。护士与病人家属的关系是护患关系的补充，尤其是遇到一些特殊病人，如婴幼儿、神志不清、昏迷不醒、精神病病人等，这时护士与病人的家属建立良好的关系沟通尤为重要，护士要重视与病人家属的关系沟通。

一、病人家属的角色特征

（一）病人原有家庭角色功能的替代者

病人患病前，在家庭中的角色功能是相对固定的，一旦患病，其原有的角色功能便由家庭中的其他成员替代或分担。如果家庭其他成员能够迅速替代病人原有的角色功能，病人就会很快消除患病后的心理压力，很快进入病人角色，安心治疗。

（二）病人病痛的共同承受者

疾病不仅给病人带来痛苦，也给病人家属带来了一系列痛苦的心理反应，特别是那些突发事件导致的危重病人和绝症病人的家属。按照我国医疗保护的惯例，对于心理承受能力较差的病人，医护人员经常采取"超越式"沟通方式，将病人的病情和预后先告诉病人家属，因此病人家属最先承受精神上的打击，而且还要将这种打击的痛苦埋藏在心里，不表露给病人。

（三）病人的心理支持者

病人患病后，容易出现焦虑、恐惧等心理问题，需要有人疏导和安慰，病人家属就成了帮助病人稳定情绪，排除心理干扰的最佳人选，这是医护人员无法替代的。

（四）病人生活的照顾者

病人由于受疾病的折磨，生活自理能力受到了不同程度的影响，如脑梗死的病人，引起肢体功能障碍，在病人住院期间和出院后一段时间内，病人家属会义不容辞地承担照顾病人生活起居的责任，帮助病人走出生活不能自理的困境。但在护理工作中，护士不能因为病人家属承担了照顾病人的责任，就把自己的一些工作交给病人家属，更不能让病人家属替代自己的工作，应减少病人家属对病人的直接护理，减少陪护人员。

（五）病人治疗护理过程的参与者

整体护理需要病人的主动配合与参与，但在遇到婴幼儿、高龄、病情严重和精神疾病等不能参与治疗和护理的病人时，就需要病人家属的积极参与。而病人家属又是病人病情的知情者，他们能够及时准确地为医护人员提供病情资料，有利于疾病的诊断和治疗护理。

二、护士与病人家属的关系冲突

（一）家属要求陪护与病室管理要求的冲突

由于病人家属对病人的关心和对病人住院的担忧，常希望留在医院陪护病人，但医院管理制度对家属陪护做了严格的限制。如果护士在管理中不做耐心的解释，不合理疏导，甚至态度生硬、强行干涉，就会引起关系冲突。

（二）家属希望探视与治疗护理工作的冲突

病人在住院期间，家属适当地探视有利于病人增强战胜疾病的信心。但是频繁的探视不仅会影响同病房的病人休息，而且会影响正常的治疗护理工作。为保证医疗护理工作的正常进行和病人的休养，护士会适当限制病人家属的探视次数和探视时间。但是有些病人家属对此不理解，家属们经常是你出我进，大声喧哗，甚至是和病人同吃同住，无视医院的管理规定。当护士出面干预时，经常是不听劝说，甚至发生争吵，引起关系冲突。

（三）家属经常询问与护士工作繁忙的冲突

由于病人家属对病人的关心，经常要向护士询问与病人疾病有关的问题，如病人会有生命危险吗，目前这种疾病有没有特效药，目前病人的病情如何，将来会不会留下后遗症等。如果护士强调工作忙，未及时回答，或把回答病人家属问题当作额外负担，采取冷言冷语、敷衍了事、不理睬的态度，就会引起关系冲突。

三、护士与病人家属沟通的技巧

（一）热情接待病人家属的探视

护士要热情接待来医院探视病人的家属，主动给病人家属介绍医院的制度和医院环境，并告知探视中应注意的事项，使病人家属感到被尊重、被接纳，对护士产生信赖感。

（二）耐心解答家属提出的问题

病人患病住院后，其家属都会向护士提出一系列与病人疾病有关的问题，护士要把解答病人家属的问题作为建立良好护患关系的重要内容。护士应根据自己所掌握的知识、经验和对病人了解的情况，耐心地解答病人家属提出的各种问题，以消除家属的紧张、焦虑等心理，促进护患关系的协调发展。

（三）主动介绍病人的情况，虚心听取家属的意见

病人家属迫切希望得到病人有关的病情及治疗护理情况，护士应理解家属的心情，主动耐心地向他们介绍病人病情、治疗方案、护理措施及预后，以减轻他们紧张焦虑情绪，便于他们提前做好各种安排。当病人病情恶化或病危时，护士更应沉着冷静，并及时向家属通报病人的情况，同时耐心细致地做好解释，并表达医护人员的关心和支持，避免发生冲突和矛盾，取得病人家属的信任和理解。

（四）帮助家属解决家庭困难

由于疾病使病人家庭成员的角色功能、生活秩序、经济情况发生了改变，给家庭带来了一些新的困难，给病人家属带来了心理疲惫，对病人产生了厌烦情绪等。如果这些问题得不到及时解决，既会增加家属的心理负担，影响对病人的照顾，又会增加病人的心理压力，影响病人的治疗护理。护士应做好病人家属的思想工作，让他们正确看待病人的

疾病，并主动了解家属的困难，与他们商量解决问题的办法，提供必要的帮助，促进病人早日康复。

（五）指导家属参与对病人的护理

病人家属都有参与病人治疗护理的愿望，希望自己与医护人员一起照顾病人，但大多数病人家属不懂医疗和护理知识，不懂得如何照顾病人，这时护士的正确指导尤为重要。特别是病人出院后，院外治疗和护理主要由病人家属来完成，护士应与病人家属进行沟通，和他们一起为病人制订康复计划，指导他们正确地帮助病人继续治疗和休养。

四、护士与病人家属关系沟通案例解析

【案例资料】

王先生，66岁，退休教师，因车祸高位截瘫来院急诊手术。术后病人意识障碍，大小便失禁，生活不能自理，病人家属很焦急。在一次伤口护理时，病人家属询问护士治疗情况，并反映病人骶尾部的破损面越来越大了。护士没有回答这些问题，冷淡地说："这种病就这样，也没什么好办法，别说了，我这也挺忙的"；接着又说："从现在开始，压疮护理、口腔护理你们都要学着做，否则，病人的并发症会越来越重。"病人家属听后大骂护士，认为护士不称职，与护士发生了冲突。

【案例解析】

病人家属对病人患病很着急，加上不懂医学知识，迫切希望从护士那里了解到病人的病情，也希望得到护士的同情，而护士认为自己工作繁忙，没有时间来解答家属没完没了的问题，还把自己分内的一些临床护理工作交给家属做，遭到了家属的指责。这是护士不耐心解答家属的问题，把家属看成是临床护理工作的替代者造成的。护士应该理解家属的心情，心平气和的主动与家属沟通，向家属讲明病人的病情、治疗和护理情况及预防并发症的重要性，并指导家属配合护士做好临床护理工作，从而避免与家属的冲突。

第四节　护士与医院其他工作人员的关系

现代医院是一个以病人为中心的健康服务群体，在这个由医生、护士、医技人员、药剂师、营养师及行政后勤人员等组成的群体中，护士承担着治疗护理、各项诊疗处置和辅诊检查等工作，与医院其他工作人员接触广泛而密切。因此，处理好护士与医院各方面人员的关系，对提高服务质量，改善服务态度，增强护理队伍内部凝聚力有着积极的作用。

一、护士与医生之间的关系

护士和医生的关系，是从对病人的治疗和护理的共同活动中建立起来的相互合作的关系。

（一）新型医护关系模式的特点

1. 相互并列，缺一不可　医疗和护理是相互衔接共同完成的工作，以促进病人康复为最终目标，二者相辅相成，各有侧重，不可偏颇。如果没有医生的诊断治疗，护理工作就

没有头绪；如果没有护士的具体操作，医生的诊治方案就无法落实。

2. 相互独立，不能替代　医疗工作中，医生起主要作用，护士参与其中某些工作；护理工作中，护士根据治疗方案，制订符合病人个体的护理方案，当中既包含了医生护士的协作性工作，又体现了护士工作的独立性。医疗和护理既有分工又有合作，各自发挥着各自专业的功能，不能相互替代。医生和护士在为病人服务时，只有分工不同，没有地位高低之分。

3. 相互监督，互补不足　医护关系既密切，又相互独立，为监督和互补提供了可能，医护之间可以通过医疗护理工作关系监督对方的医疗护理行为，及时发现问题，杜绝差错事故的发生。

（二）影响医护关系的因素

1. 角色压力过重　护士和其他医务人员在健康服务群体中都有自己独立的角色功能，并在各自工作范围内承担责任。如果分工科学合理，相互关系就容易协调，相互之间很少发生矛盾。但是，目前很多医院医护比例不合理，护士缺编，使护士长期超负荷工作，加上医护用人机制不同，如医生为"正式工"，而护士为招聘的"临时工"或"合同工"，造成岗位设置不平等，使护士心理失衡及角色负担过重，变得脆弱、急躁和紧张，很容易为小事发怒，影响了医护人员之间的关系。

2. 专业理解不同　健康服务群体中医疗和护理属于两个不同的学科体系，如果两个专业之间互不了解，也会影响医护人员之间的合作关系。例如，目前护理模式由功能制护理转变为整体责任制护理，而有的医生和其他医务人员并未及时了解这一转变，对护士在实施具体护理过程中的做法不理解，导致医护之间工作的不协调。

3. 自主权利争议　医护人员按照分工，在自己职责范围内行使权利。但是在某些情况下，医护人员常因对工作职责和权利义务的认识或理解不够，而产生矛盾冲突，影响关系，如医生不希望护士干预自己开的医嘱，而护士在执行医嘱时，发现错误时，又会提出异议，此时便可能产生自主权争议。

（三）建立良好医护关系的原则

1. 病人第一原则　医护人员是共同为病人服务，共同对病人负责的，要始终把病人的利益放在首位，在这个原则下建立医护双方相互平等的和谐关系。如果医护之间因角色权利发生争议时，双方应在"病人第一原则"指导下加强沟通，在合作中步调一致，做到相互理解和相互补充，防止因个人之间的权利争议影响病人的治疗和护理。

2. 尊重他人的原则　医护之间的工作关系最密切，接触最多，在医疗护理工作中，要相互尊重，以诚相待，任何一方都不能轻视或贬低另一方，主动维护双方形象和职业尊严，建立一个团结友爱的医疗护理团队，共同为病人做好医疗护理工作。

（四）护士在医护关系沟通中的技巧

良好的医护关系可以通过有效的交流与沟通得以建立和发展，这需要医护双方的共同努力。在许多情况下，护士可以发挥主动而积极的作用。

1. 主动介绍专业　不是所有的医生都完全了解护理专业，护士在工作中要主动向医生介绍本专业的特点与进展,特别是在整体责任制护理模式推广实施过程中,更需要护士主动介绍新模式的理念、特点、内容及方法,力争取得医生的理解与支持。

2. 树立良好形象　合格的医护人员必须是爱岗敬业,能深刻认识和理解自己的职业价值的人。无论是医生还是护士,都应努力培养自己职业道德的涵养力、情绪行为的自制力和医护关系的亲和力。医生应该具有沉稳谦逊,善于思考的良好品质,给人以信赖感;护士应该具有文雅大方,感情细腻,服务周到的良好品质,给人以亲切感。

3. 互相学习理解　医护双方要尊重对方的人格,理解对方的工作特点,明确各自所承担的责任和义务,信赖对方的能力。在业务上互相学习,在工作中取长补短,营造一个互相理解,互相支持的合作氛围。

4. 加强双方沟通　医护人员为了保证共同的医疗护理工作顺利开展,必须加强沟通。当医护合作出现不同意见时,双方要冷静思考,分析原因,找出解决办法,避免盲目冲动。不应在病人及其家属和其他医护人员面前与医生发生争执,更不应在病人及其家属面前议论医生的是非长短,以免加剧医护之间的矛盾。

二、护士与管理者之间的沟通

(一)目前医疗机构管理体制的主要模式

由于体制等诸多原因,目前在许多医疗单位都具有高耸的、集中式的组织结构。在这种组织结构中,下级向本科室领导汇报,本科室领导向部门主任汇报,主任向上级领导汇报,直至最高层领导。病区护士向护士长传递信息,护士长再将此信息传递给总护士长,然后总护士长汇报给部门办公室,再逐渐汇报至最高层。这种组织结构的优点是上级对下级可行使较多的控制权,有利于组织的权威性和责任性的贯彻。其缺点是不利于下级人员得知来自上级管理部门的综合信息,也不利于上级掌握第一手基层工作的真实情况。例如,一位护士长为了迎合上级,可能在护理部主任面前隐藏自己在工作中产生的恼怒,以免失去他(她)的工作地位。当他(她)描述在病区内实施整体护理中遇到的问题时,思想上会有很多顾虑,如把困难说得太多,上级是否会觉得我工作能力不够,为此可能说得轻描淡写,报喜不报忧;有时又刚好相反,为了赢得更多的支持,也可能把问题说得比实际的要严重。这两种处理方式都会影响到上级的决策。在有些情况下,下级还会感到与上级交流有危险,因此避免向上交流,引起上下级之间的隔膜,这也对沟通十分不利。

(二)护理管理者与护士之间的角色期望

1. 护士对护理管理者的角色期望
(1) 能与护士搞好关系。
(2) 业务能力强。
(3) 管理能力强。
(4) 能指导和帮助下属。
(5) 严于律己,以身作则。
(6) 平等待人,一视同仁。

2.护理管理者对护士的角色期望

(1) 有较强的工作能力。

(2) 尊重护理管理者,服从管理。

(3) 妥善处理好自己的学习、家庭与工作的关系,全身心投入工作。

(4) 体谅护理管理者的难处,主动配合工作。

(5) 有好的身体素质,能胜任繁忙的护理工作。

护理管理者与护士是管理者与被管理者的关系,双方都希望对方明确对自己的角色期望,一旦认为对方角色出现偏差,就会产生矛盾。

(三) 护士与管理者沟通技巧

明确双方的角色定位,建立民主和谐的人际关系。护理管理者既是护理管理的组织者和指挥者,又是护理人际关系的协调者,作为护理管理者,在管理工作中要讲民主,要严于律己,以身作则。要处事公平,平等待人。要一视同仁,以理服人。要为护士提供更多的帮助和指导,要通过自己的品德、知识、才能和情感等非权力因素感染每一名护士;作为护士,要体谅护理管理者的难处,尊重领导,服从管理,要明确自己的工作职责是帮助病人恢复健康,而不是为哪一个人工作。

三、护士与护士之间的关系沟通

护士之间的关系也称为护际关系。在护理人员之间交往中,由于各成员中存在着年龄、资历、学历、知识水平、工作经历、工作职责及心理特征的不同,在交往中容易发生冲突,影响护理工作的正常开展。因此,护士要掌握护士与护士关系沟通的策略。

(一) 影响护际关系沟通的主要因素

1.工作因素　护理工作是一项科学性、实践性很强的工作。护理工作紧张、劳累,工作随机性大,连续性强,三班倒,生活不规律,影响休息质量,导致护士心理紧张,情感脆弱易怒。这些因素,严重影响了护理人员之间的正常人际交往。

2.性别因素　护理工作者绝大多数是女性。因女性有易受暗示的特点,情绪反应快,感情细腻,对事物的变化和人际关系的变化感受敏锐,加上生理的特点及倒班工作带来的自身节律紊乱易发生情绪波动,这也是影响护士之间关系的因素。

3.年龄因素　年长护士大多爱岗敬业,责任心强,实践经验丰富,喜欢虚心好学、待人诚恳、吃苦耐劳,看不惯那些工作敷衍了事、怕苦怕累怕脏、缺乏工作责任心的年轻护士。而有的年轻护士却认为自己知识面广、精力充沛、反应敏捷,看不起年长护士,对年长护士的观念陈旧、做事古板、爱管闲事、啰唆等有看法。这些也是影响护际关系的因素。

4.学历因素　近年来,我国高等护理教育的迅速发展,使越来越多的本科以上学历的护士走上临床护理岗位。由于少数高学历护士把自己学历高当作资本,不情愿从事基础护理工作,也不愿向实践经验丰富的低学历护士学习;而一些学历不高的护士又不信服这些缺乏实践能力的高学历护士,从而影响了护际关系沟通。

5.其他因素　护士与实习护生既是师徒关系,又是同行关系,双方之间一般能保持较好的交往关系。如果带教护士对那些接受能力差、缺乏主动性的学生态度冷淡,不耐心,操作不放手，实习护生就会对带教护士产生不满；有些学历层次较高的实习护生，自认为有能力，不尊重带教老师，不遵守工作纪律，不虚心请教，不懂装懂，导致带教护士不愿意带实习学生；如果带教护士缺乏带教能力，对实习护生缺少责任心和爱心，双方也会发生矛盾，影响护际关系沟通。

（二）护际关系沟通技巧

良好的护际关系，是开展各项护理工作的保证。护际沟通要建立在尊重、理解、友爱、帮助、协作的基础上。

1. 充分考虑护际关系影响因素，调整心态和行为　作为年长的护士要多帮助年轻护士，做好"传、帮、带"工作，多学习先进的护理理念；作为年轻护士要虚心向年长的护士请教，要多讲奉献；作为带教护士，要认真耐心指导实习护生；作为实习护生要谦虚、勤奋、好学；作为高学历护士要虚心向实践经验丰富的护士学习；作为实践经验丰富的护士要向理论基础扎实的护士学习专业理论知识，建立民主和谐的人际关系。

2. 建立团结协作的工作关系　护士工作既有分工，又有协作，每位护士的工作都离不开其他护士的支持与配合。护士在工作中，要多为别人着想，尽可能把自己岗位上的工作做好，并主动配合其他护士的工作，做到不利于团结的事不做，不利于团结的话不讲，维护护理团队的形象，发挥护理集体的智慧，建立团结协作的工作关系。

（三）护际关系沟通案例解析

【案例资料】

有一次，我跟黎明大姐一起在急诊值班，夜里收治了一位醉酒者。当时，醉酒者正借着酒性发疯，不但不配合治疗，还毫无顾忌地说脏话，甚至动手砸烂急诊室的抢救物品，追着医生护士破口大骂。一旁的我真有些看不惯病人的蛮横无理，恨不得冲上前去骂他几句才解恨。但是，黎明大姐始终面带微笑对待病人，不厌其烦地解释病情，并耐心地为他挂上点滴。当黎明大姐完成手头工作、病人稍稍平静之后，我急不可待地追问她："刚才病人那样辱骂我们，你怎么还给他做治疗？"大姐笑着说："因为他是我们的病人，而且还是非常特殊的病人，就算有再大的委屈，我们也只能放在心里。"

（摘自《健康报》2009年6月19日）

【案例分析】

从上文可见，黎明大姐作为年长护士，角色定位准确，对"特殊"病人，表现出了崇高的护理道德，她的责任心强，服务意识强，对病人一视同仁，体贴关心，对年轻护士起到了传、帮、带的作用，以实际行动建立了和谐的护患关系和护际关系。而"我"作为年轻护士，虽然最初只看到了一名喝醉酒的人，而没有看到这个醉酒人仍然是一名病人，没有以一名护士的角色来接待病人和服务病人，但在老护士的影响下，仍然吸取了榜样的力量，使自身得到了进步。

四、护士与医技、后勤人员的关系沟通

在护理工作过程中，护士除了和医护人员进行关系沟通外，还要和医技人员与后勤人员进行频繁交往沟通。要处理好这些关系，双方必须要互相尊重、互相理解、互相支持、

互相配合。

（一）护士与医技、后勤人员的沟通障碍

1. 护士与医技人员的沟通障碍　由于医技科室所包含的各类专业与护理专业的差别较大，独立性很强，护士不太了解医技人员的工作内容，而医技人员对护理专业的了解也很有限，易导致在工作中出现配合不协调，在出现问题后互相不理解，互相埋怨，互相指责，甚至是推诿扯皮，推卸责任。例如，心电图室的工作人员希望病人上午来做心电图，而护士认为上午要为病人做治疗，心电图室工作人员非要坚持这样的安排是不配合护士工作的表现，从而导致双方的争执，造成双方关系沟通障碍。

2. 护士与后勤人员的沟通障碍　护理工作离不开后勤工作的保障，同样护士的工作离不开后勤人员的支持与配合。但有些护士认为，后勤人员是非专业技术人员，工作的技术性不强，为医院做贡献少，是医院里可有可无的人员。因此，在与后勤人员的交往中，不尊重他们的劳动，常以命令的口气进行沟通，对他们的工作挑剔或指责，引起他们的反感；而后勤人员因自己的工作不被别人理解，也得不到护士的重视，产生了消极情绪，不主动为临床一线服务，找理由故意拖延时间，有个别素质不高的后勤人员没有服务意识，消极怠工，故意给护理人员制造障碍，设门槛，也使临床工作不能正常进行，影响了双方的关系沟通。

（二）护士与医技、后勤人员沟通技巧

1. 尊重与理解　是建立和保持良好人际关系的基础，也是护士与医技、后勤人员矛盾改善的要素之一。双方要尊重彼此的人格，理解彼此的工作性质，明确职业只有分工不同，没有高低贵贱之分。在双方交往过程中，护士要体现出自身良好的职业素质和修养，善于做问题的解决者，不做问题的制造者。如果是因为护士的工作疏忽大意，给对方造成不便或带来麻烦，应主动承担责任，向对方真诚的道歉；如果是因为对方的工作失误，造成护理工作上的被动，也不能埋怨和指责，应采取对方能够接受的方式提出自己的建议，并主动配合和帮助他们完成工作。

2. 支持与配合　护士与医技、后勤人员相互支持，密切配合是开展护理工作的保证。双方要经常换位思考，设身处地的为对方考虑。如果对方的工作安排有困难时，护士在不影响服务质量的前提下，主动调整工作方案，更多地为对方的工作提供方便。①护士在与药剂人员的配合时应注意：按药品管理规定，有计划地做好药品领取工作，严格遵守毒麻药品的管理制度。②护士在与检验人员的配合时应注意：掌握各类标本采集的方法和注意事项，了解疾病的诊断、治疗和检验的关系，做到及时、准确地送检标本。③护士在与影像检查人员的配合时应注意：严格按影像检查前的要求做好准备工作，并按预约时间送检查者和所需物品到检查现场。④护士在与后勤人员的配合时应注意：尊重、理解、体谅后勤人员的工作，爱护公共设施，合理安排修缮工作，为后勤人员减少不必要的工作量。

（三）护士与医技、后勤人员关系沟通案例解析

【案例资料】

上午10时，2号病房的家属向李护士反映病房内的卫生间下水堵塞，不能使用，而脊

柱术后病人不方便出去上卫生间，要求尽快维修。李护士马上给总务科打电话，要求派人来维修。不一会儿总务科的张师傅来到病房检修，查看后告诉李护士缺一样工具，要回去拿。李护士听后很生气，这样来来回回很耽误时间，这时病人家属又不停地催促，并提了意见。李护士忍不住向张师傅发了火，张师傅听到护士这样训斥自己，不把后勤工作放在眼里，走后干脆不来了。

【案例分析】

护士与后勤人员发生了关系冲突。在护士看来，后勤人员就是为临床一线服务的，病区有事只要通知他们，就应该随叫随到，尽快解决问题。而后勤人员张师傅并没有拖延时间，也不是故意不修，接到通知就来到现场检修，只因为缺一样工具要回去拿。护士对此不谅解，对张师傅指责，引起张师傅的反感。这是护士对后勤人员的不尊重和对其工作的不理解造成的。如果李护士能暂时放下家属的意见，以平和的态度与张师傅沟通，并讲明病房要求尽快修理卫生间的重要性和家属的迫切心情，让张师傅抓紧时间，然后再向家属做解释，取得家属的理解，就不会发生双方的冲突，也能及时消除家属的意见。

（冯　岚　朱永健　陶惠琴）

第五十章　脊柱外科常用护理文书书写规范

第一节　护理文书概述

临床护理文书是指护士在临床护理活动过程中形成的全部文字、符号、图表等资料的总和，是护士在观察、评估、判断病人护理问题，以及为解决问题而执行医嘱、护嘱或实施护理行为过程的原始文字记载，是临床护理工作的重要组成部分。护理文书的书写质量直接与临床质量息息相关，也是具有法律效应的重要文件。因此护理文书必须书写规范并妥善保管，以保证其正确性、完整性和原始性。

一、护理文书的意义

1. 护理文书是病人病情发生、发展动态的客观记录。
2. 护理文书是医疗护理过程的记录。
3. 护理文书是医疗护理团队成员之间信息的传递介质。
4. 护理文书是医疗护理诊断、制订医疗护理方案的重要依据。
5. 护理文书是提供医疗护理行为的法律凭证。
6. 护理文书能体现护理工作核心制度的具体实施情况。

二、护理文书书写的基本原则

1. 符合国家卫生与健康委员会的《病历书写基本规范》《广东省病历书写规范》及本单位的护理文书书写要求。

2. 护理文书书写应使用中文和医学术语。通用的外文缩写或无正式中文译名的症状、体征、疾病名称等可以使用外文。

3. 护理文书应按照规定的格式和内容书写，文字工整、字迹清楚、表述准确、语句通顺、标点正确。书写过程中出现错字时，应当画双横线在错字上，并签全名，不得采用刮、粘、涂等方法掩盖或去除原来的字迹。

4. 护理文书应由书写人签全名，签名应当清晰且容易辨认。实习期或试用期护士书写的护理文书，在本人签名的前方划"/"，带教老师审阅后在"/"前签名才可生效。如"带教老师姓名/实习护士姓名"。

5. 护理文书应使用蓝黑墨水笔书写，体温单中的体温曲线用蓝色绘制、脉搏曲线用红色绘制。

6. 实施特殊护理技术前，有必要时应签署病人知情同意书。

7. 因抢救急危重症病人而未及时书写的记录，应在抢救后 6h 内及时据实补记。

目前，各级医院已全面应用计算机处理护理工作中的相关文书，各项数据的录入形式根据相关软件的不同存在差异，采用信息录入、储存、查询、打印等一系列电子信息自动化程序，只要录入的信息准确无误，版面清晰完整、美观、绘制准确规范，遵循以上原则即可。明显节省了时间和人力资源，减轻了护士的工作强度，提高了临床的护理工作质量和工作效率。

第二节　体温单填写规范

体温单主要用于记录病人的生命体征及其他情况，内容包括病人的一般信息、出入院时间、手术时间、转科时间、死亡时间、体温、脉搏、呼吸、血压、大便次数、出入量、身高、体重等。目前基本各个单位都采用电子体温单，具体填写格式略有不同，但基本原则是相同，且需符合国家、各省市及各单位的要求。

一、眉栏

（一）一般信息

电脑自动生成病人一般信息，如"病人姓名、性别、科室、床号、住院号"等。

（二）一般项目栏

一般项目栏包括日期、住院天数、手术后天数、产后天数等。

1. 住院天数　自入院当日开始计数，直至出院。
2. 手术后天数　手术当天标注为"0"，自手术次日开始计数，连续书写14天，若在14天内进行第2次手术，则将第1次手术天数作为分母，第2次手术天数作为分子填写。例如，"1/4"（1代表第二次手术第一天，4代表第一次手术第4天）；"1/4/10"（1代表第三次手术第一天，4代表第二次手术第四天，10代表第一次手术第十天），以此类推。
3. 产后天数　自生产次日开始计数，分娩当天填写时间及分娩，连续书写14天。
4. 转科体温单在科室栏上方标示"某某科↓"或"↑某某科"。

（三）体温单40~42℃的记录

当医生开具"转科、手术、分娩、出院、死亡"等医嘱后系统自动生成相应文字，显现在体温单40~42℃的格子内。如同一时间段有2种或2种以上状态时，系统将自动按先后顺序排列在不同时间段以避免文字在同一时间段重叠。除手术不写具体时间外，其余均按24h制，精确到分钟。死亡时间应当以"死亡于×时×分"的方式表述。

二、体温曲线绘制

1. 体温符号：口温以蓝点"●"表示，腋温以蓝叉"×"表示，肛温以蓝圈"○"表示。
2. 每一小格为0.2℃。将测得的体温度数录入电脑后，在体温单的35~42℃的相应格内显示出体温符号，相邻的温度用蓝线相连。
3. 物理或药物降温30min后，应重测体温，测得的体温以红圈"○"表示，显示在物理降温前温度的同一纵格内，并用红色虚线与降温前的温度相连。若病人高热经多次采取措施后仍持续不降,受体温单格式限制,需将体温变化情况记录在表格式护理记录单中。

4. 体温低于35℃时为体温不升,应在35℃以下相应的时间内填写"不升"字样。

5. 病人如拒测或因外出进行诊疗活动及请假而未测体温,在34～35℃之间填写"检查、拒测、外出"等,前后两次体温断开不连接。应在病人返回时补测并填入体温单相应栏内。若遇与下次测体温时间太近而导致重复无法绘制则应将补测体温填写在护理记录单上。

6. 测量频次　体温测量次数由医嘱和护理等级来定。

（1）特级护理和一级护理及发热病人每日至少测量4次,时间点为06：00、10：00、14：00、20：00。

（2）其余护理等级的病人入院时体温、脉搏正常者,测量2次/日（06：00、14：00）,连续3天正常后改为1次/日。

（3）儿科病人入院时根据护理常规要求测体温、脉搏、呼吸,4次/日,连测3日后改为2次/日。

（4）3岁以下患儿免测脉搏、呼吸。但病危、病重、发热及心血管系统疾病患儿应每4h测量1次。

（5）手术后病人测量体温、脉搏,4次/日,时间点为06：00、10：00、14：00、20：00,连续测量10日,根据等级护理规定改测量频次。

（6）二级护理手术后测量体温、脉搏,2次/日（06：00～14：00）,连测10日后根据等级护理改测量频次。

（7）危重病人、早产儿及体温不升病人需密切观察体温变化,每4h监测一次体温、脉搏。

（8）超过37.5℃的发热病人每天监测体温、脉搏4次,时间点为06：00、10：00、14：00、20：00,体温正常72h后按常规测量。

（9）发热病人采取降温措施30min后需复测体温、脉搏。

三、脉搏、心率曲线的绘制

1. 脉搏、心率符号　脉搏以红点"●"表示,心率以红圈"○"表示。

2. 每一小格为4次。将测得的脉率或心率数值录入电脑后,在体温单的35～42℃的相应格内显示出脉搏或心率符号,相邻脉搏或心率用红线相连。

3. 脉搏与体温重叠时,显示符号为红圈蓝叉重叠"⊗"。

4. 脉搏短绌表示法　脉搏短绌病人测脉搏的同时必须测心率,并在体温单上描绘结果。以红圈"○"表示心率,红点"●"表示脉搏,脉搏与心率分别用红线相连。相邻的脉搏与心率间不连线。在脉搏与心率之间空白区域用红色斜杠显示。

5. 心率超过180次/分时,受体温单格式限制,需将心率变化情况记录在护理记录单中。

6. 测量频次同"体温"。

四、呼吸的记录

以阿拉伯数字记录每分钟呼吸次数。将测得的呼吸次数录入电脑后,在体温单上相邻的两次呼吸上下错开显示。人工辅助呼吸的病人在35℃格以下,相应的时间格内写上"辅助呼吸"或"停辅助呼吸"。

测量频次：按医嘱要求。

五、血压的记录

1. 记录频次　新入院病人当日应当测量并记录血压，根据病人病情及医嘱测量并记录，如为下肢血压应当标注。若无特殊情况，住院病人应每周测量血压1次。

2. 入院病人第2日晨起06：00需测量血压（3岁以下幼儿可免测），住院病人每周需测量血压及体重1次，并记录于体温单上。

3. 记录方式　收缩压/舒张压（130/80），单位：毫米汞柱（mmHg）。长期测量血压者：1次/日或2次/日者可记录于体温单，3次/日以上需记录于护理记录单。

如遇未测时在表格35℃以下格内填写"检查、外出、拒测"等。

六、大便次数的记录

1. 记录频次以24h统计一次，统计前日14：00到当日14：00的大便次数或量，大便次数记录在前一日大便栏内。

2. 每天记录一次（入院当天也要求填写），单位：次/日。

3. 病人无大便以"0"表示；大便失禁的记录为"※"；人工肛门用"☆"表示。灌肠后大便以"E"表示，以E作分母、排便次数作分子表示，如"1/E"表示灌肠后排便1次；"1 2/E"表示自行排便1次，灌肠后又排便2次；"4/2E"表示灌肠2次后排便4次。

七、体重的记录

以"千克（kg）"为单位录入，新入院病人当日应测量体重并记录，以后每周测量体重至少一次。病情危重或卧床不能测量的病人，在体重栏内注明"卧床"。

八、身高的记录

以"厘米（cm）"为单位录入，新入院病人当日应测量身高并记录。病情危重或卧床不能测量的病人，应在身高栏内注明"卧床"。

九、其他事项

（一）增加项目

若需增加项目时可在表格下方的空白处添加，如基础代谢率等。

（二）总入量

1. 记录频次　遵医嘱记录，将前一日24h总入量记录在体温单上的相应日期栏内，每隔24h填写1次。

2. 单位　毫升（ml）。

（三）尿量

1. 记录频次　遵医嘱记录，将前一日24h"尿量"记录在相应日期栏内，每隔24h填写 1 次。尿量记录要求准确。尿失禁用"*"表示，留置尿管用"/c"表示。

2. 单位　毫升（ml）。

（四）总出量

1. 记录频次　遵医嘱记录，将前一日 24h "尿量、引流量、超滤量"等出量的总和相加记录在相应日期栏内，每隔 24h 填写 1 次。排出量记录要准确。

2. 单位　毫升（ml）。

第三节　医嘱单的书写规范

医嘱是医生根据病人病情的需要，为达到诊治的目的而拟定的书面嘱咐，由医护人员共同执行。医嘱的内容包括开医嘱时间、床号、姓名、等级护理、饮食、药物（注明剂量、用法、执行时间等）、各种检查及治疗、术前准备等。一般由医生开具医嘱，护士负责执行。

一、医嘱的种类

（一）长期医嘱

长期医嘱单是用来记录长期医嘱的记录单。长期医嘱是医师根据病人病情需要下达的按时间反复执行的书面医嘱，有效时间一般在 24h 以上，需定期执行，如未停止则一直有效。例如，一级护理；低盐低脂饮食；拜糖平 50mg 口服，3 次/日等。当医生停止该医嘱后该医嘱失效，或医师开出手术、转科等医嘱后，以前所有的医嘱自动停止。

（二）临时医嘱

临时医嘱单是用来记录临时医嘱的记录单。临时医嘱是指医师根据病人病情需要下达的，一般仅执行一次，有效时间在 24h 之内的书面医嘱，应在短时间内执行，有的需立即执行（st），如甲氧氯普胺（胃复安）10mg IM st；有的需在限定时间内执行，如手术、检查会诊及各种特殊检查等，有效时间可在 24h 以上。"出院、转科、死亡"等也属于临时医嘱。

（三）备用医嘱

根据病情需要分为长期备用医嘱和临时备用医嘱两种。

1. 长期备用医嘱　指有效时间在 24h 以上，必要时用，两次执行之间有时间间隔，由医生停止医嘱后才失效，如甲氧氯普胺 10mg IM q4h。

2. 临时备用医嘱　指自医生开医嘱起 12h 内有效，必要时用。过期未执行则失效，如甲氧氯普胺 10mg IM 必要时。

二、医嘱的执行

（一）长期医嘱的执行

1. 开医嘱 医生由电脑开具长期医嘱，护士从电脑上提取长期医嘱，进行审核，打印长期医嘱单，在电脑中保存、校对医嘱，电脑后台自动收费，再进行该病人长期医嘱执行单打印。长期医嘱执行单的内容包含该病人的所有执行的护理及治疗内容，如饮食、输液明细、口服药明细、注射药明细、小治疗明细等。

步骤：开具长期医嘱→提取医嘱→审核医嘱→打印医嘱单→电脑中保存→电脑中校对→后台收费→打印执行单。

2. 停医嘱 医生电脑开具停止的长期医嘱，护士电脑提取长期医嘱，打印长期医嘱单，电脑保存校对医嘱，电脑后台停止收费。用红色签字笔在该病人长期医嘱执行单上需停止的医嘱处画红线，注明停止时间并签名，重新打印该病人长期医嘱执行单。

3. 长期医嘱执行标记 当在电脑中保存和校对长期医嘱后，应在长期医嘱单上用蓝黑签字笔打蓝色"√"；当打印好了该病人执行单后，应在长期医嘱单前用红签字笔打红色"√"，并在"执行者"空格处签全名，"执行时间"处签执行医嘱的时间。

4. 执行后的长期医嘱应双人核查，第一核查者在执行时间后的"查对者"栏内签蓝笔名；第二核查者在该病人所有长期医嘱最后一行的"查对者"栏内空格处签红笔全名，以保证双人核查。所有医生打印签名处均应有护士签名。

（二）临时医嘱的执行

1. 开医嘱 医生电脑开具临时医嘱，护士从电脑上提取临时医嘱，审核医嘱后，打印临时医嘱单，在电脑中保存、校对医嘱，电脑后台自动收费，护士携带临时医嘱单到病人床边经双人查对后执行医嘱。执行完成后再将执行时间录入到电脑。至此，医嘱执行完毕。

步骤：开具临时医嘱→提取医嘱→审核医嘱→打印医嘱单→电脑中保存→电脑中校对→后台收费→护士携带临时医嘱单、执行→执行后将执行时间录入电脑。

2. 执行医嘱

（1）临时医嘱需在双人查对后才可执行。查对者在"查对者"栏内签全名。

（2）执行后需用铅笔在医嘱前打"√"，在"执行者"栏内用蓝笔签全名，在"执行时间"栏内填上时间。

（3）当将临时医嘱的执行时间录入到电脑时才可打蓝色"√"，以表示医嘱录入完毕。

（4）如无法立即执行的临时医嘱，用铅笔在医嘱前打"△"，以示标记，并进行交接班，医嘱执行后按上述步骤打蓝色"√"，并签名。

（5）"st"医嘱是要求立即执行的医嘱，需在15min内执行。

（6）"今晚""明晨"等医嘱，视具体的医嘱内容来确定执行人，一般为通知病人的护士在执行护士签名栏签名，执行时间为通知病人的时间。但若为"灌肠""口服药"等医嘱，则由执行护士在执行后再签名、签执行时间。

（7）各种药物过敏试验，其结果记录在该医嘱的末端，用圆括弧内加标示符号表示，其执行时间栏内签做皮试的时间。阳性结果由护士手工用红笔记录，标识为"（+）"，并在体温单、医嘱执行单、护理记录单、床头卡、腕带上同步标记；如为电子病历，打印后的阳性结果标示需用红笔描红或用红笔重新标识为"（+）"；阴性结果用蓝黑笔记录，标识为"（-）"。

（8）因故（如缺药、拒绝执行等）未执行的医嘱，应在执行时间栏内用红笔标明"未执行"，并将未执行原因在护理记录单中注明。

（9）输血（含成分输血）需两人至病人床旁核对后才可执行，两名核对者分别在执行者与查对者处签名。

（10）临时医嘱取消

1）单条医嘱取消：医生在该条医嘱的文字上（右侧第二个字开始）用红笔标明"取消"字样，并由医生签红笔全名。

2）多条医嘱取消：在第一条医嘱右侧第二个字开始写"取消"，最后一条对应医生栏内用红笔签名封口。

3）已执行的医嘱不允许取消。

3. 临时备用医嘱　"S.O.S"医嘱是临时备用的医嘱，仅在12h内有效，如过时未执行的，则由护士用红笔在医嘱栏内写"未用"二字，并在执行者空格处签红笔全名，不签执行时间。

4. 临时医嘱实行双人查对

（1）第一查对者为每条医嘱后的查对，在"查对者"栏内签蓝笔名。

（2）第二查对者为白天值班护士在下午下班前查对，并在每一例病人的最后一条医嘱结束的下一栏"查对者"格内签红笔名。夜间临时医嘱的第二查为次日值班护士早上查对后签红笔名。

第二查对者查对内容：①当天已执行医嘱是否打钩、签名及签时间。②未执行医嘱是否有铅笔"△"标识。③药物过敏试验有无结果，有无标注。

注：红笔签名者应为第三人，不能是医嘱中执行者或查对者中其中一人。

5. 要求使用新纸打印，禁止双面打印或使用废纸打印临时医嘱执行本。

三、执行医嘱的注意事项

1. 医嘱必须由有资质的医生开具才有效。

2. 一般情况下，护士不得执行口头医嘱。因抢救急危病人需要医师下达口头医嘱时，护士应当复诵一遍，医师确认无误后执行，并准确记录在抢救记录本中，抢救结束后6h内，医生据实补开临时医嘱，当事护士据实补记执行时间和签名。

3. 执行医嘱时，应查对医嘱是否正确，是否符合书写规范，并在确认无误后才可执行。对有疑问的医嘱必须核对清楚后才可执行。

4. 凡需下一班执行的临时医嘱要交班。

5. 医嘱单应保持整洁，签名字迹清晰可辨，不得贴盖、涂改。

6. 长期医嘱较多时，一次连续提取几页，须在医嘱单每页底部写上页码，每页末尾处均需有第二查对人用红笔签名。

7. 要求使用新纸打印，禁止双面打印或使用废纸打印医嘱转抄本。

第四节 护理记录单书写规范

护理记录单是指护士根据医嘱和病情对病人住院期间护理过程的客观记录。记录内容为日期、时间、生命体征、病情观察情况、病情变化记录、护理措施、效果评价、特殊检查治疗、抢救经过、液体出入量、护士签名等。

护理记录单的书写必须遵守及时、真实、准确、完整、简要清晰、动态的基本原则。注意护理记录的合法性、科学性、时效性和实用性。

一、护理记录单书写的要求

1. 护理记录必须及时，不得拖延或提前记录，不能漏记、错记，以保证记录的时效性，维持最新资料。若因抢救急危重症病人未能及时记录的，相关医护人员应在抢救结束后6h内据实补记，并注明抢救完成时间和补记时间。

2. 准确记录。内容必须在时间、可靠程度上真实、无误，对病人的主诉和行为进行详细、真实、客观的描述，不应是护理人员的主观解释和有偏见的资料，应是临床病人病情进展的科学记录，必要时可成为重要的法律依据。记录时间应为实际实施护理措施的时间。护理记录单打印后发现有错别字的可用蓝黑笔在错误的字词上划双横线并签全名，以保留原始痕迹。病例归档，由质量控制员进行检查时发现有错别字由质量控制员用红笔在错误的字词上划双横线并签全名。

3. 完整护理记录应连续，给予了各项护理措施后应观察效果，给予评价并记录，能动态反映病人病情变化。若出现病情变化、拒绝接受治疗护理或有自杀、意外等特殊情况的应详细记录并及时汇报、进行交接班。

4. 简要记录内容应重点突出、简洁、流畅。应使用医学术语和公认的缩写，避免笼统、含糊不清或过多修辞，以方便医护人员快速获取所需信息。

5. 字迹清楚，字体端正，保持表格整洁，不得涂改、剪贴。

二、护理记录单书写的方法及内容

（一）楣栏记录项目

楣栏记录项目包括病人姓名、性别、年龄、病区、床号、住院号等，这些信息均由电脑自动生成。

（二）首次护理记录单填写

首次护理记录是指病人入院后由护士书写的第一次护理记录，是入院病人评估单的文字补充。

1. 首次护理记录单要求在病人入院后4h内完成，如遇急诊手术、抢救等特殊情况不能及时评估时，可在病人入院后6h内由责任护士或当班护士完成，要求填写无漏项。

2. 病人信息　大多为电脑默认内容。"过敏史"根据病人具体情况选择无或有，有过敏史需填写具体过敏药物名称；"步行方式"根据病人入院时客观实际选择步行、平车或轮椅;"诊断"根据门急诊医生在住院证上填写的门(急)诊诊断进行填写。

3. 护理评估　凡栏目前面有"□"应当根据评估结果,在相应"□"选择符合病人病情的选项,特殊选项需加以具体描述;有横线的地方根据评估结果填写具体的内容。

4. "身高"必须填写(根据病人具体情况填写数字)。

5. 自理能力评估　根据病人生活自理能力(Barthel)指数量表评分结果进行填写。

6. 疼痛情况评估　无疼痛者选择"无",并将疼痛强度评分选择"无";有疼痛者,疼痛情况处选"有",并描述具体疼痛部位,需进行疼痛强度评估填写具体分值。

7. 皮肤压力性损伤的风险评估　无风险者,选择"无"即可;有风险者,按Braden评分量表得分选择"低危、中危、高危"并填写具体分值。

8. 营养风险筛查　系统会自动默认根据体重指数选择评估病人营养状况,如有特殊系统会自动添加营养护理单进行下一步的评估。若病人情况无法利用体重指数评估的,可采用测量皮褶厚度的方法评估病人营养状况;特殊病人可使用营养评估筛查简表(NRS-2002)进行营养筛查与评估(无论采取哪种方式必须为病人进行营养评估)。

9. 其他症状和体征　是指在住院病人首次护理评估单中未被列入,但与病人身体情况及疾病相关的内容,应在此栏目内注明具体情况。例如,病人处于昏迷状态,病情由其丈夫代述,院外带入××时间××地点置入的××管道。记录内容需与一般护理记录单中记录一致。为避免重复书写护理文书,也可只记录在一般护理记录单中,此处填写详见一般护理记录单。

10. 护理重点　通过护理评估,由评估者提出病人护理重点的内容,包括基础护理、专科护理、病人安全及其他方面。

(1) 基础护理:病人的口腔护理、卧位护理、饮食护理(按照评估时病人院前实际情况填写饮食种类)、清洁护理、排泄护理等。专科护理:产科专科护理、心内科专科护理等,根据各专科特点书写内容。

(2) 护理安全评估:涉及住院期间病人安全的所有内容,包括防跌倒/坠床、防压力性损伤、防自杀、防走失、约束、转运安全等。

(3) 其他:需要重点交接班的内容,需要关注的内容;病人入院后健康宣教及各项处置应记录于一般护理记录单上,勿写在首次护理记录单内。

(三) 表格式病程护理记录填写

1. 病程护理记录是指对病人住院期间护理过程的经常性、连续性记录。由责任护士或当班护士书写。内容主要包括疾病发展转归过程、病情观察情况、治疗护理措施及效果,以及向病人交代的有关注意事项、健康教育执行情况、病人或家属对护理工作的要求等。护理措施可分类为技术性护理措施、生活照顾性护理措施、心理护理措施、健康教育措施等。

2. 日期按照"年-月-日"的模式填写,如2019-01-11。相同的年份只需在每页的起始书写"年-月-日",后续的日期只需书写出"月-日",如01-11。在同一天的不同时间点进行记录时,除首次书写日期外,后续记录只需书写时间,必须具体到分钟(采用24h计时制),如"23:10"。

3. 手术前后护理记录

(1) 术前护理记录:重点记录对病情的观察、术前准备情况、术前访视时间、向病人交代的注意事项、心理护理和健康教育执行情况、术前用药和特殊病情变化等。

（2）术后护理记录：重点记录麻醉方式、手术名称、病人返回病室时间及麻醉清醒状态、生命体征、伤口情况、术后体位、术后带管情况、引流情况、术后医嘱执行情况等，并继续动态观察和记录术后病情及术后康复指导、病人情绪变化和对护理的需求等。

4. 出入量记录

（1）非病重、病危的病人，医嘱记 24h 出入量及 24h 尿量，只需要统计每日出入总量或尿量记录在体温单上即可，无需在护理记录单中记录。

（2）病重、病危的病人，医嘱记 24h 出入量及 24h 尿量时，需要记录在护理记录单内（病危病人即使没有记出入量，医嘱亦需记录出入量在护理记录单）。遵医嘱"记 24h 出入量"时，只需在相应栏内做简要记录，必须有具体药物名称，如输入 5%葡萄糖注射液 500ml+10%氯化钾注射液 10ml 时，在护理记录单中点击引用医嘱处选择"5%葡萄糖注射液""10%氯化钾注射液"即可，系统会自动默认药物名称及剂量（ml）；进食稀饭 200ml，在护理记录单中点击摄入种类处选择"稀饭"，在"入量"栏内记录"200"即可。已在"入量"栏内记录了药品名称的，在护理记录单"病情观察栏"内无需重复记录药名，只需注明用法。

（3）特殊药物或血液制品静脉输入时，应将输入的药物或血制品名称在特殊情况记录栏中书写。从引流管引流出淡红色液体 300ml，记录时，在"出"的"内容"栏内记录"引流液"，"量"栏内记录"300"即可，引流液的具体性状写于"特殊情况记录"栏。

（4）每天 7 时需总结 24h（前一日 07：00～次日 07：00）出入液量，19 时小结当天 12h（07：00～19：00）出入液量，在护理记录单相应时间栏上下用红笔划直线标识。

（5）出入量记录要求准确到个位数，总入量包括进食量、饮水量、鼻饲量、输液量和输血量等；总出量包括大便量（稀便以 ml 为单位记录），成形粪便以"g"为单位记录，尿量、痰液、呕吐物、引流液和其他排出物等（隐性失水不需记录在护理记录单中）。

5. 特殊情况记录　根据专科的护理特点，简要记录护士观察病人病情的情况和采取的护理措施，以及根据医嘱和病情变化需测量病人的其他指标或表格记录中存在不能清楚表达的情况时，可在"病情观察、病情主诉、治疗护理措施、效果"栏中做补充说明。记录要求客观、真实、准确、实时。因抢救病人未能及时书写护理文书时，在抢救结束后 6h 内据实补记。

6. 病危（重）病人、特殊病人　按照分级护理制度，需实时记录病情变化、特殊药物的使用、处理措施及效果，每班至少有一次病情小结或相关记录。每天有 4 次（06：00、10：00、14：00、20：00）生命体征记录。

7. 持续心电监测记录要求

（1）按照医嘱执行，至少每小时记录 1 次。

（2）全麻手术后需持续心电监测的病人根据专科要求 15～30min 记录一次，连续记录 4 次后，改为 1 次/h，有病情变化随时记录。

8. 护理记录检审要求

（1）重危病人护理记录护士长检查至少每日 1 次，并签名（节假日除外），护士长外出由代理护士长检查并签名。

（2）病情较稳定、无特殊处置的病人，除按医嘱记录病人生命体征外，每周至少有

1次病情记录（包括病人神志、精神状态、皮肤状况、管道等情况）。

9. 所有病人出院时由护士长再次检查护理文书质量，并签名。

（1）签名格式：病情观察栏内靠右写护士长，手工签名栏内签名。若已自动生成电子签名时，仍需手工签名。出院病历在护理记录最末行的下一行签名。

（2）归档病历首页质控护士栏可由护士长/护理组长或护理质控员签名。

（四）出院护理记录

出院护理记录包括出院小结和出院指导，内容应具有专科护理指导性，如佩戴颈围/腰围/支具的持续时间、功能锻炼的相关事宜、日常需注意或避免的相关动作要求、特殊治疗、用药注意事项的提醒、复查时间的提醒等。

四、书写护理记录单的注意事项

1. 根据病人情况决定记录频次。

（1）病情稳定的病人可每周记录1～2次。

（2）病情变化时随时记录。

（3）特殊检查、治疗、用药时，需动态观察并做好记录。各种穿刺、取活检、打石膏、牵引、拔管等操作各班随时记录。对特殊检查后的病人、进行特殊侵入性护理技术的病人，以及操作者对病人进行的评估、告知及效果等情况都做好护理记录。

（4）预手术、当天手术病人 A、P、N 班均须记录。术后根据病情决定护理记录的频次。

2. 死亡病例，护理记录应注明死亡具体日期与时间，记录时间应当具体到分钟。死亡时间记录要求：长期医嘱、临时医嘱、护理记录单、体温单及医生抢救记录的时间必须一致。

3. 转入、转出的病人要有转入和转出护理记录。

4. 输血制品病人（全血、红细胞悬液、血浆、白细胞、血小板）必须记录血型、类别、总量、输注前体温、输注开始时间、输注速度、结束时间，并观察输注过程有无不良反应。

5. 使用特殊药物，如化疗药物、血管活性药物等必须记录用药时和用药后的观察。若发生外渗，需要记录外渗的面积、局部皮肤情况，并有处理过程及动态评估记录。

6. 压力性损伤病人需要记录损伤来源、面积、局部有无渗血渗液、分期，有动态的观察过程。

7. 使用心电监护的病人需要每小时记录生命体征，每班需记录一次心电波图形，如心电监护示波波形有变化，需及时记录异常情况、处理及效果。发热病人体温超过38.5℃，需记录处理方法及效果。

8. 病危、病重的病人医嘱开记 24h 出入量，要求在护理记录单上认真记录摄入的液体及药名。

9. 电子护理记录单统一满页打印，由书写护士手写签名。

（冯　岚　张雪梅　缪景霞）

第五十一章 医学科研论文概述与撰写

医学论文既是医学科研工作的最后阶段,也是反映学术思想、研究成果的重要途径,更是国内外科研同行的交流语言。优秀的论著,不仅可以使得自身得到享受成功的喜悦,对于读者也能从中获得知识得到启示和灵感。在国际交流越来越频繁和重要的今天,将自己的研究成果推向更好的国际舞台以确立学术地位,也是现今科研工作者面临的挑战。因此,该部分主要阐述了医学论文写作的基本要求、方法、一般体裁及论文撰写要点,以便大家能从中有所获益。

第一节 医学科研论文撰写的基本要求

一、选题的基本要求

(一) 科学问题/科学假说

论文选题必须要先提出科学问题或科学假说。科学研究的本质就是解决科学问题,验证科学假说。科学问题指的是在特定的知识背景下提出的关于科学知识和科学实践中需要解决而尚未解决的问题,它包括一定的求解目标和应答域,但尚无确定的答案,所以,我们可以尽最大的努力去寻找,去探索。科学假说是指在有限的科学事实和原理的基础上,运用科学思维方法,对未知自然现象的本质及其规律所做出的推测性的解释和说明。

(二) 创新性

创新就是在现有基础上提出一种科学的新思想、新原理、新方法,或推出(改进)一种新技术、新器物的创造性活动。创新性包括知识创新、技术创新和理论创新等。医学论文的创新性是文章的核心,通过创新的理念、方法、技术手段等解决医学相关问题。选题创新是医学论文写作的灵魂,是衡量医学论文价值的重要标准。医学论文的创新性可表现为下述几点。

1. 新发现 新发现了什么现象,深入讨论这些现象可以解决什么理论或实际问题,对今后研究有什么启发。
2. 新观点 根据作者在本论著研究及迄今为止的相关研究,可以得出什么新的学术观点,证实什么观点,或修正什么观点。
3. 新方法 采用何种创新的方法,或对国内外经典方法做了哪些重要的改进,这些新建的方法或改进的方法,可在什么领域解决什么问题。但不论是实践水平还是理论水平的衡量,均应与同类成果当时的和现有的水平相比较,如与国外的、国内的、本地的同类课题水平比较才能给予创新性的正确科学评价。

(三)科学性

科学性是创新性的前提,是指论文的内容是否符合客观实际,是否反映出事物的本质和内在规律,即概念、定义、论点是否正确,论据是否充分,实验材料、实验数据、实验结果是否可靠等。论文是否具有科学性,是决定一篇文章可用与否的最基本、最重要的条件,文稿只有在取材合理、方法科学、结果可信的基础上才能谈及创新性,也才能评判其价值。科学性包括客观性、准确性和逻辑性。好的学术论文一定要符合概念、判断与推理的逻辑性规律,也要符合论题、论据与论证的逻辑论证要求。所以,严格遵守选题的科学性原则,是医学论文写作的生命。

(四)伦理学原则

伦理就是处理人与人相互关系时应遵守的道德准则和规范。随着医学科学研究的飞速发展,与临床试验和基础医学研究活动相关的诸多医学伦理和科研道德问题日益突显,世界各国医学科研工作者对这类问题越来越关注,生物医学论文的写作和生物医学期刊的相关要求与编辑审查也越来越严谨规范。我国医学期刊论文的伦理学评价不乐观,需进一步完善伦理委员会的审查、监督体系,提高作者和编辑的伦理学意识等。因此,在此提出医学论文的伦理原则。医学研究者无论是在临床研究还是基础研究中,用中文还是用英文,在国内还是国外医学杂志上发表医学科研成果,都应具备较强的医学伦理意识。医学研究工作中在选择对病人或受试者做什么和如何做时,要考虑到是否符合公认的伦理学原则,即不伤害原则、行善原则、公正原则和自主原则。领悟科研道德规范的内涵,自觉地进行道德自律,遵循国际上相关的医学伦理标准和科研道德规范。只有这样,医学科研工作者才能写出符合国际医学伦理规范和科研道德标准的生物医学论文。

(五)实用性

实用性是指能够满足人们某种实践技能性、操作性要求。医学论文同其他科技论文一样,应当有其实用价值,它要面向临床、面向教学、面向广大的医务工作者。其内容一旦为医学科技人员掌握,并与自己的工作相结合,就能很好地为人类健康服务,推动医学科学不断发展。各种临床实践性、工具性研究都应有实用价值。医学期刊虽然都有传播、积累医药卫生知识和研究成果的任务,但各种刊物又有它独特的内容和形式并形成了自己的特色,这种特色是由其不同的办刊宗旨、方针所决定的,并由此规定了刊物的性质、任务、报道范围和读者对象。每种期刊选题要求、质量和内容要求各有不同。

(六)可行性

所谓选题的可行性,是指能够充分发挥作者的综合条件和可以胜任及如期完成医学论文写作的把握程度。选题切忌好高骛远,脱离实际,但也不应过低,影响主客观的正常发挥,降低了医学论文的水平。影响选题的可行性因素:①主观条件,包括作者知识素质结构、研究能力、技术水平及特长和兴趣等;②客观条件,包括经费、资料、时间、设备等。

二、论文选题方法

（一）课题选择和国际接轨

必须了解国际研究动态，选择与国际学术研究合拍的课题，这样研究成果有可能在国际核心期刊上发表。

（二）课题要有可发展性

课题可发展性对高水平论文的持续产出具有极大作用。

（三）在科研过程中选题

医学科研的过程中，有时会出现意外的现象或问题，作者如果能够细心观察、及时发现，可以在这些偶然中获得新的选题。

（四）在临床实践中选题

临床工作是医学论文写作取之不尽的源泉，作者在临床中会经常遇到许多需要解决的实际应用问题或理论问题，对此，只要从本学科实际出发，用心思考，会从中产生很多好的主题。其包括：①探讨发病机制与预后情况；②分析临床症状与表现；③研究诊断、治疗、护理的方法；④疾病的多因素分析等；⑤特殊疾病的观察与护理；⑥新技术、新工具的研发与应用等。

（五）借助工具选题

1. 查阅有关领域的检索工具，这些工具一般高校及其附属机构都有。
2. 了解 SCI 收录期刊所反映的科技动态。
3. 利用 ISI（Institute for Scientific Information，ISI）提供的选题工具帮助。
4. 利用网上数据库了解国际学术研究动态及有关资料。医学文献是人们长期积累的宝贵财富，是医学论文选题的重要来源。阅读最新文献资料，可以了解当前医学科学研究的进展情况，开拓思路、激发灵感，从而挖掘提炼出优秀的医学论文主题。

三、医学论文发表形式

（一）实验研究

一般为病因、病理、生理、生化、药理、生物、寄生虫和流行病学等实验研究。主要包括：①对各种动物进行药理、毒理实验，外科手术实验；②对某种疾病的病原或病因的体外实验；③某些药物的抗癌、抗菌、抗寄生虫实验；④ 消毒、杀虫和灭菌的实验。

（二）临床分析

对临床上某种疾病病例（百例以上为佳）的病因、临床表现、分型、治疗方法、疗效观察、护理措施等进行分析和讨论，总结经验教训，并提出新建议、新见解，以提高临床疗效。

（三）疗效观察

疗效观察是指使用某种新药、新疗法治疗某种疾病，对治疗的方法、效果、剂量、疗程及不良反应等进行观察和研究，或设立对照组对新旧药物或疗法的疗效进行比较，对比疗效的高低、疗法的优劣、不良反应的种类及程度，并对是否适于推广应用提出评价意见。

（四）病例报告

病例报告主要报道罕见病及疑难重症；虽然曾有少数类似报道但尚有重复验证或加深认识的必要。

（五）病例（理）讨论

临床病例讨论主要是对某些疑难、复杂、易于误诊误治的病例，在诊断和治疗方面进行集体讨论，以求得正确的诊断和有效的治疗。临床病理讨论则以对少见或疑难疾病的病理检查、诊断及相关讨论为主。

（六）调查报告

在一定范围的人群里，不施加人工处理因素，对某一疾病（传染病、流行病、职业病、地方病等）的发病情况、发病因素、病理、防治方法及其效果进行流行病学调查研究，给予评价，并对防治方案等提出建议。

（七）文献综述

以某一专题为中心，查阅、收集大量国内外近期的原始医学文献，经过理解、分析、归纳、整理而写出综述，以反映出该专题的历史、现状、最新进展及发展趋势等情况，并做出初步的评论和建议。

（八）专题讲座

围绕某专题或某学科进行系统讲授，介绍医学发展新动向，传播医学科研和临床上实用的新理论、新知识、新技术、新方法，更新传统的理论、知识和技术，改善知识结构，推动医学科技进步。根据对象不同，可分为普及讲座和高级讲座。

（九）其他

其他形式还可包括述评、学术交流、专题笔谈、经验介绍、简讯等。

四、医学论文基本结构

医学论文（论著）的具体撰写，一般可分为题目、摘要、前言、材料与方法、结果、讨论、参考文献等项。

（一）题目

论文的题目必须切合内容而简明扼要、突出重点，能够明确表达论文的性质和目的。题目应以准确、简明的词语反映文章中最重要的特定内容。一般使用能充分反映论文主题内容的短语，不使用具有主、谓、宾结构的完整语句。一般不设副题名，一般不超过20字。题目应尽量避免使用非公知公认的缩略语、字符、代号等，也不应将原形词和缩略语同时列出。英文题目应与中文题目含义一致。题目转行应保持词语的完整，完整的词勿拆开转行，虚词（如"的"）应尽可能留在行末，而连接词（如"和""与""及其"等）不宜留在行末。

（二）摘要

摘要应着重反映研究中的创新内容和作者的独到观点；不要简单地重复题名中已有的信息。研究性文章摘要的内容应包括研究目的、研究方法、主要发现（包括关键性或主要的数据）和主要结论，一般应写成冠以"目的（Objective）"、"方法（Methods）"、"结果（Results）"和"结论（Conclusion）"小标题的结构式摘要。综述类文章摘要的内容应包括综述的主要目的、资料来源、综述时所选择的研究数目及这些研究是如何选择的、提炼数据的规则及这些规则是如何应用的、数据综合的最重要的结果和结论。可以写成结构式摘要，也可写成指示性或报道-指示性摘要。中文摘要一般使用第三人称撰写，不列图、表，不引用文献，不加评论和解释。摘要中首次出现的缩略语、代号等，除了公知公认者外，首次出现时须注明全称或加以说明。新术语或尚无合适汉语译名的术语，可使用原文或在译名后括号中注明原文。

英文摘要一般与中文摘要内容相对应，但为了对外交流的需要，可以略详。

中文摘要一般置于题名和作者姓名下方，英文摘要（含英文题名、汉语拼音作者姓名及工作单位）可置于中文摘要的下方。字数控制在200字左右，关键词或主题词3~5条，具体还需要依据投稿期刊稿约要求格式撰写。

（三）前言（引言、导言、绪言、序言）

前言是一篇论文的开场白，回答"为什么研究"的问题。以简短的篇幅介绍论文研究的背景、目的和意义，从而引出本文的主题，给读者提供引导。一篇论文的撰写，是基于某一项课题的研究，而该课题是作者通过或广泛查阅文献及专利或者社会调查获得相关信息后提出的，通常是该学科发展中的关键问题，或者是当前迫切需要解决的问题，或者是关系到国计民生的重大问题，或者与社会的需求密切相关，由此引起读者的阅读兴趣。

在写前言之前首先应明确几个基本问题：你想通过本文说明什么问题？它是否值得说明？本文将在什么杂志发表或本文的读者是什么人？在写前言乃至整篇论文时都应注意这几个问题。在引言中需要简要论述本研究工作的假设、理论依据、采用的方法、实验设备，达到的目标及论文的创新点。

总的来说，前言必须包括以下四项内容中的全部或其中几项：介绍某研究领域的背景、意义、发展状况、目前的水平等；对相关领域的文献进行回顾和综述，包括前人的研究成果、已经解决的问题，并适当加以评价或比较；指出前人尚未解决的问题，留下的技术空白,也可以提出新问题、解决这些新问题的假设、理论依据、新思路和新方法,从而引出自己研究课题的动机与意义,说明自己研究课题的目的和主要内容。

前言的写作在包括上述内容的同时要注意以下事项。

(1)内容切忌空泛,篇幅不宜过长。回顾历史择其要点,背景动态只需概括几句即可,引用参考文献不宜过多。根据以往的经验,一篇3000~5000字的论文前言字数在150~250字较为恰当。

(2)不必强调过去的工作成就。回顾作者以往的工作只是为了交代此次写作的基础和动机,而不是写总结。评价论文的价值要恰如其分,实事求是,慎用"首创""首次发现""达到国际一流水平""填补了国内空白"等提法。因为首创必须有确切的资料。对此,可以用相对较委婉的说法表达,如"就所查文献,未见报道"等。

(3)前言只起引导作用,可以说明研究的设计,但不要涉及本研究的数据、结果和结论,避免与摘要和正文重复。结果是通过实验或临床观察所得,而结论是在结果的基础上逻辑推理提升的见解。在前言中即对结论加以肯定或否定是不合逻辑的。

(四)材料和方法

这是执行科研的关键部分,对于要进行的研究工作,必须按照实际情况,事先做好以下准备。①选择好合适的即合乎一定条件的、一定数量的研究对象;②采用一定的实验、诊断或治疗方法(包括实验步骤、方法、器材试剂、药品);③经过一定时期的观察,相同条件下的对照组,与他人结果比较并综合分析。这部分内容要求简明准确、材料完整及可信。

材料与方法主要是说明研究所用的材料、方法和研究的基本过程,其回答"怎样做"的问题,起承上启下的作用。材料是表现研究主题的实物依据,方法是指完成研究主题的手段。材料与方法是科技论文的基础,是判断论文科学性、先进性的主要依据。它可以使读者了解研究的可靠性,也为别人重复此项研究提供资料。

材料与方法的标题因研究的类型不同而略有差别,调查研究常改为"对象与方法",临床试验则用"病例与方法"。不同类型研究的材料与方法的写作也不完全一样。

1.实验研究要交代实验条件和实验方法

(1)实验条件包括实验动物的来源、种系、性别、年龄、体重、健康状况、选择标准、分组方法、麻醉与手术方法、标本制备过程及实验环境和饲养条件等。

(2)实验方法包括所用仪器设备及规格、试剂、操作方法。

(3)试剂如为常规试剂,则说明名称、生产厂家、规格、批号即可;如为新试剂,还要写出分子式和结构式;若需配制,则应交代配方和制备方法。

(4)操作方法如属前人用过的,众所周知的,只要交代名称即可;如为较新的方法,则应说明出处并提供参考文献;对某方法进行了改进,则要交待修改的根据和内容;对创新的方法,要注意不要将新方法的介绍和运用该方法研究的新问题混在一篇论文中,若论文为报道新方法,则应详细的介绍试剂的配置和操作的具体步骤,以便他人学习和推广。

2.临床研究 它的研究对象是病人,应说明来自住院或门诊,同时必须将病例数、性别、年龄、职业、病因、病程、病理诊断依据、分组标准、疾病的诊断分型标准、病情和疗效判断依据、观察方法及指标等情况做简要说明。上述内容可根据研究的具体情况加以选择说明，并突出重点。

(1) 研究新诊断方法的论文，要注意交代受试对象是否包括了各类不同病人（病情轻重、有无合并症、诊疗经过等），受试对象及对照者的来源（如不同级别的医院某病患病率及就诊率可能不同），正常值如何规定，该诊断方法如何具体进行等。

(2) 研究疾病临床经过及预后的论文，要注意说明病人是在病程的哪一阶段接受治疗，病人的转诊情况，是否制订了观察疾病结果的客观标准。

(3) 病因学研究论文则要交代所用研究设计方法（如临床随机试验、队列研究等），是否做剂量-效应观察。

(4) 对临床疗效观察研究来说，主要说明病例选择标准，病例的一般资料（如年龄、性别、病情轻重等），分组原则与样本分配方法（配对、配伍或完全随机），疗效观察指标和疗效标准。

(5) 治疗方法如为手术，应注明手术名称、术式、麻醉方法等；如为药物治疗则应注明药物的名称（一般用通用名称而不用商品名）、来源（包括批号）、剂量、施加途径与手段、疗程，中草药还应注明产地与制剂方法。

(6) 在材料与方法中，还应简要地说明在什么条件下使用何种统计学处理方法与显著性标准，必要时应说明计算手段和软件名称。

（五）结果

把全部原始资料集中起来，在处理这些原始资料时，应是随机、客观地加以分析，不应有意无意地加以挑选。对于一些阴性结果，不必一一列出。尽量组织严密，符合逻辑、进行对比观察。

将实验或临床观察所得数据或资料进行审核，去伪存真，再对其原始数据进行分析归纳和统计学处理，就可以得出研究的结果。结果是科研论文的核心部分，科研的成败与否是根据结果来判断的，结论与推论亦由结果导出。结果部分最能体现论文的学术水平和理论与实用价值。因此，对于这一部分的写作要特别重视。结果部分的写作要做到指标明确可靠，数据准确无误，文字描述言简意赅，图表设计正确合理。

结果的具体内容取决于文章的主体。结果的内容包括记录实验或临床观察的客观事实、测定的数据、导出的公式、典型病例、取得的图像等，但不同类型文章结果的内容应有不同的侧重点。

1. 研究新诊断方法的论文 需特别注意交代试验结果是否与公认的金标准进行独立的"盲法"比较，其符合程度如何，敏感度、特异度、阳性预测值、阴性预测值各多少等。

2. 研究疾病临床经过的论文 需特别交代是否对所有病例进行了随访，随访率有多高（一般应大于80%），对影响预后的外加因素有无进行调整，结果如何等。

3. 病因学研究的文章 需特别注意交代暴露组与非暴露组结果的差异程度，所得结果是否出现于暴露之后等。

未经统计学处理的实验观察记录称原始数据。统计学处理的目的是使难以理解的原始数据变得易于理解，并从原始数据的偶然性中揭示某种必然规律。因此，实验结果的表达一般使用统计量而不使用原始数据，也不必将原始数据全部端出。结果的表达通常通过文字、图、表相互结合来完成。下列情况可用文字表达为主或仅用文字表达：①结果中数据较少，能做同类比较的观测项目不多者。②以观察形态特征为主的论文一般不用表格，而以文字描述为主配合形态学图片。能用文字表达的内容不用列表、绘图。已用图表说明了的内容，不必再用文字详述，只要强调或概括重点。文字表达主要是陈述本文取得的结果，不必强调过程，也不要重复"材料与方法"等项交代的资料，更不要将结果提升为理论上的结论，所以一般不引用文献。

表与图设计的基本要求是正确合理，简明清晰。"自明性"（self-explanatoriness）是衡量表图的重要标志。所谓"自明性"是指仅通过表与图就能大体了解研究的内容和结果。

表是简明的、规范化的科学用语。一般主张采用三线式表，即表由顶线、标目线和底线这三条横线组成框架，两侧应是开口的。顶线与标目之间为栏头，标目线与底线之间为表身。栏头左上角不用斜线，但栏头允许再设一条至数条横线。一般表的行头标示组别，栏头标示反应指标。但这种划分并不是固定的，著者可根据情况灵活安排。表的下方还可以加脚注。

图是一种形象化的表达方式，它可以直观地表达研究的结果。通常用柱形图的高度表达非连续性资料的大小，用线图、直方图或散点图表达连续性或计量资料的变化，用点图表示双变量的关系。图的标题应在图的下方，注释可放在柱或线附近。

对于既可以用图也可以用表的资料，可根据具体情况选择表达形式。一般地说，主要是表示变化趋势的资料，尤其是连续的动态资料，宜采用图的形式；需表示确切统计量的资料，宜采用表的形式。

结果的写作一定要采取实事求是的科学态度，遵守全面性和真实性的原则。实验结果无论是成功或失败，只要是真实的就是有价值的。切不可对实验数据任意增删、篡改，以符合"正常"结果，这不利于我们全面认识事物和发现新问题。

（六）讨论

讨论是论文中很重要的部分，其主要任务是探讨"结果"的意义。讨论是论文的精华部分，是对引言所提出的问题的回答，是将研究结果表象的感性认识升华为本质的理性认识。在讨论中作者通过对研究结果的思考、理论分析和科学推论，阐明事物的内部联系和发展规律，从深度和广度两方面丰富和提高对研究结果的认识。讨论水平的高低取决于作者的理论水平、学术素养及专业知识的深度和广度。讨论的内容大致包括以下几个方面。

1. 针对研究目的，对自己的研究结果进行解释和说明，重点说明该研究的创新性、先进性及其在实践中的意义。

2. 当前国内外本课题的研究概况，在观点和结论上与本研究的异同，通过比较和分析说明本研究的价值和意义。

3. 对各项结果的误差、阳性、阴性及一些现象进行解释说明。

4. 在原理上对结果做进一步分析和判断，以预见某种可能性的问题。

5. 简述可以说明支持本文观点和结果的其他领域的研究成果。

6. 对本研究的缺陷及局限性进行实事求是的评价、分析和解释，说明相互矛盾的结果和结论，如有意外发现，也请予以说明。

7. 提出有待进一步研究的问题。

讨论部分的写作方法：讨论部分有纵式结构和横式结构两种形式。提出问题，接着进行分析综合，指出问题的性质，给以解决的办法，这是纵式结构的逻辑顺序，按照这一顺序，讨论部分可以按照四个层次，逐层深入地进行论述。第一层开头破题：直接提出要讨论的问题，或提出由结果推出的结论。第二层承接开头，对上文提出的文题或推导出的结论进行分析论证。可以从以下两方面论述：①对该研究结果同国内外的相关论文进行比较，找出异同点，重点显示其独特之处，以表明该研究的意义，并对其异同的原因进行探讨；②对该研究结果进行理论阐述，或对结果做出解释说明。第三层对研究中的有关问题进行说明，或对课题今后的研究提出建议和设想，也可以指出研究过程中可能出现的误差、存在的缺陷、取得的教训或有待解决的问题。第四层进行综合，主要论述该研究成果的理论意义，实践意义，价值和作用，从而表明该研究具有的水平；也可对该研究进行展望。

讨论部分的横式结构形式。若讨论涉及的内容较多，可以将其归纳为几个问题一一阐述，问题之间可以列出标题，并可分别标上序号，各问题之间的关系并列或递进。这种横向结构形式，所讨论的问题十分醒目，条理非常清楚，又易于掌握，但运用时首先必须归纳准确，同时要注意各部分之间的关系，安排好先后顺序。

讨论是最能体现论文水平的部分，也是写作难度较高的部分。对于初写者来说，要特别注意以下几点：①讨论是作者阐明自己的学术观点，但并不等于是自由论坛，不能泛泛而谈。讨论的内容要从论文的研究结果出发，围绕创新点与结论展开，要做到层次清晰、主次分明，不要在次要问题赘述而冲淡主题。与文献一致处可一笔带过，重点讨论不一致处；引证必要的文献，切忌做文献综述。②以结果为依据，与前人的结果和论点做比较，对结果做合理的解释和恰当的评价，必须具有说服力，是符合逻辑的论证。③凡是结果中提不出线索和依据的，不应纳入讨论中，结果比较明确的也无需讨论。④详略得当，突出新发现、新发明，阐述自己的见解。⑤在评价结果时，应将结果与逻辑推理严格区别开来，不应把想出来的东西与做出来的结果混为一谈。⑥实事求是、恰如其分的评价，不乱下结论，切忌推理过分外延。医学中尚有许多尚未阐明的问题，所以推理应非常谨慎，通常冠以"可能"等。⑦避免面面俱到，罗列文献，引用文献要选主要的，近几年的文献，忌成段成句照抄，而是摘其观点、结论或现象，并在其右上角标以阿拉伯数字序号。⑧任何研究都有其局限性，如国内的研究结果有待国外验证；体外试验有待于体内试验验证。因此，讨论要坚持一分为二的观点，对于与他人研究结果不一致处要认真分析原因，以虚心追求真理的态度与其他作者商榷，切勿持"唯我正确"的态度。⑨切忌报喜不报忧。对研究存在的不足或缺陷，应实事求是地评价和说明，不要妄下结论或任意夸大，措辞要客观、准确。⑩"讨论"的内容也以精简为原则，要能讲清楚主要的论点，已经谈过的不宜在这一节里予以重复。在结论的问题中避免以假设来"证明"假设，以未知来说明未知，并依次循环推论。

（七）参考文献

列出参考文献的目的，在于引证资料（包括观点、方法等）的来源，不可从别人的论文中转抄过来。

参考文献不仅增加论文的学术性，而且表明论文的科学依据，也是对他人劳动成果的尊重。因此，作者在写论文时，凡在文中引用他人数据或观点时，应使用参考文献。作者使用参考文献时应参考期刊稿约要求书写完整，且依据论文中引用出现的先后顺序进行参考文献排序并在论文中做相应标注。

参考文献是论文中某些观点、数据、资料和方法的出处，应于文章的最后一一列出，以便读者参阅、查找有关文献。参考文献表明了论文的科学依据和历史背景，提示了本文是在前人工作基础上的创新，既表示了对他人研究成果的尊重，又反映了论文起点的高低。

著录文献总的原则是准确、完备、规范、便于检索。对于著录文献的要求：

1. 一定是作者亲自阅读过全文的文献，如阅读的只是摘要，则不应列为参考文献。

2. 参考文献的数量要适度，参考文献不是越多越好，应当有所选择。一般来说，课题提出的根据，主要实验方法，提示支持本文的资料和不支持本文的资料，均应列出参考文献。关于参考文献的数目，各期刊要求不一。

3. 参考文献宜选用新近5年以内的权威国内外学术期刊，网上非文献数据库资料不宜引用。

4. 引用的参考文献应以已发表的原著为主，未发表的论文及资料、译文、转载和内部资料等均不能作为参考文献被引用。未发表，但已被刊物通知采用者，可以引用，但应在刊名后注明"待发表"。

第二节　医学科研论文撰写的步骤和体会

一、写作前准备

（一）提炼科学问题，分析研究数据，并制作图表

首先，对研究中提出的科学假说或科学问题提炼，研究结果数据繁多，但并不都是有效信息，需要进行数据分析后才能进一步明确研究目标，分析数据后再明确是否已经解决了提出的科学问题或解释了一种现象，是否能够排除其他因素的影响等，做深入细致的思考。其次，当研究数据资料有限，则需重新审视研究结果，并依据研究结果进一步修改研究开始时提出的问题或假说。如果缺少一些重要的内容，还需要尽可能补充实验。同时也需要慎重对待把握较小的研究数据，对重复性差或未经反复验证的数据，尤其是今后可能作为本研究系列的实验，不要急于发表，在反复多次验证后，再予以分析决定是否发表。研究结果和科学问题或假说可相互解释符合后，再将有意义的研究数据整理并制作成图、表，进行统计学处理。这一步是论著写作前的重要阶段，不做充分的思考，就难以准确反映研究特色和要点。

（二）明确研究的创新性，做好论文框架布局

以制作好的图、表为依据，创新性为核心展开全文的各个结构内容布局主要体现在前言和讨论部分。前言部分：在研究开始前和进行过程中，一般都查阅了国内外文献，但在得到结果，开始写作前，需要重温和补充收集文献。对自己研究的问题、采用的方法及取得的成果的意义，论著反映的特色和创新点，要做再次思考，形成新的认识，做出恰当的评价。讨论部分：合理组织有关实验结果和文献材料（包括作者以往的论著），抓住本研究的创新性或发现的主要特点，集中证明对某一问题或某一侧面的新发现、新观点和新方

法。所有材料应该用于组成一个连贯完整的故事，避免前后矛盾或自相矛盾。

（三）与本研究相关的资料整理存档并命名

与该研究相关资料尽可能转换成电子版资料，并进行分类整理，简单明确命名后存于同一文件夹以便提高文章撰写效率。

二、撰写初稿

在很好完成前面提到的工作基础上，文章的基本框架及主要内容基本确定，心中有数的情况下下笔也将显著降低撰写初稿的难度。初稿写作前必须明确不能要求面面俱到或一次就过的心态，第一篇的初稿要以较流畅的方式完成，中间尽量不要有太多停顿，初稿就是完成整个框架和填补上大致内容，具体细节问题需在修改中再精雕细琢。

（一）写作要求

时间：每天需要腾出一段较为固定的时间，自己在精力充沛时写作，时长3～4h，时间跨度为1周以内。

内外环境：外环境是指在安静、无外界干扰的环境中写作，建议关闭电子产品主动避开外界可能的干扰，做到全身心地投入写作；内环境是指自己的内心情绪等，写作前需要保持一种平静进入文章的环境中，做到尽快入定。

材料：备齐各种写作所必需的材料，如数据、图、表、参考文献、计算机、纸张、笔等。

（二）初稿撰写过程

初稿撰写应从容易部分开始：一般先写方法，依据图表撰写结果，然后写前言、讨论，反复提炼文章中心后再总结归纳成摘要、题目，最后可用 Endnlote 等编辑器整理参考文献。

对于前言或讨论内容撰写过程中，较为大段的内容可先不要固定框架，随思而写，可以跨越句子或段落，在写的过程中会逐渐形成合理的思路。顺着思路尽快完成初稿，先不要考虑各种具体细节，而是将初稿逐步形成的文脉和框架完成并保存下来。对于引言的撰写最需要体现逻辑过程，让他人明确知道你要通过什么方法解决什么问题。讨论部分可以事先在纸上列出几个需要讨论分析的点，再在写作过程中依次顺着思路往下写，尽量不要停下，不要求全或面面俱到。

三、稿件修改、定稿

文章都是反复修改出来的。

文章的题目是否简明扼要，能否体现文章的主题并足够吸引眼球。

文章的摘要为重中之重，需要反复琢磨每一字词，达到精练、专业、通顺。

文章的层次结构是否清楚，组织是否满意。

文章内容是否完整、合理，试着从读者的角度，考虑如何写得更清楚。科学论著的要旨，是追求对科学内容做简单而清楚的叙述，而不是像写诗那样追求词句的华丽动人。

文章中各段落句子、字词是否流程正确，有否明显语法或时态错误。

文章中的数字或单位是否正确并符合投稿杂志要求。

图表是否精简并表示明晰，是否与结果内容重复。

文章最后的参考文献是否准确无误，格式是否符合投稿要求。

文章整体篇幅字数的控制需要符合投稿要求。

文章定稿需要至少三次反复较大修改：一遍修改完毕后，可以放两周，对论著有所遗忘后，再读该论著，这将会有许多新的感受和想法，再做修改就有目标；也可请本专业或者邻近专业研究人员阅读一遍，听取他们的意见，会有许多启发。

四、投稿前再次核查

投稿前，再对以下方面做反复核查：

文章署名及单位是否正确，是否存在利益冲突。

论文摘要部分需要再反复核查，语句是否通顺练达，不要有多余的字，一定要精简。

题目是否合适，能直接反映出文章的核心概念。

正文部分语句是否通顺，有没有语法及拼写错误。

图、表的说明是否合理，统计量（均数、标准差或标准误、样本数等）是否都准确，图的制作要精美，图的像素、大小、格式是否符合稿约要求。

五、选择投稿期刊

文章经过以上反复三次以上的仔细修改后就可以考虑投稿，有经验的研究人员，对自己研究领域的期刊比较熟悉，一般在撰写文章前心中就已有目标期刊。而对于初学者可以参照一下几个方面进行投稿期刊的确定。

1. 在文章撰写完后的引用参考文献当中可以发现合适的目标期刊。引用的文献也是与本研究联系比较密切，研究甚至相当，因此该引文发表的期刊就可以作为本研究的目标期刊。

2. 在本领域内的、预期影响因子范围内的期刊中，通过期刊名初步筛选可能合适自己文章内容的期刊。然后找到期刊的介绍，阅读其"目标和范围"，以确定稿件是否符合。

3. 综合期刊的选择，有些较好的并符合其稿约范围的综合期刊可作为一种选择，但需注意该类期刊近几年内影响因子的走势，以其保持上升或稳定为佳。

4. 期刊是否曾在过去发表过相当数量的中国作者的文章，期刊不同，偏好不同，有发表过中国作者文章的期刊一般会对中国作者更友好，期刊编辑也更熟悉和中国作者的交流方式。

5. 期刊的审稿周期，很多期刊会在网页介绍中列出审稿周期，这是给作者的一个参考，也是一种承诺。如果作者在已经过了审稿周期之后仍然没有提到任何回复，可以给编辑写信进行咨询。

6. 可以选择在更高一级的期刊投稿，若能被接受固然好，被拒稿但能有个审稿意见回馈能更利于看清自己研究的短板，促进成长，可进一步修改自己的文章再投稿其他期刊。

六、如何获得好的方案

1. 大量地、仔细地阅读文献，多听学术报告、多与同行探讨，从中获得启示，不能急于求成；硕士研究生至少查阅相关论文 600 篇，粗看 300 余篇，细看 100 余篇，研读 50 余篇，博士研究生至少再多一倍，并始终关注国际动态。
2. 总结感兴趣领域内尚未探讨过但很有意义的课题。
3. 总结争论性很强的问题，反复比较研究方法和结论，从中发现切入点。
4. 善于抓住科研过程中遇到的难以解释的问题，通常会成为思维的闪光点。
5. 细致地拟订方案，论证可行性。
6. 长期作战，持之以恒。

（季 伟 冯 岚）

第五十二章 护理创新性思维与技巧

弗罗伦斯·南丁格尔曾说过:"护理是一门艺术,进行艺术创作,需要全身心付出,精心准备,如同画家或雕刻家创作艺术作品那样。由于护理的对象是人,因此我必须说,护理是一门最精细的艺术。"随着现代科技和医学的飞速发展、医学模式的改变,现代护理专业引入了整体护理的概念,整体护理的目标是根据人的生理、心理、社会、文化、精神等多方面的需求,提供适合病人的最佳护理,而病人在现代文明的熏陶下,对临床护理的要求只会越来越高,这就要求护理人员在知识结构和智能水平上有更深、更宽、更高的发展和进步。同时医院是一个集技术经济和知识经济于一体的综合性单位,护理作为其中一个重要的医疗组成部分,面对着一系列新的问题和挑战。护理专业要跟上医学发展的步伐,就必须在新形势下于思维上、知识上、技术上、方法上,主动创新、主动作为、主动调整。其中创新性思维是核心中的核心,没有创新就没有发展,没有发展则终将被时代所淘汰。

一、打破思维定式,开启创新之门

临床护理工作中,长年累月反复统一的技术操作可帮助护理人员形成标准化、程序化、制度化的良好操作习惯,节省思考时间和步骤、提高工作效率。但长期不变的工作流程也容易让护理人员产生思维定式。思维定式又称心理定式或思维惯性,护理思维定式是指护理人员在已有知识和经验的影响下,在面对临床问题时所具有的倾向性和心理准备。思维定式有良性和非良性之分,标准化、规范化、程序化的良好护理习惯和作风当然是良性的思维定式,会对临床护理工作产生积极的影响。但是,非良性的思维定式使护理人员受思维惯性的影响,在工作中容易想当然、怕麻烦、图省事,甚至敷衍了事,这是临床护理差错或事故的思想根源;更严重的是,容易产生思维惰性、工作得过且过、缺乏创新精神,这是现代护理想要发展进步的大忌。只有打破非良性的思维定式,在每一次的临床护理工作中认真对待、总结临床护理经验、锐意进取,才能慢慢具备发现的眼睛,才能慢慢培养思维的灵活性,开启创新之路。

二、夯实基础、丰富学识,铺就创新之路

创新性思维并不是凭空想象出来的,而是必须依附于已有的知识经验,离开了丰富的知识经验,创新性思维就只会成为海市蜃楼,而知识经验越丰富,所涉猎的领域越广泛,观察、分析、类比、联想等能力就越强,产生新思想、新观念、新理论和新方法的机会就会越多。某种意义上来说,创新性思维恰恰是一种创造性地组织知识经验的思维活动。

积累丰富的知识经验是培养创新性思维的基础,要求做到"一基二精三博"。"基"是扎扎实实掌握护理的基础理论、基础知识和基础操作技能,多多进行临床护理操作实践,让基础内容烂熟于心、手到擒来,同时在基础训练阶段,要对自己做到"严",即严格要

求自己，对待任何操作都要严肃认真，养成良好的科学工作作风；"精"是有系统、有层次地学会浓缩和改善头脑中的知识储存状态，学会反思、学会并擅长总结，建议养成书写"反思日记"的习惯。反思是学习者对本身知识过程进行改变的行为，通过日记记录的形式对所学知识、技能和所获得经验教训，进行反思、分析和总结，可有效地促进思考，总结教训，积累知识经验。"博"是要求有广博的知识背景，不仅要求自己掌握本科室的内容，对整个医学领域的高精尖技术都要有所了解，避免知识结构的单一化，这是在现有基础上进行知识延展、知识创新的基石和指向牌。

三、观察、怀疑与想象，发现创新之美

观察是创新性思维的导向，能够细心而准确地观察问题是能够进行创新性思维的标志之一。在日常的护理实践工作中，学习掌握扎实理论知识的同时，要进行有目的、有计划的观察，加强注意力，多用心想一想，观察在千篇一律的护理工作中存在的潜在问题，要留心每位病人、每个病例之间的个体差异，学会置疑、存疑，学会整体观和局部观，学会从对比中寻找差异，从差异中甄别原因。牢记"欲要看究竟，处处细留心"。

孟子曾说："尽信书，则不如无书。"心理学研究表明，怀疑容易引起人们的定向探究反射，有此反射，思维便水到渠成、应运而生。在临床实际工作中，细致的观察总会发现问题，有时甚至有悖于书本和传统经验，这就要求有意识地培养敢于质疑的品质，破除"尊师重道"的思想束缚，鼓励以研究者、创造者的姿态进行独立思考。正如巴尔扎克所说："问号是开启任何一门科学的钥匙"。而提出一个问题，通常比解决一个问题更重要。

设疑之后则会设想，设想如何解决，美国科学家吉姆·贝弗里奇认为"事实和设想本身是死的东西，是想象力赋予它们生命"。人在脑中凭借已有的感知和经历创造新形象的心理过程、心理学称之为想象。临床护理人员要有意识地培养自己的想象力，在平日的工作学习中要多听、多写、多记、多思，即使有丰富知识经验的也要多加关注他人的创新，在培养想象力的基础阶段，临摹效仿通常是第一步；积极参加各项创新活动，重在参与、积累经验；同时在临床护理工作中保持务实的作风，勿让丰富的想象力变成不切实际的幻想，只有将想象与实践结合，最终才能真正实现创新，推动护理临床发展。

四、善用思维导图，成就创新之举

思维导图是一种图像式的思维辅助工具，它简单而又有效，是一种革命性的思维工具。思维导图启发于人类大脑神经冲动的传导，并以此为模型，运用线条、图像、符号和词汇，将一连串的枯燥信息，由一个中心点向四周发散并赋以不同的颜色和图像，化为层次分明且高度形象生动、图文并茂的结构图。思维导图又称为脑图、心智地图、脑力激荡图、灵感触发图或思维地图，关键在于用一个中央关键词或一个想法以辐射线形式连接其他所有的想法、任务或其他关联的图解方式，是表达发散性思维的有效图像思维工具。思维导图注重开发人的左右脑，将各级主题关系用相互隶属的层级图表达出来，具有高度的组织性，能有效帮助理解记忆启发发散性的联想思维。在思维导图的学习初期，要有耐性和恒心，因为初学者在思维导图的绘制过程中需要耗费相当多的时间和精力，需要精心地设计和不断地完善。一旦充分掌握思维导图，即可将临床护理实践中的各个问题融汇其中，充分调动自身的主观能动性，提高自主学习能力，培养自己的发散思维和想象力，并将这种能力

付诸实践，成就创新之举。

现代护理专业的快速发展要求护理从业人员时刻具备危机意识，有意识培养自己的创新能力，要求敏锐的观察力、强大的记忆力、丰富的想象力、娴熟的护理操作技术，缺一不可。

（郑明辉　冯　岚　邹　琳）

第九篇

常用护理技术操作流程及评分标准

第五十三章 无 菌 技 术

一、目的及意义

1. 正确戴、脱无菌手套，正确使用无菌巾铺无菌盘、使用无菌持物钳及无菌容器，正确倒取无菌溶液。
2. 保持无菌物品不被污染，防止病原微生物传播。

二、操作方法与评分标准

项目	质量标准	分值
准备 （10分）	1. 着装符合要求，剪指甲、戴口罩	3
	2. 七步洗手法洗手（取下手表，手上、腕上无饰物）	3
	3. 物品（无菌容器内放弯盘及换药碗、无菌持物钳，无菌包内包无菌巾，袋装无菌溶液、笔、表、抹布、剪刀、治疗盘2个、小治疗盘内放无菌镊、无菌剪刀、纱布2块，无菌手套、棉签、安尔碘）	2
	4. 环境整洁（操作前30min停止清扫）、有宽阔的操作台	2
无菌包 使用 （11分）	1. 无菌物品消毒日期符合要求，无菌包无潮湿（无菌包标签、有效期、斑马带等标识齐全）	3
	2. 开包方法正确，无污染（挽带扎好）	3
	3. 剩余治疗巾按原折痕包回，不污染	2
	4. 注明开包时间（开启后24h有效）	3
铺无菌盘 取无菌物品 （12分）	1. 擦拭治疗盘，盘面清洁干燥	2
	2. 铺治疗巾方法正确，扇形折叠整齐，不污染	4
	3. 取用物品不跨越无菌区，无菌物品置于无菌包或无菌容器中，不可暴露在空气中	4
	4. 治疗巾边缘对齐，铺治疗巾方法正确（横边向上折两折，两侧边向下折；无菌盘4h有效；无菌盘铺好后需注明治疗盘名称、有效时间并签名）	2
无菌钳 使用 （12分）	1. 取无菌钳符合要求（持钳上1/3，前端闭合垂直，钳不可触碰持物筒内壁）	3
	2. 持无菌钳符合要求（钳前端向下）	3
	3. 放无菌钳符合要求（前端闭合垂直放回，再打开）	3
	4. 持物罐在有效期内（1次/4h更换，并注明更换时间）	3
无菌容器 使用 （10分）	1. 打开无菌容器方法正确（从前向后打开，盖内面向上）	3
	2. 盖上无菌容器方法正确（从后向前盖）	3
	3. 操作时未污染无菌面及边缘	4

续表

项目	质量标准	分值
无菌溶液倒取（12分）	1.清洁液体袋，核对标签，检查液体质量（擦灰→查看标签→去除外包装袋→挤压液体→查液体质量3~5s（查看顺序：正面→倒转反面→侧面）	3
	2.消毒袋装液体规范（从上旋转向下，消毒2遍）	3
	3.使用无菌剪刀剪开袋装液体	3
	4.倒溶液方法正确（先冲袋口，不浪费溶液）	3
无菌手套使用（10分）	1.七步洗手法，查手套号码及灭菌日期（手套大小合适）	2
	2.取手套方法正确、不污染（捏住手套反折部分向前向上一次性取出手套）	2
	3.戴手套方法正确、不污染（手掌向上或交叉置于胸前）	4
	4.脱手套方法正确，用后处理正确（翻转手套，污染面向内）	2
整理（8分）	妥善清理用物，七步洗手法洗手	8
整体印象（10分）	1.技术熟练，符合操作规程	2
	2.遵守无菌操作原则（肩以下腰以上为无菌区；身体与无菌区有一定距离；不跨越无菌区）	3
	3.无菌物品与非无菌物品分开放置，禁止混放	3
	4.全程10min，超时1min扣2分	2
提问		5
总分		100

三、注意事项

1.戴无菌手套注意事项　未戴手套的手只能接触手套内面，已戴好手套的手，只能接触手套外面，戴好手套的手只能在无菌区内活动；无菌手套被（或疑被）穿破、污染，则立即更换；脱手套时应翻转脱下。

2.铺无菌盘注意事项　铺无菌盘区域及治疗盘必须清洁干燥，无菌巾避免潮湿；非无菌物品不可接触无菌面；无菌盘里摆放无菌物品有序，方便取出；摆放时不可触及或跨越无菌区，并保持无菌盘于腰平面及视野内；无菌盘有效期为4h，注明铺盘日期、时间。

3.无菌持物钳使用注意事项　持物钳夹取油纱后不可再使用；不得夹非无菌物品；远距离取无菌物品时，需连同持物筒一起移动；使用无菌钳时不能低于腰部。

4.无菌容器使用注意事项　使用无菌容器时不可污染盖内面、容器边缘及内面。

5.其他注意事项　无菌包过期或受潮均视为污染，应重新灭菌；操作室每日清扫、消毒；一份无菌物品仅供一人使用。

（冯　岚　杨晓燕　张雪梅）

第五十四章　体温、脉搏、呼吸、血压的测量

一、目的及意义

准确测量生命体征，观察病人病情变化，为疾病诊疗及护理措施提供依据。

二、操作方法与评分标准

项目	质量标准	分值	沟通内容
准备 （10分）	1. 着装符合要求，剪指甲、七步洗手法洗手、戴口罩	3	
	2. 备物（已消毒体温计、纱布、袖带式或盒式血压计、表、笔、纸、润滑油）	3	
	3. 环境整洁、有宽阔的操作台	4	
解释 评估 （13分）	1. 查对（姓名、医嘱本、床头牌、手腕带），解释得当	2	←您好，请问您叫什么名字？××您好，现在我帮您测量生命体征，请问您有高压病史吗？有没有服用影响血压及心率的药物？30min内有没有吃冷热饮、洗澡或剧烈运动？有没有哪侧肢体活动不方便？现在有没有哪里疼痛不适？近段时间口腔、上肢、腋下做过手术或有伤口吗？您需要去下洗手间吗？这个体位舒适吗？
	2. 评估全面（测量生命体征前需休息15～30min） 体温：测量前30min避免进食冷热饮、冷热敷、洗澡、运动、灌肠、坐浴等；婴幼儿、老年痴呆、精神异常、意识不清、烦躁和不合作者不可测口温及肛温，并需护士协助测量；腋下有伤、汗多、极度消瘦禁测腋温；心肌梗死、腹泻、肛肠术后、痔疮禁测肛温；口腔疾病、口鼻手术、呼吸困难者禁测口温；外耳炎禁测耳温 脉搏：偏瘫侧肢体、术肢、形成动静脉窦侧肢体、脉管炎、伤口等部位不测 呼吸：胸部手术、外伤史、胸部畸形应以观察腹式呼吸为主；询问是否使用影响呼吸的药物；紧张、剧烈运动、哭闹者稳定后再测 血压：注意卧位、高血压史、情绪、治疗、用药、运动、刺激、膀胱充盈度、外套松紧度；偏瘫、外伤、脉管炎、形成动静脉窦、输液侧肢体禁测	7	
	3. 病人体位舒适、安全，注意保暖	2	
	4. 注意用物在使用时的安全	2	
测体温 （11分）	1. 擦干腋窝（避免用冷或热的湿毛巾）	2	←我帮您擦下腋下的汗。请您测体温，测体温时请您不要挪动您的胳膊，需要保持10min。
	2. 放置体温计方法（部位：口腔、腋窝、肛门、外耳道、颈部、腹股沟；测口温嘱病人闭口，以鼻呼吸勿说话，勿用牙咬体温计；测1岁以下儿童耳温时将外耳向后提）	2	
	3. 测量时间准确（腋温测量10min，口温、肛温测量3min）	2	
	4. 读表准确	2	
	5. 观察病情（体温过高查看有无寒战、头痛、胸痛、皮疹、出血、关节肿痛等；体温过低查看有无畏寒、四肢冰冷、发绀，并注意呼吸频率、心率有无减慢等）	3	

续表

项目	质量标准	分值	沟通内容
测脉搏 （10分）	1. 测量方法、部位正确（禁用拇指诊脉；测量表浅、靠近骨骼的大动脉：颞动脉、肱动脉、颈动脉、股动脉、腘动脉、足背动脉等；脉搏细弱摸不清时听心率）	3	←现在要测量您的脉搏，请您放松。
	2. 测量时间正确（根据病情数30s～1min）	2	
	3. 计数准确	2	
	4. 观察病情（风湿性心脏病、冠心病、心肌病、甲亢等观察心电图；心动过缓、心动过速、间歇脉、脉搏短绌、交替脉等观察伴随症状如有无心悸、头晕等，必要时数心率）	3	
测呼吸 （10分）	1. 测量方法、部位正确（根据呼吸频率、节律、幅度及呼吸困难程度决定测量时机；观察胸、腹部起伏）	2	
	2. 测量时间正确（根据病情测30s～1min）	2	
	3. 计数准确	2	
	4. 观察病情（有无咳嗽、咳痰、咯血、胸痛等伴随症状；观察呼吸频率、节律、幅度、声音和类型，以及体位对呼吸的影响；观察病人表情、意识、口唇皮肤黏膜颜色，有无发绀、烦躁不安、意识模糊等缺氧或CO_2潴留表现）	4	
测血压 （27分）	1. 血压计放置合理（水银完全回纳）	2	←现在要测量您的血压，我帮您卷起袖子（听诊器用手捂热）。
	2. 上臂与心脏、血压计在同一水平（如手臂高于心脏水平，测得血压偏低；手臂低于心脏水平，测量血压偏高）	3	
	3. 打开血压计方法正确，水银柱归零，并保持直立	2	
	4. 清除袖带内气体，袖带位置合适（肱动脉：血压袖带下缘距肘窝2～3cm；腘动脉：病人取俯卧或屈膝仰卧位，袖带下缘距腘窝3～5cm）	2	
	5. 测量部位准确（部位：腕动脉、肱动脉、腘动脉）	2	
	6. 袖带平整、松紧符合要求（袖带平缠于肢体，松紧以能放入一横指为宜）	4	
	7. 听诊器使用方法正确，位置放置正确（听诊器放于动脉上方）	2	
	8. 充气符合要求（充气至动脉音消失，再升高 20～30mmHg，速度不宜过猛、过高，防水银外溢），放气速度适中（缓慢放气，以2～6mmHg/s速度为宜）	3	
	9. 观察病情（血压过高时观察病人有无头晕、头痛、恶心、呕吐、胸闷、心悸、肢体活动异常等；血压过低时观察病人有无脉搏细速、心悸、头晕等表现）	3	
	10. 测量结果正确（眼睛平视水银柱；听到第一声搏动音时，水银柱所指刻度为收缩压，搏动音突然变弱或消失时，水银柱所指刻度为舒张压，舒张变音和消失音相差较大时，可记录为收缩压/变音/消失音；如血压听不清或有异常时，排除外界因素，重测需间隔1～2min，必要时双侧肢体对照测量）	4	←××您好，生命体征已经测量完毕，感谢您的配合。
整理 （6分）	1. 整理病人床单位	2	
	2. 查对记录符合要求	2	
	3. 妥善清理用物（体温计酒精浸泡，血压计袖带每周清洗，传染病病人的血压计、听诊器专人固定使用，并按消毒隔离原则处理），七步洗手法洗手	2	

项目	质量标准	分值	沟通内容
整体 （8分）	1. 动作轻巧，技术熟练，符合操作规程	2	
	2. 体现人文关怀，注意与病人沟通	2	
	3. 若有异常及时报告及处理	2	
	4. 全程 5min，超时 1min 扣 2 分	2	
提问		5	
总分		100	

三、注意事项

（一）测体温注意事项

1. 测耳温时体温探头置入外耳道鼓膜最温暖区域。
2. 测肛温时体温计插入肛门 3~4cm 即可。
3. 极度消瘦者不宜测腋温。
4. 使用降温措施者，需 30min 后再复测体温。
5. 体温与病情不相符时必须重测。
6. 如病人不慎咬破水银（汞）温度计，应立即清除口腔内玻璃碎片，再口服蛋清或牛奶延缓汞的吸收，若病情允许，进食富含纤维食物以促进汞的排泄。

（二）测脉搏注意事项

1. 测量部位除桡动脉外，还可测颞动脉、肱动脉、颈动脉、股动脉、腘动脉、足背动脉等。
2. 偏瘫病人测健侧肢体。
3. 避免用拇指诊脉。
4. 异常脉搏、心律失常、危重病人、心脏病病人测脉搏需测 1min。
5. 心脏病、心律不齐、使用洋地黄类药物的病人或 2 岁以下儿童以测心率代替测脉搏。
6. 脉搏短绌时需 2 名护士同时测量，1 人测脉搏、1 人听心率，测量 1min，记录方式为心率/脉率/min。

（三）测呼吸注意事项

1. 呼吸的速率会受意识影响，测量时不必告诉病人。
2. 危重病人、呼吸困难、呼吸不规律及婴儿测呼吸需测 1min。

（四）测血压注意事项

1. 长期观察血压的病人需做到"四定"：定时间、定部位、定体位、定血压计。
2. 偏瘫病人测健侧肢体。

3. 如有调整升压药或降压药时，需在服药前后各测量一次。
4. 腘动脉血压的收缩压比肱动脉收缩压高 15～37.5mmHg，记录时注明为下肢血压。
5. 首诊测双上肢血压，以较高一侧为准。
6. 主动脉夹层瘤病人需测四肢的血压，以较高一侧为准。

（冯　岚　杨晓燕　张雪梅）

第五十五章 口腔护理

一、目的及意义

1. 保持口腔清洁、湿润,预防口腔感染等并发症。
2. 去除口臭、牙垢,增进食欲及消化功能,增加病人舒适度和自信心。
3. 观察口腔黏膜和舌苔的变化、特殊口腔气味,提供病情的动态信息。

二、操作方法与评分标准

项目	质量标准	分值	沟通内容
准备 (6分)	1. 着装符合要求,剪指甲、七步洗手法洗手、戴口罩	2	
	2. 物品(治疗盘、治疗碗、湿棉球、弯钳、镊子、治疗巾、杯子、压舌板、开口器、手电筒、吸管、pH试纸、液状石蜡或唇膏,根据口腔pH准备溶液,局部用药,溃疡重、疼痛明显者予0.5%~1%利多卡因含漱)	2	
	3. 环境整洁、安全、安静	2	
评估 (8分)	1. 查对(姓名、医嘱本、床头牌、手腕带),解释目的(预防及治疗口腔感染、清除异味、促进食欲、清除微生物及污垢、防止细菌繁殖、促进口腔血液循环等)	4	←您好,请问您叫什么名字?××您好,为了(操作目的)现在需要给您做口腔护理,请您配合。请张口,我看看您的口腔,请稍等,我去准备用物。
	2. 评估口腔(pH,查看黏膜舌苔、色泽、完整性,有无溃疡、出血、异味,牙齿数量,腭部、腭垂、扁桃体有无异常,有无义齿或牙齿松动,有无感染,是否曾行口腔手术,长期用抗生素、使用激素者观察有无真菌感染,配合度及自理能力等),合理选择口腔护理溶液	4	
解释 (7分)	1. 查对,解释得当	3	←××您好,物品已准备好,现在帮您做口腔护理,请您半卧或侧卧位,头偏向我这边,在治疗过程中如有什么不适,请及时告诉我。
	2. 体位合适(半卧或侧卧,头偏一侧)	4	
检查 (10分)	1. 铺治疗巾,弯盘放置位置符合要求	2	
	2. 漱口(昏迷病人除外),指导正确漱口方法(化疗、放疗、使用免疫抑制的病人用漱口液漱口)	4	
	3. 检查口腔(取义齿,冷水刷洗,禁使用热水)	4	←××,请张口,请伸出您的舌头(治疗过程随时询问患者感受)。
擦洗 (44分)	1. 使用弯钳(弯向外)方法正确,昏迷、不合作、牙关紧闭病人可使用舌钳、压舌板、开口器(白齿处放入,器械上缠裹纱布)	5	
	2. 棉球湿度合适(不干、不滴水),清点棉球(操作前后棉球数量吻合)	6	
	3. 一次一棉球,棉球包裹弯钳尖端	4	

续表

项目	质量标准	分值	沟通内容
擦洗 （44分）	4. 擦洗顺序合理（口腔上内侧→上咬合面→下内侧→下咬合面→上外侧→下外侧→颊部，另一侧牙齿同前，硬腭→舌面→舌下→唇）	11	
	5. 口腔疾病病人处理正确（感染、溃疡、出血者可酌情涂药，涂药前清除创面表面覆盖物，但不可强行去除）	6	
	6. 擦洗过程中询问病人的感受（擦洗舌面及上腭时勿触及咽部，动作轻柔，避免损伤口腔黏膜及牙龈）	4	
	7. 擦洗完毕，擦干面部，口唇干燥者涂唇膏，戴回义齿，清点棉球（棉球数量与操作前相同）	4	
	8. 操作中不污染病人的衣服和床单位	4	
整理 （10分）	1. 协助病人恢复体位，整理病人及床单位	3	←××，治疗已结束，请您好好休息。如果有什么需要帮助请及时按这个呼叫器，我会及时过来看您的。
	2. 再次查对，记录	4	
	3. 妥善清理用物（传染病病人用物需按消毒隔离原则），七步洗手法洗手	3	
整体 （10分）	1. 无清洁、污染物的交叉	3	
	2. 去除口腔异味和残留物质	3	
	3. 操作方法正确、熟练	2	
	4. 体现人文关怀，动作轻柔，病人无不适感	2	
提问		5	
总分		100	

三、注意事项

（一）正确选择口腔清洗溶液

消毒液名称	作用及用途
生理盐水 复方硼砂稀释液	清洁口腔，预防感染
朵贝尔溶液	轻微抑菌，除臭，用于口腔轻度感染
1%～3%过氧化氢溶液	遇有机物时放出新生氧；防腐、防臭，适用于口腔感染、出血，有溃烂、坏死组织者
1%～4%碳酸氢钠溶液	属碱性溶液，适用于真菌感染
0.02%氯已定溶液 0.02%呋喃西林溶液	清洁口腔，广泛抗菌
0.1%醋酸溶液	适用于绿脓杆菌感染
2%～3%硼酸溶液	酸性防腐溶液，有抑制细菌的作用
0.08%甲硝唑溶液	适用于厌氧菌感染
0.2%氯已定溶液 0.1%西吡氯铵漱口液	建议用于气管插管病人

(二)注意事项

1. 操作时动作轻柔,避免金属钳碰到牙齿,损伤黏膜、牙龈或溃疡面,避免损伤导致出血,如有活动性出血,予棉球压迫止血。对有凝血功能障碍的病人应当特别注意。

2. 昏迷病人使用开口器时应从臼齿处放入,牙关紧闭者不可使用暴力,避免造成损伤。擦洗时需用血管钳夹紧棉球,每次1个,防止棉球遗留在口腔内。

3. 长期使用抗生素者,注意观察有无真菌感染。

4. 有活动义齿者应取下,用冷水刷洗,禁用热水或消毒液浸泡。

(冯 岚 杨晓燕 张雪梅)

第五十六章 经鼻导管氧气吸入法

一、目的及意义

纠正缺氧，提高动脉血氧分压和动脉血氧饱和度，增加动脉血氧含量，维持人体代谢和生理需要。

二、操作方法与评分标准

项目	质量标准	分值	沟通内容
准备 （10分）	1. 着装符合要求，七步洗手法洗手、戴口罩	2	
	2. 物品（流量表、氧气装置、湿棉签、手电筒、吸氧卡、纱布、管道标识）	4	
	3. 环境整洁、操作安全	4	
解释 （15分）	1. 查对（姓名、医嘱本、床头牌、手腕带）	3	←您好，请问您叫什么名字？××您好，由于病情需要遵医嘱现在给您吸氧。吸氧期间您及家人需要注意不能在房间内吸烟及使用明火，更不能自行调节氧流量，希望您能配合。我看下您的鼻腔。现在给您清洁下鼻腔。
	2. 评估病情、意识状态、缺氧程度、呼吸频率，鼻腔状况（有无鼻息肉、鼻中隔偏曲、分泌物阻塞）及鼻腔通气情况；清洁鼻腔	5	
	3. 观察病人合作程度及心理反应	2	
	4. 解释吸氧目的、配合方法（不自行调流量，防火，禁烟）	5	
吸氧 （30分）	1. 取下氧气活塞，棉签擦拭气源接头，查看氧管包装是否密封、是否在有效期内，连接装置	5	
	2. 查对，连接鼻导管并测试是否通畅（手背测试）	5	←××，现在要给您吸氧了，可能鼻腔会感到轻微不适，请放松。
	3. 按医嘱正确调节氧流量	5	
	4. 鼻导管插入深度适宜	5	
	5. 导管固定牢固、美观（高举平台法固定）	5	
	6. 填写吸氧卡（注明吸氧时间、流量并签名），粘贴管道标识，解释注意事项	5	←××，氧气已经给您吸上了，您有什么需要请及时按呼叫器，我也会随时来看您，谢谢您的配合。
整理 （10分）	1. 妥善安置病人，整理床单位	2	
	2. 再次查对，记录	4	
	3. 整理用物，七步洗手法	4	
停氧 （20分）	1. 观察缺氧情况是否改善，遵医嘱查对，取下鼻导管	5	←××，您感觉好些了吗？医嘱停止吸氧，我为您撤除氧气装置。
	2. 关闭氧气，取下流量表及吸氧装置，盖好氧气活塞	5	
	3. 协助病人清洁面部（擦拭鼻腔及面部）	3	←××，氧气装置已撤除，如有不适请按呼叫器，我会随时来看您，谢谢您的配合。
	4. 记录停氧时间	2	
	5. 用物处理得当（按医疗垃圾分类处理）	5	

续表

项目	质量标准	分值	沟通内容
整体 (10分)	1. 改善缺氧状态，用氧安全	3	
	2. 动作轻巧，技术熟练，操作方法正确	2	
	3. 爱心观念强，病人舒适	2	
	4. 全程 5min，超时 1min 扣 2 分	3	
提问		5	
总分		100	

三、注意事项

1. 严格遵守操作规程，注意用氧安全：防震、防火、防油、防热。

2. 缺氧危急时可立即实施操作，待病人病情稳定后再向病人及家属做解释。

3. 氧浓度计算公式：吸氧浓度计算（%）=21+4×氧流量（L/min）。

4. 成人轻度缺氧或小儿给氧 1～2L/min，中度缺氧给氧 2～4L/min，严重缺氧给氧 4～6L/min；面罩给氧最小 6L/min。

5. 呼气性呼吸困难慎用鼻塞给氧；面罩不适于二氧化碳潴留病人；肺水肿病人湿化液选用 20%～30%乙醇溶液。

6. 湿化瓶内液面高为瓶身 1/2～1/3，湿化瓶、湿化液需每日更换。

7. 吸氧过程中，应观察缺氧状况有无改善，氧气装置有无漏气，是否通畅等。

（冯　岚　杨晓燕　张雪梅）

第五十七章　雾化吸入法

一、目的及意义

1. 湿化气道，稀释痰液，帮助祛痰。
2. 减轻呼吸道水肿，控制和预防呼吸道感染，消除炎症。
3. 减轻或解除支气管痉挛，保持呼吸道通畅，改善通气功能。

二、操作方法与评分标准

项目	质量标准	分值	沟通内容
准备 (10分)	1. 着装符合要求，剪指甲、七步洗手法洗手、戴口罩	5	
	2. 物品准备齐全（雾化机、一次性雾化器、纱布、治疗巾、消毒巾，必要时备吸痰装置、听诊器），物品放置合理	3	
	3. 环境整洁、有宽阔的操作台、无火险隐患及易燃易爆物品	2	
解释 评估 (20分)	1. 严格查对（姓名、查看医嘱本、床头牌、手腕带）	5	←您好，请问您叫什么名字？××您好，因您说有痰咳不出，现在给您做雾化吸入治疗。它可以缓解咽喉部不适、使痰液稀释，容易咳出。雾化过程中，您需用口深吸气，将雾气尽量吸入肺部，屏住气3~5s，再用鼻子呼气，屏气可更好地提高疗效，您能跟我一起做一遍吗？对的，就是这样，这样呼吸有什么不适的感觉吗？请问您以前有药物过敏史吗？这个体位舒适吗？
	2. 解释得当，告知治疗目的和配合要求（正确指导雾化时的呼吸配合）	5	
	3. 询问过敏史、用药史	5	
	4. 评估呼吸、自行排痰情况及病人配合程度（必要时肺部听诊）	5	
备药 (12分)	1. 核对医嘱，检查药物（药物名称、浓度、剂量、有效期、质量），配制药液手法正确，符合要求	8	
	2. 双人查对药液	2	
	3. 备好雾化装置，检查其性能	2	
操作 (25分)	1. 查对（姓名、查看医嘱本、床头牌、手腕带）	5	
	2. 协助病人取舒适体位	3	
	3. 正确连接口含嘴或面罩及管道（管道不漏气）	2	
	4. 打开雾化机开关	2	
	5. 指导病人配合吸入药液	5	←××您好，请用嘴含住这个吸嘴，像刚才我教您那样呼吸，这样会有什么不舒服吗？雾化需要做20min左右，请保证这个雾化器不倒置，以防药液流出或流入口腔，这是呼叫器，如果有不舒服
	6. 雾量适宜，雾化杯不漏液	3	
	7. 观察病人，询问其反应	3	
	8. 面罩、口含嘴一人一套	2	

续表

项目	质量标准	分值	沟通内容
整理 （23分）	1. 关闭雾化器，取出含嘴	2	请随时告知我们，我也会随时来看您。
	2. 擦去病人面部雾珠（面部及嘴部分别用纱布擦拭）	2	
	3. 整理病人床单位	2	
	4. 协助病人取舒适体位	2	
	5. 后查	5	
	6. 妥善清理用物（消毒巾擦拭雾化器），七步洗手法洗手	5	
	7. 正确指导病人及家属处理雾化器及有效咳痰	5	←××您好，您这次的雾化治疗已完成，感觉咽部好些了吗？您这段时间需多饮水、进清淡软食，这样也能帮助缓解咽喉部不适。我教您一种咳嗽方法（有效咳痰法），可以把深部的痰咳出来，请跟我学……您学会了吗？雾化器一人一套，可重复使用，您用清水清洗干净，再用凉开水冲一下，放在阴凉处晾干备用即可。谢谢您的配合。
整体 （7分）	1. 动作轻巧，技术熟练，符合操作规程	2	
	2. 演示动作熟练、正确	2	
	3. 操作过程注意观察病人有无不适，保障安全，防止窒息，防止药物喷到眼睛	3	
提问		3	
总分		100	

三、注意事项

1. 观察病人痰液排出情况，如痰液仍未咳出，可予以拍背、吸痰等方法协助排痰。

2. 严重阻塞性肺疾病不宜用超声雾化吸入。因超声雾化主要为水蒸气，水蒸气可把气体解释，使氧分压降低，持续超声雾化吸入时，整个呼吸道被水蒸气占据，氧气不能弥散到肺泡而造成病人缺氧；老年慢性阻塞性肺疾病的病人肺通气及换气功能障碍，大量超声雾化不仅影响正常氧气进入，同时不利于二氧化碳的排出，因此严重阻塞性肺部疾病不宜用超声雾化吸入，可采用氧气雾化吸入，时间控制在 5~10min 内。

3. 慢性阻塞性肺疾病及哮喘持续状态病人湿化雾量不宜太大，不宜用高渗盐水进行雾化吸入治疗。

（冯　岚　杨晓燕　张雪梅）

第五十八章 吸痰法

一、目的及意义

1. 清除呼吸道分泌物，保持气道通畅，保证有效通气。
2. 促进呼吸功能，改善肺部通气。
3. 预防肺部感染等并发症发生。

二、经鼻/口腔吸痰法

（一）操作方法与评分标准

项目	质量标准	分值	沟通内容
准备 （10分）	1. 着装符合要求，剪指甲、七步洗手法洗手、戴口罩	3	
	2. 物品（吸痰盘、电动吸引器或中央负压吸引装置、无菌纱布、一次性吸痰管、治疗巾、生理盐水、检查手套、手电筒、听诊器、含氯消毒液，必要时压舌板、开口器、舌钳）	3	
	3. 环境整洁、安静、安全	4	
评估 检查 （18分）	1. 双人查对（姓名、医嘱本、床头牌、手腕带）	3	←您好，请问您叫什么名字？××您好，是感觉有痰难咳出是吗？现在我给您检查一下口腔、鼻腔，再听诊肺部，请放松配合我。 ←××，通过刚刚的听诊发现您肺部有明显的痰鸣音，因您自己不能将痰液咳出，现在准备给您吸痰，在吸痰过程可能会发生呛咳等轻微不适，请尽量放松深呼吸配合我。××，现在请您平卧，头偏向我这边。我先给您吸氧。
	2. 评估病人（生命体征、病情、意识、合作程度、氧疗情况、血氧饱和度、咳嗽能力、有无义齿、鼻腔通畅情况、有无鼻中隔缺损、口腔及鼻腔黏膜完整性）是否需要吸痰	3	
	3. 向清醒者解释	2	
	4. 吸痰前酌情吸氧2min（高浓度给氧6～10L/min；机械通气者给纯氧2～3min）	2	
	5. 体位合适（平卧，头偏一侧），颌下铺治疗巾	2	
	6. 检查吸引器性能及装置（管道连接完好、密封，贮液瓶内装浓度为1000mg/L的含氯消毒液500ml），处于备用状态	4	
	7. 检查、湿润导管（吸痰管粗细、长短、质地适宜）	2	
插管 （13分）	1. 一手反折吸痰导管末端，一手持无菌镊夹住导管前端插管	5	←××，现在给您吸痰，我会尽量轻一点，请您放松。吸痰过程中如有不适请举手示意我。
	2. 持管方法规范，插管手法正确（无负压状态轻轻插管，有阻力或出现轻咳时放开反折的导管末端）	8	
吸痰 （34分）	1. 吸引方法正确：边吸边旋转（180°～360°）缓慢上提（不可反复提插）	6	
	2. 负压值适宜（成人为0.0400～0.0533MPa，300～400mmHg；小儿为<0.04MPa）	4	

续表

项目	质量标准	分值	沟通内容
吸痰 （34分）	3. 吸引时间符合要求（≤15s，连续吸引总时间＜3min，再次吸引需间隔3～5min）	4	←××，您有感觉哪里不舒服吗？ ←××，现在感觉好些了吗？觉得呼吸通畅些了吗？您平时需要经常深呼吸、多做主动咳痰的动作，这样有利于痰液的排出。这次的吸痰已结束，您还有什么需要帮助可以按呼叫器，我也会经常过来看您，谢谢您的配合。
	4. 吸痰顺序符合要求（先气道，后口、鼻）	4	
	5. 按要求更换导管（一管一吸，气道、口、鼻分管；密闭式吸痰管24h更换一次）	3	
	6. 吸尽痰液，鼓励咳嗽（痰液黏稠者可雾化或拍背3～5min后再抽吸）	4	
	7. 如出现心动过缓、期前收缩、SpO_2下降、SpO_2＜90%、发绀等应立即停止吸痰、给氧	4	
	8. 清洁面部	2	
	9. 观察病情（神智、心率、呼吸、血压、氧饱和度、口鼻黏膜有无破损）与吸痰效果（询问病人感受，肺部听诊）	3	
整理 交代 （10分）	1. 整理病人（协助恢复体位）及床单位	2	
	2. 再次查对，记录（痰液颜色、性状、量）	4	
	3. 妥善清理用物，七步洗手法洗手	4	
整体 （10分）	1. 充分吸出痰液，保持呼吸道通畅	3	
	2. 遵循无菌技术、标准预防、消毒隔离原则	3	
	3. 操作方法正确、熟练	2	
	4. 体现人文关怀，注意观察病人的反应	2	
提问		5	
总分		100	

（二）注意事项

1. 动作轻柔，吸痰过程中随时与病人沟通，并观察病人表情、面色及各项生命体征数值。

2. 吸痰负压值：以最小负压值吸干净痰液为宜；成人为0.0400～0.0533MPa，300～400mmHg；小儿为＜0.04MPa。

3. 经鼻腔插管时吸痰管经下鼻道至咽部，深度22～25cm；经口腔插管时吸痰管从下颌颊部或臼齿后区至咽部，深度14～16cm。

4. 昏迷病人需用压舌板将口腔开启；如有舌后坠，在吸引前将下颌托起，用舌钳将舌拉出。

5. 吸痰盘每24h更换一次。

6. 非一次性储液器每日消毒，当储液器内液体＞2/3时应及时倾倒。

7. 痰多危急时应立即实施操作，稍后再向病人/家属做适当解释。

8. 颅底骨折病人禁止经鼻吸痰。

三、经气管插管/气管切开吸痰法

（一）操作方法与评分标准

项目	质量标准	分值	沟通内容
准备（10分）	1. 着装符合要求，剪指甲、七步洗手法洗手、戴口罩	3	
	2. 物品（吸痰盘、电动吸引器或中央负压吸引装置、无菌纱布、一次性吸痰管、治疗巾、生理盐水、检查手套、手电筒、听诊器、含氯消毒液；必要时压舌板、开口器、舌钳）	3	
	3. 环境整洁、安静、安全	4	
评估（10分）	1. 双人查对（姓名、医嘱本、床头牌、手腕带）	2	←您好，请问您是叫××吗？您好，感觉有痰是吗？现在我给您听诊下肺部，能听到明显的湿啰音，您能自己咳出来吗？我再帮您检查下口腔、鼻腔，请放松配合我。
	2. 评估（生命体征、病情、意识、呼吸机参数、气道压力、氧疗情况、SpO_2、咳嗽能力、呼吸道是否通畅）是否需要吸痰，如呼吸道被痰液堵塞、病人窒息，应立即吸痰	3	
	3. 评估口腔、鼻腔情况（有无义齿、鼻腔通畅情况、鼻中隔有无缺损或偏曲、口腔及鼻腔黏膜完整性）及合作程度和病人心理状况	3	
	4. 与病人沟通时用语文明，态度和蔼，教会病人用手势进行沟通	2	
安全与舒适（6分）	1. 环境安静、舒适、整洁	2	
	2. 病人体位舒适合理（协助病人头转向操作者并略后仰）	2	
	3. 向病人做好操作前的解释工作	2	
吸痰（49分）	1. 吸痰前酌情吸氧 2min（高浓度给氧 6~10L/min；机械通气者给 100%纯氧 2~3min；呼吸衰竭者可加大氧浓度 3~5min）	3	←××您好，现在给您吸痰，以改善您的呼吸状况。过程可能有点不舒服，如果您感到不适请您抬手或眨眼示意我，我会尽量轻柔些。请您配合，我先给您调节下氧气。
	2. 选择合适的吸痰管（粗细、长短、质地适宜，吸痰管外径不超过人工气道内径1/2），颌下铺治疗巾	3	
	3. 试启动吸痰器，检查吸引器的性能（检查贮液瓶是否密封、有无负压、调节吸引负压值），调节负压值，成人为 0.0400~0.0533MPa，小儿＜0.04MPa），湿润吸痰管前端，观察导管是否通畅	4	
	4. 插管手法正确：无负压插管，在病人吸气时轻柔、快速将吸痰管插入，遇阻力后旋转退管吸痰。经插管或气切管内吸净后，再经口腔、鼻腔吸净痰液或分泌物	6	
	5. 吸痰方法正确：插管后吸引，从深部左右旋转、上提吸引，避免反复提插	8	
	6. 负压大小、吸痰时间适宜（每次≤15s，连续吸引总时间＜3min，每次间隔 3~5min）	8	
	7. 注意观察吸痰效果及气道通畅情况，鼓励病人咳嗽	3	
	8. 痰液不易吸出时处理正确	5	
	9. 吸痰结束后协助病人擦净面部	3	

续表

项目	质量标准	分值	沟通内容
吸痰（49分）	10. 观察病情（插管、吸痰过程中观察病人面色、表情、心率、呼吸、血压、氧饱和度等；如有异常立即停止吸痰，症状缓解后再吸）	4	←××您好，感觉呼吸是否顺畅了些呢？我再帮您听下肺部。湿啰音明显减轻了。请您平时多自主咳嗽，我们也会帮您翻身及拍背。如有什么需要请及时按呼叫器，我也会随时来看您，谢谢您的配合。
	11. 评估吸痰效果（呼吸改善情况、肺部听诊）	2	
操作后（10分）	1. 关闭吸引器开关，七步洗手法洗手	3	
	2. 协助病人取舒适卧位，整理床单位，再次查对	3	
	3. 记录吸痰效果及痰液性状、量等	2	
	4. 用物处理恰当	2	
整体（10分）	1. 动作轻巧、准确，吸痰效果好	5	
	2. 病人无特殊不适主诉	5	
提问		5	
总分		100	

（二）注意事项

1. 吸口腔及鼻腔的吸痰管切忌进入人工气道内吸引。
2. 吸痰管外径应小于人工气道内径的1/2，防负压过大肺泡萎缩。
3. 其他同经鼻/口腔吸痰法注意事项。

（冯　岚　杨晓燕　张雪梅）

第五十九章 胃肠减压术

一、目的及意义

1. 解除或缓解肠梗阻所致的症状。
2. 胃肠手术前的术前准备，减少胃肠胀气。
3. 术后排出胃肠内气体和胃内容物，减轻腹胀，减少伤口张力和疼痛，促进伤口愈合。
4. 改善胃肠壁血液循环，促进消化功能恢复。
5. 观察吸出的胃内容物颜色、量及性状，协助诊断。

二、操作方法与评分标准

项目	质量标准	分值	沟通内容
准备（10分）	1. 着装符合要求，剪指甲、七步洗手法洗手、戴口罩	3	
	2. 备物（胃管、无菌胃液包、无菌手套、治疗巾、10ml注射器、换药碗、温开水、胶布、听诊器、手电筒、棉签、别针、管道标识、负压引流瓶或胃肠减压装置）	5	
	3. 环境整洁、安全、安静	2	
解释评估（15分）	1. 查对（姓名、医嘱本、床头牌、手腕带）	5	←您好，请问您叫什么名字？××您好，根据您的病情，现需要给您行胃肠减压，先要由鼻孔插入胃管至胃里，插管过程中可能会出现恶心、呕吐，请您尽量深呼吸做吞咽动作，如感觉呼吸不畅请举手示意我。您对硅胶过敏吗？我先看下您的口腔和鼻腔，您有假牙吗？有无鼻塞、鼻炎？有无吞咽困难？有无行食管及胃肠手术？有无胃肠出血史及食管静脉曲张？那我先去准备物品帮您插胃管了。
	2. 告知插管的目的，指导配合方法	5	
	3. 评估病人病情、意识状态、自理能力、合作程度（指导深呼吸及吞咽技巧，对咳嗽或呕吐剧烈者可适当用镇静药）	5	
操作要点（50分）	1. 查对（姓名、医嘱本、床头牌、手腕带）	3	
	2. 体位合适（清醒者半坐卧位或坐位，无法坐起者予右侧卧位或平卧头偏一侧，头颈自然伸直；昏迷者去枕头后仰），取下义齿及眼镜，铺治疗巾，放弯盘	2	
	3. 选择胃管，测量长度并标记（发际至剑突或耳垂到鼻尖至剑突，成人45～55cm，1岁儿童10～12cm，5岁儿童约16cm，学龄儿童20～25cm；新生儿从鼻尖到剑突，约10cm）	6	←××您好，我先帮您清洁鼻腔，测量胃管长度。我现在帮您摇高床头，请头偏向我，这样舒适吗？
	4. 清洁并检查鼻腔，润滑胃管前端，并检查是否通畅（观察胃管外观；反折管前端，注入空气看胃管是否漏气）	5	
	5. 再次查对（姓名、医嘱本、床头牌、手腕带）	5	←××您好，现在帮您插胃管，请您听我的指示做吞咽动作，如有不舒服不要说话，请举手示意我，我会尽量轻一些（插管过程观察病情）。
	6. 留置胃管方法正确、深度适宜（插管至15cm时，清醒病人嘱做吞咽动作，昏迷者将头托起，下颌靠近胸骨柄）	6	
	7. 正确处理插管中出现的情况（恶心、咳嗽等）	6	

续表

项目	质量标准	分值	沟通内容
操作要点（50分）	8. 判断胃管位置（三种方法：管末端放水中有无气泡；抽胃液；听诊器放于胃部听有无气过水声）	6	←××，胃管已经插好了，有没有什么不舒服？在留置胃管期间可能会出现恶心、呕吐，请您尽量放松，尽量少咳嗽防胃管脱出，如有脱出请及时告知我。胃管下端接的是负压引流瓶，请定时挤压引流瓶以保证引流瓶处于负压引流状态，这样它可将您胃内多余的液体或气体吸出来，减轻您的腹胀不适；留置胃管期间暂时不要进食，如果可以进食时会通知您，在没通知您之前，您需禁食，您清楚了吗？如有不适请及时告知我，我也会经常来看您的，谢谢您的配合。
	9. 妥善固定胃管（高举平台法）、贴管道标识，调整减压装置	5	
	10. 连接胃管与减压装置，妥善固定	6	
整理解释（10分）	1. 整理病人床单位，协助病人取舒适体位	2	
	2. 解释得当，交代注意事项	4	
	3. 查对记录符合要求，妥善清理用物，七步洗手法洗手	4	
整体（10分）	1. 动作轻巧，技术熟练，符合操作规程	3	
	2. 病人舒适、无不良反应	3	
	3. 全程10min，超时1min扣2分	4	
提问		5	
总分		100	

三、注意事项

1. 选择通气好、无黏膜损伤和炎症的鼻腔插管。

2. 插管动作熟练轻柔，勿强行插管，如出现呛咳、呼吸困难、发绀等，表示误入气管，应立即拔管，休息片刻再重新插入。

3. 昏迷病人插管至会厌部时应使病人头部前倾，即左手托起头部，使下颌靠近胸骨柄，可加大咽部通道的弧度，便于胃管顺利通过会厌部。

4. 置管期间注意口腔卫生，口腔护理每日2次。

5. 进行标识，妥善固定胃管及引流瓶，防止脱落。

6. 保持胃管通畅，以保证有效胃肠减压。

7. 观察引流液的颜色、性状、量，并记录24h引流量。

8. 置管期间注意观察水电解质及胃肠功能恢复情况。

（冯　岚　杨晓燕　张雪梅）

第六十章 鼻 饲 法

一、目的及意义

将胃管经鼻腔置入胃内，用于不能进食的危重病人、长期昏迷或吞咽困难病人，从胃管内灌注流质食物、营养液、水分和药物以满足病人的营养需求。

二、操作方法与评分标准

项目	质量标准	分值	沟通内容
准备 （10分）	1. 着装符合要求，剪指甲、七步洗手法洗手、戴口罩	3	您好，请问您叫什么名字？××您好，由于您现在暂时不能经口进食，现需给您留置胃管以补充营养。胃管是经由鼻孔插入胃里，过程中可能会出现恶心、呕吐，请您尽量深呼吸做吞咽动作配合我，如有感觉呼吸不畅请举手示意。您以前插过胃管吗？对硅胶过敏吗？我先看下您的口腔和鼻腔，您有义齿吗？有无鼻塞、鼻炎？有无吞咽困难？有无行食管及胃肠手术？有无胃肠出血史及食管静脉曲张？那我先去准备用物，请您稍等。
	2. 物品（胃管、无菌引液包、无菌手套、治疗巾、鼻饲灌注器或注射器、10ml注射器、换药碗、温开水、胶布、听诊器、手电筒、棉签、水温计、橡皮筋或别针、管道标识、量杯、鼻饲液、纱布）	5	
	3. 环境整洁、安全、安静	2	
解释 评估 （10分）	1. 查对（姓名、医嘱本、床头牌、手腕带、准备用物）	4	
	2. 评估病人病情、意识状态、自理能力、合作程度（指导深呼吸及吞咽技巧，对咳嗽或呕吐剧烈者可适当用镇静药）	3	
	3. 告知插管目的，指导配合方法	3	
插管 （27分）	1. 查对（姓名、医嘱本、床头牌、手腕带）	4	←××您好，物品已准备好，我帮您摇高床头，请头偏向我，这样的舒适吗？我先帮您清洁鼻腔，测量胃管长度。
	2. 摆体位，（清醒者半坐卧位或坐位，无法坐起者予右侧卧位或平卧头偏一侧，头颈自然伸直；昏迷者去枕平卧位），取下义齿及眼镜，铺治疗巾，放弯盘	2	
	3. 检查清洁鼻腔	2	
	4. 测量胃管插入长度	2	
	5. 润滑胃管前端并检查是否通畅（观察胃管外观，反折胃管前端，注入空气观察胃管是否漏气）	4	
	6. 查对（姓名、医嘱本、床头牌、手腕带）	4	
	7. 持管、插管正确，深度适宜（插管至15cm时，清醒者嘱吞咽，昏迷者将头部前倾，即左手托起头部，使下颌靠近胸骨柄）	7	←××您好，现在帮您插胃管，请您听我的指示做吞咽动作，会有轻微不适，但请不要说话或咳嗽，可以举手示意，我会尽量轻一些（插管过程注意观察病情）。
	8. 处理插管中出现的情况及时、准确	2	
判断 位置 （10分）	1. 判断胃管位置（三种方法：管末端放水中有无气泡；抽胃液；听诊器放于胃部听有无气过水声）	4	
	2. 固定方法符合要求（高举平台法），牢固、美观	2	
	3. 查对（姓名、医嘱本、床头牌、手腕带）	4	

续表

项目	质量标准	分值	沟通内容
灌食 （20分）	1. 查对，解释	2	←××您好，现在有饥饿感是吗？胃部有感觉不舒服吗？食物准备好了吗？我测下温度，温度合适，现在我帮您经胃管喂食，如果感觉不舒服请告诉我。
	2. 确定胃管位置	2	
	3. 先冲水再注食，速度适宜	5	
	4. 食物温度（39~41℃）及量（≤200ml/次）适宜	4	
	5. 注食过程中注意观察病情及病人的感受	3	
	6. 注食后用温开水冲管并正确处理管末端（末端反折以纱布包裹，再以橡皮筋缠紧，并妥善放置，卧床患者压于枕头下，可自行活动者放于上衣口袋内）	4	
整理 交代 （8分）	1. 整理病人及床单位	2	
	2. 查对记录符合要求。交代注意事项	4	××，胃管已插好，也帮您注食完毕。胃管留置过程中可能会出现恶心、呕吐，请您深呼吸，不要咳嗽，以防胃管脱出，如有脱出请及时告知我。留置胃管期间不可经口进食，您及家←人亦不可经胃管自行注食，如需进食请呼叫我。您的饮食为全流食，每日可进食5~6次，每次不超过200ml，温度适宜，您清楚了吗？如有不适请及时告知我们，我也会随时来看您的，谢谢您的配合。
	3. 妥善清理用物，七步洗手法洗手	2	
整体 （10分）	1. 步骤正确，动作轻、稳、节力	2	
	2. 体现人文关怀，病人无不适感	4	
	3. 全过程15min，超过1min扣2分	4	
提问		5	
总分		100	

三、注意事项

1. 同胃肠减压术注意事项1~4项。

2. 每日需检查胃管插入的深度，鼻饲前检查胃管是否在胃内，并检查病人有无胃潴留，胃内容物超过150ml时，应通知医生减少鼻饲量或暂停鼻饲。

3. 鼻饲给药时应先研碎，溶解后再注入，给药前、后均需以20ml温水冲管，以防管道堵塞。

4. 长期鼻饲病人，应当定期更换胃管。

（冯　岚　杨晓燕　张雪梅）

第六十一章 导 尿 术

一、目的及意义

1. 采集尿标本，准确记录 24h 尿量，观察病情变化。
2. 为尿潴留病人引流尿液，减轻膀胱胀满带来的痛苦。
3. 为尿失禁病人行膀胱功能训练；引流尿液，保持会阴部干燥。
4. 避免术中污染术区、尿潴留引起膀胱损伤或术中误伤。
5. 便于泌尿系统疾病病人术后引流及冲洗，减轻手术切口的张力，促进切口愈合。
6. 导尿管在尿道损伤早期或术后可作为支架引流，经导尿管对膀胱进行药物灌注治疗。
7. 测量膀胱容量、压力及残余尿量，向膀胱注入造影剂或气体等以协助诊断。

二、女性病人导尿术

（一）操作方法与评分标准

项目	质量标准	分值	沟通内容
准备 （8分）	1. 着装符合要求，剪指甲、七步洗手法洗手、戴口罩	3	
	2. 准备物品（一次性导尿包、薄膜手套、橡胶单、治疗巾、洗手液、无菌手套、屏风、管道标识）	3	
	3. 环境整洁、安静、安全	2	
检查 解释 （15分）	1. 评估、查对（姓名、医嘱本、床头牌、手腕带），解释	5	←您好，请问您叫什么名字？××您好，您今天手术，为了防止术中尿潴留引起膀胱损伤，现需给您留置尿管。请问您对硅胶过敏吗？有心脏方面疾病及高血压吗？有做过尿道或会阴部手术吗？有过排尿困难吗？我帮您检查一下，先帮您脱掉一侧裤腿，请放松。请稍等，我去准备一下用物。 ←××，您好，现在我给您消毒，有点凉，请放松。
	2. 遮挡病人，体位符合要求（平卧、双腿尽量分开呈截石位）	2	
	3. 脱对侧裤腿盖于近侧腿，对侧腿以被单覆盖	2	
	4. 铺橡胶单、治疗巾，戴薄膜手套（轻压腹部，检查膀胱充盈度），检查会阴部（尿道口有无畸形、红肿、破溃、分泌物）	6	
外阴 消毒 （20分）	1. 七步洗手法洗手，戴无菌手套方法正确（不卷边、不污染、大小合适）	4	
	2. 消毒会阴，一次性固定好（消毒顺序：阴阜→双侧大阴唇→分开大小阴唇充分显露尿道口，消毒双侧小阴唇→尿道口消2遍→尿道口至肛门）	12	
	3. 移弯盘至床尾或垃圾桶，脱手套，七步洗手法洗手	4	
再次 消毒 （23分）	1. 打开导尿包（不污染、先开对侧再开近侧）	2	
	2. 戴手套，铺孔巾	5	
	3. 导尿管和注射器与消毒棉球分弯盘放置	2	

续表

项目	质量标准	分值	沟通内容
再次消毒（23分）	4.检查尿管（将水全部注入尿管水囊，观察有无漏水）并润滑（由上至下），检查尿袋（盖紧袋尾端放尿口）	5	←××，我再帮您消毒，请放松。
	5.消毒尿道口及小阴唇：一手分开固定（一次性固定好），显露充分（能清晰见到尿道口），另一手消毒（消毒顺序：尿道口→左右小阴唇→尿道口）	8	
	6.撤污盘至床尾或垃圾桶	1	
插管固定（15分）	1.前移放置尿管的弯盘，持尿管方法正确（尿管不污染）	3	←××，现在开始为您插尿管，会有少许不适，请您深呼吸，我会尽量轻一些。
	2.中查（查医嘱、床头牌、手腕带、病人名字）	3	
	3.缓慢插管（插管过程中不回退），观察病情，深度适宜（见尿后再插入3cm~5cm）	6	
	4.固定尿管（注入水囊后向外轻拉尿管至遇有阻力感，拔除导丝），连接储尿袋，贴管道标识	3	
整理交代（10分）	撤物，整理病人及床单位	1	←××，尿管已经插好了，您需要注意的是：尿袋一定要低于腹部，防止尿液反流；术后回来可以饮水后请多喝水；尿管平时夹闭，定时开放，每次放尿不超过1000ml。您记住了吗？谢谢您的配合。
	后查（查医嘱、床头牌、手腕带、病人名字），签名	4	
	妥善清理用物，七步洗手法洗手，交代注意事项	5	
整体印象（7分）	1.操作方法正确、熟练、节力	2	
	2.体现人文关怀，爱伤观念强，注意保护隐私；注意观察病人的反应，疼痛评分<3分	2	
	3.全过程15min，超时1min扣2分	3	
提问		2	
总分		100	

（二）注意事项

1. 有爱伤观念，注意保护病人隐私，耐心解释，操作环境要遮挡。
2. 插管动作轻柔。
3. 严格无菌技术操作，以防止尿路感染。
4. 尿潴留病人一次放尿量应小于1000ml，以防出现虚脱和血尿。
5. 仔细分辨尿道口位置，避免误插入阴道，如误插入阴道需更换尿管，再重新插入。

三、男性病人导尿术

（一）操作方法与评分标准

项目	质量标准	分值	沟通内容
准备 （8分）	1. 着装符合要求，剪指甲、七步洗手法、戴口罩	3	
	2. 准备物品（一次性导尿包、无菌纱布、薄膜手套、治疗巾、橡胶单、洗手液、无菌手套、屏风、管道标识）	3	
	3. 环境整洁、安静、安全	2	
检查 解释 （13分）	1. 评估、查对（姓名、医嘱本、床头牌、手腕带），解释	5	←您好，请问您叫什么名字？××您好，今天手术，为了防止术中尿潴留引起膀胱损伤现需给您留置尿管。请问您对硅胶过敏吗？有心脏方面疾病及高血压吗？有做过尿道或会阴部手术吗？有过排尿困难吗？我帮您检查一下，先帮您脱掉一侧裤腿，请放松。请稍等，我去准备一下用物。
	2. 遮挡病人，脱对侧裤腿盖于近侧腿，对侧腿以被单覆盖	2	
	3. 体位符合要求（平卧、双腿尽量分开，呈屈膝屈髋位）	2	
	4. 戴薄膜手套（轻压腹部，检查膀胱充盈度），检查会阴部（尿道口有无畸形、狭窄，有无红肿、破溃、分泌物等）	4	
外阴 消毒 （21分）	1. 铺橡胶单及治疗巾，七步洗手法洗手	3	
	2. 戴无菌手套方法正确（不卷边、不污染、大小合适、方法正确）	2	
	3. 消毒会阴（阴阜→阴茎：先中间后两侧、阴囊→无菌纱布包裹阴茎，提起阴茎，褪包皮，显露冠状沟→环形消毒尿道口至冠状沟3遍→阴茎下面至阴囊，先中间后两侧→阴茎与阴囊间以无菌纱布间隔）	12	←××，您好，现在我给您消毒，有点凉，请放松。
	4. 移弯盘至床尾或垃圾桶，脱手套，七步洗手法洗手	4	
再次 消毒 （20分）	1. 打开导尿包（不污染、先开对侧再开近侧）	2	
	2. 戴手套，铺孔巾	5	
	3. 导尿管和注射器与消毒棉球分弯盘放置	2	
	4. 检查尿管（将水全部注入尿管水囊），润滑（由上至下），检查尿袋（盖紧尿袋尾端放尿口）	3	
	5. 一手拿无菌纱布包裹阴茎，上举阴茎并固定，另一手消毒（环形消毒尿道口至冠状沟3遍）	7	←××，我再帮您消毒一次，请放松。
	6. 撤污盘至床尾或垃圾桶	1	
插管 固定 （18分）	1. 前移放置尿管的弯盘	1	
	2. 持导尿管方法正确（尿管不污染）	2	
	3. 中查（查医嘱、床头牌、手腕带、病人名字）	3	←××，现在开始给您插尿管，会有少许不适，请您深呼吸，我会尽量轻一些。
	4. 提起阴茎与腹壁成60°角	2	
	5. 缓慢插管（插管过程中不回退），观察病情，深度适宜（见尿后再插入3~5cm）	5	
	6. 固定尿管，见尿打水囊（注入水囊后向外轻拉尿管至遇有阻力感，拔除导丝）	2	
	7. 连接储尿袋，回退包皮，贴管道标识	3	

续表

项目	质量标准	分值	沟通内容
整理交代 （10分）	1. 撤物，整理病人及床单位	1	←××，尿管已经插好了，您需要注意的是：尿袋一定要低于腹部，防止尿液反流；术后回来可以饮水后请多喝水；尿管平时夹闭，定时开放，每次放尿不超过1000ml。您记住了吗？谢谢您的配合。
	2. 后查（查医嘱、床头牌、手腕带、病人名字），签名	4	
	3. 妥善清理用物，七步洗手法洗手，交代注意事项	5	
整体 （7分）	1. 操作方法正确、熟练、节力	2	
	2. 体现人文关怀，爱伤观念强，注意保护隐私；注意观察病人的反应，疼痛评分<4分	2	
	3. 全过程15min，超时1min扣1分	3	
提问		3	
总分		100	

（二）注意事项

1. 同女性病人导尿术注意事项1~4项。

2. 消毒时要注意包皮和冠状沟需消毒彻底。

3. 插管遇阻力时，嘱病人缓慢深呼吸，尽量放松，再慢慢插入尿管，不可强行插入导尿管，以免造成尿道损伤。

4. 操作前评估病人有无前列腺增生等疾病、尿道外伤或排尿困难等病史，如有此类病史，应请泌尿外科会诊，采用特殊的器械进行导尿术。

（冯　岚　杨晓燕　张雪梅）

第六十二章　会阴擦洗术

一、目的及意义

清洁会阴，去除异味，保持局部清洁、舒适，预防或减轻感染及并发症。

二、女性病人会阴擦洗术

（一）操作方法与评分标准

项目	质量标准	分值	沟通内容
评估 （10分）	1. 查对（姓名、医嘱本、床头牌、手腕带）	3	←您好，请问您叫什么名字？××您好，由于您有留置尿管，为了防止尿道感染，根据医嘱现在需要给您做尿道口清洁护理，我帮您检查一下，可以吗？好，请稍等，我去准备一下用物。
	2. 讲解目的，取得病人配合。检查会阴部，查看尿道口黏膜是否完整，有无炎性渗出物及异常分泌物、有无异味	4	
	3. 环境整洁、安静、安全（关门窗，置屏风，室内温度适宜）	3	
准备 （10分）	1. 着装符合要求，剪指甲、七步洗手法洗手、戴口罩	5	
	2. 准备物品（弯盘、镊子、清洗液棉球、纱布、薄膜手套、橡胶手套、治疗巾、屏风）	5	
查对 摆体位 （12分）	1. 查对（姓名、医嘱本、床头牌、手腕带），解释	5	←××您好，现在我帮您脱一条裤腿。双腿尽量分开，这个体位是否舒适？在清洁过程中如有什么不舒服请随时告诉我。
	2. 置屏风或床帘遮挡病人	2	
	3. 脱对侧裤腿盖于近侧，对侧肢体于被单覆盖（注意保暖），体位符合要求（平卧、双腿尽量分开，取截石位），病人感觉舒适	5	
操作 步骤 （43分）	1. 铺治疗巾，七步洗手法洗手，左手戴手套	3	←××您好，现在帮您进行清洁，请放轻松。
	2. 中查（姓名，查看执行本、床头牌、手腕带）	5	
	3. 清洁会阴（擦洗顺序：阴阜→左手分开大小阴唇，充分显露尿道口→清洁尿道口→尿道口至尿管外漏部分，至少5cm→双侧小阴唇→双侧大阴唇→肛门）	16	
	4. 清洗尿管：更换手套，左手扶持尿管，充分擦洗尿道口至尿管远端部分（不可逆行擦洗），直至擦洗干净，避免牵拉尿管	6	
	5. 撤物，脱手套，整理病人及床单位，七步洗手法洗手	4	
	6. 后查（姓名、执行本、床头牌、手腕带），签名	5	←××您好，已经给您清洁完毕，有没有什么不舒服？在留置尿管期间，您需要每日早晚分别用温水毛巾擦洗尿道外口，以防尿路感染，如果会阴部分泌物较多及月经周期时可随时用湿纸巾进行擦洗，保持局部清洁干净。您清楚了吗？谢谢您的配合！
	7. 交代注意事项	4	
效果 评价 （20分）	1. 尿道口周围及尿管清洁，无异味	10	
	2. 操作规范、动作熟练、轻稳	4	
	3. 体现人文关怀，爱伤观念强	3	
	4. 注意观察病人的反应	3	
提问		5	
总分		100	

（二）注意事项

1. 有爱伤观念，注意保护病人隐私，操作环境要遮挡。
2. 清洁要彻底，动作要轻柔，操作过程随时观察病人有无不适。
3. 棉球湿度适宜；清洁棉球与污染棉球区分清楚，一次只夹一个棉球。
4. 扶持尿管时动作轻柔，避免牵拉尿管。
5. 注意观察尿道口分泌物的性状、颜色、气味等，如有异常，应及时汇报，及时处理。

三、男性病人会阴擦洗术

（一）操作方法与评分标准

项目	质量标准	分值	沟通内容
评估 （10分）	1. 查对（姓名、医嘱本、床头牌、手腕带）	3	←您好，请问您叫什么名字？××您好，由于您有留置尿管，为了防止尿道口感染，根据医嘱现在需要给您做尿道口清洁护理，我帮您检查一下，可以吗？好，请稍等，我去准备一下用物。
	2. 讲解目的，取得病人配合。检查会阴部，查看尿道口黏膜是否完整，有无炎性渗出物及异常分泌物、有无异味	4	
	3. 环境整洁、安静、安全（关门窗，置屏风，室内温度适宜）	3	
准备 （10分）	1. 着装符合要求，剪指甲、七步洗手法洗手、戴口罩	5	
	2. 准备物品（弯盘、镊子、清洗液棉球、纱布、薄膜手套、橡胶手套、治疗巾、屏风）	5	
查对 摆体位 （12分）	1. 查对（姓名、医嘱本、床头牌、手腕带），解释	5	
	2. 置屏风或床帘遮挡病人	2	←××您好，现在我来帮您清洁一下会阴部，我帮您脱一条裤腿。双腿尽量分开，这个体位是否合适？在清洁过程中如有什么不舒服请随时告诉我。
	3. 脱对侧裤腿盖于近侧，对侧肢体于被单覆盖（注意保暖），体位符合要求（平卧、屈膝屈髋、双腿尽量分开），病人感觉舒适	5	
操作 步骤 （43分）	1. 铺治疗巾，七步洗手法洗手，左手戴手套	3	
	2. 中查（姓名，查看执行本、床头牌、手腕带）	5	
	3. 清洁会阴（擦洗顺序：阴阜→阴茎被面，先中间后两侧→纱布包裹阴茎，提起阴茎，褪包皮，显露冠状沟→尿道口至冠状沟至尿管→阴茎下面至阴囊，先中间后两侧→尿道口至冠状沟）	16	←××您好，现在帮您进行清洁，请放轻松。
	4. 清洗尿管：更换手套，左手扶持尿管，充分擦洗尿道口至尿管远端部分（不可逆行擦洗），直至擦洗干净，避免牵拉尿管，退包皮	6	
	5. 撤物，脱手套，整理病人及床单位，七步洗手法洗手	4	
	6. 后查（姓名、执行本、床头牌、手腕带），签名	5	←××您好，已经给您清洁完毕，有没有什么不舒服？在留置尿管期间，您需要每日早晚分别用温水毛巾擦洗尿道外口，以防尿路感染，如果尿道口分泌物较多时可随时用湿纸巾进行擦洗，保持局部清洁干净。您清楚了吗？谢谢您的配合！
	7. 交代注意事项	4	
效果 评价 （20分）	1. 尿道口周围及尿管清洁，无异味	10	
	2. 操作规范、动作熟练、轻稳	4	
	3. 体现人文关怀，爱伤观念强	3	
	4. 注意观察病人的反应	3	
提问		5	
总分		100	

（二）注意事项

注意事项同女性病人会阴擦洗术。

（冯　岚　杨晓燕　张雪梅）

第六十三章 灌 肠 术

一、目的及意义

1. 清洁肠道，为诊断性检查及手术做准备。
2. 刺激肠蠕动，解除便秘、肠胀气，降温。
3. 稀释和清除肠道有害物质，减轻中毒。
4. 肠道给药，用于镇静、催眠、治疗肠道感染等。

二、操作方法与评分标准

项目	质量标准	分值	沟通内容
准备 （12分）	1. 着装符合要求，剪指甲、七步洗手法洗手、戴口罩	2	
	2. 准备物品（一次性灌肠袋、灌肠液、水温计、纱布、弯盘、液状石蜡、橡胶单、治疗巾、一次性尿布垫、厕纸、屏风、便器）	3	
	3. 环境整洁、安静、安全	3	
	4. 按医嘱配制灌肠溶液，温度适宜	4	←您好，请问您叫什么名字？××您好，因为排便不畅，根据医嘱现在给您灌肠。灌肠可以帮您减轻腹胀、排出大便。请问您有无心脏病及高血压？有无做过直肠肛门的手术？有无痔疮及痔疮出血史？在灌肠过程中会您会感觉腹胀及有便意，请您深呼吸配合我，如有其他不适请及时告诉我。
解释 （12分）	1. 查对（姓名、医嘱本、床头牌、手腕带、灌肠液性质），解释（目的及配合）	5	
	2. 评估（配合度、可耐受性、肛门直肠疾患、灌肠禁忌证等）	4	
	3. 协助病人取正确、舒适体位，铺橡胶单、尿布垫、治疗巾，保护病人隐私，屏风遮挡，注意保暖	3	←××您好，物品已准备好，请您侧卧，裤子退至膝下，这样躺着舒适吗？
插管 灌液 （36分）	1. 戴手套	1	
	2. 灌肠袋液面高度适宜（液面至肛门40~60cm）	5	
	3. 润滑肛管，排气（肛管内无空气，溶液不蘸湿床单）后置于弯盘内，弯盘放于臀旁	8	
	4. 再次查对	5	
	5. 显露肛门，插管（动作轻柔，方法正确），嘱病人配合	4	←××您好，现在开始灌肠，请您张嘴缓慢深呼吸，放松，不要用力，我会小心慢插，如有不适请告诉我。
	6. 插管深度适宜（成人7~10cm，小儿2.5~4cm）	5	
	7. 流速符合要求（如病人诉有便意，嘱深呼吸，并降低灌肠筒高度或暂停灌肠30s，再缓慢灌入）	4	
	8. 观察病人病情及耐受情况，及时处理异常情况（如出现面色苍白、出冷汗、剧烈腹痛、心慌、气促等立即停止灌肠）	4	←××，现在有没有什么不舒服？请您继续深呼吸。

续表

项目	质量标准	分值	沟通内容
拔管 （15分）	1. 拔管（缓慢拔管，动作轻柔）	4	←××，现在已灌肠完毕，我帮您拔管，请放松，勿用力。 ←××，灌肠已完成，现在有便意吗？请您平卧，并尽量留10～20min再去排便，如需要我们协助排便请按呼吸器，我会及时过来，排便时注意防跌倒，排便后请告诉我排便次数。平时请您多饮水，多吃富含纤维的蔬菜、水果并按摩腹部，可以促进肠蠕动，并能软化大便、防止大便干结。请您好好休息，有需要请按呼叫器，我也会随时过来看您。
	2. 肛管及灌肠袋处理妥当	4	
	3. 做好肛周清洁，整理床单位，交代注意事项（排便灌肠保留10～20min后排便，保留灌肠保留1h以上）	4	
	4. 协助有需要的病人排便	3	
整理 交代 （10分）	1. 整理病人及床单位	2	
	2. 再次查对，记录灌肠及排便次数，记录方法正确	4	
	3. 妥善整理用物，七步洗手法洗手，指导预防便秘方法	4	
整体 （10分）	1. 操作方法正确、熟练、轻巧	5	
	2. 体现人文关怀，病人感受良好	5	
提问		5	
总分		100	

三、注意事项

1. 注意保暖，防止受凉，保护病人隐私。

2. 掌握好灌肠液的量（成人500～1000ml，小儿200～500ml）、温度（排便灌肠39～41℃，降温28～32℃，中暑4℃）、浓度、流速和压力。

3. 急腹症、妊娠早期、消化道出血病人禁止灌肠；肝性脑病病人禁止用肥皂水灌肠；伤寒病人灌肠量<500ml，灌肠液面距肛门<30cm；充血性心力衰竭和水钠潴留者禁用生理盐水灌肠。

4. 行降温灌肠时，需保留30min，排便30min后测量体温。

5. 灌肠常规取左侧卧位或平卧位；慢性细菌性痢疾取左侧卧位；阿米巴痢疾取右侧卧位。

（冯　岚　杨晓燕　张雪梅）

第六十四章 微量血糖监测技术

一、目的及意义

1. 监测病人血糖水平，了解血糖变化，评价糖代谢指标和糖尿病治疗效果，为糖尿病病人调整药物治疗、饮食和运动方案提供依据。
2. 及时发现低血糖和高血糖病人，及早处理。

二、操作方法与评分标准

项目	质量标准	分值	沟通内容
准备 （10分）	1. 着装符合要求，七步洗手法洗手、戴口罩	3	
	2. 物品准备齐全（治疗盘、75%乙醇溶液、棉签、血糖仪、血糖试纸、血糖采血针/笔、手套、消毒巾），放置合理	3	
	3. 严格查对医嘱（确认监测血糖的时间）	4	
检查 仪器 （5分）	1. 检查血糖试纸、血糖采血针有效期，确认血糖仪型号与试纸型号一致	3	
	2. 检查采血笔/针	2	
解释 评估 （18分）	1. 查对（姓名、医嘱本、床头牌、手腕带及进食时间）	8	←请问您叫什么名字？××您好，请问您上一次进食是×点×分？好的，根据您的进食时间，现在到时间给您测微量血糖了。 ←××您好，因为需要长时间测量微量血糖，为了保护您的皮肤，采血部位需要进行轮换，上一次采血部位是哪里？我们这次选这个手指可以吗？我帮您清洁双手。您这个体位舒适吗？那我们开始了。
	2. 解释得当，与病人沟通语言文明、态度好	5	
	3. 协助病人清洁双手（用肥皂及温水洗手），查看、选择采血部位（不得重复在一个部位采血，尽量选择指腹两侧，避免指尖或手指正中部位）	5	
正确 安装 （10分）	1. 正确安装采血针，调整采血针针刺深度	3	
	2. 取出血糖试纸（手不可直接触碰试纸测试区，不可用手直接伸入血糖试纸瓶内拿取试纸），盖紧试纸瓶盖	4	
	3. 打开血糖仪，插好血糖试纸	3	
消毒 采血 （30分）	1. 消毒皮肤（酒精消毒两次，中间待干，消毒范围足够）	5	←××，现在给您采血，会有轻微的疼痛，请不要紧张，我会尽量轻一点。
	2. 再次查对病人（姓名、医嘱本、床头牌、手腕带）及进食时间	7	
	3. 持采血针/笔手法正确，扎针、拔针迅速，痛感不明显	2	
	4. 挤血方法正确（从掌根向指尖挤，切忌用力挤压针尖处，以防组织液挤出影响血糖结果）	6	
	5. 取血方法正确（以干棉签拭去第一滴血），取血量足够	5	←请放松，采血完毕，请按压1分钟。
	6. 读数、记录	2	
	7. 按压后收回棉签	3	←××，血糖测好了，您平时需要

续表

项目	质量标准	分值	沟通内容
整理 （16分）	1. 取出试纸，清洁血糖仪	3	注意……。谢谢您的配合，有事请按呼叫器，我也会随时来看您。
	2. 妥善清理用物，七步洗手法洗手，记录	4	
	3. 再次查对（姓名、医嘱本、床头牌、手腕带）	4	
	4. 健康指导（饮食指导、低血糖症状及预防）	5	
整体 （6分）	1. 动作轻巧，技术熟练，符合操作规程	2	
	2. 爱心观念强，病人舒适，痛感较小	2	
	3. 注意无菌操作，操作环境清洁	2	
提问		5	
总分		100	

三、注意事项

1. 测血糖前，确认血糖仪上的号码与试纸号码一致。
2. 确认病人手指乙醇干透后再实施采血。
3. 滴血量应使试纸测试区完全变成红色。
4. 应定期更换采血部位。

（冯　岚　杨晓燕　张雪梅）

第六十五章 皮内注射法

一、目的及意义

1. 对病人进行药物过敏试验。
2. 预防接种。

二、操作方法与评分标准

项目	质量标准	分值	沟通内容
准备 （10分）	1. 着装符合要求，剪指甲、七步洗手法洗手、戴口罩	3	
	2. 物品准备齐全，放置合理（基础治疗盘、纱布、砂轮、盐酸肾上腺素、1ml注射器2支、5ml注射器3支）	3	
	3. 了解药物过敏的观察，熟悉抢救过程	4	
解释 （9分）	1. 双人查对（姓名、医嘱本、床头牌、手腕带）	3	←您好，请问您叫什么名字？××您好，由于病情需要，现在给您做××皮试，您以前用过这类药物吗？有过敏反应吗？平时对什么药品、食物过敏吗？家里人有什么过敏情况吗？你吃饭了吗？这样的体位舒适吗？请稍等，我去准备药物。
	2. 解释得当，与病人沟通语言文明、态度好	2	
	3. 详细询问过敏史	4	
准备 药液 （21分）	1. 七步洗手法洗手	2	
	2. 查对、检查药物质量（药名、质量、有效期、药品批号、密封瓶是否密封），双人查对	3	
	3. 取药，配药方法正确。安瓿的取药方法：弹、消、锯、消、折（以纱布包裹安瓿折断）	2	
	4. 混匀皮试液手法正确（可看到气泡在注射器内充分移动）	3	
	5. 吸取药液手法正确（注射器刻度、安瓿标签均向上）	3	
	6. 皮试液浓度、剂量准确	4	
	7. 针头不污染（液体不倒流，针头不触碰安瓿口壁）	2	
	8. 双人查对、确认	2	
消毒 注射 （37分）	1. 七步洗手法洗手	2	
	2. 查对（姓名、医嘱本、床头牌、手腕带）	3	
	3. 选择注射部位准确、体位合适（卧位或坐位，取前臂下1/3掌内侧或尺侧掌横纹上三横指处，避开血管；注射部位皮肤完整、无硬结、红肿、瘢痕、皮疹等）	3	
	4. 消毒皮肤范围规范（酒精消毒两次，两次间需待干）	4	
	5. 再次查对病人（查医嘱、药名、床头牌、手腕带、病人名字）	3	←××，您好！我准备进针了，请放松，我会尽量轻一点，手不要动，请您配合。
	6. 持注射器手法正确（注射器刻度及针尖斜面均向上）	2	

续表

项目	质量标准	分值	沟通内容
消毒注射（37分）	7. 进针角度、深度、速度适宜（以5°~10°角刺入皮肤后平行进针，至针尖斜面全部进入皮肤）	4	←××，皮试已经打好了，20min后才观察结果，在这段时间里我会在这里陪着您，请您不要摸、抓、揉、擦、压迫或盖住穿刺点的皮丘，如果有任何不适都请及时告诉我。 ←××，皮试时间到了，您有没有什么不舒服吗？给我看看您的皮丘，您的皮试结果是阴性，我去报告医生。请您不要外出，继续留在病房1小时以上，如您有什么不适或需要帮助请及时按呼叫器，我会随时来看您，谢谢您的配合。
	8. 剂量准确，皮丘符合标准（注射0.1ml，进针处无渗血，皮丘隆起，可见毛孔3~5个）	5	
	9. 注射后立刻看时间，再次查对并记录	2	
	10. 向病人交代注意事项正确（有任何不适及时告知护士，观察结果后1h内不可离开病房）	3	
	11. 拔针后不按揉、不抓挠局部，不按压针眼	3	
	12. 守候观察20min（不离开病人，严密观察病情变化）	3	
判断（7分）	判断皮试结果正确（阴性：皮丘无改变，周围不红肿，无红晕，无自觉症状；阳性：局部皮丘隆起，出现红晕硬块，直径>1cm，或皮丘周围出现伪足、有痒感，严重时出现全身反应，甚至发生过敏性休克等）	5	
	皮试结果记录方法正确	2	
整理（5分）	1. 整理病人床单位	1	
	2. 再次查对	3	
	3. 妥善清理用物，七步洗手法洗手	1	
整体（6分）	1. 动作轻巧，技术熟练，符合操作规程	2	
	2. 体现人文关怀，注意与病人的沟通	2	
	3. 全程15min，超时1min扣2分	2	
提问		5	
总分		100	

三、注意事项

1. 操作前需核查是否有医生与患者或家属签署的皮试同意书。
2. 勿用碘酊消毒皮肤。
3. 如病人对皮试药物有过敏史，禁止做皮试。
4. 需以原药配置皮试液，不可以同种类药物替代。
5. 皮试药液现配现用，浓度要准确。
6. 皮试结果阳性时需告知医生、病人及家属，并在门诊病历首页、床头牌、手腕带、病历夹、病区日志等处进行标识。

（冯　岚　杨晓燕　张雪梅）

第六十六章 皮下注射法

一、目的及意义

1. 预防接种。
2. 局部麻醉用药或术前给药。
3. 不能或不宜经口服给药，而需一定时间内发生药效时使用。

二、操作方法与评分标准

项目	质量标准	分值	沟通内容
准备 （10分）	1. 着装符合要求，剪指甲、七步洗手法洗手、戴口罩	3	
	2. 准备物品（基础治疗盘、急救药品及用物、纱布）	3	
	3. 环境整洁、有宽阔的操作台。	4	
解释 评估 （10分）	1. 查对（姓名、医嘱本、床头牌、手腕带）	4	←您好，请问您叫什么名字？××您好，根据医嘱需要给您注射××药物，××药物的作用是……，不良反应是……。请问您以前注射过这种药物吗？注射后有不舒服吗？有无药物过敏？这个药可以注射在×××部位，您想注射在哪里？我看一下注射部位，这里上次打过吗？请稍等，我去准备药物。
	2. 解释给药目的，告知病人药物名称、作用、不良反应，取得病人配合（注射胰岛素需先准备好食物）	3	
	3. 评估、选择注射部位	3	
备药 （15分）	1. 七步洗手法洗手	2	
	2. 双人查对（药名、浓度、剂量、给药途径、给药时间）、检查药物质量（有无变色、浑浊、沉淀或絮状物，安瓿有无裂缝、药品有效期）	5	
	3. 取药，配药方法正确。安瓿的取药方法：弹、消、锯、消、折（以纱布包裹安瓿折断）	3	
	3. 吸取药液手法正确，吸尽药液，排尽空气，剂量准确，不浪费药液。选择注射器准确（给药剂量<1ml 选用 1ml 注射器），注射器放置合理（放于注射器包装内或治疗巾内）	5	
消毒 注射 （40分）	1. 七步洗手法洗手	2	←××您好，物品已准备好，我再看看注射部位，您需要保持这个姿势，可以吗？我帮您消毒。
	2. 查对（姓名、医嘱本、床头牌、手腕带）	4	
	3. 确认注射部位，病人体位舒适、合适	4	
	4. 消毒皮肤范围规范（消毒两次，两次间待干，第一次消毒至进针耗时不超过 1min）	4	
	5. 中查（姓名、医嘱本、床头牌、手腕带、药物）	3	←××，您好！我准备进针了，可能有些疼痛，我会尽量轻点，请您不要紧张，请放松，手不要动，请您配合。
	6. 持注射器手法正确（针头斜面向上）	3	
	7. 进针角度（与皮肤成30°～40°或90°）、深度（为针梗的1/2～2/3）、速度适宜（进针快）	6	
	8. 注射前抽回血，无回血后，推药速度缓慢	3	

续表

项目	质量标准	分值	沟通内容
消毒注射（40分）	9. 推注药物时观察病情，关心病人，询问其反应	5	
	10. 拔针迅速，按压针口（胰岛素不可按压）至不出血	4	
	11. 按压后的棉签处理得当	2	
整理（10分）	1. 整理病人床单位	2	←××您好，注射已经完成。您有什么需要请及时按呼叫器，我会随时过来看您的，谢谢您的配合。
	2. 后查（姓名、医嘱本、床头牌、手腕带、药名）、记录用药时间并签名	3	
	3. 交代注意事项（注射胰岛素者需告知进食时间，嘱注射后勿剧烈运动、按摩、日光浴等）	3	
	4. 妥善清理用物，七步洗手法洗手	2	
整体（10分）	1. 动作轻巧，技术熟练，符合操作规程	3	
	2. 爱伤观念强，病人舒适，痛感较小	3	
	3. 全程5min，超过1min扣2分	4	
提问		5	
总分		100	

三、注意事项

1. 常用注射部位有三角肌下缘（病人需手掐腰，上臂内旋）、上臂外侧、大腿前侧及外侧、下腹部；需长期注射者，建立循环注射部位计划，防局部组织坏死；避免在活动不便、偏瘫的肢体进行注射。

2. 注射完毕快速拔针，用无菌干棉签轻按3~5min，凝血功能差的病人需延长按压时间。

3. 注射部位应当避开炎症、破溃或者有肿块的部位；瘀斑、硬结处可用热敷、湿敷。

4. 对组织刺激性较强的药物不可用于皮下注射。

5. 注射胰岛素不可用碘酒消毒；注射胰岛素后15~30min内必须进食。胰岛素注射后禁止按摩和热敷，以防药效提早产生。

（冯　岚　杨晓燕　张雪梅）

第六十七章　肌内注射法

一、目的及意义

1. 通过肌内注射给予病人实施药物治疗。
2. 要求在一定时间内产生药效，而不能或不宜口服及静脉注射的药物，要求比皮下注射更迅速发生药效时采用。

二、操作方法与评分标准

项目	质量标准	分值	沟通内容
准备 （10分）	1. 着装符合要求，剪指甲、七步洗手法洗手、戴口罩	3	
	2. 物品（基础治疗盘、纱布、砂轮、注射器、急救药品及用物）	3	
	3. 环境整洁，有宽阔的操作台	4	
解释 评估 （10分）	1. 查对（姓名、医嘱本、床头牌、手腕带）	4	←您好，请问您叫什么名字？××您好，根据医嘱需要给您注射××药物，××药物的作用是……，不反应是……。请问您以前注射过这种药吗？注射后有不舒服吗？有无药物过敏？这个药可以注射在×××部位，您想注射哪里？我看一下注射部位，这里上次打过吗？请稍等，我去准备药物。
	2. 告知病人药物名称、作用、不良反应，解释给药目的，取得病人配合	3	
	3. 评估、选择注射部位	3	
备药 （15分）	1. 七步洗手法洗手	2	
	2. 双人查对（药名、浓度、剂量、给药途径、给药时间）、检查药物质量（有无变色、浑浊、沉淀或絮状物，安瓿有无裂缝、药品有效期）	5	
	3. 取药，配药方法正确。安瓿的取药方法：弹、消、锯、消、折（以纱布包裹安瓿折断）	3	
	4. 吸取药液手法正确，吸尽药液，排尽空气，剂量准确。正确选择注射器及注射针头，注射器放置合理（放于注射器包装内或治疗巾内）	5	
消毒 注射 （40分）	1. 查对（姓名、医嘱本、床头牌、手腕带）	4	←××您好，药液已准备好，我再看下注射部位。打针时您需保持这个体位，这样舒适吗？好，请放松，我帮您消毒。
	2. 注射部位准确、体位合适、舒适	6	
	3. 七步洗手法洗手	2	
	4. 消毒皮肤范围规范（消毒两次，两次间待干；第一次消毒至进针耗时不超过1min）	5	
	5. 中查（姓名、医嘱本、床头牌、手腕带、药物）	4	←××您好，现在准备给您打针了，可能有些疼痛，推药时请您不要动，我会尽量轻点，请您不要紧张。
	6. 持注射器手法正确	2	
	7. 进针角度（90°垂直进针）、深度（针梗的2/3；对消瘦及小儿应减少刺入的深度）、速度适宜（进针快）	6	
	8. 注射前回抽血，推药速度适宜（推药慢）	3	
	9. 推注药物时观察病情，关心病人，询问其反应	3	←××，现在给您推药，您有没有什么不舒服的感觉？
	10. 拔针迅速，按压片刻至不出血（拔针快）	3	
	11. 按压后的棉签处理得当	2	

续表

项目	质量标准	分值	沟通内容
整理 （10分）	1. 整理病人床单位	2	←××您好，注射已经完成。您有什么需要请及时按呼叫器，我会随时过来看您的，谢谢您的配合。
	2. 后查，签名	4	
	3. 妥善清理用物，七步洗手法洗手	4	
整体 （10分）	1. 动作轻巧，技术熟练，符合操作规程	3	
	2. 爱心观念强，病人舒适、痛感较小	3	
	3. 全程5min，超过1min扣2分	4	
提问		5	
总分		100	

三、注意事项

1. 选择合适的注射部位（选择肌肉较厚，距离大神经、大血管较远的区域），避免刺伤神经和血管。常用肌内注射部位有：臀大肌、臀中肌、臀小肌、股外侧肌、三角肌。

2. 注射部位应当避开硬结、皮疹、破损、炎症、瘢痕等部位。

3. 需长期注射者，建立循环注射部位计划，防局部组织坏死；避免在活动不便、偏瘫的肢体进行注射。

4. 注射用药为油剂或混悬液时应选用较粗针头，刺激性药物需选用长型针头。

5. 合理安排注射顺序，多种药物同时注射时，先注射无刺激性或刺激性小的药物。

（冯　岚　杨晓燕　张雪梅）

第六十八章 静脉注射法

一、目的及意义

1. 需迅速发生药效，尤其在急危重症病人中应用时。
2. 不宜口服、皮下注射及肌内注射，只适宜经静脉给药的药物。
3. 通过静脉注入用于诊断性检查的药物。

二、操作方法与评分标准

项目	质量标准	分值	沟通内容
准备 （5分）	1.环境整洁，着装符合要求，剪指甲。七步洗手法洗手、戴口罩	2	
	2.备物（基础治疗盘、注射用药物、生理盐水、砂轮、治疗巾、止血带、注射器、头皮针、输液贴、胶布、急救药品及用物、笔、表、弯盘）	3	
评估 （10分）	1.查对（姓名、医嘱本、床头牌、手腕带）	3	←您好,请问您叫什么名字？××您好,因为……,现在根据医嘱给您静脉注射××药物,××药物的作用是……,不良反应是……。您以前用过这类药吗？有没有不良反应？有什么药物过敏？您想注射哪里？给我看下好吗？这根血管适合穿刺,就注射这可以吗？因为静脉注射时间大概需要×分钟,您需要上洗手间吗？请您稍等我去准备用物。
	2.评估、选择注射部位	4	
	3.告知病人药物名称、作用、不良反应，解释给药目的，给药所需时间，了解病人需求	3	
抽药 （20分）	1.七步洗手法洗手	2	
	2.双人查对（药名、浓度、剂量、给药途径、给药时间），检查药物（有无变色、浑浊、沉淀或絮状物、药物有效期，安瓿有无裂缝）	5	
	3.取药，配药方法正确。安瓿的取药方法：弹、消、锯、消、折（以纱布包裹安瓿折断）	3	
	4.抽药：吸取药液手法正确，吸尽药液，排尽空气，剂量准确，不浪费药液。正确选用注射器，注射器放置合理（放于注射器包装内或治疗巾内）	5	
	5.抽取生理盐水 5ml（吸取药液手法正确，要求同上）	5	
注射 （45分）	1.查对（病人自述姓名、医嘱本、床头牌、手腕带）	3	←××您好,药物已准备好,现在给您行静脉注射好吗？这个体位舒适吗？我再看下您的注射部位,好,请稍等。
	2.取垫巾、止血带，再次评估选择血管(如触碰病人则需再次洗手)，病人体位舒适、符合要求	2	
	3.七步洗手法洗手。再次查对、检查液体质量。注射器（生理盐水）接头皮针，排气，检查头皮针管道内空气	6	
	4.戴手套	1	
	5.消毒皮肤部位正确（棉签蘸取消毒液适量，消毒范围直径 5～6cm，消毒无空隙，两次消毒间待干，第一次消毒至进针耗时不超过 1min）	6	←××,现在给您消毒,这只手请勿动。

续表

项目	质量标准	分值	沟通内容
注射 (45分)	6. 扎止血带规范（距离进针口＞10cm，不可过紧，扎止血带时间适宜）	3	←××，现在给您扎止血带。
	7. 再次查对病人（姓名、床头牌、手腕带、医嘱本；液体、管腔内有无空气），嘱病人握拳	6	←××，现在准备给您进针了，请握拳，进针时会有轻微疼痛，请您放松，我会尽量轻一些。
	8. 进针角度（15°～30°）、深度适宜，一针见血，不退针	6	
	9. 松拳、松止血带、固定针头，推注生理盐水，观察进针处有无肿胀，注射是否顺畅	4	←××，进针完毕，请松拳。
	10. 更换注射器，推注药液，注射速度适宜	5	←××，现在帮您推注药物，如有不适请告知我。
	11. 注射完毕以生理盐水冲管，拔针，按压	3	
整理 (10分)	1. 整理病人床单位，撤止血带、治疗巾，妥善处理用物	2	
	2. 脱手套，七步洗手法洗手	3	
	3. 查对（姓名、医嘱本、药物、床头牌、手腕带）签名，交代注意事项及用药反应	5	←××，药已经给您注射完毕。如果有什么不舒服请您按呼叫器，我会随时来看您。请您好好休息，谢谢您的配合。
整体 (10分)	1. 动作轻巧，技术熟练，符合标准预防原则	2	
	2. 体现人文关怀，有爱伤观念，注意与病人沟通	1	
	3. 遵循无菌技术原则，不跨越无菌区	6	
	4. 垃圾分类正确	1	
总分		100	

三、注意事项

1. 对需长期静脉给药的病人，应当保护血管，由远心端至近心端、由小血管至大血管选择穿刺。

2. 血管选择要求　选择粗、直的血管，避开关节、静脉窦、瘢痕、红肿、炎症及皮肤破溃处，避开手指、足背、腕、踝等关节活动部位；避免在老年人、行腹部手术、长期卧床、截瘫病人的下肢及偏瘫侧肢体进行穿刺，避免在乳腺手术病人术侧上肢进行穿刺。

3. 注射过程中随时观察病人反应。

4. 静脉注射有强烈刺激性药物时，应当防止因药物外渗而发生的组织坏死。

（冯　岚　杨晓燕　张雪梅）

第六十九章　静脉血标本采集法

一、目的及意义

采集静脉血标本用于检验、配血、血培养等。其结果可为病情观察、治疗提供依据，或配血、输血时需采用该技术。

二、操作方法与评分标准

项目	质量标准	分值	沟通内容
准备 （12分）	1. 着装符合要求，剪指甲，七步洗手法洗手，戴口罩	4	
	2. 备物（基础治疗盘、治疗巾、止血带、采血针、试管、试管架、标本采样清单、橡胶手套）	2	
	3. 双人查对医嘱与采样清单是否相符（床号、姓名、检验项目），检查试管（是否完好、内加试剂，标明科室、床号、姓名，检查试管条码、试管帽颜色与采样清单上是否相符）	6	
评估 （15分）	1. 双人查对（姓名、医嘱本、床头牌、手腕带）	5	←您好，请问您叫什么名字？××您好，根据医嘱现在我们帮您抽血，检查血生化、血常规、血沉等，血沉需要空腹，请问您之前有进食吗？您有血液方面的疾病吗？您想在哪只手抽血呢？让我看看您的血管吗？在这抽血可以吗？您这个体位舒适吗？抽血过程中需您握拳配合，可以吗？好的，请稍等。
	2. 解释采血目的、方法及配合方法	4	
	3. 根据采血量选择血管，观察局部皮肤、血管状况	4	
	4. 协助病人取舒适、安全体位	2	
采血 （63分）	1. 七步洗手法洗手	2	
	2. 双人再次核对病人身份、检验项目、试管、标签及采样清单	5	←××您好，现在准备给您抽血，这只手臂需伸展、勿动，有轻微疼痛，我会尽量轻一些，请勿紧张。 ←现在帮您消毒、扎止血带，请握拳。
	3. 戴手套	2	
	4. 消毒皮肤方法正确、范围规范（消毒两次，两次间待干，第一次消毒至进针耗时不超过1min）	4	
	5. 系止血带部位适宜（距进针口＞5cm）	3	
	6. 双人中查（姓名、医嘱本、床头牌、手腕带）	5	
	7. 穿刺进针角度、深度适宜	3	
	8. 穿刺一针见血，有回血后，妥善固定针柄	5	
	9. 接、取真空采血管方法正确（含添加试剂的试管轻轻摇匀5～8次，不可剧烈震荡，避免溶血）	5	
	10. 采血标本数、采血量正确	6	
	11. 采血过程中观察病情	3	←××，请继续握拳，这只手臂请不要动，很快就好。请问您有什么不舒服吗？
	12. 松止血带、松胶布、拔针	3	
	13. 双人后查，执行者、查对者签名	5	
	14. 指导病人按压穿刺部位，交代按压时间及注意事项	4	←××，血已经抽好了，请您按压针

续表

项目	质量标准	分值	沟通内容
采血 (63分)	15. 采血试管顺序正确	6	口3～5min直到不出血为止，针口不要揉，抽血的这只手臂今天不要提重物及用力活动，好吗？谢谢您的配合。
	16. 物品用后处理正确，七步洗手法洗手	2	
评价 (10分)	1. "一人、一巾、一带"，床单位无污染	3	
	2. 病人体位舒适，疼痛感小，无不适反应	2	
	3. 职业防护意识好，一次性物品处理正确	5	
总分		100	

三、注意事项

1. 熟练掌握操作技术，操作应轻柔、准确，做到一针见血，减少刺激。

2. 穿刺静脉的选择：首选手臂肘前区静脉，优先顺序依次为正中静脉、头静脉及贵要静脉。当无法在肘前区的静脉进行采血时，也可选择手背的浅静脉。全身严重水肿、大面积烧伤等特殊病人无法在肢体找到合适的穿刺静脉时，可选择颈部浅表静脉、股静脉采血，不宜选择手腕内侧的静脉，穿刺疼痛感明显且容易损伤神经和肌腱。不宜选用足踝处的静脉，可能会导致静脉炎、局部坏死等并发症。其他不宜选择的静脉还包括乳腺癌根治术后同侧上肢的静脉（3个月后，无特殊并发症可恢复采血）；化疗药液注射后的静脉；血液透析病人动静脉瘘侧手臂的静脉；穿刺部位有皮损、炎症、结痂、瘢痕的血管；不宜在静脉输液、输血同侧手臂采血。

3. 采血过程中应避免导致溶血的因素。

4. 需要抗凝的血标本，应尽快将血液与抗凝剂混匀。

5. 抽血完毕后，棉签沿血管走向竖向按压穿刺点，凝血功能差的病人应延长按压时间。

6. 用采血针一次采多管血液时，采血顺序：血培养瓶（微生物标本，厌氧菌培养优先）→柠檬酸钠抗凝采血管→血清采血管[包括含促凝剂和/（或）分离胶]→含有或不含分离胶的肝素抗凝采血管→含有或不含分离胶的EDTA抗凝采血管→葡萄糖酵解抑制采血管。用于分子检测的采血管宜置于肝素抗凝采血管前采集；用于微量元素检测的采血管宜充分考虑前置采血管中添加剂是否含有所检测的微量元素，必要时单独采集。

7. 特殊情况只能从静脉留置管中采血时，对于凝血功能检测宜弃去最初的5ml或6倍管腔体积的血液，对于其他检测宜弃去最初的2倍管腔体积的血液。

（冯　岚　杨晓燕　张雪梅）

第七十章 动脉血标本采集法

一、目的及意义

采集动脉血，进行血气分析，监测机体内有无酸碱平衡失调、二氧化碳潴留情况，为指导氧疗、调节机械通气和各种参数提供依据。

二、操作方法与评分标准

项目	质量标准	分值	沟通内容
准备 （15分）	1. 着装符合要求，七步洗手法洗手、戴口罩	4	
	2. 物品齐全，放置合理（基础治疗盘、标本采样清单、血气针/5ml注射器、治疗巾、橡胶手套、必要时备肝素稀释液及橡皮塞）	4	
	3. 环境清洁、光亮、选择穿刺部位时注意私密性保护	2	
	4. 双人查对医嘱、条形标签（科室、床号、姓名、检验项目、条形码）与采样信息是否一致	5	
解释 评估 （16分）	1. 双人查对（姓名、医嘱本、床头牌、手腕带）	5	←您好，请问您叫什么名字？根据您的病情及医嘱现在要给您抽动脉血，目的是评估您体内氧和二氧化碳浓度及酸碱平衡情况，请问您之前有进食吗？您有血液方面的疾病吗？动脉血可以在……采集，您想抽哪里？让我看看您那里的血管吗？在这抽血可以吗？您这个体位舒适吗？好的，请稍等，我去准备用物。
	2. 解释动脉采血目的和配合方法，与病人沟通语言文明，态度好	3	
	3. 评估病人治疗情况，如是否持续给氧或呼吸机辅助呼吸等，避开吸痰前后30min	2	
	4. 合理、正确选择穿刺部位（桡动脉、肱动脉、股动脉、足背动脉）	4	
	5. 病人体位舒适、安全	2	
准备 消毒 （17分）	1. 双人再次核对病人身份、检验项目、标签、采样清单信息	4	←××，您好，物品已准备好，现在我们来给您抽血，让我们再看看您的血管吗？这个体位舒适吗？
	2. 取出血气针或用5ml注射器抽取1ml肝素稀释液湿润后排尽肝素液备用	2	
	3. 七步洗手法洗手、戴手套	4	
	4. 消毒，以动脉搏动最强点为圆心，直径大于5cm（消毒两次，两次间待干，第一次消毒至进针耗时不超过1min）	5	
	5. 用碘伏棉签消毒操作者左手示指和中指，取无菌棉签，夹于左的小指和环指之间	2	
穿刺 （36分）	1. 双人中查（姓名、医嘱本、床头牌、手腕带）	5	←××您好，现在准备给您抽血，抽血过程中会有些疼痛，您可以大口深呼吸，但这个肢体请保持这个姿势不要移动，如有不适，可以随时告诉我，我会尽量轻一些。
	2. 用已消毒的左手示指和中指扪及动脉搏动最强点，固定并绷紧皮肤，另一手持注射器，在搏动最强点进针（桡动脉15°～20°进针，股动脉90°进针，小儿股动脉和成人肱动脉、足动脉45°进针），一针见血	10	
	3. 见鲜红色动脉回血后固定针头，动脉血将自动把针栓向上推，注射器则需手动往回抽血	2	

续表

项目	质量标准	分值	沟通内容
穿刺 （36分）	4. 采集1.5~2ml血后，无菌棉签按住穿刺点，迅速拔针，立即将注射器针头斜面刺入橡皮塞内，隔绝空气，注射器在手掌来回转动至少5s，防止凝血	6	←××您好，血已经抽好了，我现在马上送检，穿刺针口请您垂直按压10min，不要揉，穿刺的这个肢体今天不要提重物，也不要用力活动，谢谢您的配合。
	5. 采血过程中观察病情	2	
	6. 指导病人按压穿刺部位，交代按压时间及注意事项	5	
	7. 双人后查（姓名、医嘱本、床头牌、手腕带），签名	6	
送检 （6分）	1. 核对、贴标签，立即送检	2	
	2. 正确整理用物，脱手套，七步洗手法洗手	4	
整体 （6分）	1. 动作轻巧，技术熟练，符合标准预防原则	2	
	2. 体现人文关怀，有爱伤观念，注意与病人沟通	2	
	3. 遵循无菌技术原则，不跨越无菌区	2	
提问		4	
总分		100	

三、注意事项

1. 严格执行无菌操作技术，预防感染。

2. 进针深度适宜，避免穿破对侧动脉壁导致皮下淤血。

3. 如穿刺未见回血，避免反复退针及同一部位反复穿刺。

4. 穿刺部位应当压迫止血至不出血为止，如发生皮下淤血，应标记淤血范围，密切观察消退情况；有出血倾向病人慎用。

5. 做血气分析时注射器内不能有空气。

6. 标本应当立即送检，以免影响检验结果。

7. 尽量采用一次性动脉采血针，特殊情况下采用注射器抽动脉血时，抗凝用肝素液应现配现用。

（冯　岚　杨晓燕　张雪梅）

第七十一章　密闭式周围静脉输液技术

一、目的及意义

1. 穿刺静脉，建立静脉通道。
2. 遵医嘱准确、安全地为病人实施输液治疗。
3. 维持机体水、电解质及酸碱平衡，补充血容量，改善微循环，维持血压，控制感染和解毒，补充营养，供给热能。

二、操作方法与评分标准

项目	质量标准	分值	沟通内容
准备 （5分）	1. 着装符合要求，剪指甲、七步洗手法洗手、戴口罩	2	
	2. 物品［基础治疗盘、药物、液体、砂轮、治疗巾、止血带、输液器、注射器、头皮针或留置针（长期输液＞3天，建议使用静脉留置针）、输液贴、胶布、输液卡、急救药品及用物、管道标识、橡胶手套］	3	
评估 （12分）	1. 查对（姓名、医嘱本、床头牌、手腕带）	5	←您好，请问您叫什么名字？××您好，因为……，现在根据医嘱给您输液，您输注的药物是××类，您以前用过这类药吗？有没有不良反应？有什么药物过敏吗？您有心肺方面的疾病吗？您想注射在哪里？给我看看好吗？这条血管适合穿刺，就注射这可以吗？因为输液时间大概需要×小时，您需要上洗手间吗？请您稍等，我去准备用物。
	2. 评估，选择注射部位	4	
	3. 告知病人药物名称、作用、不良反应，解释给药目的，给药所需时间，了解病人需求	3	
准备 （29分）	1. 七步洗手法洗手	2	
	2. 双人查对药名、浓度、剂量、给药途径、给药时间	5	
	3. 检查药物及液体（有无变色、浑浊、沉淀或絮状物、药物有效期，安瓿有无裂缝），袋装液体质量的检查方法：一挤二照三倒转3～5s	4	
	4. 检查输液器，连接、取管、插管手法正确	2	
	5. 查对（病人姓名、医嘱本、床头牌、手腕带），解释	5	←××您好，物品已准备好，现在给您输液好吗？这个体位舒适吗？我再看下您的血管，好，请稍等。
	6. 取垫巾、止血带，再次评估选择血管（如触碰病人则需再次洗手）	2	
	7. 病人体位舒适、安全，放输液架，再次查对、检查液体质量（一挤二照三倒转3～5s），挂液体	5	
	8. 排气一次成功，药液平面达莫非氏管1/3～1/2，检查输液管道内是否有空气，针头不污染	4	
穿刺 （22分）	1. 戴手套	2	
	2. 消毒（消毒范围直径5～6cm，无空隙，待干）	5	←××，现在给您消毒，请不要动。
	3. 扎止血带（离进针口至少10cm，不可过紧，扎止血带时间适宜）	3	
	4. 再次查对病人（姓名、医嘱本、液体、输液管腔内空气、床头牌、手腕带）	5	←××，现在准备给您进针了，请握拳，进针时有点疼痛，请您放松，我会尽量轻一些。
	5. 进针角度（15°～30°）、深度适宜，一针见血不退针	4	
	6. 松拳、松止血带、松调节器	3	←××，请松拳，进针完毕。

续表

项目	质量标准	分值	沟通内容
整理 （18分）	1. 固定方法正确、美观	2	
	2. 调节滴速	3	
	3. 整理病人床单位，撤止血带、治疗巾	2	
	4. 脱手套，七步洗手法洗手	2	
	5. 查对（姓名、医嘱本、液体、床头牌、手腕带）、记录、签名；写、挂输液卡、粘贴管道标识	7	
	6. 注意观察用药反应；向病人交代注意事项	2	←××，这个滴速我已经给您调好，请不要自行调节滴数，这种药有……作用，可能会出现……反应。如果有什么不舒服请您按呼叫器，我也会随时来看您。请您好好休息，谢谢您的配合。
整体 （9分）	1. 动作轻巧，技术熟练，符合标准预防原则，体现人文关怀，有爱伤观念	2	
	2. 遵循无菌技术原则，不跨越无菌区	3	
	3. 全程8min，超时1min扣2分	2	
	4. 垃圾分类正确	2	
提问		5	
总分		100	

三、注意事项

1. 严格执行无菌操作原则。

2. 血管选择要求 选择粗、直的血管，避开关节、静脉窦、瘢痕、红肿、炎症及皮肤破溃处，避开手指、足背、腕、踝等关节活动部位；避免在老年人、腹部手术病人、长期卧床病人、截瘫病人的下肢及偏瘫侧肢体进行输液，避免在乳腺手术病人术侧上肢进行输液。

3. 头皮针适合于输注药液量较少、药液刺激性小、输液时间较短的病人。

4. 对长期输液的病人，应当有计划地更换输液部位，注意保护静脉，遵循由从远及近、由小到大、多部位轮流注射，尽量采用留置针进行输液治疗。

5. 对血管壁有刺激性的药物应充分稀释后再使用，防止药液外渗。

6. 输液完毕应及时更换液体或拔针，防止空气进入血管形成空气栓塞。

7. 根据病人年龄、病情、药物性质调节滴速，成人40~60滴/分，小儿20~40滴/分，年老体弱、婴幼儿、心肺功能不全、肾功能不全、腹水等病人，或输入血管活性药物、含钾液体、高渗盐水等宜慢；严重脱水、血容量不足、心肺功能良好者、需快速滴注的药物等输液速度适当加快。

8. 发生输液反应及时处理。

（冯 岚 杨晓燕 张雪梅）

第七十二章 密闭式静脉输血技术

一、目的及意义

1. 补充血容量,改善血液循环。
2. 补充红细胞,纠正贫血。
3. 补充各种凝血因子、血小板,改善凝血功能。
4. 补充血浆蛋白、抗体、补体及白细胞等血液成分,增加机体抵抗力。
5. 排除有害物质。

二、操作方法与评分标准

项目	质量标准	分值	沟通内容
准备 (8分)	1. 着装符合要求,剪指甲、七步洗手法洗手、戴口罩。	3	
	2. 物品准备齐全:输血同意书、血型单、交叉配血单、血制品、生理盐水 100ml、输器器、基础治疗盘、治疗巾、止血带、头皮针(成人使用 9 号针头,儿童用 7~8 号针头)或 22~24G 的留置针、输液贴或透明薄膜、胶布、输液卡、急救药品、管道标识、血型标识、橡胶手套,放置合理	3	
	3. 环境整洁,有宽阔的操作台	2	
查对 (10分)	1. 双人三查八对:查血制品的有效期、输血装置是否完好;核对床号、姓名、住院号、血袋号、血型、交叉配血相容试验结果、血制品种类和剂量。查看病人的血常规结果,评估输血指征	5	您好,请问您叫什么名字?××您好,因为……,现在根据医嘱给您输血,您知道自己的血型吗?对的,您的血型是×型,现在准备给您输注×型红细胞,您以前输过血吗?有无不良反应?有什么药物过敏?您有心肺方面的疾病吗?您想在哪侧输注?给我看下好吗?这根血管适合输血,就选这可以吗?因为输血时间大概需要×小时,您需要上洗手间吗?我查看了您这两天的生命体征,都是正常的,但是现在还需要给您监测生命体征,请配合一下。您的生命体征平稳,请您稍等,我去准备用物。 ←××您好,物品已准备好,现在给您输血好吗?这个体位舒适吗?我再看下您的血管吗?请稍等。
	2. 查看血制品质量:检查血袋有无损坏,血制品有无外渗,血制品有无颜色改变、分层、溶血、凝血块等。血液自血库取出后勿振荡、勿加温、勿放入冰箱。在室温放置时间不宜过长,30min内执行输血	5	
解释 评估 (12分)	1. 双人查对(姓名、医嘱本、床头牌、手腕带、血型)	5	
	2. 选择合适的静脉通道。询问病人的输血史、用药史、过敏史、不良反应史	4	
	3. 解释得当,告知输血的目的及不良反应、所需时间	2	
	4. 测量生命体征(体温≥39℃时不宜输注血制品)	1	
穿刺 (36分)	1. 进病房,携带病历资料,双人查对(姓名、医嘱本、床头牌、手腕带、血型)	4	
	2. 取垫巾、止血带,再次评估选择血管	3	
	3. 病人体位舒适、安全,放输液架,再次检查液体(生理盐水)质量(一挤二照三倒转 3~5s),挂液体	4	

续表

项目	质量标准	分值	沟通内容
穿刺 （36分）	4. 排气一次成功，药液平面达莫非氏管的 1/3～1/2，检查输液管道内是否有空气，针头不污染	5	←××，现在给您消毒，请放松。 ←××，现在准备给您进针，请握拳，进针时可能会有点疼痛，请勿紧张，我会尽量轻一些。 ←××，请松拳，进针完毕。
	5. 洗手、戴手套。消毒皮肤	4	
	6. 扎止血带规范（离进针口至少10cm，不可过紧，扎止血带时间适宜）	2	
	7. 双人中查（姓名、医嘱本、液体、输液管腔内空气、床头牌、手腕带），嘱握拳。	5	
	8. 进针角度（15°～30°）、深度适宜，一针见血	3	
	9. 松止血带、松调节器。松拳、固定	3	
	10. 方法正确、美观	1	
	11. 整理病人床单位，撤止血带、治疗巾，脱手套，洗手	2	
输血 （21分）	1. 双人查对医嘱、配血单、血型单、血袋标签的内容。将血液沿同一方向轻轻旋转，使血液成分混匀。查看质量。戴手套，输血器接血制品，缓慢将储血袋倒挂于输液架上	6	←您好，请问您叫什么名字？请问您的血型？现在准备给您输注×型红细胞。 ←××您好，血已经给您输上了，这个滴速我已经给您调好，请不要自行调节滴数，也不要随意触摸血袋，这个血制品有……作用，输注的过程中可能会出现……反应。如果有什么不舒服请随时告知我，有需要请您按呼叫器，我也会随时来看您。请您好好休息，谢谢您的配合。
	2. 调节滴速（输注起始速度宜慢，约 20 滴/分；观察 20min 无不良反应后，调整为正常输注速度，一般为 40～60 滴/分，心肺疾病病人宜慢）	2	
	3. 整理用物、床单位。脱手套，七步洗手法洗手	2	
	4. 双人后查（姓名、医嘱本、床头牌、手腕带、血型、血袋标签、配血单）	5	
	5. 记录、签名，写输液卡	3	
	6. 注意观察反应；向病人交代注意事项	3	
整体 印象 （8分）	1. 动作轻巧，技术符合操作规程，符合标准预防原则	2	
	2. 爱心观念强，病人舒适，痛感较小	2	
	3. 遵循无菌技术原则，不跨越无菌区	2	
	4. 垃圾分类正确	2	
提问		5	
总分		100	

三、注意事项

1. 严格执行查对制度。

2. 严格执行无菌操作原则。

3. 需要同时输入多种成分血和血液制品时，应先输丙种球蛋白，再输血小板，再输红细胞；两份血制品之间需输入生理盐水冲管，防止发生输血反应。

4. 如需输注大量的血制品，至少每12h 或每2U 血制品更换一次输血装置。

5. 血制品内不可加入任何药物。

6. 每袋血液（200ml）输注时间不得超过 4h。

7. 输血结束后，血袋送回血库。

（冯　岚　杨晓燕　张雪梅）

第七十三章 静脉留置针技术

一、目的及意义

1. 建立静脉通道，减少反复穿刺，保护血管，适用于长期输液病人。
2. 快速输液，便于抢救。
3. 遵医嘱准确、安全地为病人输液静脉用药，保障治疗措施的落实。

二、操作方法与评分标准

项目	质量标准	分值	沟通内容
准备 （5分）	1. 着装符合要求，剪指甲、七步洗手法洗手、戴口罩	2	您好，请问您叫什么名字？××您好，根据您的病情，医生给您开了输液治疗，整个疗程需3~4天。为了保护您的血管，我建议您使用这种套管针，它可以在您的血管内留置72~96h，还可以减少穿刺的次数和疼痛，可以吗？您输注的药物是××类，您以前用过这类药吗？有没有不良反应？有什么药物过敏？您有心肺方面的疾病吗？您想选择哪只手？给我看下好吗？这根血管适合留置套管针，就选此可以吗？您吃过饭了吗？这次输液时间大概需要×小时，您需要上洗手间吗？请您稍等，我去准备用物。
	2. 物品（基础治疗盘、药物、液体、砂轮、治疗巾、止血带、输液器、套管针、肝素帽、透明敷贴、胶布、输液卡、急救药品及用物、管道标识、橡胶手套）	3	
评估 （12分）	1. 查对（姓名、医嘱本、床头牌、手腕带）	5	
	2. 评估，选择注射部位	3	
	3. 告知病人药物名称、作用、不良反应，解释给药目的、所需时间，了解病人需求。并向病人展示套管针以及优点	4	
准备 （27分）	1. 七步洗手法洗手	2	
	2. 双人查对（药名、浓度、剂量、给药途径、给药时间），检查药物（有无变色、浑浊、沉淀或絮状物，安瓿有无裂缝）及液体（一挤二照三倒转3~5s）	6	
	3. 查对（姓名、医嘱本、床头牌、手腕带）、解释	5	←××您好，物品已准备好，现在给您扎针好吗？再给我看看您的血管，您这样躺舒服吗？
	4. 放治疗巾、止血带、开敷料贴并记录日期，再次评估血	3	
	5. 病人体位符合要求；放输液架，洗手	3	
	6. 挂液体，排气（第一次排气达乳头处），接套管针	2	
	7. 戴手套，消毒（8cm×8cm），待干	4	
	8. 扎止血带规范	2	
穿刺 （20分）	1. 检查留置针：拔去保护套，旋转松动外套管、转动针芯	2	
	2. 中查（病人姓名、床头牌、手腕带、医嘱本、输入液体、输液管道内有无空气）	5	←××，现在准备给您扎针了，请握拳，进针时可能会有点疼痛，请您放松，我会尽量轻一些。
	3. 穿刺：一手绷紧皮肤，另一手持针翼，使针尖与皮肤呈15°~30°角刺入血管，进针速度宜慢	3	
	4. 见回血，退出针芯1~2mm	3	
	5. 送管：左手持针座送软管，将软管尽量全部送入血管	2	
	6. 三松：松拳、松止血带、松调节器，观察滴速	3	←××，针已经扎好了，请松拳，手勿动，我帮您固定好。
	7. 撤出针芯弃于锐器盒内	2	

续表

项目	质量标准	分值	沟通内容
整理 （21分）	1. 固定：透明敷贴以穿刺点为中心，以无张力方式铺开固定，延长管与穿刺血管呈U形固定（Y形接口勿压迫穿刺血管，肝素帽固定稍高于导管尖端且与血管平行）	5	←××，留置针已经给您穿刺好了，这个滴速我已经给您调好，请不要自行调节滴数，这个药有……作用，可能会出现……反应。这个套管针可以保留3天，留置期间您需要注意……（见注意事项3），您记住了吗？能告诉我几点吗？好的，请您好好休息，如果有什么不舒服请您按呼叫器，我也会随时来看您。请您好好休息，谢谢您的配合。
	2. 调节滴速	3	
	3. 整理用物：撤止血带、撤治疗巾，整理床单位	2	
	2. 脱手套、七步洗手法洗手	2	
	4. 查对（姓名、医嘱本、输入液体、床头牌、手腕带）、记录、签名、挂输液卡、粘贴管道标识	5	
	5. 向病人交代注意事项，并请病人复述	4	
整体 （10分）	1. 动作轻巧、技术熟练，符合标准预防原则	2	
	2. 体现人文关怀，有爱伤观念，注意与病人沟通	2	
	3. 遵循无菌技术原则，不跨越无菌区	2	
	4. 全程15min，超时1min扣2分	2	
	5. 垃圾分类正确	2	
提问		5	
总分		100	

三、注意事项

1. 每次输液前应当检查穿刺部位及静脉走向有无红、肿，如有异常及时拔管，并给予处理。

2. 每日输液结束或输液间歇期，应彻底冲管和正压封管，防止堵管。

3. 留置针留置期间，需告知病人：套管针可留置72h左右，请注意保护；在输液过程中，经常做松拳、握拳动作，以促进血液循环，减少静脉炎的发生；输液后可以适当活动，如写字、洗澡等，但不要剧烈运动，如提重物、打球等；使用的无菌透明敷贴本身有防水功能，在洗澡时建议用保鲜膜缠绕包裹，淋浴时不要浸泡在水中，沐浴后用毛巾擦干局部水分，再撕开保鲜膜；经常观察，不要随意转动留置针及肝素帽，如出现进针口红肿、出血、疼痛、贴膜卷边或松动等需及时报告护士，进行处理。

（冯　岚　杨晓燕　张雪梅）

第七十四章 留置针透明敷料更换技术

一、目的及意义

1. 保持留置针在体内的有效留置时间。
2. 减少和预防留置针相关感染的发生。

二、操作方法与评分标准

项目	质量标准	分值	标准沟通
准备（8分）	1. 着装符合要求，指甲清洁，七步洗手法洗手、戴口罩	4	
	2. 环境整洁、安全，有宽阔的操作台	2	
	3. 物品准备齐全，放置合理（基础治疗盘、治疗巾、透明敷料、胶布、橡胶手套）	2	
评估（9分）	1. 查对（姓名、医嘱、床号、手腕带）	4	←您好，请问您叫什么名字？××您好，因您留置了套管针，套管针的贴膜需要定期更换，让我看下您打套管针的手可以吗？您的贴膜……需要更换，请问您穿刺的针口有疼痛吗？您这个体位舒适吗？好，那我现在帮您更换贴膜。
	2. 评估：查看套管针及透明敷料使用期限，透明敷料是否有卷边、针口有无出血、贴膜是否起泡等，判断是否需要更换透明敷料	2	
	3. 解释，并询问病人要求	3	
消毒（25分）	1. 七步洗手法洗手，戴手套，铺治疗巾	6	
	2. 正确撕除透明敷料（0°或180°逆进针方向撕除透明敷料，不污染针口，不改变留置针留置长度）	7	
	3. 洗手，更换手套	4	
	4. 消毒皮肤方法规范，范围合理，待干（消毒两遍，消毒范围直径≥8cm，待干）	8	←××，旧膜已撕除，现在帮您消毒，您有感觉什么不舒服吗？穿刺针口有疼痛感吗？手请保持不动。
换膜（28分）	1. 取出透明敷料（检查有效期等），打开透明敷料外包装	5	
	2. 将透明敷料边框预切口的一边对准导管延长管方向	5	
	3. 无张力粘贴敷料，避免造成机械性张力性皮肤损伤，穿刺点应正对透明敷料中央	7	←××，现在帮您贴上新膜，请放松。
	4. 轻捏透明敷料下导管接头突出部位，使透明敷料与接头和皮肤充分粘合（敷料平整、贴服、无皱褶）	5	
	5. 用指腹轻轻按压整片透明敷料，由中心向四周扩散按压	4	
	6. 从预切口移除边框，一边移除边框一边按压透明敷料	2	
固定（11分）	1. 写标签：注明套管针留置时间、敷料更换时间和操作者姓名	4	
	2. 贴标签于敷料边缘，高举平台法固定留置针延长管（胶布不可固定于透明敷料上，正确固定开关夹）	7	

续表

项目	质量标准	分值	标准沟通
整理 （15分）	1. 后查（医嘱、床号、姓名、手腕带）	4	××您好，贴膜已帮您更换好了，请您注意：透明敷贴本身有防水功能，但淋浴时不要浸泡在水中，在洗澡时建议用保鲜膜缠绕包裹，沐浴后用毛巾擦干局部水分，再撕开保鲜膜；经常观察，如出现进针口红肿、出血、贴膜卷边或松动等需及时报告护士。谢谢您的配合。
	2. 结合病人情况进行保护敷料的宣教	5	
	3. 整理床单位，妥善清理用物，垃圾分类，洗手	4	
	4. 签名	2	
整体 （4分）	1. 动作轻巧，技术熟练，符合操作规程	2	
	2. 体现人文关怀，注意与病人沟通	2	
总分		100	

三、注意事项

1. 每日输液时应观察透明敷料是否有卷边、入水、起泡，穿刺口有无出血。
2. 检查延长管是否有打折。
3. 更换贴膜时动作轻柔，避免大力摩擦穿刺口，防止拔出套管针。

（冯　岚　杨晓燕　张雪梅）

第七十五章　床旁便携式监护仪的使用技术

一、目的及意义

监测心率、心律、血压、呼吸、血氧饱和度，记录病人生命体征，及时发现病情变化，以利于及时治疗和处理，从而确保手术、特殊检查与治疗的安全，并提高危重病人的抢救成功率。

二、操作方法与评分标准及沟通内容

项目	质量标准	分值	沟通内容
准备 （5分）	1. 着装符合要求，七步洗手法洗手	3	
	2. 物品齐全（心电监护仪、电极片、插线板、胶布、酒精、棉签、仪器使用登记本，必要时备一次性血氧探头、湿毛巾）	2	
检查仪器 （9分）	1. 根据不同病人及使用环境（外出检查、病房）正确选择（储电式或非储电式）监护仪及血压袖带（成人、儿童）	2	您好，请问您叫什么名字？××您好！根据您的病情医嘱予心电监护，就是用其持续监测您的血压、心率、呼吸等变化，监测期间您需要卧床休息，您现在这个卧位舒适吗？监护仪使用期间不会引起任何不适，请您放松就可以了。
	2. 查看各模块是否齐全、连接是否妥当	1	
	3. 连接电源，开机，查看储电情况（储电式查看储电量，判断电量是否足够；非储电式备好插线板）及各模块显示及工作是否正常	2	
	4. 查看导线（导线完整、无断裂）、袖带（完好、不漏气）和血氧探头（指示灯亮）是否能正常工作	3	
	5. 关机备用（先关机，后撤电源）	1	
评估解释 （12分）	1. 查对（姓名、医嘱本、床头牌、手腕带），解释	6	
	2. 评估环境（电插板放置合理、安全；心电监护仪摆放位置足够、干燥、安全）	2	
	3. 连接电源，开机，根据病情取舒适体位	2	
	4. 评估、清洁局部皮肤（查看贴电极部位皮肤有无破损、皮疹等异常；用湿毛巾或酒精棉签擦拭局部皮肤，或去除油脂）	2	←××，我看下您胸前的皮肤，我帮您擦一下，等下需在这贴3个电极贴。
连接 （37分）	1. 连接心导联线：先连接电极片，再将电极片粘贴于正确位置的皮肤上（RA/LA贴锁骨下方，近右/左肩处；RL/LL贴右/左下腹；C/V贴在胸骨左缘第4肋间，不得以导联颜色来区别粘贴位置），必要时避开除颤部位，注意保暖及保护隐私	10	
	2. 连接血压计袖带：正确选择肢体（避开疼痛、有伤口、偏瘫、水肿、活动受限、输液、血氧监测侧肢体）及部位（肱动脉或腘动脉），嘱病人放松肢体，固定袖带（袖带下缘距肘窝2～3cm或腘窝3～5cm；肱动脉或腘动脉搏动处需对准袖带"Arteria"箭头标识；袖带不可直接与皮肤接触；袖带内衣物需平整；袖带松紧适宜，以能放入一横指为宜）	9	←××，现在我帮您连接血压袖带，血压袖带需绑在您手臂上，您这只手臂有什么不舒服吗？好的，请伸直手臂。血压袖带已连接好，现在给

续表

项目	质量标准	分值	沟通内容
连接 (37分)	3. 连接血氧探头：选择（手指、足趾）和评估测量部位（指甲长度；有无破损；活动是否受限；指甲有无指甲油、染色物、污垢或异常如灰指甲、甲床过厚等；同侧肢体是否有血压监测），擦拭测量部位，固定血氧探头（一次性探头可用胶布固定，导线禁止用胶布固定；每2h更换监测部位）	4	您测血压，每次测血压时袖带会充气，手臂会有紧束感，这时请您放松、伸直手臂即可。 ←××，现在帮您连接血氧探头，血氧探头需夹在手指上，为了您的舒适度，每2h我将会为您更换测量的手指。 ××您好，监护已安装好，监护期间您及家属需注意：不可自行移动或摘除电极片；不可擅自调节监护仪； ←仪器上不可放置任何东西，特别是手机；仪器需防水、防火、防油；因生命体征是波动的，如超出仪器设置的报警线，仪器会报警，请不要惊慌，更不要自行调节监护仪，请马上告知我，我也会随时来查看病人。如果您想更换测量部位，请告知我，我会过来帮您，不可自行更换。您还有什么疑问吗？好的，请您好好休息，感谢您的配合。 ←××，您的生命体征已平稳，根据医嘱可以撤除监护仪了，您自我感觉有哪里不舒服吗？好的，我帮您撤机。监护仪已撤除，谢谢您的配合，请您好好休息，有需要可以按呼叫器，我也会随时来看您。
	4. 检查模块显示情况：各模块均有显示波形，如无波形，检查相关模块连接是否正确，排除异常	2	
	5. 调试：根据医嘱及病情调整血压测量方式（手动或自动）及间隔时间；选择心电图导联（常用主导联Ⅰ、Ⅱ、Ⅲ），保证监测波形清晰（可调整波幅大小），无干扰；解释	6	
	6. 根据各项生命体征正常值、医嘱及病情调整报警范围（原则上报警范围不可超越正常值范围）及报警音量；调整监护仪工作音量。交代注意事项	6	
整理 (17分)	1. 整理导线（导线整齐、有序，避免打折缠绕、受压、受潮），导线放置合理、安全；病人感觉舒适	4	
	2. 整理床单位，协助病人取舒适卧位	2	
	3. 查对（病人姓名、医嘱本、床头牌、手腕带）	4	
	4. 七步洗手法洗手，宣教，记录（下肢血压需注明"下肢血压"），登记（仪器使用登记本）	7	
撤机 (15分)	1. 查对，解释	2	
	2. 关机（关机前检查各模块工作情况是否正常，如有异常先记录，撤机后处理或送检），撤除各导线；清洁局部皮肤（湿毛巾擦拭贴电极片处）；初步整理导线，撤机	4	
	3. 清洁（用肥皂水湿毛巾擦拭后再用清水毛巾擦拭）、消毒（禁用高浓度酒精、有腐蚀性的消毒液消毒机身及导线，可用消毒巾或紫外线消毒）	4	
	4. 备用（存放于指定位置；储电式需充满电；有故障者送检），登记（仪器使用登记本）	3	
	5. 七步洗手法洗手	2	
提问		5	
总分		100	

三、注意事项

1. 密切观察监护仪工作情况，及时处理干扰。

2. 每班定时检查电极贴片处皮肤，有无发红、痒、起水疱等不良反应。

3. 每日定时回顾心电监测情况，按时记录各项监测数值，有异常及时汇报。

4. 正确设定报警界限，不得关闭报警声音。

5. 对于躁动病人，应当固定好电线和电极，避免电极脱落，导线打折缠绕。

（冯　岚　杨晓燕　张雪梅）

第七十六章 除颤仪的使用技术

一、目的及意义

纠正心律失常，抢救生命。

二、操作方法与评分标准

项目	质量标准	分值
准备 （10分）	1. 着装规范且符合要求，戴口罩	3
	2. 物品准备齐全：除颤仪（带电极板）、导电糊、插线板、压舌板、急救物品（简易呼吸器、复苏板等）及药品	4
	3. 检测除颤仪蓄电情况（电池电量显示大于两格）	3
评估 （15分）	1. 查对床头牌及手腕带	3
	2. 评估病人病情、意识、心电图波形及电极连接情况	6
	3. 病人需平卧、松解衣领，显露胸部、去除金属饰物及导电物。保证病人及操作者皮肤干燥	6
除颤 （45分）	1. 评估病人是否发生心律失常及类型（心室颤动、心室扑动、无脉性室速）	5
	2. 接通电源，开机，将开关旋转至手动除颤模式	5
	3. 取下两个电极板，确认电极板与除颤仪连接	5
	4. 均匀涂擦导电糊（其他工作人员协助，用压舌板均匀涂抹，禁止电极板相互摩擦涂抹导电膏，涂抹时应均匀，避免形成大气泡）	5
	5. 调节除颤能量：按电极板上的"+、-"符号进行加、减；成人单向波360J，双向波200J，儿童2~4J/kg	5
	6. 充电：按电极板上的充电按钮，至屏幕显示充电完成	5
	7. 正确安放电极板："STERNUM"电极板置于右胸锁骨下，即右锁骨中线第2肋间；"APEX"电极板置于心尖部，即左腋下中线第5肋间（左乳头旁及腋窝中线上）。安放电极板时，应避开心电极片及吸氧管	5
	8. 除颤电击：紧压电极，确定无人直接或间接接触病人，再次确定室颤，大喊："除颤，大家请离开！"同时按下两个电极板上的"除颤电极"按钮，进行除颤	5
	9. 继续CPR，2min后评估心律	5
评估 （15分）	1. 评估：是否恢复呼吸及窦性心律，如原有心律失常持续出现，立即重复上述步骤，再次除颤	5
	2. 复律成功，继续观察呼吸、心律、血压	5
	3. 检查电极板接触部位的皮肤情况	5
整理 （10分）	1. 操作完毕，关机	2
	2. 清洁皮肤，协助病人取舒适体位	2
	3. 整理床单位及用物，七步洗手法洗手	2
	4. 擦拭除颤仪，常规检测，充电备用，归位	2
	5. 记录，持续监测心律、心率、血压	2

项目	质量标准	分值
整体 （5分）	1. 技术熟练，符合操作规程	2
	2. 爱伤观念强	2
	3. 注意操作环境清洁	1
总分		100

三、注意事项

1. 禁忌证：洋地黄中毒引起的室上性心动过速，室上性心律失常伴完全性房室传导阻滞，伴有病态窦房结综合征者禁止使用除颤仪转复心律。

2. 如病人带有植入性起搏器，除颤部位应选择避开起搏器部位 10cm 以上。

3. 动作迅速、备物齐全。

4. 平常保持除颤器处于完好备用状态。

（冯　岚　杨晓燕　张雪梅）

第七十七章 注射泵/输液泵的使用技术

一、目的及意义

1. 精确持续输入药物，使药物输入速度均匀、用量准确，保障病人安全。
2. 在规定时间内快速输液，补充有效循环血量。
3. 精确控制输液总量，避免心功能不全及循环负荷过重加重病情。

二、操作方法与评分标准

项目	质量标准	分值	沟通内容
准备 （4分）	1. 着装规范且符合要求，戴口罩	2	
	2. 备齐物品（基础治疗盘、50ml或20ml注射器/输液器、注射泵/输液泵、延长管、冲管液、输液架、胶布、输液卡、仪器使用登记本、消毒巾）	2	
评估 （13分）	1. 查对（姓名、医嘱本、床头牌、手腕带）	4	←您好，请问您叫什么名字？××您好，根据您的病情，医生给您开了××药物，它的作用是……。您以前用过这类药吗？有没有不良反应？有什么药物过敏吗？您有心肺方面的疾病吗？该药需要缓慢推注（该药需要匀速输入，时间较长），所以需要使用仪器辅助进行注射，您有留置针吗？让我看看您的留置针，这个针留多长时间了？有没有什么不舒服？您的留置针可以进行静脉推注，这个药需要维持××时间，您需要上洗手间吗？这个体位舒适吗？请您稍候，我去准备药物。
	2. 评估：病人用药史、过敏史、留置针部位（有无硬结、红肿、留置时间、是否通畅、针口有无渗血、套管针管腔内有无回血），选择注射部位	4	
	3. 告知病人药物名称、作用、不良反应，解释给药目的，给药所需时间，了解病人需求	3	
	4. 评估现在的用药与拟行注射的药物是否有配伍禁忌	2	
备药 （16分）	1. 七步洗手法洗手	2	
	2. 检查药液（注射泵根据药量选用20ml/50ml注射器）	2	
	3. 配药，检查药品质量，双人查对	4	
	4. 连接延长管/输液器，试排气，检查有无气泡	2	
	5. 开机，打开注射泵固定栓，将注射器按要求卡入卡槽内，安置好固定栓 / 5. 开机，打开输液泵卡槽，将输液器按要求卡入卡槽内，关闭卡槽	2	
	6. 设置注射量、流速等参数	2	
	7. 再次检查有无气泡，暂停备用	2	
注射泵使用 （37分）	1. 七步洗手法洗手	2	
	2. 查对（姓名、医嘱本、药物、床头牌、手腕带）病人体位安全、舒适；环境整洁	4	
	3. 再次评估套管针是否适合连接注射泵	1	←××您好，药物已经准备好，现在帮您注射可以吗？再给我看看您留置套管针的手好吗？
	4. 消毒套管针肝素帽，盐水冲管，检查套管针是否通畅	4	
	5. 将注射泵固定于输液架上，接通注射泵电源，排气	3	

续表

项目	质量标准	分值	沟通内容
注射泵使用（37分）	6. 中查（姓名、医嘱本、药物、床头牌、手腕带）	4	←××您好，注射泵/输液泵已经接好了，现在运行正常，药物注射速度根据您的病情已调节好，所以您及您家人不可自行调节或自行拆除机器，药液输注完毕时机器会自动报警，请不要惊慌，我们会及时处理，这个药物的不良反应有……您有什么不舒服可以随时告诉我，另外还请注意用电安全，谢谢您的配合。
	7. 再次确认注射泵参数是否与医嘱相符	2	
	8. 再次确认有无配伍禁忌	2	
	9. 连接套管针，启动注射泵/输液泵，观察机器工作情况	2	
	10. 交代注意事项	3	
	11. 后查（姓名、医嘱本、药物、床头牌、手腕带）	4	
	12. 记录、签名，写、挂输液卡，填写仪器使用登记本	2	
	13. 正确处理撤下的输液器及输液袋	2	
	14. 七步洗手法洗手	2	
撤机（20分）	1. 查对（姓名、医嘱本、床头牌、手腕带），解释	4	←您好，请问您叫什么名字？××您好，您的药已经注射完毕，我来帮您撤下注射泵/输液泵，您有没有什么不舒服？您的套管针已达到了使用期限，需要拔除，现在给您拔针，请按压3~5min（您的套管针还可以再留置××天，我帮您封管），谢谢您的配合。
	2. 暂停注射泵，评估套管针情况（有无硬结、红肿，留置时间、是否通畅，针口有无渗血、套管针有无回血）	2	
	3. 根据实际情况冲封管或拔针，交代，整理床单位	3	
	4. 后查（姓名、医嘱本、液体、床头牌、手腕带）	4	
	5. 关机，取下注射器，撤回注射泵/输液泵（消毒巾擦拭表面，待干，充电后备用，归位），正确处理垃圾	4	
	6. 协助病人取舒适体位；洗手，填写仪器使用登记本	3	
整体（10分）	1. 技术熟练，爱伤观念强	2	
	2. 及时巡视、观察	3	
	3. 及时、正确处理各类报警	3	
	4. 注意无菌原则，垃圾分类正确	2	
总分		100	

三、注意事项

1. 正确设定输液速度及其他参数，防止设定错误延误治疗。

2. 护士随时查看注射泵/输液泵的工作状态，及时排除报警、故障，防止因仪器故障导致输入液体量不准确。

3. 密切观察穿刺部位皮肤，防止液体外渗。

（冯　岚　杨晓燕　张雪梅）

第七十八章 简易呼吸气囊的使用技术

一、目的及意义

1. 支持基础生命活动，为进一步复苏创造条件。
2. 建立有效的氧合血液循环，纠正低氧血症，维持重要脏器的供氧。
3. 维持和增加机体通气量。

二、操作方法与评分标准

项目	质量标准	分值
准备 （10分）	1.仪表大方，着装整洁且符合要求，修剪指甲	2
	2.七步洗手法洗手、戴口罩	3
	3.准备用物：简易呼吸气囊、氧气装置、纱布、橡胶手套；必要时备CPR按压板、抢救药品、除颤仪	5
评估 （20分）	1.判断呼吸 （1）病人有无自主呼吸及呼吸型态。操作者将耳朵靠近病人口鼻处，耳感气流，眼看胸廓有无起伏，判断5～10s，数数计时（1001、1002……） （2）有心电监护者，观察监护仪上血氧饱和度的数值，呈持续下降趋势，或低于80%以下，面色发绀	6
	2.戴手套，清理呼吸道：查看呼吸道是否通畅，取出义齿，清除上呼吸道分泌物及呕吐物	6
	3.通知医生，启动应急预案；向家属解释操作目的，取得配合	2
	4.评估：有无使用简易呼吸气囊的指征和适应证及禁忌证；颈椎有无损伤（颈脊髓损伤者，气道开放时颈部不可随意搬动）	6
辅助 呼吸 （40分）	1.摆体位：病人取去枕平卧位，松解衣领、腰带	2
	2.施救者站于病人的头侧	2
	3.开放气道，固定面罩 （1）单人仰面举颌法（EC手法）：左手拇指和示指将面罩紧扣病人口鼻部，中指、环指和小指放在病人耳垂下方下颌角处，将下颌向前上托起 （2）双人托颌法：病人头侧的施救者用双手大拇指和示指固定面罩，其余手指举起下颌，伸展颈部，使病人头部后仰（必要时用口咽通气管），3～5s内完成	10
	4.连接氧气：将简易呼吸气囊与氧气（高流量8～10L/min）装置相连接、检查连接是否正确、呼吸气囊有无漏气，选择合适面罩	6
	5.挤压气囊：成人有心搏无呼吸，通气频率10～12次/分，建立人工气道8～10次/分，儿童视病情增加，18～30次/分；潮气量：成人每次挤压（有氧源）400～600ml或（无氧源）700～1100ml（挤压气囊凹陷1/2～2/3），儿童10ml/kg；吸呼比（I∶E）：成人为1∶（1.5～2）；送气时间不少于2s	10
	6.病情观察：施救过程中随时观察病人胸廓是否起伏，判断通气量是否合适；呼吸是否改善，嘴唇与面色有无变化；SpO_2变化及病情变化等。注意氧气管有无脱落	10

续表

项目	质量标准	分值
评价 (10分)	意识恢复，有自主呼吸，面色及口唇颜色红润等；评估时间为2~5s（如仍无自主呼吸，继续行辅助呼吸，必要时行胸外心脏按压等抢救措施）	10
整理 (10分)	停止使用后清洁病人口鼻及面部，脱手套协助病人取适宜体位，整理床单位和用物	2
	脱手套，协助病人取适宜体位	3
	整理用物：拆下各配件擦洗、消毒、晾干备用，归位	3
	七步洗手法洗手，记录抢救过程	2
整体 (10分)	操作熟练，全过程稳、准、轻、快，符合操作原则	5
	操作过程爱伤观念强，体现人文关怀	5
总分		100

三、注意事项

1. 简易呼吸气囊使用的适应证　心肺复苏；各种疾病所致的呼吸抑制和呼吸肌麻痹；各种大型的手术；转运危重病人时；意外事件（突然供氧中断或供氧压力过低、停电、呼吸机故障）等。

2. 简易呼吸气囊使用的禁忌证　中等以上活动性咯血；严重误吸引起的窒息性呼吸衰竭；肺大疱；张力性气胸；大量胸腔积液；活动性肺结核等。

（冯　岚　杨晓燕　张雪梅）

第七十九章　成人心肺复苏技术

一、目的及意义

1. 抢救突发心搏骤停的病人。
2. 恢复猝死病人的自主循环、自主呼吸和意识。
3. 为心搏、呼吸骤停病人维持重要脏器的供血和供氧，支持基础生命活动，为进一步复苏创造条件。

二、操作方法与评分标准

项目	质量标准	分值
快速评估（8分）	1. 评估环境：操作者观察周围环境，迅速脱离危险环境，转移到安全场所	2
	2. 判断意识：拍病人双肩；大声对双耳呼叫（喂！你怎么了？你怎么了？），呼叫声响有效	3
	3. 判断呼吸：有无呼吸运动（听呼吸音，耳感气流，眼看胸廓有无起伏），判断时间5~10s、数数计时（1001、1002……）	3
启动急救系统（3分）	呼救、启动急救系统：准备除颤仪、简易呼吸器和氧气面罩	3
摆放体位（3分）	病人仰卧于平地或硬板上，头、颈、躯干在同一轴线上，双手放于身体两侧	3
判断脉搏（5分）	判断脉搏：以示指和中指指尖触摸颈动脉（气管正中旁开两指，至胸锁乳突肌前缘凹陷处），判断时间5~10s、数数计时（1001、1002……）	5
判断（4分）	1. 呼吸正常有脉搏：监测病人情况，直至急救人员到达	4
	2. 无正常呼吸有脉搏：立即进行人工呼吸。保持呼吸道通畅，清除上呼吸道分泌物及呕吐物，取出义齿	
	3. 无呼吸或仅是喘息，无脉搏：立即进行心肺复苏	
胸外心脏按压（30分）	1. 松解衣领、腰带	2
	2. 正确、有效按压 （1）位置：双手掌根按压病人胸骨下半部，双乳头连线胸骨处 （2）姿势：见注意事项4 （3）频率：100~120次/分 （4）深度：胸骨下陷5~6cm，避免胸部按压深度过大 （5）按压与放松比：1∶1，每次按压后胸廓完全回弹，尽可能减少中断次数（中断时间<10s），用力、快速地进行按压（测试共5个周期，一周期按压30次）	25
	3. 病情观察：按压过程中始终观察病人面色	3

续表

项目	质量标准	分值
人工呼吸（32分）	1. 开放气道 （1）仰头举颌法：一手掌小鱼际置于病人前额，下压使其头部后仰，另一手示指与中指置于靠近颏部的下颌骨下方，将颏部向前抬起 （2）仰头抬颈法：一手抬起病人颈部，另一手以小鱼际下压病人前额，使病人头部后仰（成人90°、儿童60°、婴儿30°） 2. 开放气道3~5s内完成	10
	3. 人工呼吸方法正确、有效 （1）施救者头偏一侧，深吸一口气后，一手捏住病人鼻孔，对着病人口将气吹入，吹气时，口对口密封状，不要漏气，同时观察胸廓是否有起伏，吹气后放开捏住的鼻孔 （2）频率：10~12次/分 （3）潮气量：500~600ml （4）吹气时间>1s，吹气与放松时间比为1∶1 （5）共5个周期，一周期2次人工呼吸	22
评价记录（7分）	1. 5个周期（约2min）后评估呼吸、脉搏是否恢复 2. 有效复苏指征：意识恢复、瞳孔由大变小、口唇面色红润、大动脉搏动恢复、恢复自主呼吸 3. 如未恢复，继续CPR，评估时间5~10s	5
	4. 观察病人病情变化，记录抢救经过和效果	2
整理转运（4分）	1. 取合适体位，转运（继续吸氧，心电监护，建立静脉通道）	2
	2. 整理用物：按要求分类处理用物；七步洗手法洗手	2
整体（4分）	操作规范、熟练，动作迅速、连贯、准确	4
总分		100

三、注意事项

1. 此评分标准参考美国心脏协会2015年发布的《2015AHA心肺复苏及心血管急救指南更新》。

2. 行胸外按压时，按压应平稳、有规律、不间断，不能左右摆动、冲击式猛压，掌根不离开胸骨定位点，对于老年病人需酌情减力。

3. 胸外按压与人工呼吸比为30∶2。

4. 胸外心脏按压姿势：双膝靠近病人跪地，双膝与肩同宽；双手互扣，手指上翘，掌根接触胸骨；肘关节伸直，身体前倾，肩、肘、腕成一直线，与地面垂直，以上半身重量垂直下压。

5. 人工呼吸时送气量不宜过大，以免引起胃胀气。

6. 仰头举颌法需注意：靠近颏部的下颌骨下方的示指和中指指尖不要深压颏下软组织，以免阻塞气道；不能过度上举下颌，以免口腔闭合；头部后仰程度以下颌角与耳垂连线与地面垂直为正确位置。

7. 颈脊髓损伤病人开放气道时，只抬颌，不动颈部。

（冯　岚　杨晓燕　张雪梅）

参 考 文 献

本刊编辑部，2017. 论文写作技巧—题名［J］. 中外医疗，36（10）：60.

本刊编辑部，2017. 论文写作技巧—摘要［J］. 中国卫生产业，14（3）：145.

本刊编辑部，2017. 论文写作时参考文献的书写要求［J］. 现代医药卫生，33（6）：826.

本刊编辑部，2017. 医学科研论文讨论部分的写作内容及注意事项［J］. 广西医学，39（6）：915.

本刊编辑部，2017. 医学论文实用性的判断［J］. 中国现代医药杂志，19（6）：25.

曹佩琪，2009. 人畜共患布鲁氏菌病的血清学调查与分析［J］. 中国实用医药，4（14）：79-80.

陈波，李代秀，张集慧，等，2013. 综合医院内外科住院患者焦虑抑郁状况调查［J］. 临床心身疾病杂志，19（1）：30-32.

陈翠香，2010. 护理学导论［M］. 北京：中国科学技术出版社.

陈浩元，2000. 科技书刊标准化18讲［M］. 2版. 北京：北京师范大学出版社.

陈红，2014. 中国医学生临床技能操作指南［M］. 2版. 北京：人民卫生出版社.

陈建庭，许乙凯，2002. 脊柱和脊髓疾病影像诊断学［M］. 北京：人民卫生出版社.

陈杰峰，2010. 护理人际沟通［M］. 西安：第四军医大学出版社.

陈金宝，刘强，马跃文，2017. 成人高等教育系列教材康复护理学分册（第2版）［M］. 上海：上海科学技术出版社.

陈妙霞，江雅，2016. 实用护理工作标准作业流程［M］. 广州：广东科技出版社.

陈萍，王雪梅，2016. 核医学［M］. 2版. 北京：科学出版社.

陈清森，1995. 中华医学会80年发展历程［J］. 中华医学史杂志，25（1）：1-6.

陈庆贺，周跃，高吉昌，等，2007. 3种摄片方法预测青少年特发性脊柱侧凸矫形结果的对比研究［J］. 中国矫形外科杂志，15（23）：1815-1817.

陈孝平，2014. 外科学［M］. 2版. 北京：人民卫生出版社.

陈孝平，汪建平，2013. 外科学［M］. 8版. 北京：人民卫生出版社.

陈秀云，于梅，2016. 骨科护士专科技能操作与考评［M］. 北京：科学出版社.

陈燕铃，杨骏，2014. 日常生活自理能力评定表在骨科基础护理中的应用［J］. 西南国防医药，24（7）：799-802.

陈仲强，刘忠军，党耕町，2013. 脊柱外科学［M］. 北京：人民卫生出版社.

程海君，2017. 心脏彩超在心肌梗死诊断中的应用［J］. 医疗装备，30（7）：109-110.

程伟，2004. 中国医学史［M］. 北京：清华大学出版社.

褚万立，郝岱峰，2018. 美国国家压疮咨询委员会2016年压力性损伤的定义和分期解读［J］. 中华损伤与修复杂志（电子版），13（1）：64-68.

崔福荣，2015. 手术室实习护士手册［M］. 北京：人民卫生出版社.

崔苏扬，2016. 脊柱外科麻醉学［M］. 2版. 南京：江苏凤凰科学技术出版社.

戴尅戎，2003. 现代骨科学［M］. 北京：科学技术文献出版社.

戴晓阳，2010. 常用心理评估量表手册［M］. 北京：人民军医出版社.

党耕町，2004. 中华医学会第七次全国脊柱外科学术会议学术总结（概要）［J］. 中华外科杂志，42（21）：1343-1344.

党静霞, 2005. 肌电图诊断与临床应用 [M]. 北京：人民卫生出版社.

邓端英, 胡德华, 刘雁书, 2015. 我国医学期刊论文的伦理学评价 [J]. 中国科技期刊研究, 26（5）：513-519.

邓小明, 姚尚龙, 于布为, 2014. 现代麻醉学 [M]. 4版. 北京：人民卫生出版社.

丁琛, 洪瑛, 王贝宇, 等, 2019. 颈椎前路手术加速康复外科实施流程专家共识 [J]. 中华骨与关节外科杂志, 12（7）：486-497.

丁淑贞, 丁全峰, 2016. 骨科临床护理 [M]. 北京：中国协和医科大学出版社.

东尼·博赞, 巴利·博赞, 2015. 思维导图 [M]. 卜煜婷, 译. 北京：化学工业出版社.

董福慧, 朱云龙. 1999. 中医正骨学 [M]. 2版. 北京：人民卫生出版社.

都凤丽, 2016. "5A"护理对骨科手术患者术后下肢静脉血栓发生率的影响研究 [J]. 实用临床医药杂志, 20（20）：77-79.

窦祖林, 2017. 吞咽障碍评估与治疗 [M]. 2版. 北京：人民卫生出版社.

范玲, 2013. 儿科护理学 [M]. 2版. 北京：人民卫生出版社.

方先之, 1957. 骨关节结核病灶清除疗法 [M]. 北京：人民卫生出版社.

封银曼, 高丽, 2015. 康复护理 [M]. 2版. 北京：人民军医出版社.

冯传汉, 2004. 中国骨科的过去与现在——在第四届华裔骨科学术大会上的卓越成就特别演讲 [J]. 中华创伤骨科杂志, 6（10）：1081-1084.

冯岚, 林爱玲, 2009. 临床急诊护理学 [M]. 北京：科学技术文献出版社.

冯岚, 杨晓燕, 凌瑞, 等, 2015. 后路腰椎内固定术后两种不同引流方法效果对比研究 [J]. 护士进修杂志, 30（6）：483-485.

付伟, 李萍, 钟银燕, 2010. 延续性护理研究综述 [J]. 中国实用护理杂志, 26（11）：27-30.

高小雁, 2012. 骨科护理必备 [M]. 北京：北京大学医学出版社.

高小雁, 2012. 临床骨科护理思维与实践 [M]. 北京：人民卫生出版社.

高小雁, 陈雅芬, 韩冰, 2015. 积水潭脊柱外科护理 [M]. 北京：北京大学医学出版社.

高小雁, 韩冰, 2016. 积水潭脊柱外科护理与康复 [M]. 北京：人民卫生出版社.

高小雁, 彭贵凌, 等, 2014. 积水潭骨科疼痛管理 [M]. 北京：北京大学医学出版社.

格日勒, 郭昭庆, 2018. 经皮椎间孔镜技术治疗腰椎间盘突出症的应用进展 [J]. 中国微创外科杂志, 18（3）：267-270, 273.

顾建钧, 郁东海, 2017. 中西医结合康复治疗与评定 [M]. 上海：上海科学技术出版社.

顾菊凤, 2017. 经皮椎间孔镜下椎间盘切除术治疗腰椎间盘突出症的围术期护理 [J]. 实用临床医学, 18（11）：42, 46.

顾昕, 张海龙, 贺石生, 2015. 经椎间孔脊柱内镜手术 [M]. 北京：人民军医出版社.

广东省卫生健康委员会, 2010. 广东省病历书写与管理规范 [EB/OL]. 发布日期：2011.06.03, 索引号：006940132/2011-00399. http://wsjkw.gd.gov.cn/gkmlpt/content/2/2126/post_2126069.html#2531

广东省卫生厅, 2009. 临床护理文书规范（专科篇）[M]. 广州：广东科技出版社.

郭锦秀, 2015. 不同评价标准下术前营养状态与腰椎手术后伤口结局的相关性研究 [D]. 天津：天津医科大学.

郭苏颖, 2017. 椎间孔镜下治疗腰椎间盘突出症的围术期护理 [J]. 全科护理, 15（15）：1843-1844.

何凡, 李新华, 韩应超, 等, 2017. 经皮椎间孔镜定位穿刺技术及导航辅助设备的研究进展 [J]. 中国脊柱脊髓杂志，27（5）：465-469.

何晓真，张进川，1999. 实用骨科护理学[M]. 郑州：河南医科大学出版社.

何玉梅，2012. 骨科临床护理标准操作规程与护理精细查房及护理工作管理制度[M]. 北京：人民卫生出版社.

洪瑛，黄文霞，2011. 常用脊柱外科术中护理技术[M]. 北京：人民卫生出版社.

胡爱玲，郑美春，李伟娟，2010. 现代伤口与肠造口临床护理实践[M]. 北京：中国协和医科大学出版社.

华斌，柏连松，2001. 影响伤口愈合的因素及促愈方法[J]. 中国中西医结合外科杂志，7（1）：62-64.

黄崇平，2009. 脊髓损伤患者膀胱功能训练的效果观察[J]. 护理与康复，8（3）：266-267.

黄钢，2016. 核医学与分子影像临床应用指南[M]. 北京：人民卫生出版社.

黄惠根，2011. 疾病护理常规[M]. 西安：第四军医大学出版社.

黄天雯，许红璐，肖萍，2013. 临床骨科专科护理指引[M]. 广州：广东科技出版社.

江寅芳，王薇，2011. 护理评判性思维概念内涵的研究进展[J]. 护理学报，18（4）：1-5.

江月英，蒋红，2017. 实践反思法培养少数民族实习护生评判性思维能力的应用及效果研究[J]. 医学信息，30（16）：6-7.

江跃华，2010. 外科护理学[M]. 4版. 北京：人民卫生出版社.

江志伟，黎介寿，2012. 快速康复外科——优化的临床路径[J]. 中华胃肠外科杂志，15（1）：12-13.

蒋鸿标，2005. 学术论文的学术价值和创新性—兼谈学术期刊编辑的责任[J]. 中国科技期刊研究，16（6）：915-916.

蒋琪霞，2014. 压疮护理学[M]. 北京：人民卫生出版社.

蒋朱明，2008. 临床技术操作规范（肠外肠内营养学分册）[M]. 北京：人民军医出版社.

瞿东滨，2012. 脊柱内固定学[M]. 北京：科学出版社.

兰永会，2012. 老年慢性阻塞性肺疾病患者应用超声雾化吸入与氧气雾化吸入对SpO_2影响的观察比较[J]. 中国社区医师（医学专业），14（15）：93.

李端明，杨洪，庞晓东，等，2012. 植骨加钉-钩固定治疗青年腰椎峡部裂[J]. 脊柱外科杂志，10（5）：280-283.

李慧，2013. 腰椎滑脱症围手术期护理[J]. 湖南中医杂志，29（12）：100-102.

李开南，何智勇，张进军，等，2002. 颈椎钩突骨折的损伤机制与治疗[J]. 中华创伤杂志，18（4）：229-231.

李乐之，路潜，2016. 外科护理学[M]. 5版. 北京：人民卫生出版社.

李乐之，路潜，2017. 外科护理学[M]. 6版. 北京：人民卫生出版社.

李小寒，尚少梅，2012. 基础护理学[M]. 5版. 北京：人民卫生出版社.

李艳萍，2016. 管道标识在管道安全护理管理中的实施要点解析[J]. 中国医药指南，14（8）：273-274.

李永贤，张顺聪，莫凌，等，2016. 化脓性脊柱炎的诊疗研究进展[J]. 脊柱外科杂志，14（5）：316-320.

林新平，2010. 早期功能锻炼对33例腰椎间盘突出症病人术后功能恢复的疗效观察[J]. 中医药导报，16（8）：57-58.

凌政，沙亮，季建林，等，2010. 综合医院焦虑抑郁量表在内科门诊病人中的应用[J]. 上海精神医学，22（4）：204-206，223.

刘芳，2011. 手术室护理技术规范与手术配合[M]. 北京：科学技术文献出版社.

刘立全，曹娟，毕蒙蒙，等，2003. 一些稿件"结果与讨论"部分存在问题分析[J]. 中国科技期刊研究，

14（3）：288-289.

刘俐，李芸，谢徐萍，2015. 疼痛科护理手册［M］. 北京：科学出版社.

刘美荣，2001. 护理思维与临床效应［J］. 河北医药，23（2）：149.

刘文曾，李峰，2005. 影响伤口愈合的因素［J］. 中华现代外科学杂志，2（23）：2186-2187.

刘晓芳，2007. 营养与膳食［M］. 北京：人民军医出版社.

刘晓涵，卢根娣，2014. 国外静脉血栓栓塞症风险评估工具的研究进展［J］. 护理学杂志，29（12）：94-96.

刘永，贾连顺，2014. 颈椎前路手术并发食管瘘的诊断和治疗［J］. 中国矫形外科杂志，22（7）：629-631.

鲁玉来，刘晓光，2014. 腰椎间盘突出症［M］. 3版. 北京：人民军医出版社.

吕福豹，宋文慧，2017. 颈椎后路单开门椎管扩大成形术后轴性症状的研究进展［J］. 中国现代医生，55（4）：164-168.

吕探云，孙玉梅，2006. 健康评估［M］. 2版. 北京：人民卫生出版社.

曼肯，利基，2010. CT和MR引导下的介入放射学［M］. 李龙，译. 北京：人民军医出版社.

蒙梦华，吴巧红，张立杰，等，2018. 快速康复护理在经椎间孔入路椎间孔镜下髓核摘除术中的应用［J］. 实用临床护理学电子杂志，3（25）：72-78.

宁宁，廖灯彬，刘春娟，2013. 临床伤口护理［M］. 北京：科学出版社.

诺伯特·布斯，麦克斯·艾比，2014. 脊柱疾病诊治精要［M］. 朱悦，主译. 沈阳：辽宁科学技术出版社.

彭凡，高春红，2004. 临床护理教学中学生创造性思维的培养［J］. 护理教育，10（3）：238-239.

彭刚艺，刘雪琴，2013. 临床护理技术规范（基础篇）［M］. 2版. 广州：广东科技出版社.

钱明，2007. 护理心理学［M］. 北京：人民军医出版社.

乔颖，袁燕，2016. 快速康复护理在腰椎间盘突出髓核摘除术病人中的应用［J］. 护理实践与研究，13（3）：58-59.

裘华德，宋九宏，2008. 负压封闭引流技术［M］. 2版. 北京：人民卫生出版社.

饶书城，宋跃明，2007. 脊柱外科手术学［M］. 3版. 北京：人民卫生出版社.

任高宏，2014. 临床骨科诊断与治疗［M］. 北京：化学工业出版社.

任蔚虹，王惠琴，2007. 临床骨科护理学［M］. 北京：中国医药科技出版社.

石冰，谭家祺，陈绍宗，2006. 慢性创面的病理生理以及治疗［J］. 组织工程与重建外科杂志，2（1）：58-60.

石洪成，2015. SPECT/诊断CT操作规范与临床应用［M］. 上海：上海科学技术出版社.

史晓娟，杨卫红，王海强，2016. 脊柱外科临床护理与康复［M］. 北京：人民军医出版社.

宋春利，2004. 医学期刊论文讨论部分的撰写［J］. 中华医学写作杂志，（2）：91-92.

宋烽，2012. 实用手术体位护理［M］. 北京：人民军医出版社.

宋洁，崔小萱，曹艳霞，2013. 腰椎全麻术后进饮食时间对患者的影响［J］. 齐鲁护理杂志，19（24）：21-22.

宋金兰，高小雁，2008. 实用骨科护理及技术［M］. 北京：科学出版社.

宋双明. 1997. 科技论文科学性评判［J］. 中华医学写作杂志，4（1）：1-2.

苏再发，贾连顺，陈雄生，等，2007. Hangman骨折治疗方法的选择［J］. 中国骨与关节损伤杂志，22（4）：268-270.

孙建琴，2015. 营养与膳食［M］. 上海：复旦大学出版社.

孙丽凯，周雁琼，陈俊春，2015. 基于吞咽功能评估的老年病人误吸风险分级护理实践研究［J］. 护理研究. 29（11）：1336-1338.

孙天胜，沈建雄，刘忠军，等.2017. 中国脊柱手术加速康复——围术期管理策略专家共识［J］. 中华骨与关节外科杂志，10（4）：271-279.

孙燕，易祖玲，2010. 骨科护理［M］. 北京：人民军医出版社.

谭小平，2017. 气管切开护理的新进展［J］. 中国妇幼健康研究，28（S2）：612-613.

谭雪梅，冯岚，2005. 颈椎前路蝶形钢板内固定术围手术期的护理231例［J］, 中国实用护理杂志，21（5）：17-18.

汤文芳，2016. 下肢深静脉血栓中彩色多普勒超声诊断的应用［J］. 临床医学，36（8）：35-36.

汤晓芙，1995. 临床肌电图学［M］. 北京：北京医科大学中国协和医科大学联合出版社.

唐农轩，范靖宇，2006. 骨科常用诊疗技术［M］. 北京：人民军医出版社.

陶天遵，2002. 新编临床骨科学［M］. 北京：北京科学技术出版社.

万红霞，2012. 管道标识在护理安全中的作用［J］. 中国中医药咨询，4（4）：394.

汪洪杰，2008. 人际沟通［M］. 郑州：郑州大学出版社.

王春丽，杜良杰，2006. 颈椎椎管扩大成形术后生理曲度恶化的相关因素分析［J］. 郑州大学学报（医学版），41（2）：359-362.

王倩，2016. 延续性护理研究进展［J］. 齐鲁护理杂志，22（1）：56-58.

王任直，2012. 北京协和医院医疗诊疗常规神经外科诊疗常规［M］. 第2版. 北京：人民卫生出版社.

王文平，李丹，2011. 临床护理路径在腰椎间盘突出症手术病人健康教育中的应用［J］.全科护理，9（4）：320-321.

王晓玲，琅瑜，王莉莉，等,2010.672例受检者行PET/CT检查的护理体会[J]. 医学信息,5(8):2153-2154.

王亚娜，陈春林，2012. 医学伦理视角下的SCI生物医学英语论文［J］. 中国医学伦理学, 25（4）：538-541.

魏尔清，2006. 生物医学论著的英文写作［M］.2版. 北京：科学出版社.

吴芳琴，王艳玲，吴瑛，2015. 思维导图教学法在临床护理课程教学实习中的应用［J］. 中国实用护理杂志，31（32）：2488-2491.

吴江，2010. 神经病学［M］.2版. 北京：人民卫生出版社.

吴孟超，吴在德，2011. 黄家驷外科学［M］.7版. 北京：人民卫生出版社.

吴敏，2015. 康复护理［M］.2版. 上海：同济大学出版社.

吴清霞，王伟，王嫒嫒，2015. 反思日记应用于临床护理的研究进展［J］. 中华现代护理杂志，21（13）：1608-1610.

吴晓亮，吴金艳，杨晓燕，等，2017. 切口负压伤口治疗技术在一期缝合切口病人中的应用现状及前景［J］. 中华创伤骨科杂志，19（6）：544-547.

吴欣娟，2015. 护理管理工具与方法实用手册［M］. 北京：人民卫生出版社.

吴瑛，等，2005. 护理学导论［M］. 北京：中国中医药出版社.

谢玲，饶慧燕，欧阳莉，等，2016. 医院焦虑抑郁量表在综合医院内科住院患者中的应用研究［J］. 当代医学，22（35）：20-22.

胥少汀，葛宝丰，徐印坎，2012. 实用骨科学［M］.4版. 北京：人民军医出版社.

徐新文，杨玉英，2007. 早期活动干预对腰椎间盘突出症术后康复的影响［J］.护理与康复，6（6）：363-365.

许春雷，2009. 颈椎后路椎管扩大成形术后轴性症状的研究进展［J］. 医学综述，15（20）：3128-3131.

许文深，陈俊，2002. 论科技期刊责任编辑与同行专家审稿［J］. 编辑学报，14（2）：101-102.

杨宝辉，蔡璇，程志坚，等，2018. 颈椎前路手术并发食管瘘的治疗［J］. 中国脊柱脊髓杂志，28（2）：124-129.

杨磊石，2014. 中国实用骨科［M］. 北京：人民军医出版社.

杨玲，冯珊珊，陈咏南，2009. 护理干预对胰岛素强化治疗糖尿病患者低血糖反应的影响［J］. 实用临床医学，10（3）：105-106.

叶青，2014. 临床护理思维定势浅析［J］. 海峡医学，（5）：38-39.

尹红，伍小飞，2014. 思维导图与角色扮演教学法的教学实践及探讨［J］. 中国实用护理杂志，30（z2）：2.

尹进，彭宝淦，2016. 腰椎峡部裂的治疗策略［J］. 中国矫形外科杂志，24（2）：151-154.

于德华，吴绍敏，李春波，等，2004. 综合医院住院患者焦虑与抑郁症状调查［J］. 临床精神医学杂志，14（2）：68-70.

曾静，王顺芳，2019. 间歇清洁导尿对脊髓损伤康复护理的效果分析［J］. 当代护士（上旬刊），26（12）：133-135.

张春舫，任景坤，2007. 护士岗位技能训练50项考评指导［M］. 北京：人民军医出版社.

张宏，苏卡托，理查兹，2015. 青少年特发性脊柱侧凸手术计划方略［M］. 北京：人民卫生出版社.

张玲，2017. 心理干预在经皮椎间孔镜下髓核摘除术治疗腰椎间盘突出症病人中的应用［J］. 中外医学研究，15（26）：64-65.

张美芬，王昆华，2016. 外科护理手册［M］. 北京：人民卫生出版社.

张巧红，王薇，卢思羽，2016. 规范口服利伐沙班和功能锻炼对脊柱术后下肢深静脉血栓预防的影响［J］. 临床医学研究与实践，1（25）：171-172.

张茸，朱冬青，李励，等，2015. 数字化全脊柱成像技术在脊柱侧凸畸形中的应用［J］. 医学影像学杂志，25（1）：180-183.

张荣香，崔勇，张欣，等，2018. 腰椎间盘摘除术后功能锻炼的指导与护理［J］. 实用临床护理学电子杂志，3（11）：5.

张顺聪，李永贤，莫凌，等，2016. 化脓性脊柱炎20例的临床特点分析［J］. 中国骨伤，29（10）：923-927.

张秀华，吴越，2011. 脊柱外科围手术期护理技术［M］. 北京：人民卫生出版社.

张燕，李倩，严素玲，2014. 冠心病患者住院期间焦虑抑郁状况的调查分析［J］. 上海护理，14（6）：26-29.

赵斌江，林爽毅，胡晓云，2003. 术前医学心理治疗对全麻病人苏醒的影响［J］. 中华麻醉学杂志，23（5）：387-388.

赵定麟，1996. 脊柱外科学［M］. 上海：上海科学技术文献出版社.

赵定麟，2004. 现代骨科学［M］. 北京：科学出版社.

赵定麟，2017. 现代脊柱外科学［M］. 第3版. 上海：世界图书出版公司.

赵继军，2002. 疼痛护理学［M］. 北京：人民军医出版社.

赵玉沛，陈孝平，2015. 外科学［M］. 3版. 北京：人民卫生出版社.

赵玉沛，李宁，杨尹默，等，2016. 中国加速康复外科围手术期管理专家共识［J］. 中华外科杂志，54（6）：413-418.

赵志荣，全小明，陈捷，2018. 骨科护理健康教育［M］. 北京：科学出版社.

郑彩娥，李秀云，2014. 康复护理技术操作规程［M］. 北京：人民军医出版社.

中华人民共和国卫生部办公厅医政司. 卫生部办公厅关于在医疗机构推行表格式护理文书的通知（卫办医

政发[2010]125号). 发布日期：2010.08.02；http://www.nhc.gov.cn/yzygj/s3593/201008/53f920fd75534d4f98bf65809fc27ace.shtml

中华医学会, 2004. 临床技术操作规范（影像技术分册）[M]. 北京：人民军医出版社.

中华医学会骨科学分会, 2016. 中国骨科大手术静脉血栓栓塞症预防指南[J]. 中华骨科杂志, 36（2）：65-71.

钟蓓雯, 2009. 快速康复外科中的围手术期护理理念及应用[J]. 中华现代护理学杂志, 6（23）：2119-2120.

钟军, 温冰涛, 2018. 经皮椎间孔镜下腰椎间盘切除术后腹膜后血肿1例报告[J]. 中国微创外科杂志, 18（1）：89-91.

钟可琪, 冯岚, 宋山山, 等, 2017. 前置化功能锻炼指导对腰椎术后患者锻炼依从性和准确性的影响[J]. 中华现代护理杂志, 23（29）：3761-3764.

周光文. 2015. 科技英语翻译与写作[M]. 北京：科学出版社.

周健美, 徐娟, 2017. 快速康复外科理念在经皮椎间孔镜腰椎髓核摘除术病人护理中的应用[J]. 护理实践与研究, 14（23）：153-155.

周君桂, 李亚洁, 范建中, 等, 2010. 临床护士应用Morse跌倒评估量表情况分析[J]. 护理学杂志, 25（10）：11-13.

周秀华, 2006. 急危重症护理学[M]. 2版. 北京：人民卫生出版社.

周燕梅, 2017. Autar量表在脊柱术后预防DVT形成中的应用研究[J]. 当代护士（上旬刊），（5）：63-64.

朱春玲, 侯远沛, 彭素珍, 等, 2014. γ干扰素体外释放试验在结核诊断中的应用评价[J]. 临床肺科杂志, 19（10）：1833-1835.

朱丹, 周力, 2008. 手术室护理学[M]. 北京：人民卫生出版社.

朱蕙, 朱宝, 浦晓佳, 等, 2008. SPECT全身骨显像患者的护理[J]. 实用医技杂志, 15（29）：4088.

朱立国, 李金学, 2015. 脊柱骨伤科学[M]. 北京：人民卫生出版社.

Bucholz R W, Heckman J D, Brown C C, 2009. 洛克伍德—格林·成人骨折[M]. 裴国献, 译. 北京：人民军医出版社.

Keith H, Bridwell, Ronald L Dewald（著）, 2000. 脊柱外科学[M]. 胡有谷, 党耕町, 唐天驷, 2版. 北京：人民卫生出版社.

Mario Muto, 2016. 脊柱介入神经放射学[M]. 孙钢, 唐海, 倪才方, 译. 天津：天津科技翻译出版有限公司.

Moore M C, 2009. 营养评价与营养治疗手册[M]. 陈伟, 译. 北京：人民军医出版社.

Allam E, Zhou Y, 2015. Bipartite atlas or jefferson fracture? A case series and literature review[J]. Spine（Phila Pa 1976）, 40（11）：E661-E664.

Allegranzi B, Bischoff P, de Jonge S, et al, 2016. New WHO recommendations on preoperative measures for surgical site infection prevention: an evidence-based global perspective[J]. Lancet infect Dis, 16（12）：e276-e287.

Allegranzi B, Zayed B, Bischoff P, et al, 2016. New WHO recommendations on intraoperative and postoperative measures for surgical site infection prevention: an evidence-based global perspective[J]. Lancet Infect Dis, 16（12）：e288-e303.

Altaf F, Heran M K S, Wilson L F, 2014. Back pain in children and adolescents[J]. The Bone & Joint Journal, 96-B（6），717-723.

Alvarez Díaz P, Alentorn Geli E, Steinbacher G, et al. 2011. Conservative treatment of lumbar spondylolysis in young soccer players [J]. Knee Surg Sports Traumatol Arthrosc, 19 (12): 2111-2114.

American Association of Neuroscience Nurses, 2014. Cervical Spine Surgery: A Guide to Preoperative and Postoperative Patient Care[EB/OL]. [2021-03-03]_http://aann.org/publications/clinical-practice-guidelines.

American Association of Neuroscience Nurses, 2014. Thoracolumbar Spine Surgery: A Guide to Preoperative and Postoperative Patient Care[EB/OL]. [2021-03-03]_http://aann.org/publications/clinical-practice-guidelines.

Autar R. 1996. Nursing assessment of clines at risk of deep vein thrombosis (DVT): the Autar DVT scale [J]. J Adv Nurs, 23 (4): 763-770.

Bergstrom N, Demuth P J, Braden B J. 1987. A clinical trial of the braden scale for predicting pressure sore risk [J]. Nurs Clin North Am, 22 (2): 417-428.

Bourghli A, Obeid I, Boissiere L, et al, 2018. Management of a high thoracic chance fracture [J]. Eur Spine J, 27 (7): 1547-1552.

Chen Z, Wei X, Li F, et al, 2012. Tracheal traction exercise reduces the occurrence of postoperative dysphagia after anterior cervical spine surgery [J]. Spine (Phila Pa 1976), 37 (15): 1292-1296.

Denis F, 1983. The three column spine and its significance in the classification of acute thoracolumbar spinal injuries [J]. Spine (Phila Pa 1976), 8: 817-831.

DeRogatis M J, Breceda A P, Lee P, et al, 2018. Sacral fractures with spondylopelvic dissociation [J]. JBJS Rev, 6 (5): e3.

Detsky M E, Detsky A S, 2007. Encouraging medical students to do research and write papers [J]. CMAJ, 176 (12): 1719-1721.

Ferguson R L, Allen B J. 1984. A mechanistic classification of thoracolumbar spine fracturse [J]. Clin Orthop Relat Res, (189): 77-88.

Gertzbein S D, Court-Brown C M. 1988. Flexion-distraction injuries of the lumbar spine. Mechanisms of injury and classification [J]. Clin Orthop Relat Res, 227: 52-60.

Goes R, Muskens I S, Smith T R, et al, 2017. Risk of aspirin continuation in spinal surgery: a systematic review and meta-analysis [J]. Spine J, 17 (12): 1939-1946.

Hermann P C, Webler M, Bomemann R, et al. 2016. Influence of smoking on spinal fusion after spondylodesis surgery: a comparative clinical study [J]. Technol Health Care, 24 (5): 737-744.

Hershman SH, Kunkle WA, Kelly MP, et al. 2017. Esophageal perforation following anterior cervical spine surgery: Case report and review of the literature [J]. Global Spine J, 7 (1 Suppl): 28S-36S.

Jenkins D, 2017. How not to write a medical paper: a practical guide [J]. Cranio, 35 (3): 197-199.

Kehlet H, 2011. Fast-track surgery-an update on physiological cmprinciples to enhancerecovery [J]. Langenbecks Arch Surg, 396 (5): 585-590.

Kusin D J, Ahn U M, Ahn N U, 2015. The effect of smoking on spinal cord healing following surgical treatment of cervical myelopathy [J]. Spine (Phila Pa 1976), 40 (18): 1391-1396.

Lehman R A Jr, Lenke L G, Helgeson M D, et al.2010. Do intraoperative radiographs in scoliosis surgery reflect radiographic result? [J]. Clin Orthop RelatRes, 468 (3): 679-686.

Martin C T, Gao Y, Duchman K R, et al. 2016. The impact of current smoking and smoking cessation on short-term morbidity risk after lumbar spine surgery [J]. Spine (Phila Pa 1 976), 41 (7): 577-584.

Morse J M, Black C, Oberle K, et al, 1989. A prospective study to identify the fall-prone patient [J]. Soc Sci Med, 28 (1): 81-86.

Papanastassiou I, Anderson R, Barber N, et al, 2011. Effects of preoperative education on spinal surgery patients [J]. SAS Jouna, 5: 120-124.

Puvanesarajah V, Shen F H, Cancienne J M, et al. 2016. Risk factors for revision surgery following primary adult spinal deformity surgery in patients 65 years and older [J]. J Neurosurg Spine, 25 (4): 486-493.

Riley L H 3rd, Vaccaro A R, Dettori J R, et al, 2010. Postoperative dysphagia in anterior cervical spine surgery [J]. Spine (Phila Pa 1976), 35 (9 Suppl): S76-S85.

Schuster J M, Rechtine G, Norvell D C, et al, 2010. The influence of perioperative risk factors and therapeutic interventions on infection rates after spine surgery: a systematic review [J]. Spine (Phila Pa 1976), 35 (9 Suppl): S125-S137.

Seicean A, Seicean S, Alan N, et al. 2013. Effect of smoking on the perioperative outcomes of patients who undergo elective spine surgery [J]. Spine (Phila Pa 1976), 38 (15): 1294-1302.

Smith S A, Massie J B, Chesnut R, et al, 1993. Straight leg raising. Anatomical effects on the spinal nerve root without and with fusion [J]. Spine (Phila Pa 1976), 18 (8): 992-999.

Streiff M B, Brady J P, Grant A M, et al, 2014. CDC Grand Rounds: preventing hospital-associated venous thromboembolism [J]. MMWR Morb Mortal Wkly Rep, 63 (9): 190-193.

Yang Y, Ma L, Liu H, et al, 2016. A meta-analysis of the incidence of patient-reported dysphagia after anterior cervical decompression and fusion with the zero- profile implant system [J]. Dysphagia, 31 (2): 134-145.